协和医学院系列规划教材
医院领导力及管理系列教材

# 医院运营管理

（供卫生管理、医疗管理专业使用）

主　编　李为民
副主编　程永忠
编　者　（以姓氏笔画为序）
　　　　王　军（四川大学华西医院）
　　　　庄伟芬（厦门大学管理学院）
　　　　刘万利（四川大学华西医院）
　　　　刘雅娟（上海申康医院发展中心）
　　　　李为民（四川大学华西医院）
　　　　杨　翠（四川大学华西医院）
　　　　罗　利（四川大学商学院）
　　　　钱庆文（清华大学医院管理研究院）
　　　　郭永瑾（上海健康医学院）
　　　　黄　进（四川大学华西医院）
　　　　梁　巧（西南财经大学统计学院）
　　　　程永忠（四川大学华西医院）

中国协和医科大学出版社
北　京

## 内容简介

　　《医院运营管理》为"医院领导力及管理系列教材"之一，系统阐述了医院运营管理历史沿革、相关理论和概念，对比了国内外不同体制下医院运营管理模式，从体系、流程、资源、评价和薪酬管理等多个维度进行阐述，并介绍了医院运营管理领域的新进展。本教材主要供卫生管理、医疗管理专业教学使用，也可供临床及相关专业人员参考使用。

## 图书在版编目（CIP）数据

医院运营管理 / 李为民主编 . — 北京：中国协和医科大学出版社，2022.7（2024.5重印）
（医院领导力及管理系列教材）
ISBN 978-7-5679-1936-5

Ⅰ . ①医…　Ⅱ . ①李…　Ⅲ . ①医院—运营管理—教材　Ⅳ . ①R197.32

中国版本图书馆 CIP 数据核字（2022）第112525号

医院领导力及管理系列教材
## 医院运营管理

主　　编：李为民
责任编辑：高淑英
封面设计：许晓晨
责任校对：张　麓
责任印制：张　岱

出版发行：**中国协和医科大学出版社**
　　　　　（北京市东城区东单三条9号　邮编100730　电话010-65260431）
网　　址：www.pumcp.com
经　　销：新华书店总店北京发行所
印　　刷：小森印刷（北京）有限公司
开　　本：787mm×1092mm　　1/16
印　　张：28
字　　数：530千字
版　　次：2022年7月第1版
印　　次：2024年5月第3次印刷
定　　价：119.00元
ISBN 978-7-5679-1936-5

# 出版说明

　　随着我国医药卫生体制改革的深入，卫生事业对医院的要求在不断提高。医疗管理工作是医院建立正常医疗秩序、提高医疗服务质量的重要保证。医院的管理系统非常复杂，发展极其迅速，且面临不断深化的改革要求，这对医疗管理人才提出了更高的要求。目前，我国医院的管理干部，大部分为医务人员转型而来，虽具有精深的专业知识，但仍缺乏系统、全面的管理知识。随着公立医院整体进入转型发展期，我国亟须培养高素质的职业化卫生管理及医疗管理人才队伍。

　　教材作为承载知识的重要载体，对于培养高素质人才发挥着重要作用。党的十八大以来，党中央高度重视和关心教材建设。在我国高等教育体系中，教材建设是提高高校教学水平、丰富教学内容以及促进教学方法改革的基础性工作；是发展高等教育，培养综合型人才、创新型人才的基础。

　　为适应卫生管理及医疗管理的新要求，培养适应新时代卫生管理及医疗管理的相关人才，中国协和医科大学出版社深入贯彻《关于推动公立医院高质量发展的意见》《关于建立现代医院管理制度的指导意见》及《关于加强公立医院运营管理的指导意见》等文件精神，在中国医学科学院北京协和医学院的支持下，开创性地组织了本套医院领导力及管理系列教材的编写工作。编委会集结了二百余名业内知名专家、学者、教授及一线教学老师，在鲜可借鉴同专业方向教材编写经验的情况下，对医疗管理理论、方法、人才培养机制等进行探索研究，悉心编撰。

　　本套教材涵盖卫生管理、医疗管理专业课程共计17门，定位清晰、特色鲜明，具有如下特点：

一、建设成体系的卫生管理、医疗管理专业教材，引领学科发展步伐

本套教材作为成体系的卫生管理、医疗管理专业教材，充分研究论证相关专业方向人才素质要求、学科体系构成、课程体系设计和教材体系规划，代表了卫生管理、医疗管理学科的发展方向。

二、引入国际最新理念和方法，与时俱进

教材紧密结合卫生管理及医疗管理专业培养目标、高等医学教育教学改革的需要和卫生管理及医疗管理专业人才的需求，引入国际最新医院管理理念及方法，内容与时俱进、开拓创新。

三、融入经典管理案例，突出实践性教学

教材内容对接医疗管理职业标准和岗位要求，将国际最新案例融入其中，重视培养学生理论联系实际、实践操作和独立思考的能力。

四、纸数融合，使学习更便捷更轻松

教材采用纸数融合形式出版，即在纸质教材内容之上，配套数字化资源，通过图片、动画、视频、课件等多种媒体形式将内容进行呈现，以优化教学内容，丰富教学资源。读者可以直接扫描书中二维码，阅读与教材内容相关联的课程资源，从而丰富学习体验，使学习更加便捷。

希望本套教材的出版，能够推进高质量卫生管理及医疗管理专业人才的培养，促进我国卫生管理、医疗管理学科或领域的教材建设与教育发展，为引领我国医疗卫生机构管理走向科学化、规范化、标准化与现代化作出积极贡献。

# *Preface*
# 前　言

医院管理总是伴随着医学技术的发展而不断发展和更新，特别是近年来，随着现代医学和人工智能、大数据等新一代信息技术的迅速发展，医疗行业对医院管理的高要求更为迫切。作为医院管理中重要分支的医院运营管理也随之迅猛发展。运营管理作为提高企业生产率的关键要素和重要武器，直接决定企业的生死成败，是现代企业管理科学中最重要和最活跃的一个分支，在现代企业管理中应用广泛，但在医院管理中应用较晚。我国公立医疗机构管理模式和思维更多局限于传统粗放式管理，2004年四川大学华西医院率先在内地地区引入医院运营管理体系，开启了国内公立医院运营管理之路，这也真正的将医院运营管理理念引入内地地区。众多医院管理者对医院运营管理具有浓厚兴趣和热情，在纷纷尝试投入医院运营管理怀抱的同时，却常常感到无助和茫然，因为发现没有切实可行的经验和做法指导医院管理者前行，所以迫切需要一本兼具理论和实战经验的医院运营管理通识教材。

我国公立医院高质量发展要求建立医院运营管理决策支持系统，推动医院运营管理的科学化、规范化、精细化，不断提升公立医院高质量发展新效能。《关于加强公立医院运营管理的指导意见》中也强调要推进管理模式和运行方式加快转变，进一步提高医院运营管理科学化、规范化、精细化、信息化水平，这都说明开展运营管理工作对于医院发展，尤其是高质量发展是必然之路。

本教材以医院运营管理基本理论和概念开篇，对比了国内外不同体制下医院运营管理模式，对医院运营管理体系，尤其是精细化运营管理的体系建设，医院运营管理的业务流程、人、财、物等核心资源管理，医院运行效果评价的方法和实操做重点阐述和讲解，同时也探索了新技术运用、多院区管理、医联体建设、互联网医院和疫情下双轨制运行下医院如何开展运营管理工作。本书试图从多角度对医院运营管理进行详细阐述，涵盖了国内外医院、医院各科室、各管理层级的运营内容，尽力将理论与实践充分融合，尽力符合新时代医院高质量发展需求，从而对有志于从事医院运营管理的初学者和具有医院工作经验的管理者产生实实在在的指导价值。

本书在编写过程中遇见过诸多难题，通过不懈努力逐一攻克。希望同学们和读者朋友能够从本书中学习、继承并发扬医院运营管理知识、理念和方法，继往开来，助力医院不断进步，并对书稿中存在的不足不吝赐教。

最后十分感谢建设指导委员会的信任，让编写团队有机会参与"医院领导力及管理系列教材"《医院运营管理》分册的编写。感谢中国协和医科大学出版社和编辑老师的支持和帮助，使得本书顺利出版。

编　者

2022年5月

# *Contents*
# 目　录

1

## 第二篇　医院精细化运营管理

## 第四篇　医院资源配置与调度

## 第六篇　医院运营管理新进展

# 第一篇
## 医院运营管理概论

*Part 1*

# 第一章　医院运营管理概述

学习目标

1. 掌握　医院运营管理的概念；医院运营管理的主要内容。
2. 熟悉　医院运营管理的主要方法和工具。
3. 了解　运营管理的历史沿革、内涵和主要内容；医院运营管理的发展状况；医院运营管理与运营管理的关系。

运营管理是对生产实物产品或者交付服务产品的企业和组织的管理系统进行设计、运行、评价和改进的系统思维与理论方法，是企业管理的核心职能之一。传统的运营管理理论主要关注制造领域，随着现代服务业的快速发展，运营管理的相关理论与方法越来越多地被应用于医疗健康、金融证券、电子商务和旅游等服务领域，并发挥着越来越重要的作用。近年来，经济全球化和贸易自由化持续发展，特别是新冠疫情后，企业面临着市场环境的不断变化和竞争对手的不断施压，迫切需要通过实施有效的运营管理，来提高其生产力和服务水平，这时运营管理理论和方法遇到了前所未有的挑战和机遇。

医疗健康服务业是关系国计民生、人们生命安全的重要行业。近年来，通过医疗卫生体制改革和国家对医疗卫生事业的扩大投入，我国医疗卫生事业取得了很大的发展，但是，目前仍存在医疗资源分配不均、医疗机构管理效率较低等问题。运营管理作为优化资源配置、提高组织管理效率的重要理论体系，在生产企业和服务业已经非常成熟，将其应用于医疗健康服务行业亦是目前的趋势。

与生产制造系统相比，医疗服务系统具有需求的不确定性和动态性、供需信息的不对称性、服务效用的滞后性、高风险性和易逝性等特点，如各个科室之间存在差异性，药剂资源具有共享性，医护人员工作时间和医疗设备运行时间具有易逝性等，管理难度很大。如何结合这些特性，应用运营管理的理论与方法，对医疗服务系统的规律进行分析，对优化配置医疗资源等各个环节进行精细化管理，以提高医疗机构运行效率，并提供系统的科学指导，已成为当前医院管理，特别是医院智能管理的重要课题。

---

**案例讨论**

【案例】"运营管理部"——打破医院传统管理模式

"院长，XX临床科室希望今年增加人员和设备，但职能部门持不同意见。"面对院长助理再一次抛出的难题——医院如何做到科学运营，华西医院院长感到十分头疼。

基于此，华西医院锐意改革创新，于2005年成立了专职部门——运营管理部，旨在提升医院的整体运营管理水平。运营管理部对医院的资源配置进行评估与建议，并实施跟踪与后效评价；同时，在日常运营管理中，派驻专科经营助理深入临床科室和相关部门，及时发现院、科不同层级的运营问题并予以改进，持续优化流程，并为医院管理者提供资料、数据和决策建议。自成立之日起，运营管理部参与多项医院管理流程优化项目，如门诊运营、住院运营、急诊运营、ICU运营、手术运营、医技运营、日间手术管理、入院服务中心管理、平均住院日管理、绩效改革等，同时全力为华西医院的区域医疗协同发展战略提供支持。

华西医院通过设立运管管理部，突破传统的垂直型医院管理模式，实现医院运营架构的创新发展，以及促进医院由粗放型向精细化运营、多部门有效协同等方面转变。

【讨论】华西医院成立运营管理部的探索与发展，实现了运营管理的哪些目标？结合此案例，您对医院运营管理模式的创新及应用，有哪些启发？

---

# 第一节　运营管理概况及历史沿革

## 一、运营管理的概念

运营管理（operations management，OM）是管理者围绕经营目标，有效利用各种资源，在运营过程中对运营系统进行组织、计划、控制和改进，为顾客提供所需产品和服务，实现价值链增值。具体而言，运营管理一方面要保证能够及时优质地生产满足消费者需求的产品，完成物料的转换，另一方面要合理利用资源，以最小的成本创造产品价值的增值过程。而且，这两方面通常是互相矛盾的，需要进行协调与平衡。随着服务业的发展，运营管理不仅要解决传统制造业的生产运作管理问题，也要解决金融、旅游、商业、房地产和医疗健康等现代服务业和新兴产业的运作管理问题，在各个领域中发挥着越来越重要的作用。

组织的运营活动是把资源要素（投入）变换为有形产品和无形服务（产出）的过程，运营管理是对"投入–变换–产出"过程的管理，如图1-1所示。运营管理系统的投入包括人力、物料、设备、技术、信息、能源、土地等。变换过程是通过各种增值活动，将投入转化为顾客所需要的产品和服务的过程。这种变化过程是多种多样的，包括存储、运输、制造、信息发布或服务等。管理者可以利用一些运营管理理论和方法对变换过程进行控制，并通过反馈信息不断优化整个运营过程。

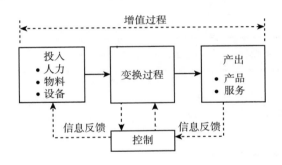

图1-1　运营管理的过程

不同类型的运营活动过程有所差别，如表1-1所示。有形产品的转换过程通常被称为生产过程，例如，汽车制造企业，通过投入物料、设备、劳动力和厂房等要素，原材料经过物理结构、形状的变换，产出有形的实物产品（汽车）。无形产品的转换过程通常被称为服务过程，例如，医院通过投入医生、医疗设备、药物等要素，患者经过诊断、治疗、手术等一系列生理过程的变换，产出无形的产品（患者得到的服务）。

表1-1　不同类型的运营活动过程

| 系统 | 投入 | 变换 | 产出 |
|---|---|---|---|
| 制造企业（汽车、家电等） | 原材料、设备、工人、厂房等 | 物理过程（结构、形状的改变） | 有形产品 |
| 百货商店 | 店铺、营业员、商品、顾客 | 销售过程（商品所有权的改变） | 顾客接受的交易服务 |
| 医院 | 医生、医疗设备、药品、患者 | 生理过程（诊断、治疗、手术） | 患者接受的治疗服务 |

**续　表**

| 系统 | 投入 | 变换 | 产出 |
|---|---|---|---|
| 学校 | 教师、教材、教学设施、学生 | 信息传递过程（知识技能传授） | 学生接受的教育 |
| 客（货）运公司 | 运输设备、设施工人、乘客（物资） | 位移过程（地理位置变换） | 人或物接受的运输服务 |
| 咨询公司 | 咨询人员、信息、知识、顾客 | 脑力活动过程 | 建议、方案、办法 |

## 二、运营管理的历史沿革

运营管理的发展历程是伴随着整个管理发展史而演进的。每当企业管理理念、管理模式和方法出现新的突破，必然包含着运营管理发展的新进展。我们可以按照时间序列、管理概念、研究方法与工具、主要代表人物来对运营管理发展历程做以下描述（表1-2）。

**表1-2　运营管理的发展过程**

| 时间 | 管理概念 | 主要研究方法与工具 | 主要代表人物 |
|---|---|---|---|
| 20世纪10年代 | 科学管理 | 动作研究、劳动定额、管理职能 | 弗雷德里克·温斯洛·泰勒 弗兰克·吉尔布雷斯 |
| | 装配流水线 | 活动规划表 | 亨利·甘特 亨利·福特 |
| | 经济批量规模 | 经济订购批量模型（EOQ） | F.W.哈里斯 |
| 20世纪30年代 | 质量管理 | 抽样检验和统计表 | 休哈特·道奇和米格尔 |
| | 霍桑实验 | 工作活动的抽样分析 | 梅奥和提普特 |
| 20世纪40年代 | 运筹学的运用 | 线性规划的单纯型法 | 运筹学研究小组和丹齐克 |
| 20世纪50—60年代 | 工业工程 | 仿真、排队理论、决策理论、PERT和CPM项目 | 美国、西欧许多研究人员 |
| 20世纪70年代 | 计算机的广泛引入 | 车间计划、库存控制、预测、项目管理、MRP | IBM公司的约瑟夫·奥利奇和奥利佛·怀特等MRP革新者 |
| | 服务数量与质量 | 服务部门的大量生产 | 麦当劳快餐店 |
| 20世纪80年代 | 制造策略图 | 5P分析 | 哈佛管理学院教师 |
| | JIT、TQC和工厂自动化 | 看板管理、计算机集成制造（CIM）、柔性制造系统（FMS）、未来工厂（FOF）等 | 丰田的大野耐一、美国工程师组织 |
| | | 瓶颈分析和约束的优化理论 | 格劳亚特 |
| | 全面质量管理与认证 | 波里奇奖、ISO9000、价值工程、并行工程与持续改进 | 国际标准化组织、W.爱德华·戴明和约瑟夫·M.朱兰 |

| 时间 | 管理概念 | 主要研究方法与工具 | 主要代表人物 |
|---|---|---|---|
| 20世纪90年代 | 流程再造 | 基本变化图 | 迈克尔·哈默和咨询公司 |
| | 电子商务 | 因特网、万维网 | 美国政府、网景通信公司和微软公司 |
| | 供应链管理 | SAP/R3、客户/服务器软件 | SAP和ORACLE |
| 21世纪 | 大规模定制生产 | 标准技术、现代设计方法、先进制造技术 | 斯坦·戴维斯 |
| | 绿色制造 | 绿色设计、清洁生产技术 | 美国制造工程师学会、国际标准化组织 |

现代运营管理理论起源于20世纪初泰勒的科学管理运动。在此之后，运营管理摆脱了经验管理的束缚，走上科学的道路。从20世纪初至20世纪60年代，主要代表事件是泰勒的科学管理运动、福特的流水线生产、梅奥的霍桑实验、运筹学在生产运作布局与作业计划中的应用等。

从20世纪60年代后期开始，机械化、自动化技术的飞速发展使企业面临着不断进行技术改造、引进新设备新技术并相应地改变工作方式的机遇与挑战，运营系统的选择、设计和调整成为运营管理的新内容，进一步扩大了生产运作管理的范围。尤其是运营管理理论与方法被应用到服务业，由于服务业的构成相当复杂，从百货商店到航空公司，有各种各样的服务类型，因此，很难确定一个具有普适性的固定模式。然而，一家餐饮服务公司——麦当劳以其独到的方式在质量和生产率方面领先一步，它定义了高度标准化的服务模式，形成了服务竞争力。

20世纪70年代的主要发展是计算机在运营管理中的广泛应用。在制造业中，一个重大突破是在生产控制中运用了物料需求计划（MRP），利用计算机软件将企业各部门联系在一起，动态调整生产计划和库存水平，共同完成复杂产品的制造。此外，以准时生产（JIT）、看板管理、QC小组为代表的日本丰田生产方式，极大地丰富了运营管理的内容和手段。

20世纪80年代后半期开始，信息技术的飞速发展和计算机的微型化，使得计算机开始被大量应用到企业管理领域，计算机辅助设计、计算机集成制造以及管理信息系统等技术，使得处理"物流"的生产本身和处理"信息流"的生产管理本身均发生了根本性的变革。

在20世纪90年代后期，因特网（Internet）、万维网（WWW）迅速得到普及，网页、表格以及交互搜索工具的使用，改变了运营管理中收集信息、商务交易和交流的方式。基于供应链的运营管理也逐步进入管理者视线之中，关注整个供应链中物流、信息流和资金流的合理化和优化，与供应链上的企业结成联盟，以应对日趋激励的市场竞争。

进入21世纪后，越来越多的企业将社会责任和环境可持续视作运营管理内容的重要部分。因此，将传统运营管理与可持续发展结合，综合考虑经济、环境和社会协调发展的可持续运营管理，已成为企业发展的必然选择。当前企业供应链管理不应局限于关注经济绩效，还需考虑供应链上的环境和社会问题，这已成为运营管理新的研究主题和方向。

随着大数据分析的不断发展，数据的可用性不断增加，在零售、医疗保健等各个领域，可以使用的数据越来越丰富，比以往任何时候都更庞大、更具体化。与此同时，统计学、管理学和经济学的深入交叉融合，大数据和人工智能的不断发展，运营管理正不断结合信息科学等其他学科的发展来丰富自身的内容，为提高生产率水平做出巨大贡献。

如今，经济重心正由有形产品的制造向服务业转移。服务业占国内生产总值的比重和提供的就业岗位都在不断增加，越来越多的制造企业向服务延伸，借助于服务来实现产品的增值，获得市场竞争优势地位。依靠产品与服务的整合，更好地满足越来越个性化的顾客要求。顾客对产品和服务的期望越来越高，企业必须高度重视服务，因此，许多企业开始为顾客提供全球性技术支持和售后服务。

### 三、运营管理的主要内容

运营管理的主要内容大致可以分为三个部分：对运营系统设计的管理，对运营系统运行过程的管理，对运营系统改进的管理（图1-2）。

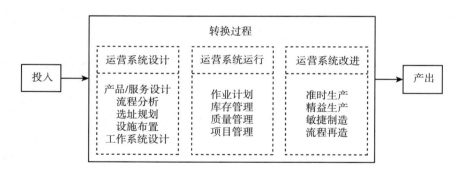

图1-2　运营管理内容图

**1. 运营系统设计**　运营系统的设计主要包括产品和服务的设计、流程分析、选址规划、设施布置和工作系统设计等问题。运营系统的设计一般在设施建造阶段进行。但是，如果企业要扩大规模，增加新设施和新设备，或者由于产品和服务的变化，需要对生产设施进行调整和重新布置，在这种情况下，都会遇到运营系统设计的问题。搞好运营系统设计，是保证运作管理系统高效率、高质量运行的基本前提条件。运营系统的设计对企业运行的影响是先天性的，如果运营系统设计不当，产生的损失将很难弥补。

2. **运营系统运行** 运营系统的运行包括作业计划、库存管理、质量管理、项目管理等问题，涉及计划、组织与控制等方面。具体而言，就是在设计好的运营系统框架下，通过合理分配人力、物力、财力等各种资源，科学安排运营系统各环节、各阶段的任务，妥善协调运营系统各方面的关系，对运营过程进行有效控制，确保系统的正常运行，保证物流、信息流、价值流的畅通。运营系统运行的管理主要是研究在现行的运营系统中，如何适应市场的变化，按顾客的需求，保质、保量、低成本地提供合格的产品和满意的服务。

3. **运营系统改进** 运营系统的改进包括准时生产、精益生产、敏捷制造和流程再造等问题。运营系统的改进是根据环境因素的变化，对运营系统进行相应调整，改进生产现场和生产组织方式，使其能够适应环境的变化，提供更具竞争力的产品和服务。运营系统的计划、管理和控制最终都要落实到生产现场。因此，要加强生产现场的协调与组织，使生产现场可以消除无效劳动和浪费，排除不适应生产活动的异常现象和不合理现象，使运营管理过程的各要素更加协调，不断提高劳动生产率和经济效益。如果运营系统改进的速度赶不上竞争对手或者不断提高的顾客期望水平，那么企业的产品和服务就有可能达不到市场竞争的要求。

# 第二节 医院运营管理概况

## 一、医院运营管理的概念

医院运营管理（health operations management，HOM）是对医院提供医疗服务的直接资源进行有效的整合利用，以实现投入产出活动的效率、效益和效能的最优化过程。医院运营管理者按照医院工作和发展的客观规律，运用运营管理的理论和方法，对医院的人、财、物、信息、时间等资源进行计划、组织、协调和控制，以充分发挥系统整体运行功能，达到资源配置最优化和最佳综合效益，满足患者医疗服务需求。在某种程度上而言，通过对运营活动的管理，医院可以为患者提供更优质的医疗服务。医院运营管理的目标是创建和管理一个系统，在正确的时间和地点为人群提供正确的专业服务，并以尽可能低的社会成本使个人尽可能长时间地保持健康。

医学领域本身正在经历一场变革，新的支付系统、数字和互联网相关技术等科学突破都将对医疗服务的提供产生巨大的影响。鉴于这些变化，我们比以往任何时候都更需要来自运营管理角度的见解，帮助设计新的医疗服务模式，以可负担的成本向社会提供高质量的医疗服务。

## 二、医院运营管理的演变历程

医院运营管理的发展大致可以分为四个阶段。虽然不同阶段的研究内容有所区别，但并不是完全分离，各个阶段之间的内容不仅有所交叉，而且后一阶段会延续前一阶段的内容。

1. 萌芽阶段（19世纪末至20世纪初） 20世纪以前，在欧美国家，由宗教团体建立的医疗机构占主导地位，政府兴办的医疗机构和医生兴建的医疗机构只占极少一部分，医疗机构的投资者和医生直接担任管理者，这个时期完全靠管理者的经验来进行管理，其方法缺乏科学性和系统性。

2. 科学管理阶段（20世纪初至60年代） 随着20世纪初科学管理思想不断发展成熟，学者主要通过方法研究和时间研究来提高医疗服务效率。一方面是医疗工作者开始发表文章来说明按程序安排手术能够提高手术的效率和质量。另一方面是将科学管理的方法应用于医疗服务业，如吉尔布雷斯通过对手术过程进行拍摄并进行动作分析。

3. 管理科学发展阶段（20世纪60年代至80年代） 二战以后，医疗服务的环境发生了很多变化，同时运营管理理论也快速发展，运筹学和统计学等方法在解决军事和生产企业管理问题方面发挥了巨大的作用，很多学者将这些理论和方法逐渐扩展到医疗服务业的管理中，但方法和技术都相对比较简单，而医疗服务系统是一个庞大的复杂系统，因此，需要更为深入的研究。

4. 全面系统发展阶段（20世纪80年代至今） 随着科学技术的飞速发展和各种管理理论的深入研究也使得运营管理在医疗服务业的应用走向了一个快速且全面系统发展的新阶段。不仅原有研究内容向纵深发展，新的运营管理理论也纷纷引入，医院运营管理的研究内容到目前已经形成一个相对完整的体系。

目前医院运营管理的研究主题主要集中在以下几点：手术室安排、器官移植、流行病管理、慢性病管理、预约安排、治疗方法、住院管理、医疗供应链管理、急诊科管理、医疗资源调度、医院人员管理和诊断决策辅助。

## 三、医院运营管理的发展趋势

医院运营管理相关研究问题已受到学术界的高度关注，并取得了丰富的成果。放眼未来，医院运营管理还存在着许多机遇和待突破的研究问题，具体来看，还可以在以下几个方面做进一步的深入研究和拓展完善。

1. 运筹学方法的进一步开发与应用　医院在运营优化问题中需要做出符合满足一定约束条件的最优决策，例如手术室的预约与安排、医护人员分配和排班、患者就诊流程、救护车调度、床位管理和临床实验设计等，可以利用运筹学的思想和理论进行算法创新，求得近似解，为这些难题提供决策支持。

利用运筹学的理论与方法设计模型时，可以结合系统思维和经济理论，通过更好地采取激励、设计综合护理流程和协调护理生态系统不同层次的资源分配决策，帮助识别和纠正效率低下的问题。例如，救护车调度、急诊科管理、住院床位管理之间的集成系统研究。现有研究大多数是单独研究这三部分，其实这三部分是紧密相关的，一个部分发生堵塞会影响另外一个部分的正常运行，将这三部分同时考虑有助于医疗运营系统的整体平稳运行。

除了利用运筹学开发更好的解决方案之外，还有研究开发新模型的空间，这些模型通过整合被忽视的重要现实特征，从更细致入微的角度解决医院运营管理问题。现有研究针对患者个人最优的治疗决策，不一定是对整体医疗运营系统最优的决策，反之亦然。因此，可以针对同时考虑个体治疗决策与医疗运营系统运行效率的双层优化模型展开深入研究。具体而言，床位分配问题中，个人患者住院时长与整体床位分配的冲突解决方法；手术室安排中，个体患者的手术紧急与整体手术室调度的协调方法；器官移植中，权衡考虑器官的匹配度最优与排队时间最短的策略。

2. 互联网和大数据技术改善医疗管理效率问题　互联网和大数据技术的出现使大量临床数据得到充分利用。从数据分析中得到的见解可以帮助医疗专业人员更好地识别疾病症状、预测疾病的原因和发生，最终导致整体医疗质量的提高。

随着影像技术的进步，电子病历常常伴随着高质量的医学图像，利用大数据工具和技术研究临床数据并分析这些图像将获得更好的诊断，以及对未来更准确的疾病预测。此外，可穿戴设备的使用出现了快速增长，也增加了大数据的获取渠道和来源。

利用人工智能技术可以进一步识别患者的个体化致病因素。现有医疗运营管理方法还只关注发病后的治疗，但对于为什么发病这个问题还未有科学的判断。某些疾病的致病因素并不明显，同一种疾病表现背后使每个患者致病的因素各不相同。例如，脸部经常过敏长痘可能是某一种饮食所致或者某一种花香所致、经常出现的偏头痛也可能是某一个重要器官出现了问题。人工智能中的神经网络等机器学习方法可以通过训练海量样本来识别个体化致病因素。

当前互联网和信息技术的迅速发展和全面普及，医疗行业迎来了新的机遇和挑战，越来越多的学者开始关注并研究新兴的医疗服务模式和医疗信息资源管理等。但整体而言，关于互联网和信息技术在医疗行业的应用及其对医疗运营管理效率的改善等方面的系统性研究还处于起步阶段，如大数据与医疗需求预测、"互联网＋"医疗模式创新、信息技术与医疗资源配置、社会化医疗资源共享等医疗服务模式创新和医疗资源配置方式。而且该领域的服务运作管理理论发展也有待完善，因此，在未来较长的一段时间里会是医院运营管理领域的研究热点问题之一。

**知识拓展**

至2020年底，我国"互联网＋医疗"的服务应用已达千余个，主要分为医院主导和企业主导下的服务，在医疗诊断、健康管理、传染病流行趋势预测、辅助诊断、医院管理等方面发挥重要作用。由医院主导的"互联网＋医疗"服务医院具有运营权，就医服务由医院提供，医生的就医行为受到医院管理，问诊费用由医院统一结算后分配，就医流程较规范且更接近线下就医的服务。在我国全力开展新冠肺炎疫情防控阻击战中，医院主导的"互联网＋医疗"快速发挥了跨地域、非接触的优势，实现了日常诊疗与预防诊疗的双重功能。各大医院疫情期间纷纷开启"互联网＋医疗"的实时预防诊疗平台：线上提供防疫科普、接诊患者、判定疑似病例、提出应对措施、提供心理疏导等，对降低院内感染概率、阻止疫情蔓延方面发挥重要作用。

3. **医疗健康管理变革**　从只面向入院患者的"治已病"到面向普通群体的"治未病"的转变是另一个重要趋势。现有的医疗运营管理仍然集中在面向入院患者的"治已病"阶段。向"治未病"转变，提出面向公众的健康管理和预防患病的新方法，才能从源头上解决问题。进一步的研究包括如何通过优化饮食、锻炼时长并结合个体特征和需求来建立个性化日常计划而预防如高血压、糖尿病等常见慢性病。

面对医院运营管理变革后的全新模式，须从根本上把握医疗管理从人的经验管理，到人的知识管理，再到开放式智能化管理变革，把握创新技术"升级迭代"和临床应用的节奏感，避免常规技术创新模式的边际效应递减，实现从产能拓展到技术拓展，再到质量效益提升的转型。

4. **多学科、多领域之间的交叉融通**　医院运营管理将在传统医院运营管理理论与方法系统的基础上，进一步实现多领域科学管理与应用的交叉融通，不断丰富和发展基于新模态管理实践的医院运营管理科学体系。经典管理科学理论、决策理论、创新管理理论、数理管理科学理论、博弈与信息理论等管理科学方法将会被深度运用。此外，在质量管理、卫生经济、效率管理等方面，将会和其他领域深度交融。

具体而言，与金融和经济管理领域交融，优化医院运营经济运行模式，实现全功能付费方式、保险实时自动结算、一体化医疗金融保障等经济便民功能。与企业管理领域交融，引入时间成本管理、产业创新管理等新理念，提升医院运营效率；与系统工程科学交融，运用高可靠性系统质量和安全管理模型与方法，提升风险管理水准和应急决策效率，保障医疗安全；与运筹博弈和决策科学交融，在新技术变革中探索医院决策新机制，实现以数据为基础，以模型为手段，以复杂问题智能辅助决策为标志，医院管理由人治管理、制度管理向科学决策管理转型；与人文社会科学交融，探索建立人文医疗体系、安宁疗护体系，特别是大数据及精准医学驱动下，充分挖掘当代社会学的治理机制，实现社会、医学与伦理运行的新机制，实现技术与管理、人文与伦理的协调发展。

随着市场经济的深入和医疗卫生制度的改革，医院运营管理工作直接关系到医院的生存、发展和稳定。立足医院高质量发展的新要求，制订完善的经营管理方案，将运营管理转化为价值创造，成为医院管理者的必修课。

## 第三节　医院运营管理的对象和内容

### 一、医院运营管理对象

医院是一个资源导向型的服务性组织。医院资源是指医院提供医疗卫生服务的生产要素的总称，通常包括人员、资金、床位、医疗设施及装备、知识技能信息等。因此，从资源角度出发，医院运营管理即是对上述对象的统筹优化管理。

### 二、医院运营管理的内容

医院运营管理更关注医院日常业务和医疗服务一线的情况，并要求根据一线情况实时反馈，实时调整，以提升运营质量和运营效率。从医院的具体经营活动角度，医院运营管理主要涵盖的方面包罗万象，涉及与战略、财务、绩效、信息等多方面关系，具体包括如医院运营管理策略、医院精细化运营管理体系建设、流程管理、医院资源配置与调度、医院绩效考核评价与薪酬管理等，以及人工智能的疾病诊断、医疗行为辅助决策等。

由于医院运营管理的内涵和外延仍在不断发展，本书结合当前主要研究范畴，从不同的战略经营层面，将医院运营管理的主要内容归纳整理如表1-3。在战略层面，具体分为医院运营战略分析和医院运营管理体系建设（如组织方式构建、运营团队建设、运营模式选择等）。在系统和流程设计层面，具体分为医院服务流程优化（如门诊服务流程优化、临床科室服务流程优化、医技科室服务流程优化、手术室服务流程优化、后勤服务流程优化等）和医院资源配置与调度（如医院人力资源配置与调度、医院空间资源配置与调度、医院设备资源配置与调度、医院床位资源配置与调度、医院供应链管理等）。在计划、组织与控制层面，分为医院各项具体经营活动的计划、组织与质量控制。在持续改进层面，分为医院绩效考核与评价、医院绩效薪酬和医院精细化运营。在其他层面，分为辅助医疗决策与疾病预防、科室综合评价、结合新技术与多院区协同的运营管理。

表1-3　医院运营管理的主要内容归纳表

| 主要内容 | 具体管理活动 |
| --- | --- |
| 战略层面 | 医院运营战略分析 |
| | 医院运营管理体系建设 |
| 系统和流程设计层面 | 医院服务流程优化 |
| | 医院资源配置与调度 |
| 计划、组织与控制层面 | 医院各项具体经营活动的计划、组织与质量控制 |
| 持续改进层面 | 医院绩效考核与评价 |
| | 医院绩效薪酬 |
| | 医院精细化运营 |
| 其他 | 辅助医疗决策与疾病预防 |
| | 科室综合评价 |
| | 结合新技术与多院区协同的运营管理 |

由表1-3可以看出，从经营活动的战略层面，医院战略分析为医院运营管理明确方向，医院运营管理的体系构建则为医院运营管理战略服务。从经营活动的系统和流程设计层面，通过对有限的医院资源进行合理有效的分配，确保所有患者能在合适的时间、合适的地点获得合适的诊疗服务，提高服务效率和服务质量，以实现服务价值最大化。从经营活动的计划、组织与控制层面，医院运营管理涉及医院各项具体经营活动的计划、组织与质量控制。从经营活动的持续改进层面，医院运营管理可通过绩

效改善和持续质量改进、精细化管理途径，对经营活动持续改进。此外，随着新兴技术在医疗的融入应用以及卫生发展新趋势，医院运营管理还涉及辅助疾病诊断与预防、医院院区和科室综合评价等多个方面。

### 三、医院运营管理的目的

1. **提升资源配置效率**　根据医院资源的特点合理配置资源，实现供需在一定限度下的动态平衡，是医院资源配置的基本要求，而充分调控有限的医院资源，对各项医院资源实施优化重组，实现医疗服务效率和效益最大化，是医院资源配置的终极目标。医院资源如何合理配置及有效利用，是确保医疗服务水平和能力不断提高及保证医院永续经营的重要课题，也是医院运营管理的主要旋律。

2. **减少运行管理成本**　医院在运行过程中，将产生大量的医疗成本、物资成本、人工成本和其他直接成本。同时，还涉及患者负担众多社会间接成本。因此，通过科学的运营管理，可实现降低成本、减轻患者费用负担、为医院获得最大的社会效益和经济效益的目标。

3. **提升服务质量和满意度**　医院服务质量的影响因素众多，而患者满意度是患者对医疗服务的认知、态度及情绪的反应，因此，提升医院的服务质量和患者满意度是一项复合工程。医院运营管理，可通过在医院战略以及具体经营活动的计划、组织、质量控制的过程中，追求医院服务质量和患者满意度的提升。

4. **改善医院绩效水平**　随着国家公立医院绩效考核对"运营效率"的关注，医院核心业务工作与运营管理工作深度融合，医院的运管管理将更加着眼于将现代管理理念、方法和技术融入运营管理的各个领域、层级和环节，坚持高质量发展和内涵建设，将运营管理转化为价值创造，有效改善医院绩效水平。

## 第四节　医院运营管理方法和工具

现代化医院是一个复杂系统。随着医疗技术不断进步以及运营模式专业化或联合化的发展，要使一个医院的各项工作在可控的情况下正常运转，不断提高医疗质量，没有科学管理的方法和工具是难以进行的。如今在医院运营管理领域已经应用了许多方法并开发了许多分析工具，尤其是运筹学、系统模拟仿真和数据科学分析等方法能够帮助决策者更好地计划、组织、协调和控制医院运营系统。

## 一、运筹学

运筹学（operations research，OR）是以系统为研究对象，利用数学模型将所要研究的问题模型化，以量化分析方法求得问题的最优解。运筹学已经形成了包含规划论（线性规划、非线性规划、整数规划、动态规划、多目标规划）、网络分析、排队论、对策论、决策论、存储论等分支庞大的理论与方法体系，并广泛地应用于医院运营管理实践之中。

1. **规划论**　规划论是在一定约束条件下，寻求使目标极大化或极小化的最优解或满意解，即对有限资源进行合理计划以实现总效益的最大化。具体而言，线性规划可以解决医疗物资调度、配送和医护人员分派问题；整数规划可以求解完成医疗工作所需的医护人数、医疗设备和医疗机构的选址等；动态规划可用来解决诸如最优路径、医疗资源分配、医疗资源储备和医疗设备更新等问题。

2. **网络分析**　网络分析是以图论为基础，将复杂的问题转化成直观的图形，来研究各类网络结构和流量的优化分析方法。最小生成树问题、最短路径问题、最大流、最小费用问题、网络规划都是网络分析中的重要组成部分。在医疗系统中最明显的应用是医疗物资的运输问题，在运输节点间进行医疗物资调度时运输路线的选择、医药配送中心的送货、医院内部医疗废弃物的回收等内容。

3. **排队论**　排队论又称为随机服务系统理论，是针对系统拥挤现象和排队现象，研究系统的排队时长、排队等待时间及所提供的服务等各种参数，其目的是正确设计和有效运行各个服务系统，使之发挥最佳效益。在医疗系统设计方面，排队论通常用于医疗系统的服务能力设计，例如，确定救护车数量、医护人员数量。在医疗系统运营方面，排队论主要应用于医院床位分配、医护人员排班以及病人预约就诊等问题。在医疗系统分析方面，排队论主要用于分析系统的等待时间、成本等问题。

4. **对策论**　对策论也称博弈论，是一种研究在竞争环境下决策者行为的数学理论和方法。比如利用对策论可以探讨分级诊疗体系中各利益主体之间的博弈关系及其行为特征，并从不同方面提出实施分级诊疗的意见，加强医疗机构之间的分工协作，医疗资源合理配置，实现不同利益主体的"双赢"以及"多赢"局面。

5. **决策论**　决策论是能够科学解决带有不确定性和风险性决策问题的一种系统分析方法，它根据系统的状态信息、可能选取的策略以及采取这些策略对系统状态所产生的后果进行研究，按照一定的衡量准则，对若干备选行动的方案进行抉择，选择一组最优策略。在医疗系统中，往往利用多阶段决策、多目标决策等理论与方法，对医院运营管理进行综合评价。

**6. 存储论** 存储论又称库存论，主要是研究物资库存策略的理论，即确定物资库存量、进货量和进货时间点，以及系统需要在什么时间、以什么数量和供应来源补充这些储备，使得保持库存和补充采购的总费用最小。合理的库存是生产和生活顺利进行的必要保障，可以减少资金的占用、减少费用支出和不必要的周转环节、缩短物资流通周期、加速再生产的过程等。在医院运营管理中，对于医用耗材的库存控制研究，主要以成本控制为出发点，也关注周转率问题。

## 二、系统模拟仿真

系统模拟仿真是指建立一个系统的数字逻辑模型，并且对该模型在计算机上进行试验处理，通过对系统动态特性的观测，以研究系统行为的过程。根据系统状态随时间变化的特点可以将系统分为连续系统、离散系统以及连续–离散混合系统。在连续系统中，系统状态随时间连续变化。而在离散系统中，系统状态的变化仅在离散的时间点上发生变化。在连续–离散混合系统中，既有连续变化的成分，也有离散变化的因素。

系统模拟仿真技术在解决医院资源规划与配置的问题中得到了广泛应用，并且从公共卫生系统到私有治疗诊所，它的应用不尽相同。目前应用于医院运营领域的仿真方法主要有4种类型，分别是离散事件仿真（discrete event stimulation，DES）、系统动力学（system dynamics，SD）、蒙特卡洛模拟（Monte Carlo simulation，MCS）和基于智能体仿真（agent–based simulation，ABS）。

**1. 离散事件仿真** 离散事件系统是指受事件驱动、系统状态呈现跳跃式变化的动态系统，其系统状态在不确定的离散时间点上发生变化。离散事件系统仿真就是对某个离散事件系统原型加以分析、抽象后，应用计算机及仿真软件，对构建的相应离散事件系统模型进行仿真模拟，对仿真结果进行分析，进而实现对系统进行分析、设计及评价的目的。离散事件仿真方法支持对复杂的、动态的医护人员及患者的行为进行模拟。通过建立描述医疗系统行为的仿真模型，分析仿真实验结果，最终为医院管理者提供决策支持。离散事件仿真方法可以被应用到门诊患者检查排队问题，也被大量运用到对医院科室服务能力的研究。

**2. 系统动力学** 系统动力学是功能、结构和逻辑等方法的结合，其处理问题的过程就是寻找最佳方式的过程，根本目的是完善系统功能，探寻系统的较优结构。通过复杂动态反馈系统的行为模拟，对系统结构和功能进行分析，从而为制定决策提供科学依据。简言之，系统动力学就是利用计算机仿真技术来研究解决社会系统的动态行为。医院运营系统是包含人力、资源等各因素的系统，系统内部关系错综复杂，且与外界环境之间也存在着广泛的信息交换。因此，属于开放的、动态的复杂系统，运用系统动力学方法来建立医院运营发展模型具有无可比拟的优势。

3. **蒙特卡洛模拟**  蒙特卡洛模拟亦称为随机模拟方法。它的基本思想是：首先建立一个概率模型或随机过程，使它的参数等于问题的解，然后通过对模型（或过程）的观察或抽样实验，来计算所求参数的统计量，最后给出所求解的近似值。在医院运营中，经济的盈亏与服务设施的配置常常会遇到许多随机因素，例如，疾病的流行程度与药品的购置，门诊患者的数量对服务设施配置的影响，这类含有随机因素和动态过程的概率型决策问题无法用确定的数学公式求解，但是可以使用蒙特卡洛模拟的方法从数量上求得答案，预测它的解。

4. **基于智能体仿真**  基于智能体仿真技术能打破传统评估测量工具的限制，借助计算机复现出现实医疗环境，再在仿真模型中进行措施干预实验以观察其效果，能够避免承担风险，以最节约成本的方式获取最优解决方案。近年来，由于基于智能体仿真技术能反映出个体行为复杂性这一特点而被广泛应用于医疗领域。

### 三、数据科学分析

通过数据驱动进行决策分析主要基于3个基础技术：数据仓库（data warehouse, DW）、联机分析处理（online analytical processing, OLAP）和数据挖掘（data mining, DM）。

**课堂互动**

公共卫生部门可以通过覆盖全国的患者电子病历数据库，快速监测传染病，进行全面的疫情监测，并通过集成疾病监测和相应程序，快速地进行响应。这将带来很多好处，包括医疗索赔支出减少、传染病感染率降低，卫生部门可以更快地检测出新的传染病和疫情。通过提供准确和及时的公众健康咨询，将会大幅增强公众健康的风险意识，同时也将降低传染病感染风险。

请结合实际情况，谈谈你对大数据的使用在改善公众健康方面的认识与想法。

1. **数据仓库**  数据仓库是为解决数据冗余而信息匮乏，面向主体的、稳定的、集合的、用来解决一系列复杂的有关决策支撑和知识发现的体系结构。数据仓库最根本的特点是物理地存放数据，但这些数据并不是最新的、专有的，而是来源于其他数据库。数据仓库的建立并不是要取代数据库，它要建立在一个较全面和完善的信息应用的基础上，用于支持高层决策分析。其中事务处理数据库在组织的信息环境中承担的是日常操作性的任务。

数据仓库技术的应用对医疗服务业来说是一种高效直观的患者医疗信息数据汇总方式和分析技术，可以为医院管理高层决策提供正确、快捷的医疗质量信息和医疗水平信息支持。对提升医院的管理水平、医疗质量和竞争能力具有重大的实际意义。

2. **联机分析处理**　联机分析处理是使分析人员、管理人员或执行人员从多个角度，对从原始数据中转化出来的、能够真正为用户所理解并真实反映企业特性的信息进行快速、一致、交互地存取，从而获得对数据的更深入了解的一类软件技术。联机分析处理的目标是满足决策支持或多维环境特定的查询和报表需求，它的技术核心是"维"这个概念。因此，联机分析处理也可以说是多维数据分析工具的集合，是数据仓库中大容量数据得以有效利用的重要保障。其基本思想是：决策者应能灵活地操纵医院管理中获取的数据，以多维的形式从多方面和多角度来观察医院的运营状态、了解医院的变化。

首先，联机分析处理可以完成医疗档案中统计报表的填写。其次，联机分析处理能够利用一些统计工具，根据患者的特征确定诊疗模式，并采取相应的措施为患者服务。此外，联机分析处理能够对医疗费用结构进行分析，通过研究患者的病情、年龄、治疗方式及病种因素变化，为医疗费用结构的制定与调整提供依据。通过联机分析处理技术，广泛收集临床医护人员的信息需求，建立符合医院实际情况的数据仓库模式，更好为医护人员提供服务，提高医疗质量。

3. **数据挖掘**　数据挖掘是从大量数据中挖掘出隐含的、先前未知的、对决策有潜在价值的知识和规则，为经营决策、市场策划、金融预测等提供依据，使大型数据库作为一个丰富可靠的资源为知识归纳服务。数据挖掘技术涉及数据库、人工智能、机器学习、神经网络计算和统计分析等多种技术。实际上联机分析处理就是一种广义的、简化了的、较浅层次的数据挖掘。而数据挖掘是联机分析处理的扩展，是使这一过程尽可能自动化的分析过程。

将数据挖掘技术应用到医院运营管理中，不仅可以进一步实现对医护人员、医疗物资以及医疗资金的优化分配，也有助于疾病的预防与治疗。通过数据挖掘进行疾病诊断，从海量的治疗报告数据中选取医生对患者的诊断结果并进行分析处理，可以得到医院的主要病种数据与该疾病病因数据记录。在疾病预测方面，基于人工神经网络建立疾病预测模型，能够有效提高疾病预测准确率。在疾病相关因素分析中，运用数据挖掘的方法对疾病相关信息进行频繁项集和关联规则的挖掘，能够发现疾病的"证–症–法–方–药"之间的关联关系。

此外，通过软件建立机器学习模型，并解决大规模线性、二次曲线和混合整数优化问题。这些进步导致了数据分析这一新兴领域的发展，该领域研究主要使用数据创建模型，从而做出能够创造价值的决策，可以具体应用在医疗健康政策层面、医院层面和患者层面。在医疗健康领域内，数据驱动决策研究已在临床辅助决策、医疗质量监控、疾病预测模型、临床药物不良反应分析、个性化治疗等研究方面发挥巨大作用。

**知识链接**

智慧医疗以患者为中心，提供个性化医疗管理。智慧医疗要整理医疗设备、治疗方案以及医疗文献等庞杂的数据。其应用场景有：①应用物联网技术，构成医疗物联网，整合各医院医疗设备与医疗团队的数据，共建医疗资源共享。②应用医疗数据挖掘技术，通过深度学习医疗文献数据与临床有效诊疗数据的隐藏关系，有效筛查精准医疗方案。③应用云计算技术，研发医疗云应用，以云端存储的电子健康档案为核心，建立医院信息化平台；同时，突破医院与患者的时空限制实现云端治疗，节约就医诊疗的时间和经济开销。④应用人工智能技术，将人机交互的服务模式穿插进各种智慧医疗情境中，进一步完善电子健康档案，拓展医疗知识问答社区外延。

医院运营管理涉及的范围十分广泛，从计划、组织、领导和控制的方方面面都会运用到不同的方法和工具。针对不同的运营管理内容存在着具体的研究方法和工具，后续章节将会一一阐述。

## 本章小结

医院运营管理是运营管理的一个重要分支，结合医疗服务体系的特殊性，如何应用运营管理的理论和方法对医院运营进行管理是值得深入思考的问题。本章主要介绍了医院运营管理的概念、发展历程、对象、内容、目的和方法工具。随着医疗系统服务模式的转变，医院运营管理正在全面、深入、系统化发展。尤其是在互联网背景下，大数据等新兴技术涌现，通过合理运用数据分析和相应的管理工具可以帮助医院进一步制定科学合理的决策方案，有效解决复杂性问题，提高运营管理水平。

（罗　利）

# 第二章 医院运营管理与战略、财务、绩效及信息管理的关系

学习目标

1. 掌握 医院运营管理与战略、财务、绩效及信息管理的关系。
2. 熟悉 医院运营管理体系的范畴与边界。
3. 了解 医院运营管理的体系、战略、财务、绩效及信息管理基本概念。

医院运营管理的管理范畴囊括优化资源配置，加强财务管理，加强资产管理，加强后勤管理，加强临床、医技、医辅等业务科室运营指导，强化业务管理与经济管理相融合，强化运营风险防控，加强内部绩效考核，推进运营管理信息化建设九大方面。因此，医院运营管理体系的构建必然是一项涉及全院全员参与的整体性、全面性、协同性、融合性的工作。因此，如何正确理解并构建公立医院的运营管理体系？如何界定清楚医院运营管理的范畴与边界？如何理顺运营管理体系与相关体系的内部关系？对于澄清和还原运营管理的本质，推动医院运营管理体系建设就显得尤为重要。

根据相关文件精神及国内典型医院实践情况，可以将医院运营管理体系总结归纳，如图2-1所示。

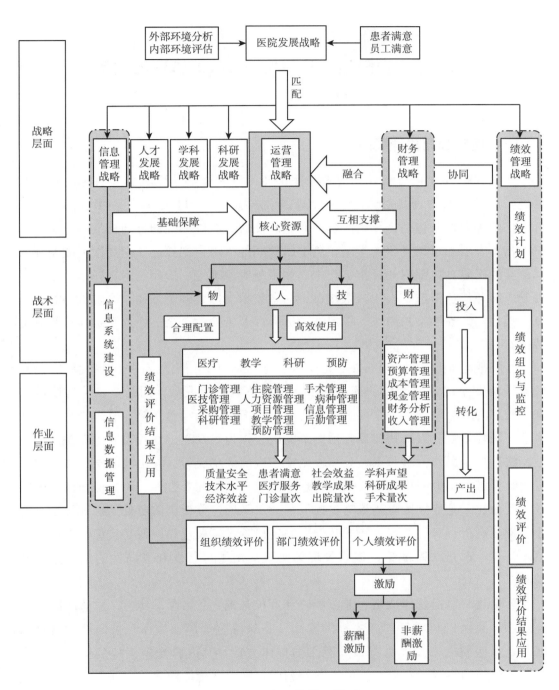

**图2-1　医院运营管理体系**

# 第一节　医院运营管理与医院战略管理的关系

## 一、医院战略管理概述

医院战略管理是指制订、实施和评价使得医院能够达到其总体目标的策略和措施。医院战略管理是对医院长期性、全局性发展的目标、途径、手段的方案制订。它的主要任务包括：提出医院的愿景和使命，明确医院的方向性战略，确立医院的基本发展和市场竞争的策略，制定医院职能战略，把长远、全局性的战略和目标落实到医院具体部门的日常工作中，如服务对象确立、诊疗技术选择、质量水平提升、服务特色塑造、人才队伍建设、信息技术支撑等各个方面。医院战略管理具有全局性、指导性、长期性、稳定性、适应性、风险性、全员性、系统性等管理的特征。

医院战略是医院在预测和把握环境变化的基础上作出的有关医院发展方向和经营结构变革的远景规划，其目的不在于维持医院的现状，而是要创造医院的未来。医院的战略管理是一个复杂的综合项目，把医院的经营策略、管理理念、服务水平、医疗质量、人财物技等各项资源的配置作为出发点，并且着眼于医院的公益性，将发展全局作为落脚点，分阶段制定相应的战略决策，并由战略层逐步向战术层逐级分解。一般来讲，医院战略管理主要包含以下几个方面：一是提出医院的愿景和使命；二是建立医院的战略目标体系；三是通过分析医院所处的宏观环境、行业环境、剖析自身优势、劣势的基础上制定出阶段发展规划；四是实施、执行、反馈、评价、改进医院战略。战略管理为医院提出了可行性和方向性的竞争策略和措施。

医院战略包括总体战略、业务战略和职能战略3个层次，其中，总体战略是最高纲领，是医院科学管理和决策的基础，是对医院全局、整体、长期性的战略部署，是对医院未来发展具有指导意义的整体方针，其内容涵盖医院的经营发展方向、各部门的协调、有形、无形资源的利用、医院文化的建立等。业务战略和职能战略是对医院具体专业科室、业务单位和职能部门的战略部署，即在总体战略的指导下，确定相关学科、科室的发展战略、职能部门的管理战略，最终一起促进和达成医院总体战略。从具体内容来看，医院战略管理可以分为人才发展战略、学科发展战略、财务管理战略、文化建设战略、科研发展战略、运营管理战略等多个具体战略管理内容。

## 二、医院运营管理与医院战略管理的关系

运营管理战略作为医院战略管理的一部分，与医院战略管理是匹配关系，即医院运营管理战略必须与医院战略管理相匹配。医院运营管理必须围绕战略管理，在战略管理整体指导下，通过在战术层面对投入的生产要素、生产资源的控制、转化、增值等转换活动，将医疗核心业务以医疗服务的形式提供给患者，最终输出战略发展目标的实现，例如，医院的高质量发展、社会效益、患者满意、员工满意、服务效能提升等的过程。

医院运营管理战略必须与医院整体发展战略框架相匹配，并且考虑整个医院战略对于运营战略的影响。因此，医院运营管理战略最核心关注的问题就是如何在与医院整体发展战略相匹配的基础上合理配置医院的人财物技等核心资源，并配套合理高效的流程，使得核心资源得到高效利用，促使医院的核心资源能够与医院当前和未来的需求相匹配，最终实现核心资源转化达成既定战略目标。

在战术层面，医院运营管理通过对医院内部运营各环节的设计、计划、组织、实施、控制和评价，组织与促进医疗、教学、科研、预防等核心服务的高效协同运作，达成与医院总体战略相匹配的医院运营管理战略目标实现。

战术与战略必然是一个互相协调、互相匹配的关系，虽然理论上讲，战术应该完全服从于战略，并且是在战略指导下制订战术，但实践中，战略制订环节中也应该要充分考虑战术执行的基础条件和可实现性。否则，缺乏切实可行的战术执行基础的战略规划最终也只会落得一个纸上谈兵的结局。战术运用的好坏直接关系到最终战略的成功与否。可以说，战略制约战术手段的选择，而战术的实施影响战略的成败。因此，战略与战术的互相协调、互相匹配程度直接关系到战略目标的实现与否。

对医院管理而言，从任何一个角度来分析，战略管理都是要始终放在第一位的。它是一个医院、一个组织发展的一种前景目标和系统工程。于战术管理和一般具体管理而言，战略管理都是根本的，也是基础和最重要的医院管理系统。但能否制订出科学、匹配的运营管理战略，特别是战术层面能否进行精准、高效的运营管理，既是保障医院战略落地的基础，也是实现医院战略目标的途径，更是直接关系到战略目标成功与否的的关键环节。

## 第二节　医院运营管理与医院财务管理的关系

### 一、医院财务管理概述

医院财务管理是以医疗卫生服务活动为中心，以资金运动为对象，利用价值形式进行的综合管理工作，是医院组织资金活动、处理同各方面财务关系的一项经济管理工作，是医院管理的重要组成部分。主要包括以下内容。

1. **资金筹集的管理**　医院筹集资金是医院为了开展医疗服务活动而筹集所必需的资金，新建医院需要筹集资金，正常运行的医院同样也需要筹集资金。资金筹集管理是医院财务管理的重要内容。

2. **预算管理**　国家对医院实行"核定收支，定项（定额）补助，超支不补，结余按规定使用"的管理办法。国家财政对医院进行经常性补助用于维持医院正常运转，专项补助用于医院发展。预算管理主要通过单位预算的编制、审批和执行，对单位各项财务收支计划所进行的管理。

3. **收入管理**　医院的收入有医疗服务活动过程中取得的医疗收入、药品收入和其他收入，有国家拨给的财政补助收入，有主管部门拨给的上级补助收入。收入管理主要是对收入项目、范围、标准和收益分配等进行的管理。

4. **支出与成本费用管理**　医院的支出有医疗支出、药品支出、管理费用其他支出、财政专项补助支出。支出管理就是对支出项目、范围、标准等所进行的管理。成本管理就是按成本对象进行的管理。

5. **结余及其分配管理**　医院收支结余包括医疗收支结余、药品收支结余、其他收支结余、财政专项补助收支结余。结余分配是指医院当年结余分配的情况和结果。结余及其分配管理主要是对医院收支结余及其分配、使用所进行的管理。

6. **基金管理**　医院基金是医院的资产减去负债后的余额，是国家或上级主办单位以实现医疗和预防疾病、保护人民健康为目的，以货币、实物、无形资产等形式投入，或医院通过经营形式用以满足医院开展正常业务或发展、并以此承担有限民事责任的资金。按照资金用途，基金分为：事业基金、固定基金、专用基金。基金管理主要是对医院基金的提取取得和使用所进行的管理。

7. **负债管理**　医院负债包括流动负债和长期负债。负债管理主要是对医院的借入款项、应付款项、暂存款项、应缴款项等所进行的管理。

8. **流动资产管理**　医院的流动资产包括货币资金、库存物资、药品、应收款项等。

流动资产管理主要是对医院的货币资金、库存物资、药品、应收款项所进行的管理。

9. **固定资产管理**　医院固定资产包括房屋建筑物、专业设备、通用设备、图书、其他五大类。固定资产管理主要是对医院固定资产的取得、使用、减少所进行的管理。

10. **无形资产管理**　医院无形资产是指不具有实物形态，能在较长时间为医院提供收益的资产。无形资产管理是指对医院无形资产的取得、使用、减少所进行的管理。

11. **对外投资管理**　医院对外投资包括短期投资、长期投资。有以货币资金、实物、无形资产向其他单位的投资，有以货币资金购买的债券投资。医院要加强对外投资的管理。

12. **财务清算的管理**　随着医疗卫生事业改革的进一步深化，在市场经济体制下，优胜劣汰及区域卫生规划的实施等原因，会发生医院关停并转现象，医院关停并转要进行财务清算。加强财务清算期间的财务管理，也是医院财务管理的重要内容之一。

13. **财务报告与分析**　财务报告是医院根据账册记录编制的，是会计程序最后要报出的结果。财务分析主要是通过运用各种有关资料，对一定时期内医院财务活动所进行的研究、分析和评价。

14. **财务控制与监督**　财务控制与监督主要是依据国家有关方针、政策和财务制度对医院各项财务活动所进行的监督和控制。

医院财务管理中，预算管理是工作中心，收支管理是基础，财务分析是手段，财务控制与监督是保证。要努力做好财务管理工作，制定管理计划、目标、重点和措施，提高资金使用效益，促进医院健康发展。

财务管理同时也是对组织和处理财务活动中所发生的财务关系的一项经济管理，财务活动中所体现的财务关系包括医院向国家纳税和交费的关系；医院同所有者之间的关系；医院同其他债权人、债务人和其他关系人之间的结算关系；医院与内部各单位之间的财务关系；医院与职工之间的支付关系。

## 二、医院运营管理与医院财务管理的关系

医院运营管理与医院财务管理是互相支撑的关系。医院运营管理通过对医院核心资源的控制、转化、增值等转换活动，将医疗核心业务以医疗服务的形式提供给患者，最终输出战略发展目标的管理过程。在此管理过程中，一方面财务资源作为医院核心资源的关键部分，既会直接对运营管理战略进行支撑，也会以分配及转化成其他资源形态的方式，在与医院整体战略相匹配的医院运营管理战略指导下进行合理配置并得到高效利用，从而支撑医院运营管理及战略目标的实现；另一方面医院财务管理作为以资金运动为对象，利用价值形式进行的综合管理工作，无论是医院整体战略还是医院运营管理战略，其最终战略目标毫无疑问都包括医院财务管理相关指标的向好，并

获取更多资源来投入到下一循环的运营管理闭环中，因此，医院运营管理也必须对医院财务管理起到支撑作用。

从国外医院运营管理的经验来看，运营管理与财务管理有着紧密的联系，运营管理人员和财务人员都会参与到日常运营管理的活动之中，并有着各自的定位。运营管理人员是日常医院运营管理的重要组成部分，并将运营管理项目的效果量化，将这些管理价值以数字化的形式呈现给医院的管理层、业务部门，让他们更加了解并体会到质量提升和日常运营对医院所产生的正面影响。财务人员既往更多的参与设计和整个医院就医的收支循环，使得患者在就医过程中财务相关流程顺畅，但现在也需要通过财务报表的形式反映医院整体的经济运行情况、医院收入成本和利润财务数据背后的故事、重要经济运行指标的趋势和变化。财务人员利用财务管理的工具参与到运营管理之中，有利于医院日常运营管理水平的提升，最终体现为提供高质量的服务水平、经济效益与社会效益的共同提升。但是，这并不代表公立医院的财务管理就全面覆盖了运营管理的职能，也不能将医院运营管理等同于财务管理或管理会计的工具。在国外是有着首席财务官和首席运营官的职业差别，因为从运营管理者的胜任能力来看，财务管理者的专业背景并不能完全胜任运营管理的全部职能范畴。因此，医院也应做好运营管理与财务管理的划分，而不是运用财务管理、管理会计的工具全面代替了运营管理的职责范畴。医院运营管理更加具有综合性，有利于推动业务管理与运营管理的融合以及运营管理与经济管理的融合，进而促进业务财务的融合，最终有利于公立医院构建一体化的管理信息系统，实现资源的有效、合理配置。

## 案例讨论

【案例】一次财政专项申报引出的思考

某地市级三甲医院近期收到国家卫健委财务司针对提升"智慧医院建设"的财政专项申报通知，预算金额5千万。

既往财政专项一般由医院财务部组织对应科室申报，此次财务部认为此专项主要涉及医院信息化建设，应由信息部组织完成申报。

信息部认为本专项虽以医院信息化建设为主要内容，但信息部作为全院信息化建设执行部门，不应以部门自身建设发展需求为目标，而应以全院所有临床职能科室需求为目标，应由使用方发起需求。

【讨论】上述案例中您认为各部门的观点是否正确？为什么？您认为由哪个部门具体负责组织完成计划和申报更为合适？为什么？

## 第三节　医院运营管理与医院绩效管理的关系

### 一、医院绩效管理概述

医院绩效管理指各级管理者和员工为了达到组织目标共同参与的绩效计划制订、绩效辅导沟通、绩效组织与监控、绩效考核评价结果应用、绩效目标提升的持续循环过程，绩效管理的目的是持续提升个人、部门和组织的绩效。绩效管理是管理者与员工就工作目标与如何达到工作目标达成共识的过程，也是管理者对员工的教练与辅导过程，还是管理者与员工间的不断交流和沟通的过程，更是管理者与员工持续改进工作绩效的循环过程。医院绩效管理既是医院价值分配的基础和提升医院管理水平的有效手段，还是构建和强化医院文化的重要工具。医院绩效管理可以实现如下功能：价值引导功能、评价功能、管理功能、激励功能、监督功能、沟通与示意功能、促进团队合作、寻求最佳经验的挖掘以及避免错误的重复。

### 二、医院运营管理与医院绩效管理的关系

医院运营管理与医院绩效管理是融合协同关系，医院绩效管理各环节都应该与运营管理全程相融合协同。

公立医院绩效管理体系的构建首先要与医院发展战略相一致，与医院运营管理战略相匹配协调，才能制订具有合理导向的医院绩效管理体系。从医院管理的角度看，不管运用什么样的医院绩效管理工具，其制订的体系必须围绕医院长期战略和管理目标来制定，同时也要根据近期的管理重点和难点来加以补充和动态调整。

其次要有相匹配的高效的组织架构。高效的组织架构是实施绩效管理的基础，唯有高效的组织架构，方可在医院运营管理战术执行层面实现充分全面的绩效组织与监控，保障过程管理的全覆盖，并通过绩效辅导及时纠偏调整，不断改进和提升组织和个人绩效，最终达到绩效目标。

再则针对医院运营管理战术层面的产出进行绩效评价，以评判其整体运营管理是否实现既定绩效目标和战略目标。而绩效目标的设定应通过关键岗位进行岗位分析、岗位描述、岗位评估等手段完善定员定岗，并运用MOB、KPI、BSC等管理方法设定合理绩效目标，并将绩效目标按医院、部门、科室、员工、病种等层级逐级分解，分别从战略目标达成情况、关键指标达成情况、分类分层分系的人员指标完成情况、病

种标准化全程化的质量效率费用管理情况等维度进行绩效评价。

最后绩效评价结果的合理转化和利用是发挥绩效管理作用，提高制度化管理水平的关键，绩效考核本身不是目的，而是一种手段，因此，必须重视绩效评价结果的应用。绩效评价结果的应用范围很广，根据评价维度可以分为组织绩效评价结果应用、部门绩效评价结果应用以及个人绩效评价结果应用三个维度。绩效评价结果应用可以作用于战略层面，通过绩效评价结果的分析来指导医院整体战略的制订或修正；可以在一定层面作为医院运营管理战略指导后续核心资源的配置和利用，使其更加合理、科学、精准；可以作用于战术层面，对具体的业务流程、业务活动进行引导和矫正，以保证在战术层面的相关运营管理活动始终是与医院整体战略相匹配。当然绩效评价结果还可以为员工个人在绩效改进、职业生涯发展方面提供指导借鉴。员工个人绩效评价结果应用的激励包括非薪酬激励（提供事业平台、晋升通路、学术休假、学术培训以及其他福利待遇等）和薪酬激励（岗位酬金、绩效酬金）。

## 第四节　医院运营管理与医院信息管理的关系

### 一、医院信息管理概述

医院信息管理就是把管理过程作为信息的收集、处理的过程，通过信息为管理服务。即按照医院信息的特点，科学地处理信息，建立管理信息系统和情报资料工作的管理，开发信息资源，使信息为医疗和管理服务。信息管理是医院现代化建设的客观要求，医院信息管理部门必须掌握信息的内容和分类，及时、完整、有效地收集医院的有关信息，并进行科学的分析和处理。

医院信息管理的内容如下。

1. **研究医院所需信息的基本特点**　医院信息管理应研究其信息的内容、数量、质量、形式和时限，以便充分有效地利用这些信息，提高医院服务质量和效率，促进医院发展。

2. **制订医院信息管理计划**　根据人民群众对医疗服务的需求和医院现代化建设的要求，建立医院信息管理的发展规划，以确定有计划地开发和利用信息资源的目标和步骤。

3. **建立健全信息工作制度**　为保证医院信息处理过程的效率和效果，应在信息的及时、有效和准确利用等方面提供制度上的保证。

4. **进行信息管理的人员培训**　在医院普及信息和信息管理的有关知识，提高业务人员和管理工作者的信息收集和处理水平。

## 二、医院运营管理与医院信息管理的关系

医院运营管理与医院信息管理是基础保障关系，医院运营管理离不开信息化的保障和支撑，信息管理是医院运营管理的基础，医院运营管理必须依靠信息化系统作为工具，信息化建设的水平一定程度上可以直接影响医院运营管理的广度和深度。

医院运营管理体系要实现精细化运营管理和高质量医院发展，必须依托信息化系统支撑，积极充分利用"云大物移"等信息时代先进技术，实现运营管理流程的信息化，并从复杂的业务运行各环节中高效抓取关键核心信息，从各类信息的相互关系和变化趋势中分析挖掘数据背后的运营本质。这就要求首先在业务层面的全流程活动中进行核心资源全生命周期管理，实现信息化无死角，通过运营管理信息系统和基础字典库的整合嵌入，实现对人、财、物、技的全流程管理。其次要能够从医、教、研、防各核心业务信息系统中抽取运用于支持运营管理的相关关键核心数据，在完成数据清洗、转换后能够建立运营管理数据仓库，并能够运用各类运营管理工具建立不同需求层面的运营管理决策分析支撑平台，提高医院精细化管理水平。

医院信息化建设必须要融合医院运营管理理念和流程，整合医院已有信息资源，打破院内的信息孤岛，实现医院内部各系统之间的互联互通及信息数据集成，确保各系统之间数据的高效传输和精准对接，实现业务管理与运营管理的充分融合，创建一套支持医院整体运营管理的统一高效、互联互通、信息共享的系统化医院运营管理平台，实现"人财物""医教研""护药技"管理科学化、规范化、精细化、可持续发展和战略转型的支撑环境。医院既往的各种医疗服务支持信息系统（如 HIS/LIS/PACS 等）往往都是为医生和患者服务的。其目的是帮助医生获得更可靠的病患数据，提高医疗服务质量，所以主要构建出发点是医生和医疗的需求。但作为对医院运营管理基础保障的运营信息化建设跟以往的这些系统不同，它的服务对象是医院的运营管理者，是考虑如何最大化利用资源，用最优的成本实现最大的价值，是在医院运营的战略层面上提供数据支持和方向指引，在医院经济运营的执行层面上通过精细化流程实现管理和控制。

## 本章小结

本章介绍了医院运营管理与战略、财务、绩效及信息管理的关系，希望借此能够厘清医院运营管理的范畴与边界，理顺运营管理体系与相关管理体系之间的关系，有助于理解并构建公立医院的运营管理体系，更好地推进完善医院运营管理体系建设，推动医院核心业务与运营管理的深度融合。

（杨　翠　江　涛）

# 第三章　医院运营管理策略

## 学习目标

1. 掌握　医院运营管理策略的基本概念、运行原则与实施流程；资源利用视角下运营管理策略的分类及其实施保障。
2. 熟悉　核心管理工具的概念；运营管理策略的层级与对应的策略选择；运营管理策略的实施路径与方法选择。
3. 了解　实施效果评价指标体系的设计。

《关于加强公立医院运营管理的指导意见》（国卫财务发〔2020〕27号）明确提出在公立医院改革过程中要"进一步提高医院运营管理科学化、规范化、精细化、信息化水平，推动公立医院高质量发展，推进管理模式和运行方式加快转变"的工作要求。

在开展公立医院运营管理的过程中，应当遵循"维护公益性、调动积极性、保障可持续"的新运行机制内在要求，以全面预算管理和战略成本管理为核心，选择资源效益分析、绩效管理、DRGs病种成本管理等管理方法，制定并落实运营管理策略，加快补齐内部运营管理短板和弱项，向精细化管理要效益。

## 第一节　运营管理策略概述

### 一、基本概念

医院运营管理策略是指在对医院的运营管理过程开展计划、组织、实施和控制的过程中，以实现医院高质量可持续发展为最终目标，对人、财、物、技术等核心资源进行科学配置、精细管理和有效使用而制定的一系列管理手段和方法等。医院运营管理策略既是一种或多种为实现管理目的而制定的具体管理举措，也是多种管理工具在整合管理过程中的具体应用（表3-1）。

表3-1　医院运营管理策略要素

| 要素 | 医院运营管理策略 |
|---|---|
| 管理对象 | 人、财、物等医院拥有或控制的资源 |
| 管理过程 | 对资源投入到资源产出的转换过程进行管理，实现资源效益最大化 |
| 管理目的 | 确保运营管理短、中、长期目标的实现 |
| 管理形式 | 具体管理举措的实施先进管理工具的综合应用 |

1. **管理对象**　医院运营管理策略以医院拥有或控制的预期能为医院的可持续高质量发展创造效益的所有物质和非物质资源为基础，包括人力资源、信息资源、固定资产、无形资产、货币资金、医疗技术等，开展相应管理活动。

2. **管理过程**　运营管理策略实质上是一种过程的管理，即通过科学配置、精细管理和有效使用，从而实现资源转换为效益的过程中不断放大资源产出效果的目标。在整个管理过程中，运营管理策略的制定、实施、反馈同样也需要投入和与之相匹配的资源。

3. **管理目标**　医院运营管理策略是一个系统性较强的综合性活动，通常与医院运营管理目标的关系十分复杂，与长、短期限也关系密切，因此，运营管理策略必须按照管理目标的属性进行有针对性的设置，以满足不同属性管理目标的实际需要。

4. **管理形式**　医院运营管理策略既可以是某项具体管理举措的实施，也可以是多项管理举措和先进管理工具的综合应用。因此，在实现目标的过程中，应当结合医院实际情况，综合考量所应采取的管理举措或管理工具来制定相应的运营管理策略。

## 二、运行原则

运营管理策略作为一个系统性、整体性极强的工作，与工作计划存在显著区别（表3-2），在制订时不能简单地将运营管理策略认同为工作计划的制订。

表3-2　运营管理策略与工作计划的主要区别

| 区别 | 表现形式 | 管理形式 | 行为方式 | 实施对象 |
|---|---|---|---|---|
| 工作计划 | 以文字描述为主<br>目标属性单一、微观具体 | 事前管理预测为主<br>事后评价简单 | 行动方案相对独立<br>短期性为主 | 以单独的某项具体行动为主要对象 |
| 运营管理策略 | 以价值实现为主<br>目标属性多样 | 事前、事中、事后的全流程管理<br>评价维度多样 | 宏观与微观的结合<br>长期与短期的衔接 | 以不同属性的目标为主要对象 |

医院运营管理策略在管理过程中应遵循以下管理原则。

1. **公益性原则**　公益性原则是运营管理策略的制定和实施应遵循的主要原则，即管理过程不能以经济利益为主导，而是应坚守公立医院的公益性，通过不断提高医疗资源的投入和产出的效率，达到医院自身可持续发展和实现社会公益之间的平衡。

2. **目标导向性原则**　经营管理策略的制定应紧紧围绕医院目标体系设定，并根据不同层级的目标制定相对应的管理策略。因此，目标导向性是运营管理策略制定的前提。

3. **时效性原则**　运营管理策略的制定和实施不能一成不变，而是应根据内、外部环境的变化、工作任务的变动而体现出相对应的灵活性，这就要求医院必须建立起完善的运营管理策略制定和实施体系，以确保策略制定及时、有效。

4. **需求明确性原则**　管理策略的制定和实施势必也意味着医院各类资源的投入，因此，必须在对医院不同期间内的管理目标进行充分解读的基础上予以进一步分解，尽可能明确每一项目标的实现所需耗费的资源并对资源的投入产出做合理的评估，确保资源投入的针对性、有效性，不断提高管理性价比，才能避免资源浪费，确保目标的完成。

上述原则之间并不是孤立的，而应基于整体进行考量（图3-1）。

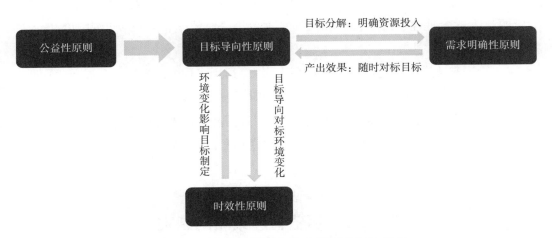

**图3-1　运营管理策略各管理原则之间的关系**

医院运营管理策略的各个管理原则之间应遵循如下关系：运营管理策略的制定应以公益性为根本（公益性原则），结合内、外部政策、环境、管理需求等的变化（时效性原则）来制定具体的管理目标（目标导向性），同时目标的制定和实施过程应始终对上述变化保持敏感性；通过分解目标，明确需要投入的资源（需求明确性原则），并在实施过程中防止发生目标偏离和资源浪费。

### 三、实施流程

完整的运营管理策略实施流程应包括以下几个环节（表3-3）。

表3-3　运营管理策略实施流程

| 具体环节 | 目标制定 | 策略选择 | 资源投入评估 | 管理方法应用 | 实施效果评价 |
|---|---|---|---|---|---|
| 关键因素 | 明确目标维度和可量化的目标值 | 选择与目标相适配的具体策略 | 对资源投入的合理性进行评估 | 多种管理工具/管理方法的实际运用 | 对标目标开展资源使用效果的评价 |
| 流程 | 运营管理策略的制定 ⟹ 运营管理策略的实施 | | | | |

1. **目标制定**　首先需要制定想要达到的管理目标。要求目标设置相对具体可量化；同时对于远期目标或中长期目标而言，符合目标分解条件的，应进行进一步的目标分解，并明确相应的中、长期目标或阶段性目标。

2. **策略选择**　设定目标后，应当选择与制定和目标定位相匹配的运营管理策略。运营管理策略的制定一般应同目标的属性一致，尽量避免策略与目标的错位匹配。

3. **资源投入评估**　以全面预算管理、价值链管理为核心，对实施该策略所涉及的资源投入的合理性、可操作性和预期管理效果进行评估，并进一步明确需投入的资源。

4. **管理方法应用**　结合医院实际情况，综合运用多种管理方法，开展运营管理策略的具体实施，并在实施过程中对标目标值及时反馈、纠偏。

5. **实施效果评价**　实施完成后，应对标目标值开展资源使用的实施效果评价，并以评价效果为依据，按照医院制定的考核办法或制度，落实相对应的奖惩举措。

## 第二节　运营管理策略的制定

### 一、管理模型

任何管理策略的制定和实施都涉及相对应的资源投入，其管理价值也可描述为所采用管理策略耗费的资源投入是否低于达成管理目标所带来的资源效益。因此，可以从资源利用视角建立运营管理策略的实施模型，并对具体的运营管理策略进行区分。

资源利用视角下的医院运营管理策略包含资源投入的合理性策略和资源使用的高效性策略两个方面，这两个方面实际上反映了资源从投入到产出的转换过程。而业务流程高效、信息服务高效、科室之间协作高效则是经营管理策略实施过程中的必要保障（图3-2）。

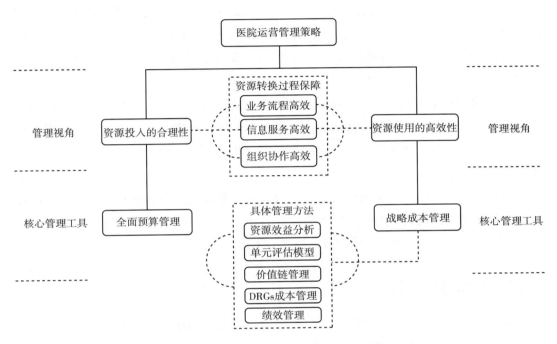

图3-2　资源利用视角下的医院运营管理策略模型

## （一）资源投入的合理性策略

资源投入的合理性策略是指在资源有限的情况下，以"全面预算管理"为核心工具将各种财务与非财务资源通过一定的方式实现相对合理的投入与配置的管理策略。

## （二）资源使用的高效性策略

资源使用的高效性策略是指从资源投入到资源实际产出的转换过程中，以战略成本管理为核心工具，通过各种管控举措的合理应用，从而达到确保资源使用效率、保障具体产出效果的管理策略。

## （三）实施保障

由于运营管理策略本身具备目标导向性、时效性等要求，因此，在运营管理策略的制定和实施过程中，医院本身必须具备以下几方面的保障条件，才能确保策略的实施效果。

1. **业务流程的高效**  业务流程的高效是指医院各项工作程序和管理流程完备，具备较高的运转效率。特别是在目标制定、目标分解、政策落实、效果反馈等管理环节，必须具备较高的运转效率，才能满足运营管理策略本身的属性要求。

2. **信息服务的高效**  信息服务的高效是指医院应具备开展信息化管理、大数据分析和挖掘等在内的信息化条件，并具备较为成熟的、可有效实现数据互联互通的信息管理平台，足够的信息化水平和数据分析能力才能有效消除组织间的信息不对称，对运营管理策略的制定、实施和效果反馈全流程起到良好的支撑保障作用。

3. **组织协作的高效**  组织协作的高效是指医院的临床科室、医技科室、医疗辅助部门、职能部门之间必须具备高效的协同性和良好的配合度。公立医院经营管理策略的制定和实施，通常会覆盖多个临床医技科室和职能部门，缺乏良好的协作机制会严重影响策略实施的效率。

综上所述，全面预算管理作用于资源的投入和配置端，战略成本管理作用于资源的使用和产出端，代表了资源从投入使用到具体产出的转换全过程，通过两者的相互结合、共同作用，可以为实现管理目标提供有力保障。

## 二、核心管理工具

参照《关于加强公立医院运营管理的指导意见》（国卫财务发〔2020〕27号）明确提出的"进一步提高医院运营管理科学化、规范化、精细化、信息化水平"的工作要求，就需要不断扩充管理视野，选择符合医院功能定位和管理要求的较为先进的管理工具。全面预算管理和战略成本管理可分别作用于资源投入与资源产出两端，通过对这两种工具的合理利用，可以为运营管理策略的制定和实施提供良好的支撑。

### （一）全面预算管理

全面预算管理是资源投放策略所主要采用的管理工具。全面预算管理是通过对组织内部各科室的各种财务及非财务资源进行组织、分配、考核、控制和协调运营活动，以完成既定管理目标为目的。

由于医院所处行业的特殊性，在日常经营管理方面承担着双重任务，一方面要以公益性为原则，承担部分社会公益职能；另一方面要以自身经营来谋取发展、提高运营效率。因此，医院的全面预算管理，既具备企业全面预算管理的主要特点，又有着与其明显区别的一些特征。

一般而言，医院全面预算的主要特征，如表3-4所示。

表3-4 医院全面预算管理的特点

| 管理工具 | 战略性 | 全面性 | | 规范性 | 适应性 | |
|---|---|---|---|---|---|---|
| 全面预算管理 | 将抽象的战略管理细化为可控制、可考核的管理模块 | 全过程 | 从编制到考核的完整闭环 | 有严格且规范的组织流程和工作程序 | 公益性 | 不应以利润为目的,而应当充分体现公益性质 |
| | | 全方位 | 各项经济活动的事前、事中、事后均纳入管理过程 | | 市场性 | 参与市场竞争、应对外部环境变化 |
| | | 全员 | 各科室、各级人员共同参与 | | 同时适应公益性与市场性两方面要求 | |

1. **战略性** 全面预算管理是对战略目标的程序化和可度量化。通过全面预算管理,可以使相对抽象的战略管理细化为财务预算、筹资预算、投资预算等可操作、可控制、可考核的管理模块,从而推动机构战略目标得以有效落实。

2. **全面性** 全面性主要体现在三个方面,即"全过程""全方位""全员"。全过程是指全面预算管理流程是一个涵盖预算从编制、执行、调整、分析到考核,从而形成完整闭环的管理体系;全方位是指机构的各项经济活动均应纳入全面预算的管理范畴;全员是指预算管理主体要全面,即医院各组织层次、科室、岗位和个人应共同参与,各负其责,形成管理合力。

3. **规范性** 一是医院全面预算的编制、调整、执行和考核必须按照财政部门(或主管部门)制定的有关制度、流程开展;二是《事业单位财务规则》和《医院财务制度》明确规定,医院不得编制赤字预算。

4. **适应性** 医院全面预算同时要适应医院的公益性与市场性两方面的要求。与企业不同的是,医院作为医疗卫生体制改革的主体,承担了一定的公共服务职能,因此,全面预算不应以利润和营利为目的,而是应当充分体现医院的公益性质。与此同时,医院同样要面对外部市场的变化甚至是竞争,这就对医院的资源利用效率提出了相应要求,预算管理活动同样也要根据医疗市场、政策环境等诸多因素的变化及时做出调整。

从全面预算管理的特点不难发现,全面预算管理是"为数不多的几个能把组织的所有关键问题融合于一个体系的管控方法之一"[美国管理学家戴维·奥利(Dave Ulrich,1953—)],正由于其具备了上述管理特点,因此,在资源投入的合理性视角上观察,全面预算管理能将组织的资源加以整合和优化,并达到资源利用效率最大化的目的。

(二)战略成本管理

1. **概念** 战略成本管理(strategic cost management,SCM)是成本管理与战略管

39

理有机结合的产物，是传统成本管理对竞争环境变化所做出的一种适应性变革。所谓战略成本管理就是以战略的眼光从成本的源头识别成本驱动因素，对价值链进行成本管理，为战略管理的每一个关键步骤提供战略性成本信息，以利于组织竞争优势的形成和核心竞争力的创造。相比较传统的成本管理，战略成本管理具备明显的优势。传统成本管理和战略成本管理的区别，如表3-5所示。

表3-5　传统成本管理和战略成本管理

| 管理工具 | 管理内容 | | 成本动因 |
| --- | --- | --- | --- |
| | 管理聚焦 | 管理目标 | |
| 传统成本管理 | 内部活动耗费<br>显性成本因素<br>传统资源耗费控制<br>事中、事后成本管理 | 显性成本的最小化与经营利润的最大化 | 作业成本动因 |
| 战略成本管理 | 上下游价值链<br>隐形成本因素<br>战略规划实施控制<br>前瞻性管理 | 基于战略目标形成竞争优势<br>价值目标提升 | 执行性成本动因<br>结构性成本动因 |

从管理内容来看，传统成本管理主要关注传统的显性成本因素和内部活动耗费（如原材料、管理费用等），通常以事中和事后管理的方式，用以实现成本的最小化与经营利润的最大化，却往往忽视社会效益、患者满意度的下降等弊端，实施过程中容易与公立医院的功能定位发生偏差；而战略成本管理则扩展了传统成本管理的范围和空间，既重视组织内部的生产运营和利润创造，又将管理视角更多地投向外部宏观环境，从而实现其他价值活动的管理。

2. **成本动因的分类**　从成本动因的角度来看，战略成本管理所具备的战略成本动因是其与传统成本管理的重要区别（图3-3）。

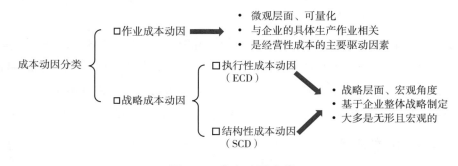

图3-3　成本动因分类

从图3-3看出，作业成本动因是经营性成本的主要驱动因素，也是传统成本管理关注的重点；战略成本动因包括执行性成本动因（execution cost drive，ECD）和结构性成本动因（structural cost drive，SCD），由于其战略性和宏观性，于作业成本动因而言，属于更高层次的成本动因，而且很多是非量化的动因，但其对成本的影响更大、更持久。其中，作业成本动因通常与医院提供的服务有关，通过寻找作业与成本动因间的因果关系，分别采取不同的成本追溯方式完成资源耗费的成本对象归集。

战略成本动因则体现医院战略宏观层面，其中执行性成本动因在医疗服务活动开展时确定，主要解决如何"操作（operation）"的问题，比如为达到升级目标而采取的技术改造路径、为实现质量升级而采取的全面质量管理等；结构性成本动因在经营活动开展前就需明确，主要解决如何"选择（choice）"的问题，包含了地理位置的选择、政策环境的影响、确定资源投入规模等内容。

## 三、目标制定

### （一）管理目标层次

合理的医院运营管理策略是实现医院运营管理目标的依据，而公立医院的运营管理目标本身表现形式较为多样，在不同的期间内，医院管理层均可能针对外部政策和内部管理需求的变化，分别制定有针对性的管理目标。从目标的复杂程度和实施期间长短来看，可将管理目标分为以下几种类型（表3-6）。

表3-6　医院运营管理策略的目标层级

| | | 目标定位 | | |
| --- | --- | --- | --- | --- |
| | 目标类型 | 目标值设定 | 资源耗费情况 | 管理属性 |
| 医院运营管理策略 | 阶段性目标 | 短期增值目标<br>提高工作质量<br>费用增速控制<br>…… | + | 微观、具体<br><br>↓<br><br>宏观、抽象 |
| | 中长期目标 | 完成预算控制目标<br>实现年度收支平衡<br>中期规划发展定位<br>内部收支结构优化<br>…… | +++ | |
| | 远期目标 | 以实现医院高质量可持续发展为目标的一系列宏观举措 | +++++ | |

由此可见，医院目标本身所具备的多样性和综合性，要求具体目标的设定同样具备从宏观层面到微观层面的不同属性，因此，其对于策略制定的要求也有所不同。这就要求医院在制定运营管理策略时，同样要以医院不同期间内的管理目标为依据进行从上至下的层级设置，以便有针对性地开展策略实施。

### （二）管理策略层次

一般而言，根据目标属性的不同，医院运营管理战略也可自上而下分为战略层面、战术层面、作业层面3个层级（图3-4）。

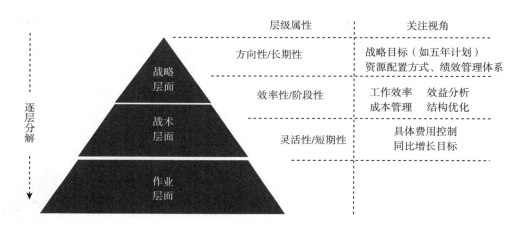

**图3-4　医院运营管理策略层级**

1. **战略层面**　战略层面对应的是医院的远期管理目标，通常该层面的管理目标相对抽象、宏观，往往以"五年计划""三年中期规划"等为主要表现形式，因此，对应的管理策略往往聚焦于管理体系的构建层面，如资源配置方式的选择、绩效管理政策的制定等。

2. **战术层面**　战术层面主要以年度阶段性目标为策略制定的对象，一般聚焦于年度人均业务量、床位周转率等为代表的工作效率提升、以某项重大资源（如百万元以上专业设备）的投入产出为主的效益分析、以内部结构优化（如某科室劳务性收入占比）为代表的内部结构优化等方面。因此，基于该层面制定的经营管理策略往往较为具体，并可细分落实到相应管理部门。

3. **作业层面**　作业层面的目标具备灵活性、短期性等特点，所采取的管理策略十分具体、明确，并要求其具备较强的可操作性，如针对某一项外包业务进行重新谈判、推动某一项新技术的开展、某单病种的临床路径优化等。

3个层面之间还可能存在逐层分解的关系。即战略层面的目标可依次逐项分解至战术层面和作业层面，从这一角度来讲，策略同样具备显著的上、下级关系。此外，3个管理层面所需要投入的资源耗费也有着较为显著的区别，作业层面的运营管理策略因其目标最为具体、所需时间最短，耗费的资源也相对较少；战略层面的运用管理策略因其本身具备的宏观性、长期性等特点，所需投入的资源往往呈现多年持续投入的状态。综上所述，医院的运营管理策略应当是一个层级清晰、目标明确的管理体系，各个层面的运营管理策略互相作用、上下协同，才能为最终达成战略目标提供更有效的支撑。

（三）策略的选择

结合运营管理策略的内容、层级以及制定原则，医院可根据不同层级的管理目标，分别制定相应的运营管理策略开展管理活动（表3-7）。

表3-7 医院运营管理策略的选择

| 目标属性 | 可能的目标值设定 | 策略层级 | 可供选择的策略（参考） |
|---|---|---|---|
| 阶段性目标 | ①具体费用控制目标<br>· 不可收费耗材占比下降<br>· 降低人员经费占比<br>· 降低每平方米物业保洁费用<br>· 降低办公费用<br>②短期增值目标<br>· 诊疗类收入同比增长<br>· 重点病种同比增长<br>· 某学科特需门诊同比增长<br>…… | 作业层面 | ①寻求进口耗材的国产化替代<br>②建立耗材集中采购模式<br>③医疗服务局部作业流程调整<br>④外包业务的重新谈判<br>⑤无纸化办公流程设计<br>⑥制定新的临床路径<br>⑦鼓励新技术申报与开展<br>⑧病史质量监督管理<br>⑨考核奖惩制度建设<br>…… |
| 中长期目标 | ①工作效率目标<br>· 提升全院人均门急诊业务量<br>· 缩短患者检查预约等候时间<br>· 提高床位周转率<br>②资源效益目标<br>· 每百元固定资产医疗收入<br>· 每单位医疗收入能耗支出<br>· 某重点病种收益率提升<br>· 病例组合指数提升百分比<br>③成本管理目标<br>· 医疗辅助成本增速控制<br>· 不可收费耗材管理优化<br>…… | 战术层面 | ①重设院级重点病种<br>②DRGs病种组成本管理<br>③热能、电能节能改造<br>④耗材二级库建设<br>⑤预算目标绩效考核<br>⑥单病种诊疗平台建设<br>⑦专科运营助理设置<br>⑧职能部门能级制改革<br>…… |
| 远期目标 | ①重点学科与学科带头人培育<br>②打造区域医疗中心<br>③实现业财融合<br>④智慧医院建设<br>…… | 战略层面 | ①学科布局调整与规划（学科群建设）<br>②核心体系（如绩效体系等）重构<br>③临床研究成果转化机制重设<br>④HRP财务业务一体化建设<br>⑤信息化改造升级与流程优化<br>…… |

从表3-7中可以得知，不同属性的目标与策略之间存在明显的对应关系，涉及的资源耗费也大不相同。

以阶段性目标为例，比如要降低每平方米的物业管理费用，可直接采用与服务供应商的重新谈判、保洁保安人员岗位核定等策略，该部分策略十分微观且针对性极强，耗费的资源投入也相对有限。而在中长期目标完成过程中，对应的策略往往与内外部政策的变化息息相关，并且可能涉及较多的资源投入，比如为了降低能耗支出所采用的热能、电能节能改造策略，就有可能涉及锅炉改造、LED节能改造、供水供热管道改造等多个具体项目，并且实施周期相对较长、资源投入相对较多。远期目标则最为宏观，由此采取的管理策略通常涉及整体流程再造、核心体系重构，涉及面广、时间跨度长，医院势必要为之投入可观的资源。因此，要特别注意策略目标制定的适应性和针对性，尽可能避免策略层级与目标属性之间发生错位，并及时比对所需耗费的资源是否小于目标的具体产出。

# 第三节　运营管理策略的实施

## 一、资源投入评估

公立医院掌握的资源本身具有稀缺性。在制定运营管理策略后，势必涉及相对应的资源投入，这就需要运用相应的管理方法，根据资源的类别、属性等因素，对相应管理策略的实施所需资源的合理性进行论证和评估。需要注意的是，近似的资源投入应用于不同的临床科室，可能会获得不同的管理效果。如品牌、价格均相同的B超，如投放于急诊医学科可进一步缩短对症患者（如腹部外伤患者、急性腹痛患者和急性肾功能患者等）的诊断时间、提升抢救成功率，同时可提高急诊医学科的公共卫生时间应急处置能力；也可投放于B超中心，用于有效缩短门诊B超检查患者的预约等候时间。如果单纯从提升工作量和经济效益的角度考量，效果几乎一致，但投放于急诊医学科更能提升急救效率，从而凸显社会效益。因此，在对资源投入所创造的经济效益进行评价的同时，还应当对包括社会效益在内的其他层面进行综合评判，才能保证评价结果的客观真实。

### （一）资源效益分析

资源效益分析是通过分析某种资源的总价值以及其利用程度、利用效率，来判断每一单位成本的资源所创造的效益，即资源投放与实际产出之间的效益效率分析。如果资源效益很低、剩余价值很大，但开发成本又很小，则可通过资源的剩余价值来获取更多的收益；如果资源利用效益已经低于资源可变现的剩余价值，则可以通过重新配置资源来节省成本、增加收益率。资源效益分析的应用特点一般包括如下内容。

1. **项目实施期限较长**　资源效益分析的对象一般以项目或是重大资源投入（如百万以上专用设备购置、房屋建筑物大修改造等）为主，因此，相对于其资源投入的时间而言，其资源使用效果的产出期间相对较长，并可能涉及该类资产的全生命周期。

2. **效果评价要求较高**　针对需开展资源效益分析的重大资源投入，应在资源投入完成后，对其实施效果开展跟踪和反馈。由于重大资源投入大多以资本性支出为主，其资源使用期限和效果产出期限较长，这对项目的跟踪、评价提出了较高的管理要求。

3. **管理成本较高**　重大资源投入一经确定，除非遭遇不可抗力，否则往往难以中止或撤回；即便可以中止或撤回，可能也会面临较高的沉没成本（sunk costs）。同时，该类资源的投入具备连续性，在其效果产出过程中，可能会需要涉及资源的不断投入。比如专用设备购置，在设备到位并投入使用的后续期间内，仍然会涉及设备维修维保、操作人员资质培训、收费项目申请等一系列的资源投入，往往对资源效益分析本身的应用提出了较高的要求。

以专用设备购置为例，除了要考虑设备购置金额外，还需考虑包括收费标准、实际工作量等在内的收入要素，并考虑人工费、后续维修等在内的支出要素，才能完整体现资源投入产出的效果（表3-8）。

**表3-8　专用设备资源效益分析表**

| 一级项目 | 二级项目 | 三级项目 | 单价/元 | 计量标准/月 | 数量 | 费用/元 |
|---|---|---|---|---|---|---|
| 设备收入 | 可收费材料收入 | 可收费耗材利润 | — | 检查治疗数 | | — |
| | 直接使用收入 | 收费标准 | 250 | 检查治疗数/例 | 2601 | 650 250 |
| | | 收费标准 | 350 | 检查治疗数/例 | 409 | 143 150 |
| | | 收费标准 | 200 | 检查治疗数/例 | 153 | 30 600 |
| | 合计 | | | | | 824 000 |
| 设备支出 | 不可收费耗材支出 | 不可收费耗材成本 | — | 例数 | | — |
| | 管理费 | 放射防护 | 1015 | — | | 1015 |
| | | 管理费用分摊 | 41 200 | — | | 41 200 |
| | 能耗房屋费 | 能耗费 | 1000 | 人数/人 | 6 | 6000 |
| | | 房租 | 16 | 独立面积/m² | 35 | 560 |
| | 人工费 | 护士人均人工费 | 21 743 | 护士人数/人 | 1 | 21 743 |
| | | 医技人均人工费 | 19 364 | 医技人数/人 | 3 | 58 092 |
| | | 医生人均人工费 | 32 630 | 医生人数/人 | 2 | 65 260 |
| | 设备折旧费 | 申请购置金额 | 2 600 000 | 设备折旧/月 | | 43 331 |
| | 维修费 | 设备保修费用 | 50 000 | — | | 50 000 |
| | 合计 | | | | | 287 201 |

### （二）单元（科室）评价

单元（科室）评价是为准确反映医院各科室学科发展能力与成本管控水平之间的辩证关系，从学科发展能力和成本控制两个维度出发，对各临床科室资源使用效果进行的评价。开展评价的目的是合理反映临床科室在学科能力和成本控制两个维度的水平，确保资源投放的合理性。

1. **学科发展能力评价** 建立学科的核心业务、医疗质量、运营效率、学科人才4个一级指标的学科发展水平评估指标体系，每个一级指标再细化为服务、竞争、发展3个方面的二级指标，进而形成35个三级指标（表3-9）。

表3-9 学科发展水平量化评估指标体系

| 一级指标 | 二级指标 | 三级指标 | 指标权重 | 计分类别及方法 |
|---|---|---|---|---|
| 核心业务<br>（30分） | 服务（4分） | 1. 专家门诊和特需门诊人次/占比 | 2 | 设置底限，加分项 |
| | | 2. 重点病种人次/占比 | 2 | 设置底限，加分项 |
| | 竞争（18分） | 3. 重点手术例数/占比 | 5 | 排序 |
| | | 4. DRGs相对权重（RW） | 5 | 排序 |
| | | 5. 病例组合指数（case mix index，CMI） | 5 | 排序 |
| | | 6. 域外患者比例 | 3 | 排序 |
| | 发展（8分） | 7. 专业排行榜入榜情况 | 3 | 排序 |
| | | 8. 床医比 | 1 | 排序 |
| | | 9. 床护比 | 1 | 排序 |
| | | 10. 重点实验室建设情况 | 3 | 加分项 |
| 医疗质量<br>（30分） | 服务（15分） | 11. 诊疗质量 | 10 | |
| | | 其中： | | |
| | | 11.1.临床路径入径/入组率 | 3 | 扣分项 |
| | | 11.2.抗菌药物使用 | 1 | 扣分项 |
| | | 11.3.电子病历规范使用 | 1 | 扣分项 |
| | | 11.4.病史质量 | 1 | 扣分项 |
| | | 11.5.护理质量 | 1 | 加分项 |
| | | 11.6.院感考核 | 3 | 扣分项 |
| | | 12. 医疗安全 | 5 | |
| | | 其中： | | |
| | | 12.1医疗事件 | 3 | 扣分项 |
| | | 12.2医疗缺陷 | 2 | 扣分项 |

| 一级指标 | 二级指标 | 三级指标 | 指标权重 | 计分类别及方法 |
|---|---|---|---|---|
| 医疗质量（30分） | 竞争（10分） | 13. 患者满意度（含问卷与短信） | 4 | 扣分项（≤96.0%） |
| | | 14. 专家门诊预约率 | 2 | 加分项（≥50%） |
| | | 15. 出院/门急诊人次、手术例数增幅 | 2 | 设置底限，加分项 |
| | | 16. 新技术应用 | 2 | 排序 |
| | 发展（5分） | 17. 临床重点专科建设情况 | 3 | 加分项 |
| | | 18. 收入结构合理性 | 2 | 加分项 |
| 运营效率（20分） | 服务（10分） | 19. 人均门急诊业务量 | 3 | 设定底限，扣分项 |
| | | 20. 重点病种转诊率 | 2 | 加分项 |
| | | 21. 床边康复例数 | 2 | 加分项 |
| | | 22. 人均出院业务量 | 3 | 设定底限，扣分项 |
| | 竞争（6分） | 23. 成本率（科室成本/收入） | 3 | 加分项 |
| | | 24. 床位使用率 | 3 | 加分项 |
| | 发展（4分） | 25. 联盟与医联体工作 | 2 | 加分项 |
| | | 26. 多学科诊疗（MDT）门诊人次 | 2 | 加分项 |
| 学科人才（20分） | 服务（3分） | 27. 住院医生规范化培训考核 | 1 | 扣分项 |
| | | 28. 带教进修生 | 1 | 加分项 |
| | | 29. 举办继续教育培训班数量 | 1 | 加分项 |
| | 竞争（15分） | 30. 学会任职 | 3 | 加分项 |
| | | 31. 主编/主审国家教材 | 1 | 加分项 |
| | | 32. SCI论文 | 6 | 加分项 |
| | | 33. 各级科研奖励 | 5 | 加分项 |
| | 发展（2分） | 34. 学历结构 | 1 | 排序 |
| | | 35. 职称结构 | 1 | 排序 |

2. **成本控制水平评价体系**　医院可结合公立医院改革政策要求和自身实际情况，对照成本类别设立药品成本、耗材成本、设备成本、管理后勤成本和人员经费5个方面14项评估指标，作为反映临床科室成本控制水平的主要内容（表3-10）。

3. **象限划分**　采用上述两个评估指标体系，在明确每个指标权重的基础上，按照管理目标要求制定详细的指标计分方法，采用百分制对各临床科室（成本单元）进行量化评分，并根据评分结果将各临床科室归入4个象限。

表3-10　临床科室成本控制水平评估指标体系

| 一级指标 | 二级指标 | 权重 | 计分类别及方法 |
|---|---|---|---|
| 药品成本（30分） | 1. 门急诊患者均次药费 | 5 | 排序 |
| | 2. 住院患者均次药费 | 5 | 排序 |
| | 3. 科室药占比 | 15 | 排序 |
| | 4. 处方点评约谈 | 5 | 扣减项 |
| 耗材成本（20分） | 5. 科室人均低值耗材费用 | 5 | 排序 |
| | 6. 住院患者耗材均次费用 | 5 | 排序 |
| | 7. 科室耗材占比 | 10 | 排序 |
| 设备成本（10分） | 8. 百元固定资产医疗收入 | 5 | 排序 |
| | 9. 设备维保与折旧摊销占科室成本比重 | 5 | 排序 |
| 后勤管理成本（10分） | 10. 床均能源成本 | 5 | 排序 |
| | 11. 床均物业成本 | 5 | 排序 |
| 人员经费（30分） | 12. 医护人员成本占比 | 10 | 排序 |
| | 13. 医护人员收入同比增幅/科室收入同比增幅 | 10 | 排序 |
| | 14. 技术性收入占比（非药耗来源） | 10 | 排序 |

（1）第Ⅰ象限：归入第Ⅰ象限的科室学科发展水平较高、学科影响力较大，同时成本控制和运营效益较好，可称之为"优势科室"。

（2）第Ⅱ象限：归入第Ⅱ象限的科室学科发展水平较高、社会影响力和关注度与重点科室相当，但成本控制较差、运营效益有待提升，可称之为"关注科室"。

（3）第Ⅲ象限：归入第Ⅲ象限的科室学科发展水平总体较落后，成本控制能力也较差，可称之为"薄弱科室"。

（4）第Ⅳ象限：归入第Ⅳ象限的科室成本控制较好、运营效益较高，但学科规模和整体水平不高，长期发展受限，可称之为"潜力科室"。

案例讨论

【案例】某医院为了针对不同类型的科室分别制定差异化的运营管理策略，采用成本单元评估模型对全部21个临床科室进行了学科发展能力和成本控制水平两个维度的评分（表3-11），并以象限图的形式予以展现（图3-5）。

表3-11　各临床科室评估得分情况（分）

| 科室 | 学科发展得分 | 成本控制得分 | 科室 | 学科发展得分 | 成本控制得分 |
|---|---|---|---|---|---|
| 科室A | 72 | 76 | 科室L | 46 | 27 |
| 科室B | 68 | 72 | 科室M | 46 | 58 |
| 科室C | 65 | 60 | 科室N | 43 | 67 |
| 科室D | 70 | 65 | 科室O | 38 | 72 |
| 科室E | 70 | 46 | 科室P | 49 | 62 |
| 科室F | 67 | 38 | 科室Q | 48 | 66 |
| 科室G | 71 | 53 | 科室R | 53 | 41 |
| 科室H | 67 | 46 | 科室S | 42 | 48 |
| 科室I | 40 | 44 | 科室T | 59 | 46 |
| 科室J | 48 | 30 | 科室U | 61 | 57 |
| 科室K | 40 | 42 | 平均 | 55 | 53 |

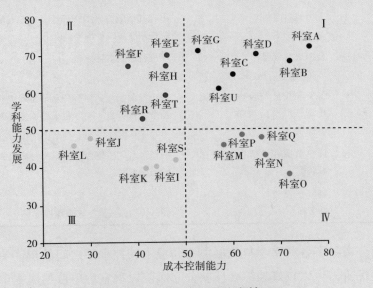

图3-5　各科室象限分布情况

【讨论】采取成本单元评估模型开展评估的目的是什么？评估结果对运营管理策略的制定有什么作用？

**4. 差异化管理策略的制定**　根据成本单元评估模型的分析结果，结合上述4类科室的特点，就可以分类设计不同的运营管理策略、采取差异化管控措施（表3-12）。

表3-12　不同象限对应科室的运营管理策略与具体举措

| 所属象限 | 科室定位 | 运营管理策略 | 管控强度 | 具体措施 |
|---|---|---|---|---|
| 第Ⅰ象限 | 优势科室 | 各资源投放与合理性考核以及固定资产单机绩效考核 | 弱 | 专用设备购置（重点关注新技术开展涉及的甲乙类设备引进与百万元以上专业设备引进）、人员需求与培养等资源投入（学科带头人引进或青年人才培养）予以倾斜支持；控制其人员经费（绩效奖金）增幅略超医院平均增长水平 |
| | | 核心指标考核（三、四级手术占比，重点病种例数） | 强 | 提升占比指标和绝对数指标，内部结构优化 |
| 第Ⅱ象限 | 关注科室 | 药耗成本控制 | 强 | 选取部分低值耗材建立两级库扫码管理；可着重选取部分耗用量较大的可收费低值耗材先行开展 |
| | | 固定资产单绩效考核以及资源投入与业务量增长匹配考核 | 中 | 资源投入需加强论证，特别是对于百万元以上的新增专业设备引进，需将其与业务量增长匹配程度作为重要考量指标，年末进行考核并纳入绩效管理 |
| | | 人力成本控制 | 中 | 审视其绩效方案的合理性，对于人员绩效工资的增幅控制在医院平均增幅以下 |
| 第Ⅲ象限 | 薄弱科室 | 委派成本管理专员/运营助理 | 强 | 下沉科室成本管控 |
| | | 各资源投放与合理性考核以及药耗成本控制 | 强 | 对于资源投入严格区分新增类和更新类需求，对于新增类资源投入（专业设备购置）需求进行强行约束，设置刚性指标 |
| | | 床位资源和设备资源调配 | 强 | 调整科室闲置资源，制定部分床位资源与房屋资源的调整方案 |
| 第Ⅳ象限 | 潜力科室 | 各资源投放与合理性考核 | 中 | 在人力需求、资产购置等方面予以考量，扶持其发展；特别关注科室未来发展规划 |

该模型充分考量了各科室学科发展能力与成本管控水平之间的辩证关系。两者结合进行双维度评价，可以较好地综合反映公立医院以科室为单位的成本单元总体管理水平，评价结果也比较客观，可避免管理策略制定过于片面、"一刀切"的情况。

## 二、管理方法应用

### （一）价值链管理

价值链管理作为战略成本管理基础性框架的重要内容，将成本管理视角从内部"资源耗费"和微观层面的"关注损益"转向外部信息相关和未来决策，大大拓展了成

本管理的"空间"与"时间"，成为战略成本管理与传统成本管理的主要区别。其主要
应用步骤包括以下内容。

1. **动因识别**　价值链管理作为战略成本管理的重要内容，同样需从作业成本动因
和战略成本动因两个层面进行识别（表3-13）。

表3-13　成本动因分类与构成

| 成本动因分类 | | 特点 | | 构成内容 |
|---|---|---|---|---|
| 作业成本动因 | | 关注资源耗费和内部作业；聚焦微观执行层面 | | 根据作业与动因间的相关性，确定执行动因、数量动因和强度动因，并采取不同的成本追溯方式 |
| 战略成本动因 | 执行性成本动因 | 战略性、持久性和长期影响力；大多无形且宏观 | "操作（operation）" | 技术改造、全面质量管理、产品结构等 |
| | 结构性成本动因 | | "选择（choice）" | 规模经济、地理位置、生态环境、学习策略等 |

作业成本动因层面的管理活动构成了公立医院传统成本管理的主要内容。在此基
础上，公立医院应基于更高层面的战略成本动因开展管理活动，通过观察不同的管理
视角，努力拓展成本管理的"空间"和"时间"，从而形成完整的价值链成本管理体
系，为转型发展提供支撑。

2. **管理内容**　价值链成本管理内容，如图3-6所示。

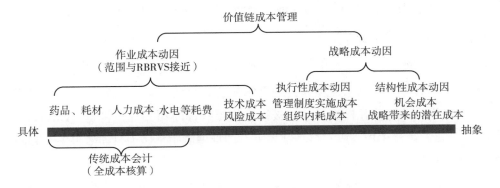

图3-6　公立医院价值链成本管理内容

从成本动因的角度来看，作业成本动因层面的管理活动构成了公立医院传统成本
管理的主要内容。在此基础上，公立医院应基于更高层面的战略成本动因开展管理活
动，通过观察不同的管理视角，努力拓展成本管理的"空间"和"时间"，从而形成完
整的价值链成本管理体系，为转型发展提供支撑。

### 3. 价值链的策略　基于价值链视角的优化策略，如表3-14所示。

表3-14　基于价值链视角的价值链优化策略

| 成本动因 | 目标 | 可能的改善路径 | 医院可采取的策略 |
|---|---|---|---|
| 作业成本动因 | 价值段内部的优化 | ①改善内部联系<br>②降低交易成本<br>③消除非增值作业 | ①专科门诊诊疗流程优化<br>②医疗服务局部作业流程调整<br>③服务流程内部的信息共享<br>④实名制预约<br>…… |
| 执行性成本动因 | 控制关键成本驱动因素 | ①识别关键成本动因<br>②全面质量管理（TQM）<br>③技术改造 | ①临床路径管理<br>②新技术申报（技术改造）<br>③DRGs病种组成本管理<br>…… |
| 结构性成本动因 | 完整的价值链优化重构 | ①战略定位调整<br>②上下游关系整合<br>③规模经济的确定 | ①学科布局调整与长期规划（学科群建设）<br>②部分核心体系（如运营绩效体系）重构<br>③临床研究成果转化机制设计<br>…… |

上表是公立医院价值链管理的完整实施框架。以成本动因的准确识别和分类为基础，可分别从三大动因出发，以实现某一价值段内部的优化、关键成本驱动因素的控制和优化，或完整的价值链重构为目标，分别采取不同的改善手段和策略予以实施。

### （二）DRGs成本管理

按医疗服务项目付费是目前我国公立医院的主要付费模式。《"健康中国2030"规划纲要》已明确将"形成总额预算管理下的复合式付费方式"作为完善医疗保障体系的主要内容予以部署，并提出了"积极探索按疾病诊断相关分组付费（DRGs）"的工作要求。因此，基于DRGs成本核算结果来开展管理应用，成为目前值得关注和研究的方向，也是未来医疗机构必须面对的话题。

### 1. DRGs的概念　
DRGs是一种病例分类的具体方法，即依据国际疾病分类的准则，在考虑患者疾病诊断、并发症和合并症、出入院情况以及性别、年龄等个体差异的基础上，将住院患者分为几个病例组合，因此其本质上是一个诊断相关组合的概念。

### 2. DRGs成本核算的方法　
《公立医院成本核算规范》将DRGs病种成本核算方法分为三大类，分别是"自下而上法""自上而下法"和"成本收入比法"，这三种核算方法也是目前较为主流的病种成本核算方法，但是其在计算原理方面存在较大差异，并且优劣势均较为明显。

（1）自下而上法：该方法的原理是要求先计算出医院开展的所有医疗服务项目成本，然后将患者执行的服务项目成本、单独收费药品和材料成本进行叠加，计算出对应病种的成本，具体核算步骤，如图3-7所示。

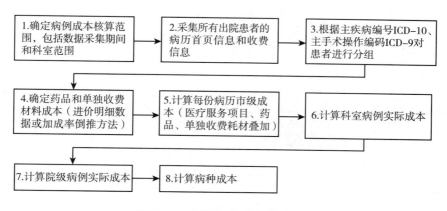

图3-7 自下而上法核算步骤

（2）自上而下法：自上而下法以科室全成本核算二级分摊为基础，其原理将患者在诊疗过程发生的医疗成本（如病房、手术麻醉、ICU成本等）、医技服务项目成本（如检查、检验、治疗等）、单独收费药品和材料成本单独核算；医疗成本和医技服务项目成本的核算主要是在科室全成本核算二级分摊的基础上开展的，医疗成本按照一定的方法直接分摊至患者，将患者分摊的医疗成本、发生的医技服务项目成本、单独收费的药品成本和材料成本进行累加，得出患者的成本，再将每一例患者按病种进行归集，计算出平均成本，即得到病种的成本。其具体核算步骤，如图3-8所示。

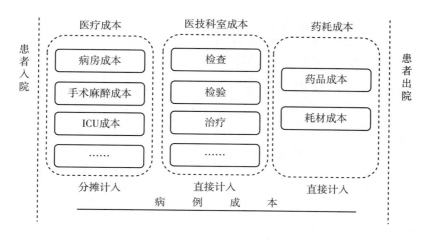

图3-8 自上而下法核算步骤

（3）成本收入比法：成本收入比法是美国医疗照护与医疗救助服务中心（center for medicare and medicaid services，CMS）用来计算DRG不同组别相对权重的一种方法，该方法假设各成本中心（cost center）成本收入比值固定，通过医院每年上交的成本报告获得各成本中心的成本收入比（cost-to-charge ratio，CCR），将患者费用直接通过CCR转化为成本。

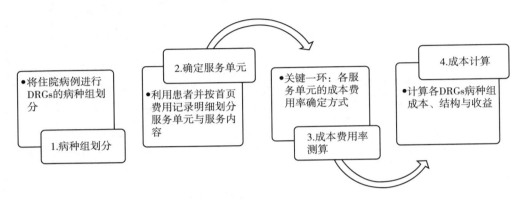

图3-9　成本收入比法核算步骤

（4）方法的比较：基于上述对于三种方法核算步骤的描述，这三种方法的优劣势结果，如表3-15所示。

表3-15　主要病种成本核算方法优缺点

| 方法 | 优点 | 缺点 |
| --- | --- | --- |
| 自下而上法 | ①所有成本分摊按医疗服务项目分摊，核算精细化程度高<br>②基于对所有科室和项目的流程、资源进行全面核算，直接成本归集相对准确、间接成本分配较为合理<br>③较常见的核算方法，也被视为相对合理的核算方法 | ①对医疗服务项目设置的合理性有极高要求<br>②工作量较大，对信息系统依赖性强<br>③工作难度较大，对医院核算水平和管理水平要求高 |
| 自上而下法 | ①符合现有制度的要求并充分利用了核算成果<br>②可基本满足外部的具体管理要求 | ①分摊过程较简单，属于"为核算而核算"<br>②对于医院内部管理参考价值并不大 |
| 成本收入比法 | ①具有较强的可操作性和时效性<br>②明确各成本收入比后，可直接将病案首页的费用数据转化为病例成本<br>③可按不同需求多维度拓展分析，为医院内部管理提供支撑<br>④核算结果可为病种收付费提供参考 | ①成本收入比值关系确定需要可靠的核算数据作支撑<br>②需要根据实际情况及时调整比值关系<br>③目前国内未得到广泛应用，缺乏实践经验参考 |

基于这三种方法的优缺点，可以从"管理要求、实施门槛、实际应用"三个维度，对这三种方法进行横向比较，从而得出相应总体评价（表3-16）。

表3-16 主要病种成本核算方法比较

| 方法 | 管理要求 | | | 实施门槛 | | | 实际应用 | | 总体评价 | 备注 |
|---|---|---|---|---|---|---|---|---|---|---|
| | 数据准确度要求 | 对管理基础的要求 | 其他个性化要求 | 工作量 | 对信息化的依赖性 | 操作难度 | 实践经验 | 管理价值 | | |
| 自下而上法 | ++++ | +++ | 临床路径DRGs分组器 | ++++ | ++++ | ++++ | ++ | ++++ | 对基础数据与管理水平的要求较高，实施门槛高、实施难度大 | 北京部分市级医院集中试点（作业成本法） |
| 自上而下法 | ++ | + | --- | +++ | +++ | +++ | +++ | ++ | 可操作性强管理参考价值不大 | |
| 成本收入比法 | ++ | ++ | DRGs分组器 | ++ | + | ++ | + | +++ | 可操作性较强，具备管理价值，实践经验较少 | 上海部分市级医院试点 |

基于上述结果有如下结论。

（1）自下而上法：自下而上法的优势、劣势同样明显，推广和普及仍存在较高的难度。因此，在实务操作层面，该方法可以考虑对重点病种的病种成本进行管理。由于重点病种均次费用较高、临床路径一般也较为规范，因此利用自下而上法，可实现对一定范围和层面的重点病种成本进行核算，并以此为结果开展相应管理举措，从而充分发挥自下而上法的优势。

（2）自上而下法：自上而下法的管理基础较好，使用也较为广泛，为医院管理提供了一定参考。但随着信息化水平和成本管理要求的不断提高，该方法的拓展性比较有限。因此，从病种成本管理的角度讲，该方法的应用性将逐步减弱。

（3）成本收入比法：在明确了成本收入比值之后，病种成本即可直接根据病案首页费用数据转化而来，因此该方法的可操作性很强，并特别适用于病种较为丰富、病案数量较多的医院开展大数据分析，用以满足医院内部的病种组管理需求。此外，基于大样本量的数据分析结果，还可以为一定区域内的各级医院总体病种管理水平进行横向比较创造条件。由于其实践经验相对较少，因此，仍需开展相应的实践性研究以证明其效用。

**案例讨论**

【案例】XH医院采用成本收入比法，以DRGs分组器和病案首页信息系统为工具，将某年11.2万例住院病例分为561个病种组，并按照确定服务单元与服务内容、明确成本归集方法、测定每服务单元的成本费用率为主要步骤，完成了全部病种组的成本测算工作。在对部分重点病种开展分析时发现如下情况：XH医院同时开展化疗的外科科室一共有3个，分别是泌尿外科、普外科、肛肠外科。由于该病种主要以用药为主，由于药品零加成政策的实施，相比较肿瘤科的开展情况，各科室均为亏损（表3-17）。

表3-17　化疗病种各科室开展情况

| 科室 | DRGs名称 | 例数 | 均次住院费用 | 均次成本额 | 均次利润额 | 均次利润率 |
|------|----------|------|-------------|-----------|-----------|-----------|
| 肿瘤科 | 化疗 | 2530 | 16 355.37 | 15 863.07 | 492.30 | 3.01% |
| 泌尿外科 | 化疗 | 94 | 7182.97 | 7542.71 | −359.74 | −5.01% |
| 普外科 | 化疗 | 1721 | 11 321.73 | 12 432.92 | −1115.19 | −9.85% |
| 肛肠外科 | 化疗 | 1387 | 9056.56 | 9841.76 | −785.20 | −8.67% |

经过对肿瘤科的资源使用情况进行分析发现，该科室医护比、床护比更为合理，平均出院天更短，配合PICC门诊的介入，每床位资源利用效率明显高于其他科室，实质上已经形成了规模平台效应。

医院通过各部门协同，以成立肿瘤日间化疗中心的方式进行资源的重新整合。肿瘤科重新制订了日间化疗临床路径，并完成了每周化疗患者的床位需求调研，其中乳腺癌（化疗、靶向治疗）周均4位患者；胃癌（化疗、靶向治疗）周均4位患者；结直肠癌（化疗、靶向治疗）周均5位患者。每周六、日预计共计13位化疗需求。药学部负责静配中心工作配套；工程部完成局部区域改造；资产管理部进行设施设备配套（20椅位收治轻症患者、10床位收治其他患者）；出入院处则开通日间化疗中心床位预约通道；护理部负责按预约记录安排护理人员。

项目实施后效果良好。一是医疗资源的利用率普遍有所提升，肿瘤科每百元固定资产创造医疗收入同比增长12%、成本收益率增幅5.5%；二是临床安全得到有效保证，专家组意见显示肿瘤科化疗患者的临床入径率超过90%，集约化的化疗平台临床安全质量明显更易管控、改善和追踪；三是患者医疗费用同比不同程度下降，按患者个体而言，日间病房管理流程促使平均住院天缩短0.8~1.5天

不等，化疗前等待时间同比大幅度减少，相同诊断下患者的住院费用同比下降
3%~8%。

【讨论】从成本动因角度分析，该案例归属于哪一种成本动因层面的价值链优
化活动？相较于其他两种DRGs成本核算方法，成本收入比法的优势有哪些？

## 三、实施效果评价

### （一）评价指标体系

实施效果评价是指以既定管理目标为准绳，对运营管理政策的完成程度以及为实现管理目标所投入资源的最终产出效果所进行的综合性评价。

实施有效效果评价的核心是建立起可量化、多维度的评价指标体系。在公立医院运营管理策略的实施过程中，效果评价的指标内容一般可按照项目内容及其对应的资源投入的类型确定，不同类型的项目、不同种类的资源投入，其开展评价的指标也有所不同。指标可从多个视角进行如下分类（表3-18）：

表3-18　评价指标体系

| | 一级指标 | | 二级指标 | 三级指标 |
|---|---|---|---|---|
| 内容 | 确定目标种类和评价方向 | | 根据不同资源投入的类型，完善明细指标体系 | |
| 具体分类 | 指标大类 | 资源投入类型 | 指标设置 | 明细指标设置 |
| | 产出指标 | 房屋设施改造 | ①数量指标<br>②质量指标<br>③时效指标<br>④成本指标<br>…… | ①房屋改造面积<br>②配套设施改造完成率<br>③绿化覆盖率<br>…… |
| | | 信息化改造 | | ①接口开发完成率<br>②升级改造应用软件数量<br>③宕机应急恢复时间<br>…… |
| | | 固定资产购置 | | ①每周开机时长<br>②装机完成率<br>③单机能耗节约率<br>…… |
| | | …… | | …… |

**续　表**

| | 一级指标 | | 二级指标 | 三级指标 |
|---|---|---|---|---|
| 具体分类 | 效益指标 | 房屋设施改造 | ①社会效益指标<br>②环境效益指标<br>③工作效率指标<br>④可持续影响指标<br>…… | ①每平方米能耗节约率<br>②无障碍设施覆盖率<br>③消防安全达标情况<br>…… |
| | | 信息化改造 | | ①网络安全提升情况<br>②数据最大传输速度<br>…… |
| | | 固定资产购置 | | ①诊疗效率提升情况<br>②检出阳性率<br>③预约等候时长<br>④重点病种增幅<br>⑤学科发展能力提升情况<br>…… |
| | | …… | | |
| | 通用指标 | ①满意度指标<br>②工作规范性指标<br>…… | | ①患者满意度<br>②临床科室满意度<br>③合同管理规范性<br>④招标流程合规性<br>…… |

1. **产出指标**　一般用于衡量具体产出数量（是否按预定数量完成）、产出质量（是否按预定标准完成）、产出时效（是否按预定进度完成）、产出成本（是否按预定成本完成）等可量化的具体资源产出进行评价的指标。

2. **效益指标**　一般用于对产出过程对于社会效益、生态环境效益、工作效率（或经济效益）以及对未来发展的支撑作用等进行综合性评价的指标。对公立医院而言，一般采用工作效率效益指标代替经济效益指标进行衡量。与产出指标有所不同，效益指标的评价更有针对性，并能更全面地体现资源投入在效率方面的成果。

3. **通用指标**　通用指标是指资源投入产出过程中，具备普适性的一系列指标，一般以多方满意度（如患者满意度、使用人员满意度等）、各项管理规范性（如合同管理流程规范性、制度规范性等）为主要评价对象。

在对具体指标进行量化时，既可参照不低于国家/地区强制性标准或行业标准来进行制定，也可按照个性化的标准来分别拟定，但是量化值应当容易理解，便于后期资料收集验证，以满足考核需要。同时应注意的是，在对指标进行设计和选取时，需针对不同类型的资源投入类型，选择具有考核意义的指标开展绩效评价工作。

### （二）分值权重设计

在明确应选取的指标体系后，应当采取一定的方法，确定各指标的分值权重。目前常用的方法包括德尔菲法和层次分析法。

1. **德尔菲法（Delphi method）** 也称专家调查法，其本质上是一种反馈函询法，其大致流程是在对所要预测的问题征得专家的意见之后，进行整理、归纳、统计，再匿名反馈给各专家，再次征求意见，再集中，再反馈，直至得到一致的意见。

2. **层次分析法（analytic hierarchy process）** 这是一种定性和定量相结合的、系统的、层次化的分析方法。这种方法的特点就是在对复杂决策问题的本质、影响因素及其内在关系等进行深入研究的基础上，利用较少的定量信息使决策的思维过程数学化，从而为多目标、多准则或无结构特性的复杂决策问题提供简便的决策方法。

## 本章小结

本章主要讲述了医院运营管理策略的概念以及从目标的制定、策略的制定和实施到管理方法的应用等整个管理过程，并对策略的层级设置、选择原则、资源投入评估、价值链管理等管理方法、实施效果的评价指标体系等内容做了介绍。

（刘雅娟）

# 第二篇
## 医院精细化运营管理

*Part 2*

# 第四章  医院运营管理模式

## 学习目标

1. **掌握**  国内外医院运营管理的不同模式。
2. **熟悉**  国内外医院运营管理模式的背景及历史发展。
3. **了解**  国内外医院运营管理模式的特色。

进入市场经济后，我国公立医院普遍面临向企业化运营转型的压力，在新的经济形势下，传统的运营管理模式需要进行改革和创新。本章主要对国内外先进的医院运营管理理念以及模式进行广泛探索，所介绍内容包括各国家及地区医院运营管理模式下的组织管理体系、医疗模式、绩效管理、信息管理、医疗质量管理等方面。各国家及地区的医院运营管理模式呈现多样化特点，与当地的社会制度、经济条件、文化背景、医疗保健制度、市场经济模式等因素密切相关，可为国内医院管理人员优化运营管理提供不同思路。

## 第一节  国外医院运营管理模式

本节主要对国外先进的医院运营管理模式进行介绍，其中所涉及的科学严谨、高效节约、配套完善的管理制度，以及不断推进医疗服务的人性化、规范化、程序化的管理理念，值得国内同行借鉴。因篇幅限制，本节中只选取了以市场主导型医疗为代表的美国、以国家福利型医疗为代表的英国、以公私功能互补型医疗为代表的新加坡三个国家的医院运营管理模式进行简要介绍，在本节最后选取多次入选全美最佳医院的妙佑医疗国际（原梅奥医学中心）作为国外医院运营管理模式的案例进行展示。

## 一、美国医院运营管理模式

美国医院所有制呈现多元化的特点，其中有政府和公立大学办的公立医院，也有由社团、教会、股份制、私人个体办的私立医院。在高度的市场经济体制环境下，美国在医院管理上也基本套用企业管理模式和方法，在组织管理体制上大多实行董事会管理制度，董事会下设立管理委员会，有医疗执委会和行政执委会两执行委员会。医院运营中各方面的问题一般先向相关委员会反映，由各委员会接受、整理、讨论、提出建议上报院务会审议通过。

### （一）主诊医生负责制

在美国，除一些政府医院外，医生通常不是医院的雇员，其中，主诊医生（attending）指完成住院医师培训后在医疗机构行医的医生，或是患者在就医期间对其治疗过程负责的主管医生。患者的全部诊疗过程（包括门诊、住院和手术）一般由一个主诊医生带领的医疗小组全面负责，主诊医生带领2~3名协诊医生（fellow）和住院医生（resident）开展工作。患者来院复诊或再次入院，一般仍由前次就诊或住院时的医疗小组诊治。主诊医师拥有签署所有医疗文件的责任和最终的治疗决定权，并需要对教学医疗中出现的所有问题把关。

### （二）成熟的社区医疗

美国医院中社区医院约占医院总数的80%，社区医院的规模通常较小（大多300张床以下），其服务的对象主要为社区内的居民，治愈的疾病也以普通、常见疾病为主，不包括心胸外科、移植、脑外科等疑难杂症科室。患者在社区医院主要接受基础医疗服务和康复治疗，遇到疑难杂症的患者，社区医院会把患者转诊到与其合作或者其系统内的大型医疗中心；当患者病情好转，可以再回到社区医院进行康复阶段的治疗。健全的社区医疗卫生服务网络大大降低了患者的住院天数和医疗费用，并有利于节省关键卫生资源的耗费。

### （三）医院信息管理

信息管理被认为是医院管理的基础，医院信息也是医院管理的必要资源。美国是全世界医院信息系统研发、应用的领跑者，其中以患者为中心的临床信息系统（CIS）从20世纪80年代开始在美国各大医院迅速发展和普及，实现了医疗与管理数据的信息共享与共同利用，从而帮助提高医护质量和患者的安全性。2009年，美国国会通过HITECH法案，规定了医疗产业信息化详细标准和奖惩措施，推动电子健康记录（EHR）系统在各大医院的落地使用，成为美国医疗信息化发展的重要里程碑。

### （四）医疗质量管理

美国医院大多设立"首席质量官"（chief quality officer）职位，首席质量官作为医院高管之一，直接向医院首席执行官和医院董事会汇报，全面负责医院的医疗质量相关工作，其下属部门通常包括质量管理部门、医院感染控制部门、临床数据管理和数据分析部门等。美国医院协会的《医院科室工作手册》是医院进行医疗质量管理的标准，每四年对医院进行一次质量评审，同时组织不定期抽查，并采取观察和征求患者意见作为衡量质量的重要指标。在医疗质量的监测方面，美国医院对平均住院天数、医疗费用、院内感染及死亡率等测评指标进行严格监控，医疗质量既成为管理中心，也成为医院之间竞争的重要评价指标。

## 二、英国医院运营管理模式

英国既是一个传统的市场经济国家，又是一个社会保障齐全的福利国家。从颁布《济贫法》起到第二次世界大战后，英国已建立相当完善的社会保障体系，包括医疗卫生保障、国民医疗服务等，保证社会每个成员能免费或低价享受医疗保健服务，是国家医疗服务制度最完善的国家之一。

1948年英国宣布实行国家卫生服务体系（National Health Service，NHS），为全体国民提供广泛的医疗服务，实行包括初级卫生保健服务（全科医生提供）、二级医疗服务（区域综合性医院提供）和三级医疗服务（三级医院提供）的三级服务体系。其中，全科医生作为居民健康的"守门人"负责提供初级卫生保健服务；区域综合性医院属于二级医疗机构，是NHS的主体，主要提供门诊和住院服务，特别是专科诊疗和急症住院服务；三级医院作为区域中心或跨区域医疗联合体的龙头，主要是大型医学中心、教学医院或特色专科医院等，重点在疑难杂症的诊断与治疗，包括癌症、器官移植等高新医疗技术服务。

1948年英国政府颁布国家卫生服务法，规定所有医疗机构国有化，在NHS所属二级、三级医疗机构工作的医护技术人员属于NHS雇员，按月领取固定薪酬，遵循国家统一的薪酬制度与标准。其中，医院院长负责全面指挥，下设医务、人事、财务（司库）、护理部主任。医院院长大都具有管理专业背景，许多是管理专业毕业或经济、法学专业毕业通过培训的专职管理人员，各部主任也必须有管理硕士学位或通过管理专业修学后才能担任。

## 三、新加坡医院运营管理模式

新加坡的卫生服务体系由公立和私立双重系统组成，公立系统由公立医院和联合诊所组成，私立系统由私立医院和开业医师（私立诊所）组成。其中，初级卫生保健可以由公私双重系统互补提供，而住院服务则主要由公立医院提供。公立医院作为非营利性机构，由独立董事会负责，实行公司化管理，政府通过控股公司间接拥有医院的所有权，并以补给患者医疗服务消费的方式常年拨款补贴医院。公立医院收费标准由政府定价，根据不同消费层次的人群制订不同档次的治疗方案和价格体系。例如，将病房分A、B1、B2、C级四等，A级病房环境最好，C级最简陋，政府的健保计划分别对上述等级病房的患者补贴0、20%、65%、80%，严格控制各层级的医疗需求。

医院管理体制由董事会委派行政总监全权负责，行政总监一般由非医务人员的企业管理专家担任，下设医药委员会、医院筹划委员会，分别由临床主管和行政主管负责，即分别负责医疗业务和行政后勤事务。为满足顾客需要，医院一般还设有质量委员会，各部门、科室由质量控制小组负责临床及服务质量检查、监督和提高。各医院还将ISO9002和ISO14001标准引入医院管理，制订实施标准的具体做法。为促进医疗质量的提高，医院特别关注医疗质量的形成过程，从患者的入院到出院，每一步流程都遵守严格的标准化，规定质量控制的最低容许限度，通过控制流程，实现医疗过程的全程质量控制。

新加坡医院管理的卓越性位居世界前列，其一大管理特色是特别强调服务素质和优质服务观念，以提供高水平的医疗护理服务和一流酒店式的舒适休养环境及餐饮服务为医院愿景。为不断改善就医环境，医院跨行业、跨部门学习先进理念，从香格里拉饭店、航空公司等单位邀请人员来指导其环境管理和礼仪服务。同时，新加坡医院高度重视优质人性化服务的教育和培养，提出创建"以顾客为中心"的医院文化。每家医院都有自己的服务愿景、使命和价值观，这些服务理念和宗旨被制成宣传画，不断提醒工作人员，也便于患者和家属的监督。

## 四、案例介绍——妙佑医疗国际（原梅奥医学中心）

全球医院排名权威机构《美国新闻与世界报道》（U.S. News & World Report）发布了2020—2021年度全美最佳医院排名，其中，梅奥医学中心（Mayo Clinic）连续第五年位居第一，在美国激烈的医疗市场竞争中展现出了无可匹敌的实力，打造出自己独特的医院文化和品牌。

梅奥文化的核心便是将患者需求置于首位，并且始终强调团队合作。梅奥医学中心官网列出了自医学中心成立以来的150个对医学的重大贡献，其中排名第一的便是开发并实践了多学科团队的整合性医生团体执业，这是梅奥医学中心在医疗运营管理层面上实践系统工程方法的重要体现，也是对"患者至上"核心价值理念的实现方法。

梅奥医学中心在招聘医生的时候不仅仅考察其业务能力，同时更青睐那些愿意与他人合作的医生。此外，所有梅奥员工都采用固定年薪制，外科医生的工作量并不直接影响其薪酬，因此，在梅奥，医生们只需要从患者的利益出发，制订医疗决策，提供卓越的治疗方案，在此过程中不会受到经济因素的左右。

梅奥医学中心百余年的成功还离不开强有力的领导力和管理。作为全美最大的非营利性医疗组织，梅奥医学中心始终坚持医生领导的民主管理模式，这种模式将医生和管理者汇聚为一个团队。在梅奥医学中心中，从整个组织的高层管理层到具体临床科室的管理层，都是医生搭配管理者的模式，前者负责临床实践、研究活动、医生教育项目和医护人员的职业发展，后者则负责日常运行事务。

此外，梅奥医学中心在使用系统科学、运筹学等科学方法支持医院运营方面，有深厚的文化积淀。1947年，医院成立了工业工程团队，应用系统工程方法为医院的排程、工作流分析等提供服务优化的支持。在2014年运筹学和管理科学研究协会（Institute for Operations Research and the Management Sciences，INFORMS）的报道中提到，梅奥医学中心雇佣了超过500名的系统科学家、运筹分析师作为医院管理人员或研究顾问。这些专家成立了工程师与医生合作的交叉学科研究团队，应用真实数据和前沿分析方法，增强战略规划，重构护理流程，围绕患者提出解决方案，在提升患者体验的同时，提高库存管理和项目推进效率，从而带来可观的营收利润。

## 第二节　中国港台地区医院运营管理模式

中国港台地区医院的管理变革较早，在人员、质量、组织、文化等方面的医院管理和建设上运用了大量现代化的科学管理手段，在很长一段时间中积累了大量的管理经验。本节主要对港台地区的医院运营管理模式进行简要介绍，因篇幅所限，本节末尾主要选取台湾长庚医院作为医院运营管理模式的案例介绍。

### 一、中国香港地区医院运营管理模式

中国香港的公立医院由政府高度补贴，公立医院一般规模较大，市场份额占香港医疗服务市场的95%以上。20世纪80年代，香港的公立医院主要分两类：第一类是政府医院，由医务卫生署直接管理，运营经费由政府全额拨付；第二类是由10多个不同的宗教、慈善团体举办的补助医院，由补助医院董事局统筹管理，政府拨付96%的运营经费。为了统筹管理，港英政府于1990年12月正式设立独立管理的医院管理局（简

称"香港医管局"），接管了香港所有公立医院及相关医疗服务，实行统一管理。

**1. 香港医管局统筹下的医院联网模式**　香港医管局的成立是统一和强化整个公立医院体系的管理、提高医疗资源使用效率的一项重要策略。在管理及发展公立医院系统的职能中，香港医管局特别强调不同医院医疗资源的整合利用。2001年，香港医管局按地区和人口的需要，把香港划分为7个联网区域，每个联网下辖3~7家医院，以及数量不等的门诊，并正式委任第一批联网总监。在联网内，所有医院实现财务、人力资源等系统的合并。药品采购、中央食品制作、医疗仪器保养、物料连锁管理等支持服务都通过联网来统一安排，提高经济效益，产生协同效应，联网的运营开支由香港医管局总办事处拨款。在联网管理下，发展出区域内医院间互相转诊、大型医疗设备共同使用、专科互补协作的医疗网络。通过联网内的管理整合，医院不再是互相竞争关系，而是共同配合香港医管局的整体发展。

**2. 固定薪酬为主的薪酬设计**　在医疗工作人员的薪酬设计上，香港医管局实行固定薪金制，对所有公立医院职员实施统一标准的薪酬制度，医生按职级和工作年限取得固定工资收入，与创收大小、开药多少无任何关系。医务人员收入中的70%为固定薪酬，30%为员工发展检讨绩效和约满酬金等相对固定的激励。医务人员的薪酬标准普遍很高，根据香港医管局2021年统计数据，除开每月津贴，新入职住院医生基础月薪约6万港元，副顾问医生月薪可达11万~13万港元，顾问医生的月薪则高达15万~24万港元。公立医院医生属于合约制员工，有可预期的丰厚离职金（总基本薪金的15%），受到廉政机构的监控，违反医疗法律法规的将受到停牌、取消退休金甚至追究刑事责任的处罚。香港医管局通过"高水平、不挂钩、透明化"的薪酬制度，致力于消除医务人员的逐利动机，促进医疗公益性和高尚医德回归本位。

## 二、中国台湾地区医院运营管理模式

20世纪70年代，中国台湾地区公立医院机构数量和服务总量一度占医疗服务体系的80%以上。随着社会经济的发展，出现整体医疗资源无法满足民众日益增长的医疗服务需求状况，中国台湾地区政府开始鼓励社会资本办医，为民营医院发展营造良好的政策环境，从而吸引大量民间资本进入医疗市场，以满足中国台湾地区居民在预防疾病、就医诊治、保健康复等多方面的医疗需求。民营医院运用先进的经营管理理念和机制，采用有效的治理模式和激励机制，引进现代化的医疗技术和设备，改善患者就医流程，逐渐占据中国台湾地区医疗服务市场的主体地位。

**1. 人员管理**　拥有高技术水平的医务人员是中国台湾地区医疗迅速发展的重要因素之一。中国台湾地区医学教育常规为7年，毕业后需参加各种培训，医生准入制度严格，从医学生到主治医生一般要14年。对于医生的薪酬，中国台湾地区医院实行医师费制度，主要有3种形式，分别是"基本保障薪＋变动式的医师抽成（医师费）""基本保障薪＋分配比率固定的医师奖励金（服务奖金＋基本奖金）""完全变动式医师抽成"。医生的报酬和其努力程度成正比，将其量化为绩效奖金制度，以最大限度激发员工潜能。同时，中国台湾地区实行医师多点执业制度，医生可以申请在不同医疗机构执业或个体开业。

2. **质量管理**　中国台湾地区医院十分重视医疗服务质量的管理，引进全面品质管理（TQM）的技术和方法，将员工质量教育和医院文化建设融合到一起，培养员工的质量意识，提高患者满意度和医院效益。此外，ISO质量体系认证、精益六西格玛、质量控制圈（QCC）、品质保证（QA）、临床路径（CP）等先进医院质量管理技术在不同医院被采用，台湾医疗品质指标计划（TQIP）、台湾医疗照护品质指标系列（THIS）等医疗质量指标体系为测评及改善医疗质量提供了标准，促进了中国台湾地区医院管理的专业化和标准化。

3. **组织管理**　以台湾长庚医院为代表的中国台湾地区医院率先实施的幕僚管理体系，打破了医疗专家管理医院的传统模式，创立了与直线医疗管理体系并行的直线幕僚管理体系，此后，从"医疗专家管理医院"模式逐渐向"幕僚管理医院"模式转变。其中，幕僚体系专职于医院管理制度建设，统筹医院各种资源，并向直线医疗体系提供各种决策支持和专业管理服务，在医院运营管理中发挥了巨大的作用，有效推动了医院管理的制度化和精细化。

4. **文化建设**　中国台湾地区医院将企业的经营理念带入医院管理中，更加注重人性化的文化理念和品质要求。一是以医护人员及职工为核心，构建员工群体生态圈，倡导团队力及人本文化，增强医院员工的归属感、荣誉感，以及对医院的忠诚度；二是以患者及家属为核心，构建客户生态圈，注重在环境、基础设施、公共空间等方面的设计与安排，尽可能在院内提供购物商场、健身场所、艺术展览等休闲娱乐服务，改善患者就诊及家属陪诊的体验；三是以小区及街道为核心，构建社区生态圈，以社区经营为主导方向，每家医院都设立了健康促进中心，重点对区域内社区进行整体健康管理及指引。

## 三、案例介绍——长庚医院

20世纪80年代，中国台湾地区长庚医院率先将企业经营管理幕僚模式引入医院管理，针对传统医疗机构内部的医疗单线体系，对大规模医疗机构可能存在的弊端，长庚医院在原有医疗业务线的基础上，并行设计了另一条经营管理幕僚专线，内部称为直线幕僚体系。所谓"直线幕僚体系"就是从体系层贯穿到科室层与医疗业务各个层级相对应的管理体系，从而形成了纵向医管双线体系。实现了在经营管理等方面高度集权，在医疗专业等方面高度分权，即医疗专业技术人员专心致志提升医疗专业水准，专业管理幕僚集中负责精细化管理和效率改进，院长可通过医疗管理各委员会和直线幕僚体系两条线来掌握医院的整体情况。

长庚医院实行董事会下决策委员会治理结构，下设行政中心，是整个长庚医疗体系运营的"总参谋部和控制中心"，主要承担管控责任，其责任沿幕僚体系向下层层分解。行政中心作为专业化的管理幕僚，人员包括总部幕僚、驻各院区幕僚以及各院区管理人员，总部幕僚与基层各单位幕僚在业务领域上下垂直连为一体，形成了独具特色的直线幕僚体系。集团管理分为体系层、院区层和科室层三个层面，幕僚体系从上至下对应设置为总部行政中心、院区管理部、专科经营助理三个层级。"专科经营助理"都经过长期的专业培训，专业背景有卫生管理、企业管理、财务管理和医务人员等，他们和临床科主任是合作关系，协助主任开展科室经营管理工作，提高经营效率，又被称为"科经理"。

在薪酬管理上，长庚医院借鉴美国的"医师费"与"医院费"分立制度，最初实行"完全变动式医师抽成"医师费制度，以医师技术能力与辛劳付出程度为基准，再参考保险支付标准与医院政策等因素制订医师费提拨比例。医师与医院为合伙关系，医师专注于医疗，不负担经营风险，医疗收入以拆账方式分给医师与医院。医师费的提拨按照医师投注心力、时间与贡献度的大小设计各医疗项目的提拨比例，医院根据医疗市场行情、医保给付政策、医院整体发展及平衡专科医师收入等因素作出相应调整。此外，长庚医院还推出了保障薪和超限分配政策，避免医师收入两极化，保持医师队伍的稳定和可持续成长。

# 第三节　中国大陆医院运营管理模式

我国大陆公立医院管理体制改革起步较晚，在经历了长期粗放式管理后，逐步向精细化管理转变，本节首先对我国大陆医院运营管理模式的历史发展进行回顾，并对新时代背景下大陆公立医院运营管理转型之路进行介绍，因篇幅所限，在本节末尾主要选取四川大学华西医院作为大陆公立医院运营管理模式的案例进行展示。

## 一、中国大陆医院运营管理模式的历史发展

我国大陆医院的运营管理模式经历多个发展时期。建国之初，我国实行计划经济

下的医院管理模式，医院的管理工作主要集中在内部组织以及相关的工作安排等方面，争取以较高的效率和质量完成上级领导布置的任务。党的十一届三中全会以来，在改革开放政策的指引下，我国经济体制逐步从计划经济向市场经济过渡，在时代发展的背景下，医院的医疗技术、质量、规模以及硬件条件等都呈现出快速发展的状态，医院在筹资来源、领导管理体制、财务管理等多个方面也迎来管理思路和模式的改变，其中包括：

1. 从纯福利型转变为体现政府福利性质的公益性事业单位。
2. 从政府唯一拨款转变为多渠道多形式办医。
3. 从全部为公立或集体医院转变为多种所有制形式医院。
4. 从党政不分的领导管理体制转变为推行院长负责制或党组织领导下的院长负责制。
5. 从不重视职工的责权利转变为各种形式的责任制和激励措施。
6. 从不重视经营管理转变为重视医院的生产性、经营性和效益性。
7. 从单纯医疗服务机构转变为重视扩大预防和区域卫生规划。
8. 从单纯的基本医疗服务转变为在保证基本医疗的前提下提供多种形式的特需服务。
9. 从医院单纯完成医疗服务转变为同时兴办第三产业以提高医院的自我补偿能力。
10. 从单一办院体制和安于"铁饭碗"转变为多种办院体制并存和竞争增效。

## 二、新时代中国大陆公立医院运营管理转型之路

公立医院是我国卫生医疗体系的主力军，随着公立医院改革的进一步深化，我国公立医院普遍面临从规模扩张型向质量效益型、从粗放管理向精细管理、从投资医院发展建设向扩大分配的发展模式转变的压力。积极践行现代医院管理制度，提升医院运营管理精细化水平，是公立医院实现转型发展的必经之路。

2016年习近平总书记在全国卫生与健康大会上的讲话指出，要抓好建立现代医院管理制度建设，推动医院管理模式和运行方式转变；要显著提高医院管理的科学化、精细化、信息化水平，规范医疗行为，不断提高服务能力和运行效率。2020年，国家卫生健康委员会同国家中医药局联合印发了《关于加强公立医院运营管理的指导意见》（国卫财务发〔2020〕27号），明确了新时代我国大陆公立医院运营管理的概念内涵，即公立医院运营管理是以全面预算管理和业务流程管理为核心，以全成本管理和绩效管理为工具，对医院内部运营各环节的设计、计划、组织、实施、控制和评价等管理活动的总称，是对医院人、财、物、技术等核心资源进行科学配置、精细管理和有效使用的一系列管理手段和方法。指导意见同时提出了公立医院运营管理中要坚持的公益性、整体性、融合性、成本效率和适应性五项原则，以及三项具体任务要求，包括构建运营管理组织体系、明确运营管理的重点任务、加大组织保障力度，为新时代下

我国公立医院运营管理模式的改革创新指明了方向。

精细化、科学化管理是现代医院运营管理的方向，这对我国医院管理人才的水平提出了更高要求。《中共中央、国务院关于卫生改革与发展的决定》中明确指出，要高度重视卫生管理人才的培养，造就一批适应卫生事业发展的职业化管理队伍。目前，国内大部分医院依然存在管理人才非职业化的现状，许多医院管理岗位由临床一线技术骨干担任，容易造成管理外行以及管理和医疗业务难以兼顾的问题，成为医院向精细化、科学化管理转型的瓶颈。此外，我国大陆大型公立医院的组织管理模式大都采用直线职能制模式，即在院级领导下设置相应职能部门，实行院级领导统一指挥，职能部门专业分工。在这种传统模式下，运营管理过程中涉及的横向和纵向的沟通协调变得异常繁琐和复杂。

针对上述挑战，许多国内公立医院在近些年开始探索职业化的运营管理模式，国内医院管理专业人才的培养从20世纪末快速发展，一批高校开设卫生管理专业。21世纪初，四川大学华西医院借鉴了长庚医院的模式，率先成立了运营管理部，成为公立医院创新运营管理模式的先驱。近年来，国内有不少发达城市的公立医院借鉴了华西医院的组织创新模式，也纷纷进行了医院组织管理或运营管理模式方面的探索与创新。通过设置横向枢纽式运营质量管理部门，建立专科运营助理制度，实现专业化医疗与职业化管理的有机结合，同时运营管理部门在医院内发挥枢纽、协调、服务的作用，让跨部门的沟通协调和业务推进变得更简单。

## 三、案例介绍——四川大学华西医院

20世纪90年代，为顺应社会发展，提高医疗服务效率，进一步满足民众增长的医疗服务需求，四川大学华西医院借鉴了长庚医院的管理模式，开始企业化运营，引入绩效考核，从上到下进行了一系列管理方式方法的创新，成为我国公立医院改革的排头兵。经过二十多年的发展和改革历程，华西医院已成长为中国一流医院的典范，无论是科研成果还是临床水准，都位列前茅。

"重在管理，赢在管理"是华西医院发展的成功诀窍。为改变传统的管理观念和模式，华西医院从"管理理念、医院管理模式、医院组织构架以及医疗模式"四个方面进行创新。在管理理念的设计上，华西医院将"以人为本"的思想贯穿其中。在旧有的医院管理模式下，管理层对员工往往采取命令式、运动式和惩罚式的管理方式，员工被动执行上层命令，既无思考也无反馈，对医院管理十分不利。华西医院作为员工数量众多的超大型医院，首先在医院管理理念方面进行创新，改变医院的现有管理模式，从"行政型管理"转型为"服务型管理"，主张对员工采取交互式、常态式和激励式的管理方式，管理者提供平台，建立激励约束机制，将创新的接力棒交给员工，让员工成为管理者服务的主体，促使员工向主动思考和主动行动的方向转变。

在新的管理理念指引下，一系列新的管理措施也如火如荼展开。为了加强医疗质量管理，使管理工作专业化，同时也增强各职能部门（科室）之间的横向协同，华西医院于2001年在国内率先成立"医疗质量管理部"，专职履行医疗质量管理职能。2003年，华西医院提出"运营创新"的概念，并着手筹办专职运营管理人员的培训。2005年在国内首创"运营管理部"，该部门主要职能是从事医院经营分析、人力资源管理、绩效管理、设备物资管理、科室空间规划、工程管理、环境安全管理及流程改善等。在整个医院组织构架中，院长和副院长实行"分口负责管理制"，运营管理部则扮演中枢性串联协调性角色，成为各科室及部门之间横向协同的纽带，缓解了传统组织结构中纵向管理所带来的各自为政、沟通不畅等问题。2005年，国内首批专科经营助理（科经理）在华西医院培训上岗，标志着华西医院在"职业化医院管理人"建设过程中迈出至关重要的一步。

在管理模式上，华西医院以患者需求为核心，实施"医生跟着患者走"的创新管理模式。一是取消旧有的固定病床管理制，建立病床使用的共用平台，让医生跟着患者走，而不是跟着病床走；二是对病人实行"一条龙"医疗服务方式，从门诊开始，到整个住院环节，患者均由最开始收治的医生负责，减少不同医生与患者信息沟通的不一致，同时拉近了医患关系；三是各临床科室根据专业特点、收治病种情况统计、医生人数等实际情况，对高年资医生细分亚专业，促使各亚专业医生专攻某一领域疾病，进行更深入的研究。此外，各科室上下为提高患者的就诊体验提供各种保障措施，包括缩短手术等候时间和住院天数、按科室计划合理安排入出院时间、实行手术患者术前全科讨论和术后全科核查制度等。

## 本章小结

本章主要介绍了美国、英国、新加坡、中国香港、中国台湾地区及我国大陆的医院运营管理模式及其特色。各国家及地区的医院运营管理模式与当地的社会制度、经济条件、文化背景等因素息息相关，没有任何一种模式是完美的，但每一种现存的医院运营管理模式都有其可取之处。医院的管理人员需要从实际情况出发，结合新的时代背景与社会发展环境，吸收国内外先进经验并创新自身运营管理模式，逐步建立医院管理的长效机制。

（李为民　梁　巧）

# 第五章　医院运营管理体系建设

学习目标

1. 掌握　医院运营管理体系的框架和构建的要素。
2. 熟悉　医院运营管理体系的内涵。
3. 了解　医院运营管理战略与体系构建的关系；医院运营管理团队建设的要点。

　　随着我国经济社会的发展和医疗卫生体制改革的不断深入，医院发展的内外部环境发生了改变。医院收支规模不断扩大，医教研防等业务活动、预算资金资产成本管理等经济活动、人财物技术等资源配置活动愈加复杂，经济运行压力逐渐加大，医院亟需转变经营管理模式，将工作的重点转移到内涵建设上来，注重内部管理，转变内部运行机制，加快补齐内部运营管理短板和弱项，坚持公益性方向，确立符合医院发展要求的战略目标，向精细化管理要效益。推进高质量发展，促进发展模式由规模扩张型向质量效益型转变、管理模式从粗放式向精细化转变。因此，在实施运营管理的过程中，运营管理体系的构建是运营管理能否取得成功的关键。

## 第一节　医院运营管理体系概述

### 一、医院运营管理体系的内涵

　　管理体系（management system）是组织用于建立方针、目标以及实现这些目标过程中的相互关联和相互作用的一组要素。为实现组织的目标，把若干个不同的管理体系，通过一定的方式方法，将其整合在一个架构下运行的一个管理体系。其中医院管理体系可以包括医院运营管理体系、财务管理体系、绩效管理体系、人力资源管理体系、信息管理体系、医疗质量与安全管理体系等。

医院运营管理体系是对医院的运营管理建立的一套完善体系，包含了医院运营管理的各个层面、各个维度，包括不限于医务人员维度、患者维度、业务维度、管理维度、竞争关系维度、与外部关系的维度、时间维度及空间维度等，该体系要确保与所有利益相关方的关系都得到妥善和平衡的处理。

## 二、医院运营管理战略与体系构建的关系

医院运营管理体系建设是实现高质量发展重要战略途径。运营管理体系构建的目的是实现医院发展战略目标，运营管理体系建设就是医院的执行力建设。如果战略不清晰，目标就无法确定，医院运营管理就会失去方向。构建适合的运营管理体系，设置高效的组织结构和业务流程，以及明确的岗位职责则是实施运营管理，实现医院战略目标的保障。运营管理作为一种管理工具和方法，能够通过体系化的管理机制，把医院的战略目标和核心价值观层层传递给职工，使之变成全体职工的自觉行为，共同致力于医院战略目标的实现。

运营管理的体系构建是为医院运营管理战略服务，是实现高效运营的战术。通过构建相对应的运营管理体系，建设有利于实现医院运营管理战略的组织、制定制度、理顺机制，为对医院内部运营各环节的设计、计划、组织、实施、控制和评价打基础，最终达到促进医疗、教学、科研、预防等核心服务的高效协同运作，达成与医院总体战略相匹配的医院运营管理战略目标实现。

## 三、医院运营管理体系的框架

医院运营管理是以全面预算管理和业务流程管理为核心，以全成本管理和绩效管理为工具，对医院内部运营各环节的设计、计划、组织、实施、控制和评价等管理活动的总称，是对医院人、财、物、技术等核心资源进行科学配置、精细管理和有效使用的一系列管理手段和方法。据此，构建战略型医院运营管理体系框架需与医院运营管理内涵相符合。

战略型医院运营管理体系分为三个层面四个维度：第一层面是顶层设计，即明确组织战略目标、愿景、使命和价值观；第二层是顶层设计的战略型运营管理管控，要求运营管理的相关业务管理和职能管理的工作重心和最终目的都要指向世界一流医院引领战略和高质量发展方略，各层级运营管理工作都要为实现发展方略和战略目标而努力；第三层面是精细化运营管理的管控，是在战略型运营管理管控体系的框架下，以精细化视角重新审视当前运营管理工作中资源配置、流程管理与绩效考核的关系，

实现主要运营管理工作和手段均遵循精细化原则组织实施。

第一个维度是指运营管理的组织体系，包括职能定位、组织建设、人才建设、团队建设。根据医院的实际情况选择相适应的组织结构，例如可以建设以运营管理委员会指导下的管理模式，或者选择建设专门的运营管理的执行部门进行横纵管理。

第二个维度是运营管理制度体系，是对运营系统以及运营活动的支持，涉及各项医疗服务标准、操作规范、业务流程、内部控制、经济管理制度等。具体包括预算管理制度、收入管理制度、支出管理制度、成本管理制度、绩效管理制度、设备评估管理制度、资产管理制度、建设项目管理制度、决策机制等。

第三个维度是运营管理过程体系，一是明确各部门之间的职责分工，建立科学高效的运营管理的协同机制，通过信息、人力、物资（床位及设备等）、预算等在业务科室及行政职能部门之间流转，建立部门之间的联系，制定运营管理的计划；二是运营管理部定期（月、季度、年）对人、才、物、技术、业务量等运营相关信息数据进行归集分析；三是及时根据运营管理分析的情况进行绩效考核和评价，调动积极性和能动性；四是将分析情况和评价情况形成反馈，实现不同部门、不同科室、不同项目之间运营管理闭环，不断进行运营管理的改进。

第四个维度是运营管理评价体系，依据医院的战略目标，设置运营管理的绩效目标，并对运营管理及时的考核评级，包括外部绩效考核和内部绩效考核。外部绩效考核是指医院以外的主体对医院整体或某一方面的绩效实施的考核和评价，其中最主要的是管理部门考核和第三方评价。例如，国家三级公立医院绩效考核中设置四大维度55个考核指标。内部绩效考核指医院内的管理机构或科室管理者对科室、医疗组或个人开展的绩效考核和评价，包括机构绩效和人员绩效。

医院运营管理体系是为了实现医院战略目标，根据医院所处的内外部环境，对医院进行开发的一整套理念、原则、程序和方法的有机整体。它包括运营管理组织体系、运营管理制度体系、运营管理过程体系和运营管理评价体系。运营管理体系框架，如图5-1所示。只有四个体系相互配合，共同作用，运营管理才能良好运转，充分发挥作用。

建立运营管理体系的目的是确保医院战略执行落地与战略目标的实现，衡量标准及企业战略目标的有效性，所以运营管理体系的有效性应具备以下3个特点。

1. **系统性**　运营管理体系的系统性体现在管理架构的顶层、中层及底层的层级关系以及各层级内管理或业务要素之间的协调性上面。除了组织职能之间的关系外，运营管理体系的系统性还体现在流程设计及绩效管理体系的相关性方面。

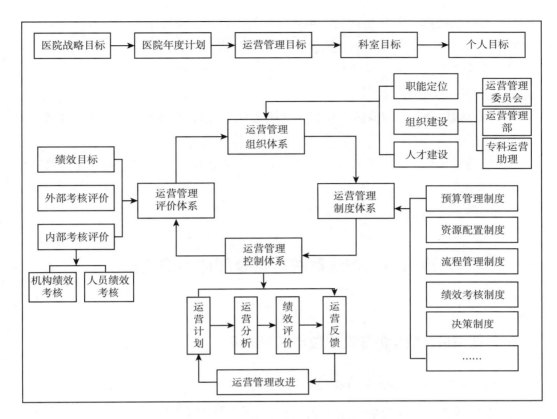

图 5-1　医院运营管理体系框架图

2. **完整性**　体现在管理架构的顶层、中层及底层在业务或管理的功能模块是否缺失的问题上，如顶层缺少战略管理或业务管理的职能，或者资源配置的管理业务在中层是否包括设备管理、人力资源管理等基本职能。如果没有或虽然有相应的职能，但是没有相应的流程、制度或者绩效体系建设，则都认为是完整性存在问题。

3. **适宜性**　体现在现有管理体系架构顶层、中层及底层业务或管理功能模块是否因企业内外部环境、条件的变化而变得不再适用的情况，也就是说现有的业务与职能管理体系需要优化。如国家最新颁布了有关医院发展方面的法律法规，造成医院现有管理体系不能满足这些政策方面的要求，在这种情况下，医院的运营管理体系就存在适宜性的问题。

## 四、构建运营管理体系的原则

1. **公益性原则**　以公益性为前提，以满足人民群众健康需求为出发点和落脚点，实现社会效益和服务效能最大化。

2. **整体性原则** 立足全局制订年度运营管理计划，动员全员参与运营活动各环节，统筹全部需求，有效配置各类资源，及时进行评级。

3. **融合性原则** 将运营管理与医疗、教学、科研、预防等核心业务活动充分融合，促进业务活动衍生价值创造。

4. **成本效率原则** 权衡运营成本与运营效率，争取以合理的成本费用获取适宜的运营效率。

5. **适应性原则** 立足客观实际，构建适应公立医院自身发展特点的运营管理模式、架构和机制。

# 第二节　构建医院运营管理体系的要素

## 一、医院运营管理的职能定位与组织建设

### （一）明确运营管理的职能定位

1. **资源配置** 医疗服务运营管理资源是指医疗服务提供机构维持运营管理所涉及的所有人力、财力、物力等资源的总和，是医院医疗、行政、科研、教学等一切活动的物质基础。医院运营管理部门应依据医院建设规划和中长期事业发展规划，建立人、财、物、技术、空间、设施等资源分类配置标准；加强资源调配与优化，促进各类资源动态匹配，提高内部资源配置对医、教、研、防等业务工作的协同服务能力。

2. **流程管理** 将运营活动各环节的人、财、物、技术通过流程管理有机结合，形成统一的管理体系。要以患者和临床为中心，以公益性和事业发展战略为导向，以精细化和提质增效为目标，综合运用系统思维统筹优化管理流程，实现流程管理系统化、科学化、规范化和智能化。具体可以包括：①梳理运营流程。按照业务活动规范和内在要求顺序，逐项绘制医院运营活动流程图；依据各项运营活动的制度依据、管理原则、质量要求、岗位职责、业务内容以及人、财、物、技术等资源配置进行流程描述。同时，还要将内部控制要求嵌入到运营流程的各个环节，做到环环相扣、相互制约、防范风险。②评价运营流程。从质量、风险、时间、成本等维度，定期检查评价各运营流程的科学性、规范性和适应性，找出问题，分析原因，提出建议。③优化运营流程。坚持问题导向和目标导向，注重系统性、协同性和高效性，持续优化运营流程设计，确保运营流程能够及时适应医院内外部环境和条件的不断变化。④推进流程管理

标准化和信息化。经过实践检验并且切实可行的运营流程，要及时固化到规章制度和信息系统中，努力做到有章可循、规范运行、高质高效。

3. **内部绩效考核与核算** 医院应当根据卫生健康、中医药主管部门确定的绩效考核指标，建立内部综合绩效考核指标体系，从医疗、教学、科研、预防以及学科建设等方面全方位开展绩效评价工作。全面考核运营管理实施效果，并根据员工的职业生涯设计合理的薪酬体系。通过强化信息技术保证考核质量，并将考核结果与改善内部管理有机结合。定期召开经济运行管理分析会、成本分析会。

4. **运营分析** 加强临床、医技、医辅等业务科室运营指导。依托运营助理团队，常态化关注科室运营发展情况，有效指导医疗业务科室提升运营效益，强化教学、科研、预防、后勤服务等工作的制度管理和成本控制。日常进行医院、科室的运营反馈、定期召开年度、月度运营管理分析会。

5. **运营管理信息化建设** 按照国家和行业已发布的医院信息化建设标准，加强医院内部运营管理信息系统建设，促进实物流、资金流、业务流、信息流四流合一。加强各个信息系统的有效对接，确保各类数据信息的规范性、完整性和有效性，支撑运营数据的统计、分析、评价、监控等利用。加强运营管理信息安全，完善信息保护技术措施和制度。建立运营管理系统和数据中心，实现资源全流程管理。信息化建设主要围绕人力、财务、物资、基础运行、综合决策等五大领域，医疗、医保、药品、教学、科研、预防等六大事项。利用数据分析技术，构建运营数据仓库。医院应当从医、教、研、防各业务信息系统中抽取用于支持运营管理决策的相关数据，经过清洗转换形成运营数据仓库，为运营数据分析展示和运营决策模型构建提供依据。

## （二）医院运营管理的组织建设

通过良好的治理架构和职业化管理，提升医院运营管理的精细化、科学化水平，使有限的资源运行效率最大化，同时坚持社会效益为主、兼顾卫生经济运行规律的总方向是政府和社会高度关注的议题，也是建设现代医院管理制度的重要目标。

医院应该通过对内、外部环境包括自身优势与劣势、外部机遇与风险进行评估分析，确定医院总体战略、业务战略及职能战略，从而形成医院生存与发展思路与措施的系统决策过程，成立运营管理委员会并建立全院的综合运营管理体系，根据医院现有的组织架构组建并选择适合自身医院特色组织模式来进行医院的运营管理（图5-2）。

1. **建立运营管理委员会** 由医院主要负责人全面负责医院运营管理工作，总会计师协助做好具体工作，各分管院领导对具体工作分工负责。运营管理委员会主要负责：建立完善医院运营管理组织框架体系和各项规章制度，制订医院运营管理年度工作目标、指标和计划，审议医院运营管理分析评价报告，对医院运营管理工作提出意见和改进措施；建立科学决策、分工负责、协同落实、分析评价、沟通反馈的运营管理高效机制；明确运营管理重点任务，主要包括优化资源配置、优化管理流程、加强财务管理、强化业务管理与经济管理相融合、加强资产管理、加强后勤管理、强化运营风险防控、加强内部绩效考核、加强临床、医技、医辅等业务科室运营指导和推进运营管理信息化建设等十项内容。

建立运营管理委员会，运营管理的部门归口一致，既有利于相互协调，又有利于提高效率，同时也有利于研究和分析问题，进一步增强运营管理部门对医疗部门的辅助和服务功能。医疗体系高度分权，专责是为患者提供各项专业高质量的医疗服务。职业化管理团队的专责是医院管理制度建设、统筹医疗资源，并向医疗体系提供各种决策支持及专业管理服务，围绕医院整体发展目标，实施精细化管理，达到提升组织效率的目的。

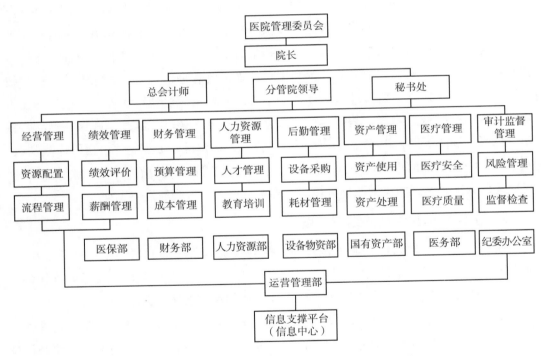

图5-2  医院运营管理体系下的组织架构模式图

**2. 成立运营管理的执行部门**  大多数医院会选择建立运营管理部来具体负责医院的运营管理任务，组建职业化医院运营管理团队。围绕医院战略与发展目标，配合临床专科发展提供运营管理专业意见，处理行政事务，统筹资源，优化管理制度和服务流程，推动管理制度化、制度流程化、作业信息化，提高医院运行效率和效益，保障医师的时间和精力最大程度地投入到医疗、教学和科学研究工作。

运营管理部在医院管理中的地位是横向业务管理部门，主要职责在于制度和流程建设、资源调配、绩效评估与分析等，如一条横向的"腰带"，联接各个纵向职能部门，而且向其提供翔实的决策依据。医院运营管理的执行部门在医院运营管理中的角色定位为如下。

（1）沟通者：推动临床一线科室之间以及与行政职能部门之间的横向沟通。

（2）反馈者：自下而上的反馈者，对医院的资源配置进行评估和建议、后效评价与及时反馈信息。通过不断强化人力、设备、材料、空间、床位等资源的管理，提升医院服务效率；通过成本核算与控制、经营分析、绩效分配等，及时、客观、真实反馈经营的成果与问题，为医院管理者提供资料、数据和决策建议。

（3）改革者：发现医院和科室日常运营中的问题并组织各部门协调改革，予以改进，持续优化。

## 二、医院运营管理模式的选择

传统组织管理架构主要有直线制、职能制、直线职能制、事业部制、矩阵制、委员会等类型。

1. 直线制是产生最早、比较简单的一种组织形式，即层级的单一垂直领导体制，适用于较小规模的组织。

2. 职能制即除组织领导者外，还设立了一些职能机构或人员，协助组织领导者从事职能管理工作，通过明确职责和授予权利参与组织管理。

3. 直线职能制结合了前两者优点，也称直线参谋，即一个组织的机构分为直线领导机构和职能机构两类。直线系统有指挥权，职能部门仅作参谋，不能直接行使各种权利，只能指导或向直线领导机构提出建议。相应地管理职权就有直线职权、参谋职权、职能职权，其中参谋职权指管理者拥有某种特定的建议权或审核权，可以评价直线方面的活动情况，进而提出建议或提供服务。职能职权是指参谋人员或某部门的主管人员所拥有的原属直线主管的那部分权力，是为了适应管理环境变化而产生的。

4. **直线幕僚管理体系** 中国台湾地区长庚医院率先将企业经营管理幕僚模式引入医院管理，创立了与直线医疗管理体系并行的直线幕僚管理体系。"直线幕僚管理体系"是指从体系层贯穿到科室层与医疗业务各个层级相对应的管理体系，从而形成了纵向医-管双线体系。实现了在经营管理等方面高度集权，在医疗专业等方面高度分权，即医疗专业技术人员专心致志提升医疗专业水准，专业管理幕僚集中负责精细化管理和效率改进，院长可通过医疗管理各委员会和直线幕僚体系两条线来掌握医院的整体情况（图5-3）。

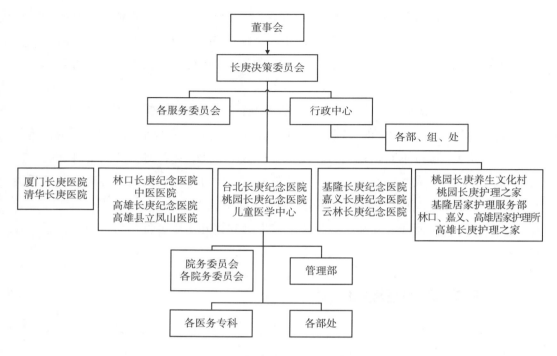

图5-3　长庚医院组织架构图

目前，国内大型公立医院的组织管理模式大都采用直线职能制模式，即在院级领导下设置相应职能部门，实行院级领导统一指挥，职能部门专业分工，发挥参谋或集中处理行政事务功能，医疗业务部门采用直线制管理模式。这种模式的缺点是职能部门之间的沟通与协调不够顺畅，在大型公立医院和规模性医疗集团的管理中尤为突出。这些组织往往有30多个职能部门和40~50个临床部门，甚至还有多个分院，在这种传统模式下，运营管理过程中涉及的横向和纵向的沟通和协调变得异常繁琐和复杂，给医院的高质量发展带来困难和挑战。

国内医院管理专业人才的培养从20世纪末快速发展，一批高校开设卫生管理专业，大型公立医院逐渐意识到专业医院管理人员对医院运营管理工作的促进作用。21世纪初，四川华西医院借鉴了长庚医院的模式，创新成立了运营管理部，培养了国内首批专科经营助理（科经理），成为国内公立医院创新运营管理模式的先驱。四川华西医院于2001年在国内率先成立"医疗质量管理部"，专职履行医疗质量管理职能。2003年，提出"运营创新"概念，并着手筹办专职运营管理人员的培训。2005年首创"运营管理部"，该部门主要职能是从事医院经营分析、人力资源管理、绩效管理、设备物资管理、科室空间规划、工程管理、环境安全管理及流程改善等。2007年又将设备物资部和总务部进行整合，成立"采供维保部"。在整个医院组织构架中，院长和副院长实行

"分口负责管理制"，运营管理部扮演中枢性串联协调角色。

四川华西医院的组织管理模式创新和科助理制度的实施，体现了医院专业管理人员在医院管理中的重要作用，诠释了运营管理模式中横向纽带的重要意义。近年来，国内有不少发达城市公立医院借鉴学习了四川华西医院的组织创新模式，北京、上海、广东、陕西、江苏等地的城市公立医院也纷纷进行了医院组织管理或运营管理模式方面的探索与创新，如上海申康医院发展中心在新华医院探索的以"业财融合"为抓手"组团式"专科运营管理模式。

## 三、医院运营管理的制度与机制构建

### （一）医院运营管理的制度

管理制度是医院职工在医院医疗活动中共同遵守的规则和准则。良好的医院管理制度不仅可以保障医院经济规范、有序运行，而且可以降低医院运行成本，实现医院管理目标。

医院应当结合运营目标和精细化管理需求，聚焦人、财、物、技术等核心资源，聚焦医、教、研、防等核心业务，以资源配置、流程再造、绩效考核为导向，建立健全运营管理制度体系，明确组织机构、职责权限、决策机制、业务规范、运营流程等内容，完善人力资源管理、空间和设施设备管理、绩效管理、财务管理、资产管理、风险防控管理、信息化管理等各项制度，有效保障运营管理规范化及高效协同运作，提升运营管理效率和质量。

运营管理制度的建设与医院实际情况结合，具有可操作性，对现行人、财、物、事、信息等的管理流程、制度和规则进行修订，使之符合专科经营需要。

医院运营管理相关的制度包括运营管理的资源配置相关制度、流程管理制度、运营管理决策制度、绩效管理制度、医疗质量安全管理制度、预算管理制度、资金管理制度、医疗耗材管理制度、药品管理制度、招标采购及经济合同管理制度、固定资产管理制度、收入管理制度、支出管理制度、成本管理制度、科研教学经费管理制度、投资管理制度、物价收费管理制度、医疗保险管理制度、财务报告与分析管理制度、信息安全管理制度等。

### （二）医院精细化运营管理的机制

全面落实基本医疗卫生与健康促进法等法律法规，为提升医院治理能力和水平提供法治保障。整合医疗、教学、科研等业务系统和人、财、物等资源系统，建立医院运营管理决策支持系统，推动医院运营管理的科学化、规范化、精细化。

运营机制是医院经营活动中与外界医院、单位之间在运营环节、各个职能部门、临床机构之间所形成的关系，且这种关系包括因果关系和经营关系。同时，这种运营机制分为医院适应市场经济环境形成的经营机制、医院适应内部环境的内部运营机制。医院内部应当建立科学决策、分工负责、协同落实、分析评价、沟通反馈的运营管理高效机制，理顺运营机制。

1. **强化决策机制** 凡运营管理工作中涉及"三重一大"事项的，需经医院党委会研究讨论同意。需要进行合法性审核的事项，应当出具合法性审核意见。

2. **健全分工机制** 明确运营管理委员会、运营管理牵头部门、业务部门和行政后勤管理部门等在运营管理方面的工作职责和具体分工。

3. **细化落实机制** 逐级分解细化运营管理目标和任务，层层落实主体责任，确保各项任务有效落实。

4. **实行评价机制** 定期开展运营监控、执行检查和分析评价，动态掌握和评价运营管理工作进展及实施效果。

5. **构建反馈机制** 将运营效果和评价结果及时在医院内部各个层面进行沟通反馈，实现横纵双向协作，院科两级协同发展。

### （三）运营管理决策机制的建立

1. **建立决策分析机制** 运用各类管理理论和方法，整合业务数据和经济运行数据，从战略决策、管理决策和业务决策3个层面建立决策分析体系。

2. **推进决策分析一体化平台建设** 通过对运营数据进行标准化、集成化、自动化处理，实现数据共享，强化数据应用，为医院运营管理持续改进提供全面、准确、及时的数据支撑。

3. **加强分析结果应用** 医院应当将决策分析结果重点应用于业务管理、资源规划、资金统筹和风险管控等方面，进一步提高运营效率和管理能力，推进医院现代化治理体系构建和治理能力提升。

**案例讨论**

【案例】四川华西医院运营管理体系的制度与机制的建设

1. 建立基于医院战略的绩效管理体系

基于医院战略发展，建立以"质量安全、运营效率、费用控制"三位一体的绩效考核核心指标体系，根据医院不同专业的工作内容和规律，分为"医疗、教学、科研、行政、后勤"五大职系;"基本层、骨干层、核心层"三大层级。持续优化岗位分级管理方案,建立手术RBRVS系统,构建医疗组长负责制、医师授权分级等方案,完成医嘱规范化、病案首页规范化、信息系统技术优化、病种CMI等工作。做到多劳多得、优绩优酬,重点向临床一线倾斜。通过宣传、沟通、培训,引导全员职工树立积极正向的绩效理念,逐步建立以量化分配、职业成长、学科建设、成本、质量、技术等要素为主,促进学科建设、提升管理效率、提高职工积极性的绩效管理新模式。

根据不同考核周期和层次需求建立指标考核体系:考核周期一般分为月度和年度考核,考核重点和指标选取有所不同。月度考核侧重于考核个人,可由医院直接考核到医疗组,科室参与考核和分配调控,选取支撑战略落实的重点关键指标,以医疗工作为中心,指标选取体现运营效率效益兼顾质量成本。年度考核侧重于考核团队,由医院直接考核到科室,再由科室按照内部管理原则考核到个人,从医疗、教学、科研、综合管理等各个方面,从效益效率、质量安全、综合发展、公益性等各维度,全面客观地评价科室团队的业绩水平和在医院内所处的位置。

2. 建立优质高效的精细化运营管理体系

充分发挥运营管理作用,建立医院运营管理医院–科室–医生三级运营核心指标体系,持续关注医院运营动态。基于医院战略发展导向,制订目标,运营指标体系中的核心指标的选择由粗到精,逐步优化。建立临床科室的人力、设备、运营及空间的基础资料数据库,定时完成各科室运营管理相关的各项工作,每月完成反映医院、科室运行总体情况、各临床医生的相关运营指标整理分析、医疗设备使用情况分析、资源评估及优化整合等。每月定期通过各种形式向院领导、中层干部、科室主任等汇报沟通医院及科室运营情况,提出运营关注重点,引导各级管理人员转变管理理念,重视科学管理,逐步实现精细化运营管理目标。形成了自下而上的反馈机制及自上而下的细化落实机制:包括月度运管会制度、经管会制度、每季度重点设备的动用率分析报告;每周院、科运营情况通报,包括医技检查平台科室预约时间、出报告时间,监控效率关键节点,前瞻性改进;院外等候患者情况,优化床位资源及收治流程;关注每日手术排程,重点检查科室工作量情况,及时反馈,及时调整。

3. 建立全院综合运营管理体系

运营管理部属于横向部门,牵涉多部门的事务,为避免职责重叠和交叉,纵向职能部门和运营管理部的功能定位不同,前者负责职责范围内的决策,后者负责为前者提供决策依据。纵向职能部门和横向运营管理部并存，是管理上对细分和整合的灵活运用，两者各负责一段即是功能细分，所有决策统归到职能部门以及院级领导，则是整合，两者相辅相成。以人力资源部及设备物资部为例。

运营管理部与人力资源部，根据职责分工，运营管理部负责去做调查，翔实了解各部门的工作流程、岗位职责、月度工作量等，再基于这些数据进行测量和评估，部分岗位形成配置标准，然后形成完整的评估报告递交给人力资源部。人力资源部负责宏观的人力资源政策，同时每当需要增加人员，依据运营管理部提供的人力评估报告做出决策，有时只需对照既有标准即可判断是否增加及增加的数量。

运营管理部与设备物资部，根据职责分工，运营管理部承担起采购前的评估环节，即调查现有同类型设备的使用情况、新设备的利用率、配套设施是否完整、使用人员能力高低、投入产出比等，通过一系列数据综合测评每项申请的合理性且持续跟踪设备购进后的使用率。设备物资部主要进行设备采购、库房管理以及设备维护等。

【讨论】根据此案例并结合构建运营管理体系要素的知识点，思考该医院在构建运营管理体系方面还有哪些需要创新和完善的地方？

## 四、医院运营管理团队建设与人才培养

构建符合医院实际情况的专科经营体系，需要建设一个凝聚力强、效率高且称职的团队，设置职业化、专职化岗位，设定行政管理人员职业准入资质，明确行政管理岗位人员需具备的能力和要求，以事定岗、以岗聘人、人岗匹配。

### （一）组建运营管理团队

运营管理部应该配备具有财务、审计、人事、医疗、护理、物价、医保、信息化、工程技术等知识背景的人员担任运营管理员，切实承担好运营管理的具体工作。例如，北京清华长庚医院组建的运管团队有 139 人，硕士研究生及以上学历者占 61.15%，具有医院管理、公共卫生、人力资源管理、工商管理等专业背景者占 21.58%，具有信息、财会、工程等专业背景者占 42.45%。

运营管理员主要职责包括经营分析、设备管理、物料管理、人事管理、绩效管理、流程改善、项目管理、医务管理、环境安全管理、空间规划及工程管理。积极推行运营助理员、价格协管员制度等，辅助协同临床业务科室加强科室内部运营和价格管理

工作。

运营管理员（或专科经营助理）应该是一批最接近问题的专家，他们是问题的发现者、反馈者、改善者，更是解决方案的制定者和推动者。他们具有较高的综合管理能力，懂得经营理念、会计报表、战略分析、人力资源管理等各方面知识，并具有极强的沟通能力，能够根据医院总体战略目标和发展方向，协助临床科室主任做好科室的经营管理。一方面，能为院领导和临床科主任提供准确、及时的运营数据，使得科室发展目标与医院的目标更加契合；另一方面，也可以为一线医护人员节约出更多的时间，使他们能够集中精力专心做好医疗、教学和科研工作。

### （二）明确运营管理员的职责

运营管理员在医院战略和中高层管理者的带领下致力于推动医院管理改善，不断提升医院管理效益和效率。具体来说就是围绕医院、科室关注的重点问题，针对实施重点，明确工作内容。

1. 主要进行科室运营决策支撑与建议，通过各类专项分析，提出针对性管理建议。

2. 对医院资源进行评估与配置，参与对科室资源配置申请的论证和评估工作，并提出专业评估意见，实现各类资源的有效利用。

3. 对科室运营成本进行分析与控制，形成完整的科级成本核算分析体系，实现动态化精细化成本控制。

4. 信息沟通及反馈　一方面对科室问题收集与处理意见反馈，另一方面对医院重大决策传达。

5. 临床数据管理平台建设支撑　探索与开展适用于临床运营管理工作的临床数据管理需求，助力临床数据管理平台建设。

6. 普及先进运营管理理念，总结经验、交流推广。

7. 推进医疗流程梳理再造，将提升服务品质、内涵质量、促进学科发展作为抓手，加强管理协作，形成管理合力。

长庚医院的集团管理分为体系层、院区层和科室层3个层面，幕僚体系从上至下对应设置为总部行政中心、院区管理部、专科经营助理3个层级。"专科经营助理"都经过长期的专业培训，专业背景有卫生管理、企业管理、财务管理和医务人员等，他们与临床科主任是合作关系，协助主任开展科室经营管理工作，提高经营效率，又被称为"科经理"。

上海新华医院采用"组团式"临床专科运营助理工作模式，成立由紧密型搭档党委委员＋运营助理（兼职）＋财务（绩效）人员＋科室"攀登计划"人选＋科室主管护士组成的运营助理团队，同时兼顾临床医疗背景和医院管理背景。其中，紧密型搭档党委委员、财务（或绩效）管理人员同时对3~5个试点科室开展工作。

### （三）培养运营管理的人才

以"岗位说明书"为基础、以岗位胜任力为目标，制订运营管理人员教育培训制度，从新进员工开始，涵盖试用期、稳定期、成熟期、发展期等不同阶段。从全院运营管理人员的共通性培训到部门的专业技能培训，从计划统筹到管理改善等多方面不断进行培养。设置跨部门轮训制度、专案训练制度，多维度提升行政人员的专业能力。

定期学习培训，学习新技能，把握运营前沿，从而促进人才梯队的不断完善和复合型管理人才的培养工作。例如每年组织运营助理参加一定的院内外培训、举办会议、院际交流、各类专项学习等。同时，将临床专科运营助理纳入院周会参会对象，可及时了解医院重大发展决策。

医院实行职务分类管理，建立运营管理人员职级（岗位）和职务（职称）"双梯"晋升制度。按工作性质和岗位职责以及岗位履职所需的知识、技能、经验等设定管理和事务两大职类，每个职类设置若干个职级，每个部门的每个岗位职级都有相应的"岗位说明书"，明确岗位要求和聘任标准，建立院内职级晋升体系，行政人员经过历练和考核，逐级提升。建立与职级（岗位）相对应的职务（职称）晋升体系，包括专业技术类职称、医院管理研究类职称、职员职称 3 个系列。"双梯"进阶制度的设立拓宽了行政团队的晋升和职业发展渠道，激励员工不断提升自身的专业化能力。

对运营管理员进行分级定岗，完善层级设置，规划运营管理员的职业发展生涯。例如可将运营助理设置为三级，依次为"助理""专员""主管"，设置相应的岗位津贴，形成内部良性竞争机制。"主管"岗位可纳入医院储备人才库，在干部选拔任用时，同等条件下予以优先考虑。狠抓实效、敢动真格，真正实现运营。

## 第三节　运营管理体系支撑医院精细化运营管理

### 一、医院精细化运营管理

2021年5月国务院办公厅发布《关于推动公立医院高质量发展的意见》（国办发〔2021〕18号）中指出：公立医院发展方式从规模扩张转向提质增效，运行模式从粗放管理转向精细化管理，资源配置从注重物质要素转向更加注重人才技术要素，是构建公立医院高质量发展新体系，引领公立医院高质量发展新趋势，提升公立医院高质量发展新效能，激活公立医院高质量发展新动力和建设公立医院高质量发展新文化的"五个新"的任务，推动公立医院运营管理的科学化、规范化、精细化，促进可持续发展。

作为知识密集型的医院，应持续关注并改善自身在日常运营中细微环节及质量安全，鼓励支持学科建设及技术创新，杜绝医院内部各种浪费及因质量安全导致的成本升高，即医院精细化管理。

精细化管理是一种精益求精的管理理念和优化策略，是一种有效的管理手段，通过信息采集和标准作业等方法，使各单元运行流程具有高效率、准确性和稳定持久度。精细化管理理念是目前国内采用的较为先进的管理理念，它精准地定位每一个单元的运行关键点，并对出现问题的各个细节进行完善和改进。医院精细化管理是用科学的方法实施管理活动，使医院各单元精确、高效、协同运行。其内涵包含"三高三重"，即高标准、高质量、高效率、重落实、重基础、重细节。

医院精细化管理针对其管理侧重点又细分为多种模式，如运营精细化管理、医疗精细化管理、行政精细化管理、后勤精细化管理等。其中医院精细化运营管理主要负责全院资源配置、运行管理与绩效核算，是医院精细化管理的中坚力量，包括工作负荷、工作效率、成本控制、卫生经济学四大指标。

## 二、新时期医院精细化运营管理的建议

新时期医院精细化运营管理既要着重内部管理的挖掘，又要关注外部环境的变化对机构经济运行情况的影响，另一方面，由于新型冠状病毒肺炎疫情趋于常态化，医院的正常运营过程需要结合抗疫工作开展，进一步影响机构临床业务行为，最终还是需要靠内部管理挖掘来不断优化运营管理。重点关注业务、财务融合，将业务行为和经济行为融合管理，实现"业财融合"。

1. **进行研判，总结思考，脆弱性分析、风险评估和建模预测**　前瞻把握经济社会发展趋势，前瞻预测医疗健康发展趋势、新规律和服务需求，前瞻战略与运营规划（如"十四五规划与2035远景目标"），以推动国家医学进步为目标，大型公立医院需要依托现有资源规划申请设置国家医学中心、临床医学研究中心、区域医疗中心（均含中医，下同）和中医药传承创新中心，形成临床重点专科群，集中力量开展疑难危重症诊断治疗技术攻关，开展前沿医学科技创新研究和成果转化，实施高层次医学人才培养。

2. **坚持技术创新，推进医学技术创新**　面向生命科学、生物医药科技前沿，面向国家战略需求和医药卫生领域重大科学问题，加强基础和临床研究，推动原创性疾病预防诊断治疗新技术、新产品、新方案和新策略等的产出。强化科研攻关对重大疫情和突发公共卫生事件应对的支撑作用。推动科技成果转化，所获收益主要用于对做出重要贡献的人员给予奖励。健全职务发明制度。加快发展商业健康保险，促进医疗新技术进入临床使用。例如支持公立医院与大型科研团队合作进行疫苗研发，P3、P4实验室的规划与设置，推广医学+信息、医学+装备、医学+材料交叉学科的蓬勃发展。

---

**知识拓展**

四川大学华西医院正式发布新的成果转化系列激励政策——《促进科技成果转移转化实施方案（试行）》，其中包括9类激励政策、36条落地措施（简称"华西九条"）。

"华西九条"明确规定，原创成果转化以后，对完成和转化做出重要贡献的人予以重奖。同时，为他们争取最大的税收优惠政策；扩大横向项目经费使用自主权，在保证完成合同任务的前提下，根据工作内容和合同约定合理自主安排，不设置劳务费比例限制；办理结题后形成的结余经费可用于持续研究，也可部分或全部用于绩效奖励；允许和规范科技人员兼职从事科技成果转化活动……

按照规定，成果完成人可在申请专利或专利技术成果作价投资前，与医院以协议的方式事先约定科技成果的权属或股权比例，并允许成果完成人以个人名义占有股份。同时，提出了原创成果通过转让或许可取得的净收入，以及作价投资获得的股份或出资比例，提取80%~90%的比例用于奖励。

该院明确将成果转化情况作为科技人员职称评定、岗位和薪酬管理等考核评价的重要内容和依据，对业绩突出、取得重大经济社会效益和行业影响的科技人员，可破格聘任医院高级职称。允许和规范科技人员兼职从事科技成果转化活动，鼓励拥有自主知识产权或可产业化成果的科技人员经批准并与医院签署合同后离岗创业。医院每年出资不低于1000万元，设立科技成果转化基金；设立并评选"成果转化年度先进个人"。

政策最大的亮点是科研人员在转化过程中能光明正大、有荣誉感、切实地鼓励更多的医生投入到科学研究中去，是对科研人员创新成果的最高奖励。

3. **主动转变发展方式，强化医院运营管理**　规模优先向适度规模内涵质量优先运营支撑学科发展；在保障质量安全的前提下，提升运营效率、效益、效能，没有质量安全的运营效率是不可持续的。与其被动接受DRG/DIP支付制度改革，不如主动适应、参与、引导DRG/DIP支付制度改革。未雨绸缪转型调结构，优化病种结构、调整专科布局与资源配置包括急性、慢性；门、急、住院、日间业务；手术与非手术患者；互联网医院、慢病防控、康养、精神；特需；第三方检查检验手术；医师集团技术管理输出、合作以及对公立医院的支撑。

4. **从病种费用分析到病种成本分析，从费用管控到成本管控，注重成本绩效分析，提升运营含金量**　材料、药品（集中采购）、试剂，维修成本、管理成本。注重资源配置绩效分析，实现资源实时调度优化共享，提高单位资源产出，针对重装资源（CT/MRI/PET/加速器/放疗/机器人/内镜/NGS/伽马刀/质子重粒子），人力资源（高端人才、技术专家、管理专家），资金，无形资产（品牌）进行及时的后效评价。信息化、精细化，构建外部绩效考核、内部绩效考核与内部绩效分配一体化联动新体系。

## 本章小结

　　本章介绍了医院运营管理体系的基本内涵，与医院运营管理战略的相辅相成的密切关系，以及构建医院运营管理体系的要素。医院运营管理体系建设是实现医院高质量发展的重要战略途径。医院运营管理体系的构建是为了更加高效的实现医院的战略目标，明确业务管理和职能管理，指导医院运营管理更加标准化、精细化和科学化。

（李为民　杨　翠　孟　莎　甘尽然）

# 第六章　医院分层级精细化运营管理

学习目标

1. 掌握　科室运营管理要素及科室规范化管理。
2. 熟悉　医生层级及病种层级运营管理分析指标。
3. 了解　病种精细化运营管理策略。

在国家分级诊疗、现代医院管理、新医保支付方式、药品流通体制改革的背景下，医院进行更精细化的运营管理势在必行。医院应当将优化运营目标纳入全院、各科室、各诊疗小组乃至全体医务人员的关注重点，从优化各类医疗物资有效调度使用、优化疾病诊疗资源消耗路径、优化医疗服务规范流程等多层次改善医院运营效率。建立院、部、科、医疗组四级管理体系，实施绩效考核与评价，深入拓展至亚专业、医疗组层级和病种层级的精细化管理，实现医院精细化运营管理，如图6-1所示。

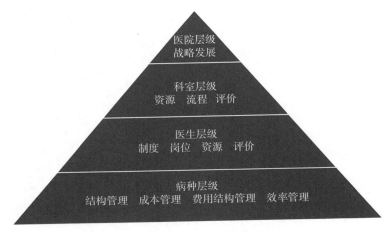

图6-1　医院精细化运营管理的层级划分

本章节主要讲解科室层级、医生层级及病种层级的精细化运营管理策略。

# 第一节　科室层级精细化运营管理

## 一、科室精细化运营管理三要素

### （一）资源配置

医院资源是指医院为了向医疗顾客提供不同层次的医疗服务而采用的能够为医疗顾客和医疗服务机构带来实际收益的资源。从广义上讲，它是指人类开展医疗保健活动所使用的社会资源；从狭义上讲，它是指医疗服务机构在提供医疗服务的过程中占用或消耗的各种生产要素的综合。用对资源可避免医疗资源的巨大浪费。医院总体资源的合理配置取决于科室资源配置的合理性。科室运营中的资源配置主要有四大核心资源。

1. **人力资源配置**　人力资源是各项资源中最宝贵、最重要的资源，是科室核心竞争力，科室人力配置要以学科发展为导向，与医院整体战略相匹配。

2. **床位资源配置**　"床位"是整个医院工作规模的计算单位，也是科室用以收治患者的基本装备单位，还是确定分配人力，设备和物资等的重要依据。

3. **医疗设备资源配置**　医疗设备是科室开展诊疗活动，保证医、教、研工作正常进行的物质基础。在一定的时期和范围内，可用资源总是有限的，为了科室各方面发展的需求，就必须对医疗设备的购置做出规划，开展医疗设备配置评估与分析，建立设备配置体系。

4. **空间资源配置**　从医院整体讲是指对地域空间的合理布局和开发利用，以及根据医院内部需求变化对其进行分析、评价、调配的过程。科室空间资源配置，作为医院资源配置的重要组成部分，是决定医院就医流程是否合理、人力和设备资源能否高效利用的前提因素，是运营管理的重要环节。

### （二）流程优化

医院流程管理是现代医院管理的重要组成部分，亦是将流程管理理论与医院管理实践相结合的产物，它是以规范化地构造端到端的医院服务流程为中心，以持续提高效率为目的的一种系统化管理方法。强调"规范化、流程化、持续性和系统化"，形成一套"认识流程、建立流程、优化流程、流程自动化、流程运作"的体系，并在此基础上开始一个又一个"再认识流程"的新循环。科室运营中的流程优化主要指四个核心流程优化：

1. **临床科室（住院）服务流程优化** 住院诊疗服务是医院医疗工作中的中心环节，也是临床科室服务能力的重要体现，是临床科室服务流程优化的主要对象，包含了患者从入院－住院－出院的各个环节。

2. **医技科室服务流程优化** 医技科室作为医院医疗保障平台性科室，在现代医院运营中占据重要地位，其发展程度直接影响着医院整体服务质量及服务效率。由于受医院医技服务负荷量限制影响，患者医技检查及结果拿取时等待时间较长，临床服务需求无法得到最大化满足等问题，导致其成为医技科室与临床需求及患者需求的主要矛盾。

3. **手术室服务流程优化** 手术室是手术科室医师对患者进行手术诊断、治疗和抢救的重要场所，是资本密集的高成本运作中心，所以手术室的运营效率将直接影响整个医院的运营结果。手术室服务流程的优劣直接关系到整个医院的工作效率以及内外部顾客的满意度，做好手术室服务流程优化，提高手术室利用率已成为每家医院的运营目标。

4. **门诊服务流程优化** 门诊作为医院直接对外提供服务的"窗口"，是与患者接触时间最早、人数最多的部门，门诊服务流程是否简便、连续、高效，除了对医院的医疗秩序和医院的声誉有直接影响，还影响到医院的医疗质量和效益。

### （三）绩效评价

科室绩效评价是运用科学的方法，对一定时期内的经营效率和业绩进行定量与定性的考核、分析，以做出客观、公正的综合评价。绩效最终的指向为患者利益，以患者为中心的理念贯穿于科室经营管理活动的各个环节，主要表现为质量、安全、服务、管理等方面，但同时也要兼顾经济效益。从不同的层面和用途来看，科室的绩效评价也可包含外部评价和内部评价两个方面。

科室外部评价即对不同的医疗机构进行同专科的绩效评价，可以在医疗服务体系中引入竞争机制，帮助科室了解自身水平和局限性，促进医院改善服务。

科室内部评价指标体系的建立既要考虑到国家卫生行政主管部门对医疗机构的评价导向和管理的总体要求，又要结合医院自身的特点和战略发展要求，符合绩效管理的原则以及不同专业的规律。内部考核包括团队和个人两个层面，其指标的选取、考核模式和周期有所不同。指标体系构建原则如下。

按照不同专业划分职系建立考核指标体系：根据医院不同专业的工作内容和规律，按照职业化、专业化的要求，可分职系构建指标考核体系。根据专业特点，可以分为医师、护理、医技、行政、科研、教学、后勤等几个职系。各职系考核指标的选择应紧扣职系的特点，反映专业的关键流程和结果。

根据不同考核周期和层次需求建立指标考核体系：考核周期一般分为月度和年度

考核，考核重点和指标选取有所不同。月度考核侧重于考核个人，科室参与考核和分配调控；年度考核侧重于考核团队，由医院直接考核到科室，再由科室按照内部管理原则考核到个人。

月度考核指标体系构建，选取支撑战略落实的重点关键指标，体现核心导向，数量适度，不宜过多；以医疗工作为中心，指标选取体现运营效率效益兼顾质量成本；能够及时产生并获取，体现考核激励的时效性。

年度考核指标体系构建，指标选取较月度更为综合全面。根据医院自身的性质特点、规模级别，将短期目标和长期战略相结合，可从医疗、教学、科研、综合管理等各个方面，从效益效率、质量安全、综合发展、公益性等各维度，全面客观地评价科室团队的业绩水平和在医院内所处的位置。可以为绩效分配作支撑，帮助科室清晰自身发展短板，促进绩效改进，也为医院整体的资源规划配置提供参考依据。

月考核与年考核指标不重复同一指标、内涵不同，可以同时用于月、年考核，如每月考核门诊、出院人次和手术台次，年终考核人均增幅，强化人力资源使用效率，根据岗位类型和来院工作时间折算人力资源权重。

## 二、科室规范化管理

医院的标准化管理是以标准化方法为基础，将标准化渗透到医院工作的各个领域，贯穿于医院工作的全过程，以提高人员素质及医院整体功能，进而提高医疗质量。科室管理是医院管理的基础，也是医院管理的关键环节。以科室为主体，建立标准化质量管理模式，以问题为导向，持续改进，提高医院管理水平。推行科室规范化管理是医院向精细化管理转变的必经之路。

（一）科室管理主要问题

1. **职责不实、规程不清**　科室管理体制缺乏明确定义，对组织架构中存在的部门和岗位设置不合理，职能重叠及交叉带来的越位和缺位，以及岗位职责和工作标准不够具体等问题。

2. **事务不公、沟通不足**　不同科室之间由于管理人员水平差异所造成的科室管理决策差别，或决策制定人的主观因素影响和决策信息被传递走样以及决策过程中存在的信息缺乏等问题。

3. **流程不畅、执行不力**　对流程管理上存在的流程设置不合理、衔接不畅，应对运行流程的梳理、优化、重组进行规范；执行环节缺乏监督与考核等问题。

（二）科室规范化管理方法措施

现代管理方法都是基于类似的过程进行管理，其主要顺序都体现为 PDCA 循环。

因此，在推行规范管理过程中，应根据医院管理现状和发展要求，选择合适的管理方法或融合不同的管理方法。对各职能科室的当前及今后面临的形势以及需要开展的工作和所需配置的资源进行分析、规划，运用精益管理、流程再造、全面现场管理、头脑风暴法等方法制定和审核部门职责、岗位说明书、业务流程图、工作绩效考评办法等，建立、保持、改进规范化管理体系。

1. **制度建设标准化**　规范化管理，最核心的内容就是建章立制，做到一切行动都有章可循，有法可依。而达到这种效果的重中之重就是完善的管理制度，只有建立健全各项规章制度，才能精确管理工作的每一个环节，在根本上实现规范化管理。建立健全科室综合管理制度，完善、规范一线医护人员的医、教、研业务工作制度：科室管理体制、管理小组成员岗位职责、科室综合管理制度、科室医疗管理制度、科室教学管理制度、科室科研管理制度、科室护理工作制度。强化制度约束意识，维护制度的严肃性，完善管理制度包含科室管理、医疗、教学、科研、护理等方面，具体涉及科室管理体制、管理小组成员岗位职责、科室综合管理制度、科室医疗管理制度、科室教学管理制度、科室科研管理制度、科室护理工作制度等，调动各种积极因素，按医院分级管理标准，抓好现行制度的落实。

2. **管理机制明确化**　各临床、医技科室是医院党政领导下的一级管理机构，也是开展各项工作的具体组织实施单位，承担本科室的医疗、教学、科研和管理等具体工作任务。

确立院、科两级管理责任制，各临床、医技科室在医院的领导下组织各项业务及管理工作的开展；科室各项工作的开展必须与医院的办院方向、战略目标、发展规划、规章制度、管理要求相一致。

规范科室管理行为，权责并重，强化执行力，切实建设长效机制，科室管理实行"以科主任负责制下的管理小组决策机制"的管理模式。科室管理小组是科室管理的组织形式，其人员构成为：科室主任、支部书记、副主任、护士长。根据各科室的具体情况，科室可以吸收专科经营助理/治疗组长/诊断组长/技师长等参加科室管理小组。科室管理小组的组成人数应为单数。

科室管理小组在医院的授权范围内负责科室各项管理工作，其成员按照分工履行各自管理岗位职责，并就分管工作对科室管理小组和科主任负责；科室管理小组就科室的管理和各项业务工作对医院负责，其中科主任为第一责任人。

科室管理小组会议是科室管理的议事决策会议，科室的各项重大管理决策、决定必须通过管理小组会议讨论通过方能实施，超过医院对科室管理小组授权范围的事项必须按对口管理原则，上报医院经批准后方能实施。

科室规范化管理作为长期实行机制需要定期或不定期进行过程控制和结果控制，并实施 PDCA 动态循环管理。科室规范化管理真正把"以患者为中心，提高医疗服务质量"落实到实处，进一步标准化制度建设，明确科室的管理模式，改善医院管理执行力的问题，也为科室精细化运营管理打下基础。

## 三、科室运营分析

科室运营结果的好坏需要选择科学的方法和建立恰当的指标进行评价和分析，根据分析评价结果向管理要效益。医院综合运营系统中经营与决策范畴也是一定期间内对科室运营结果进行统计、分析、评价、决策和控制。

科室运营分析评价方法有很多，各有特点，常用的分析评价方法有：数据包络分析、加权秩和比、层次分析、模糊数学法、最优指标法、主成分分析、聚类分析、迭代法、因子分析、密切值法、Ridit法和逼近理想排序方法（TOPSIS法）等。各种评价方法各有优劣，在科室运营分析评价中应扬长避短，联合运用，达到理想的评价目的。

科室运营分析指标选择要全面客观反映科室投入和产出的情况，从而准确地评价科室的生产效率，并且选取的分析指标要稳定实用，也要具有导向作用。科室投入是指科室资源存量及变化分析，科室产出主要从社会效益和经济效益两方面分析。

1. **资源投入分析**　资源投入包括人力、物力和财力，科室运营分析需要对历史资源以及变化做出梳理。基于人力资源系统进行科室人员的结构化、层次化分析和规划，基于固定资产系统、物流管理系统进行科室设备、物资的盘点和分析，基于财务相关系统进行科室专项补助、差额补助的梳理。

2. **社会效益分析**　科室社会效益产出是指无货币收入的效益，是给社会提供的医疗服务的数量和质量，也包括科研产出和人才培养。社会效益分析指标包括医疗质量与安全指标、医疗效率指标和科研教学指标。医疗质量与安全指标包括患者满意度、病历书写、会诊管理、合理用药、临床路径、医疗安全等；医疗效率包括人均门急诊量、人均出院量、人均手术量、平均住院日等；科研教学指标包括人均科研经费、发表论文数量和级别、获得科研成果的项数和级别、人均承担培训人次、完成继续教育人次等。所有指标的分析基于前端医疗系统和后台运营系统相结合进行分析。

3. **经济效益分析**　科室经济效益产出指有货币收入的效益，是以最经济的方式让有限的卫生资源服务更多的人群。经济效益分析指标包括业务收支状况、患者费用、资源利用、发展投入。业务收支状况包括人均业务收入、业务收支比、单位固定成本和单位业务成本；患者费用包括平均住院人次费用、平均门诊人次费用、药占比、材料占比；资源利用即资产收益率；发展投入即固定资产增值率。通过财务管理系统、成本核算系统、HIS系统、固定资产系统实现经济效益指标的分析。

# 第二节　医生层级运营管理

医生是提供医疗服务的主体和核心，是提升医疗服务质量和水平的主体力量。医院、科室通过和医生之间的组织关系、制度缔约、岗位职责、权限管理以及绩效考核等达到整合资源及协调管理的目的。目前，国内外对于医生层级的组织构建主要有三级医师（查房）制以及医疗组长负责制（主诊医师负责制）两种模式，不同组织构建方式造成人员岗位管理方向、医疗活动实施方式及管理侧重点的不同。

## 一、三级医师（查房）制度体系

### （一）管理体系要点

2016年国家卫生计生委员会发布的《医疗质量管理办法》中提出严格遵守医疗质量安全核心制度，而三级查房制度排在十八项核心制度中的第二位。

三级医师查房制度也就是三级医师负责制，将医师团队分为住院医师、主治医师、（副）主任医师三个层级进行诊治工作。制度要求在医疗过程中三级医师由下至上逐级请示，由上至下逐级负责。要求查房时住院医师要报告病情摘要。主治医师查房要认真检查患者，分析病情，提出明确的诊治意见，对住院医师的诊疗工作负责。副主任医师、主任医师对主治医师的诊疗工作负责。明确各级医师主要职责，分层级实现诊疗工作的责任制度。

### （二）三层级岗位职责内涵

住院医师查房，对所管患者实行24小时负责制，实行早晚查房。对新入院患者，住院医师应在入院8小时内查看患者，急诊入院患者要立即予以诊治。重点巡视急危重、疑难、待诊断、新入院、手术后的患者，检查辅助检查报告单，分析检查结果，提出进一步检查或治疗意见。核查当天医嘱执行情况，给予必要的临时医嘱。询问、检查患者饮食、睡眠及心理情况，对急、危、重症患者应随时观察病情变化，并及时处理。将患者情况及时向上级医师汇报。

主治医师查房，要求每日至少查房一次。对新入院非急诊患者，应在24小时内查看患者并提出处理意见。对急诊患者要及时查看患者，并提出明确诊治意见或请上级医师诊治。对新入院、急危重、诊断未明及治疗效果不佳的患者进行重点检查与讨论。听取住院医师和护士的意见，倾听患者的陈述，并仔细检查病历。核查医嘱执行情况，评价治疗效果，根据病情变化及时调整诊疗方案。将患者病情变化及诊治情况向上级医师汇报。

主任医师（或副主任医师、高年资主治医师）查房，每周至少查房2次。对新入院患者应在72小时内查看，并对患者的诊断、治疗、处理提出指导意见。对疑难重症患者要及时查房，提出明确的诊治意见，按要求进行教学查房。重点解决疑难重症病例的问题，审查新入院、疑难重症患者的诊断和治疗计划，决定重大手术及特殊诊疗措施和方案。要定期抽查医嘱、病历、医疗、护理质量，听取医师、护士对诊疗护理的意见，决定患者出院或转院等（图6-2）。

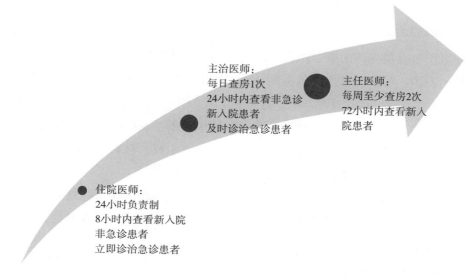

主治医师：
每日查房1次
24小时内查看非急诊
新入院患者
及时诊治急诊患者

主任医师：
每周至少查房2次
72小时内查看新入
院患者

住院医师：
24小时负责制
8小时内查看新入院
非急诊患者
立即诊治急诊患者

**图6-2　三级医师负责制逐级管理**

## 二、医疗组长负责制（主诊负责制）体系建设

### （一）发展背景

我国医疗体系长期以来推行的是三级医师负责制，但国际上早已推行了医疗组长负责制。医疗组长负责制，是由1名具有副主任医师及以上资格的主诊医师，率领1个由专科医师以及住院组成的医疗小组，全权负责实施患者门诊、住院、手术、会诊、出院后随访等一系列医疗活动。医疗组长对本组医疗质量、效益、绩效考核、分配，具有决策权，同时也承担主要管理责任。

1994年5月，浙江邵逸夫医院开业运行并开始推行医疗组长负责制。政策层面，2000年8月由卫生部、国家中医药管理局颁布的《意见》，使"患者选择医生"制度在全国部分城市实施，而医疗组长负责制可以保证"患者选医生"的核心理念在医院医疗中得到落实。在实际的就医过程中，通过患者自主选择医疗组，选择医师，体现了患者的主动权和选择权，在更大意义上鼓励患者主动参与到诊疗活动中来，使患者权益得到更好的体现和保护，这一制度也能够切实保证患者安全和促进医疗质量的持续改进。

医疗组长负责制是三级医师查房制的补充，对医疗组的权、责、利进行明确规定，分级落实责任的同时，也将权利分级下放。"以患者为中心"在科主任领导下的主诊医师负责制管理模式，医疗安全、服务满意、亚专科发展、医生培养等取得更加良好的效果。

### （二）管理概要

医疗组长负责制强调的核心是要让团队最高水平的医生每天接触到患者，实现对患者更好的看护。如果说科主任负责制具有"层级负责式"的科层组织特色，那医疗组长负责制就是一种"诊-教整合式"的网络式医生组织管理模式。该制度通过医务工作者的参与式管理，将医疗责任重心下移，考核单元下沉至组，实现院科组三级责任管理。科主任下放部分权力，主诊医师拥有一定的自主权，有利于提高主诊医师小组的效率，增加医疗服务的灵活性，提高医院的医疗效率。

医疗组的精细化管理，应重视与科室亚专业协调发展。医疗组的划分应该结合医院的发展定位、科室的学科优势及医疗组组长专业特长，形成优势亚专业，实现医疗组向专科专病组的转变。

### （三）亚专业细化管理

亚专业（subspecialty）细化是指在传统的一级、二级、三级医学专业分类基础上，进一步细化专业分类。临床医学学科亚专业的划分，是学科建设的关键，是专业技术深入高层次发展的必经之路。从学科发展需求出发，遵从医学科学发展从专科到专业再到专病的发展路径。同时，亚专业分化的学科建设模式和策略，是一项全新的人才管理方法。对亚专业细化管理的核心就是对亚专业技术带头人的管理，以医疗组为管理单元，以医疗组长为专业技术核心抓手深入发展亚专业方向。从精细化管理需求出发，将学科发展切实与个人发展挂钩，实现责、权、利对等。

医生只钻研某一类疾病，必然能够研究更深、更透，有利于治疗水平迅速提升。其次，沉淀过后的经验总结可推进制定临床路径，更便于有效规范医生的诊疗行为甚至形成行医指南。设置亚专业，患者会分流到各个科室或诊疗组，医生就能不断地积累诊疗经验，提高临床诊疗水平和科研能力。同个亚专业中，可以通过医疗组之间差异对比，做到人事绩效的精细化管理。医院和学科应对每一个亚专业和学科带头人提出严格的要求，在明确主攻方向后，进行定期考核和评估，不断规范行为与标准化医疗流程。

### （四）组内岗位职责

医疗组长的岗位设置，改善了扁平化的医生管理模式，给予了医生职业生涯更高的奋斗目标。医院建立起以职业技能高低决定岗位层级的管理体系，形成"医院–科室–医疗组长"三级负责制，把医疗组长作为医疗质量安全与学科发展的抓手。医疗组长负责制是在科室层级管理下，每个科室再设置若干个医疗组。医疗组一般由1名主诊医师（attending）、1名专科医师（fellow）、多名住院医师（resident）三层次人员组成，按需设岗，参与竞聘相应的岗位。

医疗组长负责制对不同岗位医师的职责及权限重新进行了明确定义。医疗组组长在诊疗活动及日常管理中承担着十分重要的角色：作为小组主导，拥有完全的医疗权力，承担完全的医疗责任，掌控医疗活动全过程，即全权、全责、全过程负责患者医疗工作。组内专科医师将辅助医疗组长完成医疗工作以及教学指导工作。一线医生需要承担患者基本的治疗工作，是医疗组长诊疗方案的具体实施者（图6-3）。

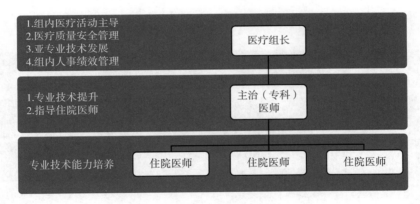

图6-3　医疗组内岗位管理

医疗组成为医院最基本的医疗责任管理单元，更加扁平化，服务单元更小，便于进行精细化的运营管理结合考核体系，有利于改善医疗服务流程，提升医疗照护水平和人文关怀。同时下放权利和责任，保障制度运行的可持续性。

### （五）绩效评价体系构建

建设以医疗组为考核单位的创新分配机制，提高医务人员的工作积极性。医疗组长负责制配套的考核方式，使利益分配方案更加透明和公平，评价标准需要体现出医疗质量越高、成本控制越好，绩效考核结果越好的标准。在这种分配模式下，竞争从隐性变为显性，极大地提高了医师工作积极性，引导医生在保证医疗质量与安全的前提下，强化运营效率意识。

医疗组长负责制将医院–科室两级资源（如床位、人力等）与具体责任人（医疗组长）挂钩，将医院运营管理从院科两级切实落实到了人员管理上。医疗组长负责制的评价机制需要全面涵盖科室运营工作相关方面，工作效率、工作效益、医疗质量、团队管理与发展、患者满意度等。具体指标包括：反映工作效率的人均日诊量、床位利用率等指标；反映工作效益的药占比、人均费用等指标；反映医疗质量的31天再入院率、死亡率等。

**案例讨论**

**【案例】**2007年，该院建立起以职业技能高低决定岗位层级的管理体系。管理要点集中在完善组织架构，岗位管理，资源分配以及制度管理四个方面。

该院在2004年开始试行医疗组长负责制度。从顶层设计出发，医院通过建立医疗组长授权委员会，制订严格的医疗组长准入标准，促进人员发展，加强学科建设（图6-4）。

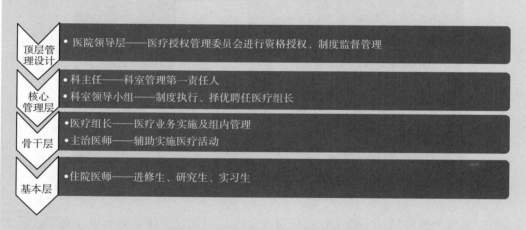

图6-4 某医院医疗组长制度管理构架

竞聘上岗机制：2007年该院正式施行在科室管理小组领导下的医疗组长负责制，科室按照医院要求严格执行公开、公正的医疗组长竞聘上岗。

资源分配：该院将床位资源按照内科每组18~22张、外科每组8~10张标准进行组长岗位划分。人力资源常规按照医疗组长、主治医生、住院医生1：1：3的比例进行配置。医技平台科室多以业务分工、疾病部位等进行岗位设置，急诊则以功能空间进行岗位设置。

制度管理：除严格的医疗组长准入标准外，同时对医疗组长制定了严格的管理制度来规范医师行为。针对医疗组长建立了日常工作管理机制，岗位要求，专项业务管理条例以及实质性介入医疗组医疗业务过程管理等长效管理机制，进一步夯实了基础管理工作，提高质量安全。

　　该院将科室年度业务目标测算至医疗组层面，制订年度KPI并与科室及医疗组长签订年度目标责任书夯实目标管理，并进行业务追踪管理。突出重点考核指标，量化考核为主，与绩效挂钩，强化医院运营管理导向（表6-2）。

表6-2　某医院医疗组考核指标

| 一级指标 | 二级指标 | 三级指标 |
| --- | --- | --- |
| 医疗指标 | 工作负荷指标 | 门诊人次、出院人次、手术台次、检查操作人次等 |
| | 卫生经济学指标 | 门诊次均费用、次均药费；住院次均费用、药占比、材占比等 |
| | 医疗技术难度指标 | 手术系数（RBRVS）、病例组合指数（CMI）、四级手术占比、微创手术占比等 |
| | 辐射能力 | 门诊省外患者占比、年省外出院患者占比、成都市外出院患者占比等 |

　　在实践医疗组长负责制过程中，难点在于医疗组长岗位规划以及医疗资源的合理分配，两项因素应当相辅相成。资源分配（如人力、床位等）与管理层级一致，由上至下将科室资源分配至医疗组，将资源管理与岗位管理协同。简单分配原则的建立有助于科室统一岗位管理标准，公平分配资源。但简单标准难以结合亚专业差异以及病种差异形成更深入的精细化管理。所以，在划分建立医疗组长负责制度后，需要长效追踪医疗组层级的资源利用情况，以月度、年度重点指标关注医疗组情况并进行调整。尊重医学本质，当患者选择医生的同时，资源也随之倾斜。医疗组之间的指标对比，深层次结合亚专业、病种差异分析，完成动态资源管理以及岗位管理，完善资源分配方案，提升精细化管理力度。

　　【讨论】专科助理在医疗组长指标体系管理中应当起到什么作用？亚专业细化管理能否与医疗组长负责制度起到相辅相成的管理作用？医疗资源的分配可以参考哪三级指标？

### （六）制度模式对比

#### 1. 三级医师查房制度

（1）优势：通过构建多道防线，避免因个人经验不足造成失误，逐级保障医疗质量安全。从经验管理到制度管理的实践，三级医师查房制度是在我国改革开放以来医疗质量管理经验的基础上总结建立的制度要求，让医院管理工作有章可循，规范医疗行为。同时，将医师真实成长的过程通过制度进行管理，加强各级医师之间的互动及管理，提升下级医师能力。

（2）劣势：医师由低到高逐级服从，这种模式崇尚上级医师意见或经验的权威性，而忽视了客观证据的价值。由于责任层次太多，上级医师不可能全程跟踪下级医师，也就难以对下级医师行为负责。虽然从组内医疗工作的职责上规定了各级医师的权力与责任，但忽略了高层级医师的人、财、物管理权。当出现医疗纠纷时，责任界定很困难，并有可能引发内部冲突。按照制度要求，高级医生直接接触患者时间较少，就容易出现因住院医师资历不足诊断不准确，主治医师把关不严，逐级汇报管理容易延误治疗等问题，导致三级查房流于形式。

#### 2. 医疗组长负责制度

（1）优势：医疗组长负责制度的优势是针对三级医师查房制度进行完善，首要将医疗安全责任落实在医疗组长身上。责任的落实，要求医疗组长完全了解及参与患者全过程的诊疗活动，切实保障患者医疗质量安全。网格式服务单元，更加便于精细化运营开展。医疗组之间的差异化对比，更能体现岗位管理与资源分配的合理性。择优竞争上岗，促进个人能力发展以及学科发展。

（2）劣势：对于科室主任工层级管理权力的分散，需要明确的是医疗组长的权限不能超越科主任。科室医疗小组怎么分，医院层面只提出指导性意见，制定人事遴选标准、红线标准和退出标准，具体中间的过程，小组划分标准仍由科主任掌控。同时对医院管理提出更高的绩效顶层设计要求，需要落实副高以上专家的薪酬制度和考核制度，落实行政主任的责、权、利考核制度，落实主诊医师选拔制度和绩效考核制度（表6-3）。

医院发展不同时期需要不同的管理模式，对比两种医师层级管理模式构架，并没有绝对的优劣。多数情况下，两种模式并不矛盾。医疗组长负责制的建设，反而强化三级医师查房制度的实施。人员层级的制度建设，需要基于医院整体的战略方针以及定位。通过顶层设计，由上至下不断协调统一"医院-科室-医生"三层级的机制建设与核心资源管理。

表6-3　三级医师查房制度与医疗组长负责制度对比

| 模式制度 | 优势 | 劣势 |
|---|---|---|
| 三级医师查房制度 | 1. 保障医疗质量安全<br>2. 从经验总结发展至制度管理<br>3. 真实反应医师培养路径，促进年轻医生成长 | 1. 责任主体不明确<br>2. 核心医生资源"悬置"，安全保障存隐患，患者难以满意<br>3. 容易流于形式 |
| 医疗组长负责制度 | 1. 明确权、责、利，分级落实，科室主任权利下放至医疗组长<br>2. 促使最高水平的医生与患者更多接触，提高安全保障，提升患者满意度<br>3. 科室层级下，服务单元更小，便于精细化运营管理<br>4. 竞争上岗，促进医师提升个人能力 | 科室职权下放，科室管理小组职权分散，制度实施建设容易遇阻 |

# 第三节　病种层级运营管理

## 一、病种管理概要

病种（genera morborum）是指以病例第一诊断为主的，与国际疾病分类编码相对应，具有相同临床特征、相同资源消耗的疾病组合。单病种是指每个病例的第一诊断疾病名称，是一种单一的、不会产生并发症的疾病。从19世纪初期，病种就以疾病实体为基础，作为统计学研究和死亡原因研究的分类标准，一直沿用至今。

病种运营管理是指以病种为核心管理单位，围绕疾病诊疗全流程，基于信息化、大数据分析聚焦病种效率、效益以及负荷情况。以病种结构分析、病种效率分析、病种效益分析、病种费用分析等为抓手不断优化，逐级提升"医生–科室–医院"精细化运营效率和效益，规范医生医疗行为，持续改进医疗质量，有效利用医疗资源。

我国为规范病种医疗管理早在1992年颁布了《病种质量控制标准》，病种采用世界卫生组织（WHO）第10次修订本的《疾病和有关健康问题的国际统计分类》（ICD–10编码）标准统一疾病诊断。自2009年起，卫生部在全国开展了单病种质量管理与控制工作，建立了"单病种质量监测平台"，持续监测单病种质控指标并发布质控结果，对提升医疗质量精细化、科学化管理水平，保障医疗质量和医疗安全发挥了重要作用。

## 二、病种管理的必要性

### （一）医院功能定位

《国务院办公厅关于推进分级诊疗制度建设的指导意见》（国办发〔2015〕70号）明确指出："城市三级医院主要提供急危重症和疑难复杂疾病的诊疗服务。城市二级医院主要接收三级医院转诊的急性病恢复期患者、术后恢复期患者及危重症稳定期患者。县级医院主要提供县域内常见病、多发病诊疗，以及急危重症患者抢救和疑难复杂疾病向上转诊服务。基层医疗卫生机构和康复医院、护理院等为诊断明确、病情稳定的慢性病患者、康复期患者、老年病患者、晚期肿瘤患者等提供治疗、康复、护理服务"。2019年1月16日《国务院办公厅关于加强三级公立医院绩效考核工作的意见》（国办发〔2019〕4号）发布，在指导思想上明确提出"提供高质量的医疗服务是三级公立医院的核心任务。通过代表性的单病种质量控制指标，考核医院重点病种、关键技术的医疗质量和医疗安全情况"。两份文件均提出明确要求，各层级医院单位需要通过对病种层级进行管理，了解病种特征，制定医院重点病种管控目标，定向定量调节病种收治结构，以切实落地医改过程中各层级医院的功能定位。

### （二）医保支付导向

医保支付改革从传统的按项目付费，到单元付费再到现阶段部分地区试点DRG/DIP付费，促进医院管理从医疗项目制管理到全面病种的精细化管理。

DRG（diagnosis related group）译为"疾病诊断相关分组"，以病案首页的患者信息为依据，综合考虑主要诊断和主要治疗方式，结合个体特征因素，将患者分为若干诊断组进行管理的体系。

DIP付费（big data diagnosis-intervention packet），即按病种分值付费法。以主要诊断和关联手术操作的自然组合形成病种，并参考各病种次均住院费用的比价关系形成病种分值。同时，考虑患者年龄、并发症等因素，对分值进行校正，集聚成目录，最终实现精细化、个性化的按病种付费方式。

无论是DRG还是DIP，都是基于预付费的原理设计，以病种为单元，进行医保费用支付。病种将成为医保支付医院费用的主要因素，直接影响医院的整体运营。医保支付向病种进行精细化改革的最终目的是整合各方资源，实现共赢，助推医院进入高质量发展。

### （三）资源配置需求

医院是带有社会福利性质的组织，在定量医疗资源下服务更多的患者，或减少单个患者的资源消耗，对于社会公益性十分重要。从投入产出的角度来说，其运行过程中涉及到人力、财力、物力、信息等要素的投入以及门急诊服务量、住院服务量等医疗服务产出，同样遵循经济学中的效率理论。但与一般产品服务不同，单纯追求服务数量而忽略医疗质量的发展模式，虽有利于医院的规模经济发展，但容易低估医院的社会效益水平，不利于医院高质量发展。病种精细化运营管理聚焦疾病本身特质，结合经济投入–产出效率理论，优化医院资源配置，将资源重点投入到医院的重点病种上，联合其他层级医院调节非重点病种，助推各层级医院建立相关病种的标准化医疗服务流程，提升服务质量效率。

### （四）业财融合管理

业财融合是指业务部门与财务部门的有机融合，将财务角色从记账型财务和监督型财务向协作型财务转变，将财务管控功能嵌入到业务的全过程。统一业务和财务的视角，两者全方位融合，共同作出规划、决策、控制和评价等管理活动。医保支付体系逐渐演变以病种为单位，顺应支付改革趋势，医院成本核算体系也应向病种成本核算深入。以病种支付–成本管理，促使医院建设预算+成本+绩效整理运营管理模式，实现事后管理到事中管控的转变，推动医院业财融合与降本增效。

病种精细化运营管理，以病种为标尺单位可以量化客观指标，让医院精细化管理更公平、透明；从科室病种数据的体现，判断专科优势弥补不足并引导科室后期发展；从病种结构中，明确病种减少、增加的客观原因，了解专科发展趋势，加强学科建设推动医院实现战略目标（图6-5）。

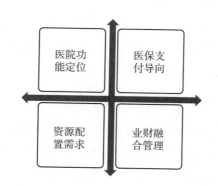

**图6-5　病种精细化管理四大必要性**

## 三、病种精细化管理的内涵

病种八大精细化管理方向：诊疗服务范围、医疗技术水平、疑难度、诊断治疗水平、医疗质效水平、卫生经济学指标、治疗效果评价、患者满意度（图6-6）。病种精细化运营管理的主要方向包括但不限于服务范围、治疗水平、卫生经济学3个主要方向。

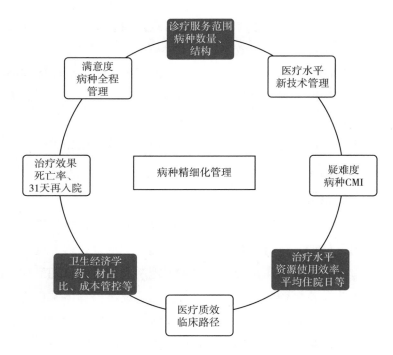

图6-6　病种八大精细化管理方向

病种结构调整、病种费用、病种成本、病种资源使用效率等成为主要管理目标。根据精细化运营管理方向建立相应指标体系，进行追踪评价。结构指标包括DRG组覆盖率、CMI、四级手术占比、微创手术占比等。负荷指标包括出院人次、手术人次、四级手术人次、微创手术人次、总权重等。效益指标包括次均费用、次均床日费用、去药材次均床日费用、净药占比、净材占比、费用消耗指数等。效率指标包括平均住院日、时间消耗指数、术前等待时间等。

（一）诊疗服务范围——病种结构调整

病种结构调整有利于鼓励临床医师收治疑难危重病例，不断钻研临床业务，不断提升医疗服务水平，从机制上减少推诿疑难危重患者现象的发生。按病种管理引导医院病种结构优化调整，在保证医疗质量的前提下，引导三级甲等医院病种结构向更加疑难、更加复杂的方向发展。

（二）卫生经济学、成本——病种药占比/材占比

病种费用主要包含药品费、材料费、检查化验费、手术费、护理费等。除此之外，病理费、麻醉费、平均住院天数等也是影响病种医疗费用的主要因素。病种费用构成分析是病种成本精细化管理的主要工作。结合病种费用构成情况，医院可有的放矢地采取有效的费用管控措施。

按病种管理有利于医疗费用控制，控制医疗费用不合理增长。由于病种数量很多，基于不同病种的考核方式大大增加了监督人员的工作量，可以借助信息化工具，如自动进行分类汇总比较、设置警戒值提醒等。另外，按病种付费方式现已在很多国家使用，我国已有部分地区作为试点，按病种进行费用控制管理，可以为将来按病种付费方式的全面铺开提供经验和支撑。

费用管理上需要关注不同科室的控费重点，外科注重材料管控，内科主要为药品管控，医技平台科室除开医用材料外还关注领用办公耗材等。以病种材料费用管控为例，华西医院多年管理经验下将材料管控分类进行，材料分为计价耗材（高值特殊材料与普通低值计价材料）与不计价耗材（低值不计价耗材）（图6-7）。

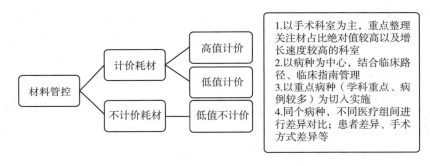

图6-7　手术科室病种精细化费用管理示意图

### （三）病种成本精细化管理

病种成本精细化管理作为一种先进的成本管理模式，提倡将成本管理融入医疗活动的各个环节，对病种所涉及的医疗活动进行动态追踪和梳理归集，强化成本的过程管控，从而实现成本管理的精细化管理。病种消耗项目、项目消耗资源，基于此提出病种成本精细化管理的实施路径，即通过减少项目使用，有效控制资源消耗，最终实现：控制医疗费用的不合理增长，不增加患者的自付费用，同时对医生产生有效的正向激励，提高医院综合竞争力的目标。

引入病种成本精细化管理理念，将医疗服务行为与医疗资源消耗紧密联系起来，有效减少甚至消除病种治疗过程中冗余的环节或控制资源消耗过高的项目，优化病种治疗方案，从而有效控制病种费用，降低病种成本。

### （四）病种效率管理——平均住院日管理

平均住院日是评价医疗效益和效率、医疗质量和技术水平的综合指标，其直接反应医院管理效率和影响患者的经济负担。大多数医院以科室为单位制定平均住院日考核值，该方法管理较为粗放，未考虑到同一科室的不同亚专业不同病种或术种之间的结构差异。它导致出现为达到考核值而收治本应该由基层医院承担的简单病种来应对考核值的现象，导致真正疑难重症的患者未能及时获得高效的医疗资源，加剧优质资源未充分利用的现象。以病种为核心管理单位进行平均住院日的精细化管理，更科学地设置病种的平均住院日目标值，制定标准化的患者全程管理流程，缩短平均住院日，提高效率，达到优先收治疑难重症患者，优化病种结构，减轻患者经济负担的目标。

## 本章小节

　　本章着重讲述精细化运营管理在科室层级、医生层级及病种层级的不同体现。医院运营管理者通过切实可行的评价指标体系和评价方法对科室的资源配置、流程优化、工作效率等方面进行综合评价，发现问题，分析原因，找出关键控制点，及时修正，同时充当科室的"指挥棒"，发挥激励和导向作用，以取得更好的社会和经济效益。在医院—科室"指挥棒"管理之下，切实落实医生层级从制度管理、岗位资源管理再到考核评价。通过亚专业细分，到医疗组建设促使医生自发重视到组内管理与病种管理。病种作为医疗服务的核心载体，针对其进行精细化的结构、成本、效率管理，对优化资源配置，顺应医保支付制度变革，实现医院功能定位、业财融合等起到决定性作用，从而助力于医院高质量发展和提升核心竞争力。

（李为民　杨　翠　张馨元　何露佳）

# 第三篇
## 流程在医院管理中的角色

*Part 3*

# 第七章 医院流程管理概述

学习目标

1. 掌握 医院流程管理的概念。
2. 熟悉 医院流程管理的内涵和运作方式。
3. 了解 医院流程管理的方法和工具。

世界上大部分的国家医疗制度大概可以分成两类：开放式（open system）及闭锁式（closed system）架构。这两种架构最大不同之处在于医师是否为医院（或是医疗机构）的雇员（employee）。如果是开放式架构，医师和医院之间是所谓合伙人关系（partnership），大部分的医师并非医院的雇员。因此，医院在管理医师群体的时，必须仰赖合约上所允许的执业特权（privilege）。在医疗保险费用的支付上，保险公司也会将给医院的费用（hospital fee）和给医师的费用（physician fee）分开支付，美国就是这样的制度。但是在闭锁式制度中，医师是医院的雇员，又由于保险公司只支付一笔费用给医院，医院就必须和医师"拆帐"（split revenue），因此，医院对医师的管理也比较复杂。

不管是开放式或是闭锁式架构，这两者都深受医疗服务的性质所影响。医疗服务的性质基本上分成两种：以患者为中心（patient-centered）和以流程为中心（process-oriented）的服务。以患者为中心的服务最大的特色就是在提供医疗服务时，是以"个性化"作为出发点来提供服务的。提供服务的供应方会环绕在患者（需求方）特殊的需要上来服务患者，此时医疗服务的中心是在满足患者特殊的需要。如果从医疗服务质量管理的视角来看，就是服务不同的患者"服务"要有差异，因为患者的需求不同，差异的大小看患者需求的特殊性或是变异性的大小而定。但是另外一个极端就是以流程为中心的服务，这种医疗服务的特色是要满足"效率"的极大化，因此，非常强调流程的顺畅性。换句话说在这种医疗服务的模式之下，有差异就是质量低的表现，因为差异会使效率变差；反之差异小就代表质量好。

我国的医疗制度主要是偏向闭锁式制度，每家医院都必须为每日诊治大量的病患而提升效率。在现存的医疗总支出占国内国民生产毛额（gross domestic product，GDP）的比率不高的情况下，医院以"大量制造"（mass production）的方式提供医疗服务势不可免。因此，我国大部分的医疗服务模式是以"流程"为主导的，流程管理可以说是我国大部分医院在日常管理上的"基本工作"。

## 第一节　流程管理的主要目的

1776年，英国著名经济学家亚当·斯密（Adam Smith）出版《国富论》一书。在这本书中，亚当·斯密阐述他对古典经济学（classic economy）的思想，后来影响到重商主义和殖民主义。在《国富论》书里，亚当·斯密第一次提到了"大量制造"的观念。简单来说，他认为如果要能够满足消费者的需要就必须要能大量制造各种商品。所以除了原料充足外，在生产技术上也要能提升。要提升"生产效率"（production efficiency）就必须满足以下几个条件。

1. 分工（division of labors）　如果要能够大量制造，就不能流于小作坊的生产方式，由少数人完成所有生产工作。必须要将货品生产的过程予以分解成为若干个独立且相依的工作（work/task）步骤，然后让这些步骤能够首尾相连、各自独立但却又有关联，就能够提升制造效率。这也是对现代化生产在流程管理最早的理论（注：用在医院就是如病理科、心脏外科这样的分工）。

2. 专业化（specialization）　由于所有的生产步骤都是各自独立的单元，将这样的单元交付给同一群人执行，可以透过培训、执照（license）或认证（certification）的方式，以保证执行工作的速度和质量。因此，如何在先进的生产技术上培训执行工作者，具备执行该项工作的必要知识及技巧，就成为大量制造成功的另一个关键。

3. 细节化（specification）　一旦决定工作者的资格，就可以确认在生产产品（或服务）的过程中所需要的工具、技术、材料规格等，有清楚的说明。只要是生产某项特定的产品一定要满足这些条件。所以必须依照设计图或是蓝图来满足生产要求。换句话说，在生产产品的流程中，势必要满足所有的细节条件。

4. 标准化（standardization）　当前面三项工作完成的时候，就可以将生产一种产品予以标准化。如果产品一旦标准化，就可以确保该产品的质量及生产的数量。所以标准化才成为大量制造的先决条件之一。

虽然亚当·斯密在1776年提出这样的观念，但是真正落实应用在工业生产上面，却一直到20世纪20年代初期才实现。最有名的例子就是福特汽车工厂生产"T Car"的流水线。还有为了能够应对两次世界大战的需求，许多美国的工厂开启了生产线管理（product-line management，PLM）模式，也就是将生产产品视为流水线最终目标（end product），而同一条生产线只生产同一种产品（包含不同的配件）以提高效率。所以只要是同一条生产线上某个环节出现了问题，那么只要能解决该问题，就可以增加产出的数量。

生产线管理对现代制造业的影响一直到20世纪90年代才开始有了"革命性"的改变，那就是透过人工智能和机器人等信息化流程成为流程再造（re-engineering）理论。原来从20世纪50年代二战结束后开始，为了满足需要，全世界的制造业发生了4个转变。

1. **质量管理开始引导生产**　20世纪20年代开始，人类开始逐步进入到工业化时代。为了满足需求，大量制造以满足需求成为工业化的主因［注：这中间受到约翰·凯恩斯（John M. Keynes）经济学的影响］。当时在许多地方慢慢的和科学化管理（scientific management）衍生出的重要思维结合在一起，于是科学化管理成为当时管理学最重要的理论。弗雷德里克·温斯洛·泰勒（Frederick W. Taylor）是科学化管理思维的佼佼者，他的理论影响到后来的工业工程或是作业研究（operational research）等管理学派。透过一些理论，例如，排队理论（queuing theory），大量的改善生产过程中局部的技巧和整体的效率。但是由于存在显著提高产量却无法显著改善质量的窘境，因此，在实务上经常出现不是牺牲效率，就是牺牲质量的现象。到了第二次世界大战以后，世界各国之间往来越来越密切，全球化竞争的影子在不知不觉中形成。各国不仅竞争产品的质量，还竞争产品的价格，这时质量控制（quality control）也成为制造业的主流。但是由于跨国竞争的关系，质量只是竞争中重要的元素之一，另一个竞争是价格的竞争。质量控制不好，成本就无法降低，所生产的坏品成本由谁来分担一直是一个问题。虽然很多奥特莱斯（outlets）如雨后春笋般的成立，用这些有问题的不良品销售来弥补严格质量控制所造成的高成本。但是到了20世纪70年代还是因为竞争的缘故，生产观念从流行的"质量控制"转成"质量确保"（quality assurance），希望可以从源头解决不良品造成的成本增加问题。直到20世纪80年代，因为全球化的脚步很快，跨国企业成为主流，由于求新求异，产品生产周期变短，生产线上的产品就会经常变换，这时质量确保就无法再满足企业"多产品"的制造需要和质量要求，这时全面质量管理（total quality management，TQM）的观念逐步兴起。供应方开始思考因为成本居高不下，是否还需要在本地制造？为了维持质量的优势，将产品移转国外生产（off-shored production）或是委外生产（contracted production）就成为主流。因此，多国的制造商就将主力放在产品的设计、代工和销售的供应链管理（supply-chained management）模式上。在全球性竞争必不可免的情况下，对于产品质量的要求就开始越来越严格，此时新的质量管理要求就成为重点，持续性质量改善（continuous quality improvement，CQI）就成为主流，厂商之间的竞争是比"谁的产品更好"。因此，质量引导制造就成为国际竞争的主流。

2. **并购（merger and acquisition）**　20世纪80年代通过信息化的迅速发展，国际资本流动变得便利，合并和并购逐渐影响经济"全球化"的潮流。许多大公司，甚至是跨国公司，都在这段期间纷纷的跨国收购或是并购一些资本小却很有特色的企业。由于收购的公司和母公司可能有/也可能没有业务的往来，因此，有一部分的生产就移转到国外成本较低的国家或地区。如何达到并购的综效（synergy），并且利用多地生产，专业分工就成为工商管理的重点。在这个时期，战略规划理论支持大型公司转化成较为小型的战略业务单元（strategic business unit，SBU）组合，只要专注在营销及融资、投资上就好，于是基于流程简化的精益管理（lean management）就因此成为错综复杂的工作流程的解决之道。

3. **装配而非生产（assembly instead of production）**　到了20世纪90年代后，有些经济发达国家和地区的制造业纷纷移转到人工成本较低的非经济发达国家及地区去生产。在信息革命的带动下，过去制造产品的生产线，纷纷改为装配或组合零件的流水线。在自动化科技的推波助澜之下，电脑导引的机器人被引进流水线，而大大的降低成本，确保质量。加上国际性的竞争，流水线的管理开始分析在流水线的每一个步骤是否会增加产品的"价值"？在这样的助力下，大数据（big data）（注：不是数据大或是海量数据）被直接应用在生产线管理上，这让供应方可以迅速调整流程，提供更多满足需求方的产品。同时也使"少量制造的个性化服务"也可以在生产线上得以实现。因此，生产线变成装配线，重点在于产品多样化，这是本世纪在流程管理上最重要的特色。

4. **强调差异化特质（differentiation）**　除了产品多样化外，产品的"价值"也变成生产线管理的重点之一。强调生产"差异"或是"个性化"的产品，是当代生产管理重要的关注点，于是从"减少浪费"需求的潮流产生了著名"精益管理"（lean management）的观念。这种既强调流程的经济性，又强调产品的差异性就成为新的流程管理的重点。换句话说，精益管理逐渐成为制造业和服务业流程改善的精髓，在医疗管理上也逐渐取代品管圈（quality control cycle，QCC）等管理工具，成为现代化医院管理的主流。

所以不管从哪个角度来看，过去几百年的企业管理发展的历史可以说就是一个基于改善质量思维的大量制造发展史。这个发展史承先启后了许多经济学的思想、工业工程的理论以及科技的进步，应用在医疗界就大大的改变医院管理的模式。因此，现代化医院管理的核心可以说是从大量制造的观念引导下的"流程管理"。我国是个人口大国，医院规模动辄上千张床，这样的现象在医院管理上更不可避免。

## 第二节　医院服务流程的七个层次

如果从传统的流程管理理论来看流程，可以把流程定义为：为了达到特定的目标，而将工作加以分解，并进行先后顺序的安排，即执行顺序，以达到某些特定的效果，这种安排称之为流程。而相关的管理改善称之为"流程管理"。如果从这样的视角来看流程管理，那么所有的"流程"应该都可以分成七个层次（图7-1）。

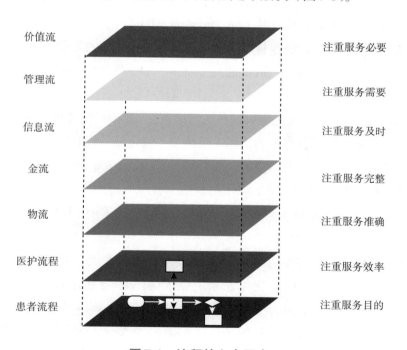

图7-1　流程的七个层次

1. **患者的流程**　患者的流程可能是流程七个层次里最基本的。最主要的原因是患者就是消费者，代表需求方，也就是整个流程的服务"主体"（major entity）。所以和患者流程有关的"活动"，包含其中隐含着重要的目的和质量要求。例如，等待时间长代表质量差，所以"时间"是所有流程组合中最重要的一部分，甚至有些流程如果用图示时，都是从患者的时间视角来绘制的。因此，对于患者（需求方）来说，患者流程可以说是所有流程的"基本"。

2. **医护的流程** 医护人员（注：包含其他身份的专业人员）的流程是为了配合患者流程而往"上"搭建的，因此，在绘制流程图的时候，往往会用另外一种方式去绘制。因为必须要告知医护人员在某一个流程的某一个位置，利用什么工具来做什么事，以达到什么功能，或因为患者的来到必须要进行什么样的服务，要怎么样应变。所以医护的流程和患者的流程最不一样的地方就是医护人员在流程的每一个阶段，做什么样的事，需要有什么样的"材料"来服务患者，在流程管理中都属于重要的"工作"。

3. **供应链的流程** 所谓供应链的流程就是指当医护人员在给患者提供服务时，所需要使用的材料或工具、相关设备等，需要及时供应到位的流程。因此，这一部分在过去的制造业中简称为"物流"的"工作"，也就是必须要将必要的"东西"，在准确的时间，送到准确的地点，提供给有需要的人。过去日本的丰田汽车公司成功的开发出零库存（zero inventory）和及时（just-in-time，JIT）生产系统，都是为了缩短供应链流程而开发的。这些都对流程管理的理论进步有着相当大的帮助。［注：丰田汽车公司称其为丰田生产系统（toyota production system，TPS），后来这些系统经过改良也就成为今日精益医疗管理的前身］

4. **资金链的流程** 资金链流程又称为"金流"，是指一旦提供服务给患者（需求方）前后，必须要能够回收财务的流程，也称为"资金链"流程或"金流"。有的时候也可以视为"因为要提供服务给患者，所必须投入的资金的回收流程"。这个流程必须要有足够的证明，使患者或是第三方了解供应方曾经有过的投入。在未来医疗保险或是第三方付费者（third party payor）介入医疗服务越来越深入的时候，资金流的管理一定要精确，否则很容易会衍生法律问题。

5. **信息的流程** 有了以上4种流程，最常看见的是为了增加各种流程的准确性，以及提高成本效益，信息化作业系统就成为不可避免的工具。所以有了信息面的流程才知道在哪个阶段，需要收集什么样的信息。相关的流程是否可以很精确地记录，也就成为信息面流程的关键。另外一个关键是在于流程进行过程，不同的工作是否可以顺利的衔接、分享信息。因此，哪些信息在流程流动的过程中，必须要能够揭露或是隐藏，就成为信息流的基础。数据交换是信息流的核心，有的时候信息流的数据也会给其他流程共同分享使用，这时候就面临"保密"和"安全"的协定。因此，信息流的角色在近代以信息管理主导的流程管理理论中越来越重要。

6. **管理面的流程** 有了以上几个流程，管理层还必须要做出对应的管理决策或是管理行为，这个在流程管理中也是非常重要的一环。如果管理的流程不能满足以上5个流程层次，那么就会产生管理不及时的情况，结果是无效用的或无效率的管理。近代在管理流程上还有管理决策理论要与之对应，管理决策理论从过去的线性规划（linear programming）到如今的多准则决策（multi-trait multi-criteria decision making），都使得管理流程越来越复杂。因此，未来管理流在电脑系统或资料库管理系统的带领之下，应该越来越能反映其在流程管理中的重要性。

**7. 价值面的流程**　价值流程也是流程管理中最困难的一部分，因为每个流程都有它原始的目的，但是这个原始的目的会不会因为时空的变化而消失，或是改变，就不确定了。流程的减少和流程的合并，通常都是流程管理中间重要的环节，其实所欲呈现的是流程欲达到的目的，以及目的达成后所呈现出来的价值，尤其是对患者的价值，因此价值流程分析常常是流程管理中最后的一步，也就是说当流程没有价值的时候，再完美的流程改善都是无意义的，因为整个流程会被淘汰。

根据以上医院流程七个层面的展开，可以了解医院流程管理的重点。例如，标准作业流程、全成本核算、医疗服务质量管理、科室绩效管理等重要议题，可以说都是基于流程管理而衍生的管理方法。因此，也可以说我国近20年的医院管理是基于流程管理为前提的管理。少了流程管理，许多过去学习的医院管理方法和工具，都会失去意义。

# 第三节　精益医院管理和流程优化

案例讨论

【**案例**】某公立中医院年门诊量以300天计算，一年大约有1 000 000门诊人次。其中每日约有9.97%的门诊是需要针灸或是拔罐（称之为针灸门诊）等服务。过去一年来，由于针灸的业务量一直不断提升，针灸门诊常常接到患者或是家属的投诉，因此，院长决心全面了解问题在哪里，然后加以解决。经组成任务编组团队随机抽样每日40人（取有效样本1000人），以问卷面访1个月（30天）后调查发现，此1000患者的不满意度主要集中在以下3点。

（1）等待挂号时间：71.39%。

（2）等候医师看诊时间：68.18%。

（3）服务人员的口气：54.45%。

其他不满意的原因最高只占22.1%，可见医院必须对缩短等候的时间提出有效的解决方法，否则患者对医院服务的不满意度还会增加。因此，医院召开了几次会议，组成另外一个特别的专案小组来解决"等待"的问题。在多次的会议中逐渐将医院的针灸门诊就医流程绘制出来（图7-2）。在思考医院的信息能力及内部作业流程的方便性，利用精益管理的方法将流程优化后得到新的流程（图7-3）。再经过3个月的观察，确立新的流程在五项等候指标上（表7-1）均表现得比过去好，才确定了新的流程，并推估新的流程每年会替医院患者节省可观的时间（每人次减少31.13分钟，全年99 700次门诊共计可减少3 103 661分钟，或约51 727.38小时）。

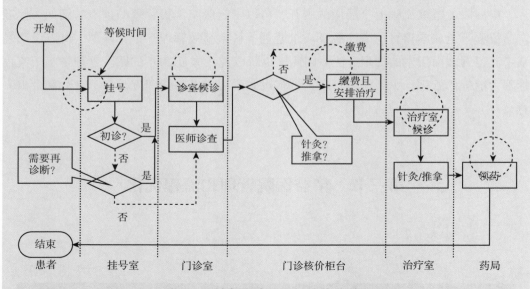

图7-2　针灸门诊流程图（优化前）

但是如果从患者视角去看就医时间，去年平均每人约为120.35分钟来看，还是约有23.96分钟是用于等待的，也就是说去年的患者约有45.77%（55.09/120.35）的就诊时间是用于无效的等待时间。而改进后的患者只有约24.86%〔23.96/（120.35−23.96）〕的时间是在无效的等候上，虽然改进了很多，但是患者还是有约1/4的时间是用在无价值的等待上，也就是说还有改善的空间。因此，就先暂时决定改善后的流程成为医院针灸门诊的标准流程。

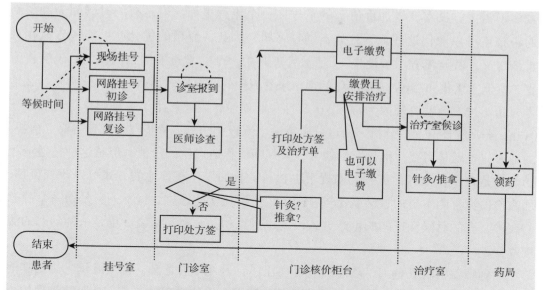

图7-3 针灸门诊流程图（优化后）

表7-1 等候时间发生流程环节

| 项次 | 等候时间发生流程描述 | 平均等候时间（前，分钟） | 平均等候时间（后，分钟） | 可节约时间（平均分钟） |
|---|---|---|---|---|
| 1 | 挂号现场等候时间 | 12.25 | 2.28 | 9.97 |
| 2 | 诊间等候时间 | 15.53 | 5.33 | 10.20 |
| 3 | 缴费等候时间 | 7.46 | 1.25 | 6.21 |
| 4 | 治疗室等候时间 | 12.10 | 9.57 | 2.53 |
| 5 | 领药等候时间 | 7.75 | 5.53 | 2.22 |
| | 合计 | 55.09 | 23.96 | 31.13 |

【讨论】可以运用哪些工具进行流程改善？

　　谈到精益管理（lean management），大部分的管理者会觉得精益管理就是简化流程，其实这个观念是偏差的。精益管理只是希望将不重要的流程或者是不需要的流程加以简化（有人称优化）或整合，换句话说因为多余的流程所产生的费用或是浪费会逐步减少。因此，也可以说精益管理基本上是思考目前工作的流程，是否有什么地方会产生浪费而加以"更佳化"的管理。

　　但是经营管理的"优化"不一定只是流程的"简化"！有时候有些流程不顺畅，甚至不安全，不一定是由于流程的低效率而造成的。所以流程的"不优化"就是有太多不需要、没有"增加价值"的工作在一个流程里面。但是有的时候因为利用新的科技就可以取代这些流程，如自动挂号机，因此，流程的优化就可能包含流程被重新定义，甚至流程"被消失"。精益管理其中一个非常重要的目的就是：怎样将流程"价值"优化和/或从流程优化的视角来看流程的必要性。那么流程优化将从什么地方开始？过去精益管理因为常和6σ管理一起使用，因此产生了一种叫作价值流程图（value stream flow）的分析，通过分析每一个流程上的每一个步骤是否有需要"精益"的地方，也就是需要"优化"的地方，来判断流程所产生的价值。但是这种精益流程的假设是在不改变其他流程的前提下去执行的。如果还有其他的方式可以改变流程，那么价值流程图本身的意义就比较有限了。所谓优化的意思，就不一定是指一个静态的改善，有的时候和机构的生产方式改变也息息相关。换句话说，也是一种动态的流程改善。

回到精益医院管理上，动态的改善往往还有另外一层意义，就是流程优化是其他管理功能改善的"前置工作"，这是在价值流程图上无法呈现的。其实从医院管理的角度上来看流程优化，"创造价值–改善质量–提升效率–减少浪费和降低成本"是一条稳定的"改善途径"；精益管理上所谓的优化就是指由这样的顺序带来的改善。因此，在提升效率、减少浪费前面还有"改善质量"和"创造价值"！医疗流程的优化还要基于这两个前提之下发展出来，所以优化常常就不是"静态的优化"，而是属于"动态的优化"。简单地说，静态的优化是在不改变任何前提之下去完成的，而动态的优化有可能会因为新科技的介入，或者是生产技术的改变而随时改善造成的。美国医疗质量管理专家艾维斯·多纳比底安（Avedis Donabedian）就曾经对医疗服务质量定义如下（图7-4）：医疗服务质量的核心是"医疗技术"，而中间的传递媒介是"人际关系"，最外层的介质是"就医环境"。如果只是改善就医环境，那么就属于静态的优化。如果连核心医疗技术都加以改变的话，就属于动态的优化。

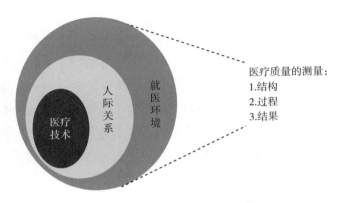

**图7-4 多纳比底安的医疗服务质量定义**

从多纳比底安对医疗服务质量的定义可发现，随着社会的进步变快，静态的流程改善越来越少，因此，在管理上要经常讨论动态的流程优化。否则，当静态的流程优化结束时，动态的流程优化已经否定掉静态流程优化的成果。例如，我国目前大规模的信息化就将许多动态的医院管理流程改善，如将排队等候的流程淘汰掉了。由于动态的流程改善速度很快，在今天的精益医院管理里，很多过去由供给者所发起的流程优化，逐渐的由信息科技来取代。例如，个人手机上的扫二维码的功能，可以节省医院许多信息处理的流程和时间。这些流程过去包含执行与监督，但是如今利用二维码都可以省略。这一点还有更好的例子就是这次新冠疫情中，大量的核酸检查识别的工作，都被二维码所取代。医疗机构筛检核酸的速度基本上是快的，但是真正的问题端产生在需求方而不是供应方。因为需求方无法配合科技的改变而造成许多扫码上的困难，如此导致速度一直无法再提升。这就是静态流程优化的结果会被动态的流程优化所替代的另一个典型例子。

如果从精益管理来看流程优化，还有另一层意义就是：精益管理的思想将使流程优化逐渐的远离单纯的"以患者为中心"或是"以流程为中心"的"单向"医疗服务模式。如前所述，以患者为中心的医疗服务模式，重视的是患者需求的差异化，也就是说患者需求的差异化对流程的重要性大于流程的效率。这和流程管理的重点基本上是不一致的。那么要怎样改进这样的缺点呢？医疗服务的"价值"概念就在这个时候被推出来了。根据迈克尔·波特（Michael Porter）的定义，价值就是"质量"除以"成本"。只要保持这样的公式在分子跟分母比例的差异最大，就可以从追求效率的角度去提供以患者为中心的管理。因此，多年来一直在强调的：多好才算好（how good is good），在精益管理的流程优化中也逐渐的和质量管理的"没有最好，只有更好"的观念相结合。如果患者追求的是有限的价值，那么成本就会对价值设一个下限，再经由比较的方式就可以追求到最高的价值。这将使得精益管理变成一个有"程度"的流程管理，而不是那种"漫天要价、就地还钱"式的模糊（fuzzy）但号称以患者为中心的管理。

## 第四节　流程标准化的结果

其实在流程"优化"的过程中，最重要的观念是流程的"标准化"。还有如何将曾经"标准化"的流程予以"再标准化"，这是一个很难的管理议题。事实上优化前、后的流程都可以直接投入"生产"，但是有可能经常会发生一个流程影响到其他相关的流程时才发现其实是一连串的流程出了问题，所以必须将新的和现在的其他作业流程一起再检讨，才能真的改善某一个流程。因此，标准化后的流程"再标准化"，就成为流程优化过程的另一个焦点。因为在流程优化的过程中非常容易产生"科技滞后"的现象。所谓科技滞后是指："整个产业因为新的科技引进而发生本质上的改变，进而改变了生产作业的流程。这个时候一个机构的流程改善并不代表是属于这个产业里头最高端的改善，有时候还因为要等待其他机构追上，才能彻底改善"。于是对"优化"这个名词的"误解"就产生了非常不合时宜的"做法"，最近常被提到的"达芬奇机器人手臂"就是最好的例子，因为达芬奇手臂在巨大的资金投入后医院就无力再引进其他更新的医疗仪器设备，因此，有些文献就将这样的优化所产生的矛盾叫做"次佳化"（sub-optimization）。也就是说一个流程在生产制造的过程中会因为外在环境的改变而产生本质的改变，这个时候这种改变，都会朝着正向发展（不管在流程中所使用到的每一个环节是否都是在最好的状态）。而所谓正向就是指创造价值、改善服务质量、提升效率。但是这样的发展却有可能受到一些限制，甚至大家都在扩充而导致争夺有限资源，造成通货膨胀而导致费用高昂或是材料变贵，迫使医院只能对某些人选择便宜或是质量不佳的服务方式。

在优化的过程中，必须思考到流程中的每一个步骤是否都能够充分达到最高的成本效益。所谓的优化流程其实就是将原先标准化的流程再次改变标准的"再标准化"过程。如前所述，流程的标准化必须经过分工、专业化、细节化等步骤才可以完成。对于医疗界而言，许多人认为医疗是属于服务业的一种，有相当多的时间花在研究如果要提高服务价值、整合服务效率，应该将大部分的工作集中在一个人身上完成，走"一人多任务"的模式。因此，一人多任务反而越来越重要，这有点走大量制造的"回头路"。如果一个人完成多个工作，那么他将必须经过多功能的训练。而所谓多功能训练，其实是西方的管理界为了减少职工在同一流程中重复地执行相同的工作（functional work）所产生的职业倦怠的一种解决之道。因此，多功能经常与工作轮调（job rotation）、工作发展（job development）有关。那么，如何在两者之间找到一个"平衡点"，就成为许多医院管理中的流程管理研究重点。

最近有学者认为要解决这个议题必须靠"模组化"来完成工作，也就是用"模组化"的方式，标准化个别程序。再用组合（bundle）的方式将这些程序组合在一起，随时可以结合使用。这样一方面可以满足标准化程序的缺陷——无差异化，另一方面可以满足差异化的优点——个性化需求。因此，"菜单"（menu）式的流程管理就应运而生。所谓菜单式的流程管理，不是指对全部流程的管理，而是指将流程中所有的程序标准化。然后再由执行者视产品的需求或第三方付费者的需求而加以"重组再标准化"的过程。所以，标准化不再是静态，而是动态的过程。

未来的医疗环境中，有4个主题势必影响到流程的标准化：大数据分析、人工智能、机器人和穿戴式工具（图7-5）。大数据分析将透过穿戴式工具及人工智能的开发使得机器人的应用在流程管理上变得越来越重要。由于服务的生命周期变短（图7-6）、势必没有这么长的学习曲线，所谓的标准化服务，除非是有很新的科技或是服务要求应用在流程管理上，否则许多过去视为是标准化的流程，都会被"再标准化"。在这么短的过程中，除非医院具有精益精神的内部组织团队，否则将无法达成持续的流程"再标准化"的需要。所以，未来流程的标准化工作一定具有以下3个特色。

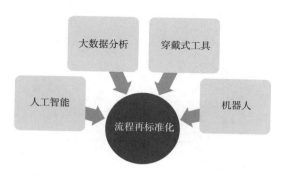

图7-5　未来流程"再标准化"的主题

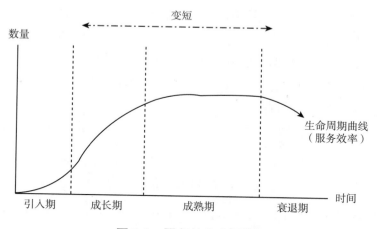

图7-6　服务的生命周期

1. 流程标准化后的生命周期变短，因此，一个流程必须不断地精进。有时这个流程甚至可能被淘汰。因此，大部分的流程管理都是在极短的生命周期内完成。所以，未来流程的标准化，将是一个从静态变成动态的过程。如此短的生命周期将使标准化过程的研发成本提高。

2. 学习流程标准化的学习曲线（图7-7）变短。受到流程持续的标准化、再标准化，原先流程的目的或许会改变，连带着怎么衡量标准化流程的测量绩效的方式也会一变再变。在这样的背景之下学习流程标准化和怎么测量标准化后的绩效同样重要。

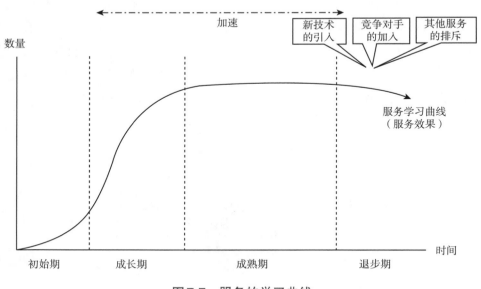

图7-7　服务的学习曲线

3. 由于穿戴式工具和人工智能的混入流程标准化，将使得标准化的难度日益增加。一方面抬高了流程标准化的成本，另一方面也使得流程所要达到的目的变得多元化。因此，未来流程标准化的工作将迫使医院成立单独的科室来执行这样的工作，这也使负责流程标准化的科室会成为未来医院管理的重点科室。在美国有很多医院有企划单位（Dept. of planning 或 Dept. of engineering）就是最好的例子。

## 本章小结

流程管理是近代制造理论（production theory）非常倚重的一种管理思维，是工业工程（industrial engineering，IE）理论上非常重视的一门学派。当医疗界进入"大量制造"的年代时，流程管理就成为一门必须要学习的功课。但是这个管理理论由于是建立在大量制造的基础上，如果无法结合医疗管理上特殊的要求，那么就可能无法发挥它真正的功能。

在本世纪，流程管理经过了几个阶段的发展，都跟生产技术转换有直接的关系。从工业革命开始，流程管理就和古典经济学理论一直有密切的关系。到了20世纪，随着生产机器的革命，流程管理又跟凯恩斯的供应面理论（supply-side theory）有关，使得大量制造成为科学化管理的焦点。到了20世纪80年代，通过合并及购买的关系，流程管理又迅速和外包等业务有关。到了本世纪在流程再造和精益管理思想的催逼下，流程又和价值的管理做结合，使得价值流程的概念得以发展。因此，在学习医院管理上，一定要对流程管理培养正确的概念，才能对未来"以患者为中心"的流程管理服务有更正确的认知和应用。

（钱庆文）

# 第八章　医院流程标准化与成本管理

学习目标

1. 掌握　医院从流程标准化到精益管理的过程。
2. 熟悉　医院流程管理的运作重点。
3. 了解　医院流程管理在质量和成本中的应用。

　　如第七章所述，医疗服务的模式基本上可以区分成两种："以患者为中心"和"以流程为中心"的医疗服务。这两者之间"以流程为中心"的医疗服务对我国医院管理尤为重要。流程管理可以说是我国医院管理的"技术根本"。随着医院电脑化的普及，流程管理对我国医院管理又有另一层意义，因为流程管理和其他的医院管理功能（医院财务管理或质量管理）的结合越来越紧密。可以说现代化医院管理不可以离开流程管理，否则可能会造成管理上的混乱。

## 案例讨论

　　【案例】某公立三甲医院每年实际开放一般病床床位数全年约为2000床，一年大约有97 000个住院人次，平均每天约有265人要办出院。由于住院的业务量一直不断提升，办理出院也就常常被延误导致患者或是家属的投诉，因此，院长决心好好解决这个问题。在经过反复的讨论后发现除非可以借助新的信息科技，否则再怎么改善都很有限。于是在信息科的帮助下，新的办理出院系统在3个月后正式上线，上线时经组成任务团队采取两套系统同时使用（原先的出院是对照组，新系统是实验组），并随机抽样每日两组各50人（取有效样本1000人，每组500人），以问卷面访继续同手机数据1个月（30天，扣除周末不收集）后调查发现，此1000患者的统计数据如下。

1. 等待办理出院的时间，两组之间的差异：对照组2.35小时；实验组45.73分钟。

2. 患者对出院流程的满意度：对照组58.18分；实验组85.45分。

3. 办理出院手续错误次数：对照组227/500；实验组58/500。

其他连续有显著差异的现象还有工作人员自己都搞不清楚出院流程规定等，可见医院新的电脑系统配合流程的精简是对目前出院流程的繁复有显著的改善能力，如果还是沿用过去的方式办理出院，一旦患者人数增加，患者对医院出院服务的不满意度还会增加。因此，医院又召开了几次会议，组成另外一个特别的专案小组，第二次评估新的出院服务系统。专案小组先将医院的目前出院流程绘制出来（图8-1）。确立新的出院流程在六项指标上（表8-1）均表现的比过去好，才确定了新的流程，并推估新的流程每年会替医院患者节省可观的时间（每人次减少57.6分钟或0.96小时，全年97 000出院人次共计可替患者节省93 120小时或5 587 200分钟）。

但是如果从另一个视角去看患者的满意度可以发现满意度增加30.48分，而且宣教的完成次数从144/500人次增加到435/500人次，或291人次。大大地提高了患者办理出院的服务质量。

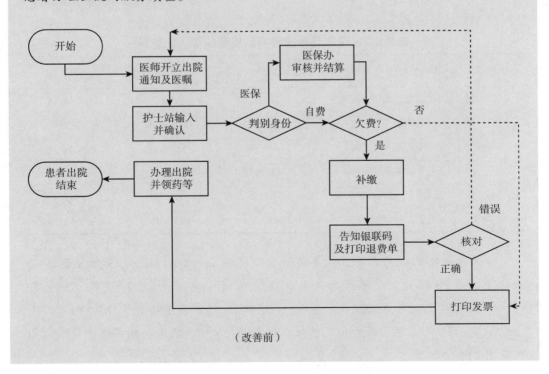

（改善前）

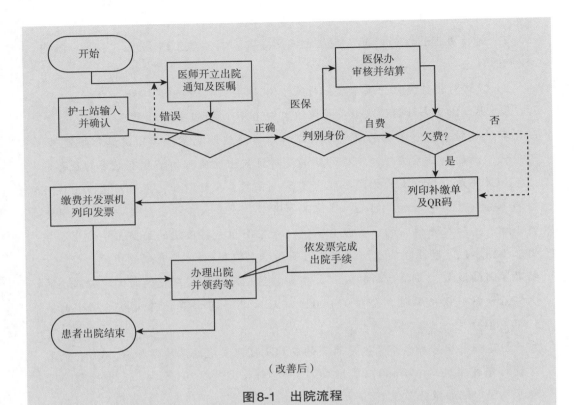

（改善后）

**图 8-1　出院流程**

**表 8-1　出院流程在改善前后质量指标上的差异**

| 项次 | 等候时间发生流程描述 | 改善前 | 改善后 | 差异 |
|---|---|---|---|---|
| 1 | 医师开立出院临时医嘱 | 125 次 | 12 次 | 113 次 |
| 2 | 办理出院手续时间 | 45.38 分钟 | 13.93 分钟 | 31.45 分钟 |
| 3 | 患者出院等候时间 | 1.46 小时 | 0.5 小时 | 0.96 小时 |
| 4 | 打印发票等候时间 | 20.15 分钟 | 3.57 分钟 | 54.18 分钟 |
| 5 | 出院手续满意度 | 57.75 分 | 88.23 分 | 30.48 分 |
| 6 | 出院宣教的圆满完成 | 144 人次 | 435 人次 | 291 人次 |

　　如果从成本的视角来看，改善前的出院流程（表 8-2）的标准成本大约是每人次平均要 38.19 元。改善后的成本直接降到 34.44 元（表 8-3），直降 3.75 元每人次，如果乘上全年总出院人次数 97 000，那么，全年可以省下 363 750 元。由于电脑是以 10 年（规定是六年）作为基础来提列折旧，因此，10 年下来就可以为医院省 3 637 500 元。

### 表8-2　出院流程成本分析表（优化前）

医疗服务名称：出院流程　　　　　医保（自费）代码：　　　　　制表时间：

| 人事成本 | 种类 | 人数 | 月平均薪资 | 标准工作时间 | 成本小计 |
|---|---|---|---|---|---|
| | 医师 | 1 | 20 000 | 7.50分钟 | 13.88 |
| | 护士 | 1 | 8000 | 15分钟 | 11.1 |
| | 行政人员 | 1 | 6000 | 5分钟 | 2.80 |
| | 小计 | | | 27.50分钟 | 27.78 |
| 材料成本 | 项目 | 数量 | 单位成本 | 标准消耗数量 | 成本小计 |
| | 卫生宣教材料成本 | 1 | 1 | 2.35 | 2.35 |
| | 小计 | | | | 2.35 |
| 所需场地或设备 | 项目 | 数量 | 单价 | 原始费用 | 成本小计 |
| | 病房使用费用 | 10平米 | 0.169 | 28 685 000元 | 1.69 |
| | 电脑使用时间 | 40分钟 | 0.017 | 250 000元 | 0.68 |
| | 设备维修费用 | 30分钟 | 0.0005 | 2 504 000元 | 0.015 |
| | 小计 | | | | 2.39 |
| 以上合计 | | | | | 32.52 |
| 间接成本 | 资本成本 | 3.10 | | | |
| | 管理费用 | 1.25 | | | |
| | 科研费用 | 1.13 | | | |
| | 杂项费用 | 0.19 | | | |
| | 小计 | 5.67 | | | |
| 成本总计 | | 38.19 | | | |

### 表8-3　出院流程成本分析表（优化后）

医疗服务名称：出院流程　　　　　医保（自费）代码：　　　　　制表时间：

| 人事成本 | 种类 | 人数 | 月平均薪资 | 标准工作时间 | 成本小计 |
|---|---|---|---|---|---|
| | 医师 | 1 | 20 000 | 7.50分钟 | 13.88 |
| | 护士 | 1 | 8000 | 8分钟 | 5.92 |
| | 行政人员 | 1 | 6000 | 6分钟 | 3.36 |
| | 小计 | | | 21.5分钟 | 23.16 |

**续　表**

| 材料成本 | 项目 | 数量 | 单位成本 | 标准消耗数量 | 成本小计 |
|---|---|---|---|---|---|
| | 卫生宣教材料成本 | 1 | 1 | 2.35 | 2.35 |
| | 小计 | | | | 2.35 |
| 所需场地或设备 | 项目 | 数量 | 单价 | 原始费用 | 成本小计 |
| | 病房使用费用 | 10平米 | 0.169 | 28 685 000元 | 1.69 |
| | 电脑使用时间 | 60分钟 | 0.023 | 330 000元 | 1.38 |
| | 设备维修费用 | 30分钟 | 0.0005 | 2 504 000元 | 0.015 |
| | 小计 | | | | 3.09 |
| 以上合计 | | | | | 28.6 |
| 间接成本 | 资本成本 | 3.10 | | | |
| | 管理费用 | 1.38 | | | |
| | 科研费用 | 1.14 | | | |
| | 杂项费用 | 0.22 | | | |
| | 小计 | 5.84 | | | |
| 成本总计 | | 34.44 | | | |

【讨论】如何从流程管理的角度节约成本？

其实医院流程管理和其他的管理功能是有关的：如何让流程标准化以及标准化后的流程的管理更为优化，其中财务和质量管理更为重要。其实让流程标准化的不是标准化的技巧，而是追求标准化的心态。这样的心态如何成为医院的文化，才是医院管理者真正的难处。尤其是我国医疗的投入并不像欧美国家有如此高的国内生产总值（Gross Domestic Product，GDP）占比，标准化医疗作业流程所对应的以质量为基础的标准成本（quality-based standardized costs）等难题更为突出。除非变成医院的管理文化，否则会因为"事多"，大家顾不到而变得窒碍难行。以下将分别说明。

## 第一节　从流程管理到精益流程管理的过程

流程和流程标准化最大的差别在于对"标准"的态度。标准是个抽象的"名词"，但是"标准化"却是一个"动词"。1983年我国的GB3935.1–1983中对"标准"的定义如下："标准是对重复性事物和概念所做的统一规定。它是基于科学、技术和实践经验的综合成果。经相关单位协商得到一致结论后，经主管官署批准后，以特定形式发布，作为共同遵守的准则和行为的依据"。同年国际标准化组织（International Organization for Standardization，ISO）所公布的第四版二号对"标准"的定义是："标准的目的在促进大众最佳的利益，是根据先进的科学技术与实践经验，并经由利益团体基本上一致的同意，授权机关批准的技术规范或其他以公开文件呈现的条件"。到了2000年时ISO又发布GB/T1.1–2000将"标准"定义为："以科学知识、专业技术和实践经验的成果为基础，以促进社会最佳效益为目的，在一定的范围内为获得某些活动或最佳结果，规定共同和重复使用的规则、规范或特定的文件。该文件经协商一致后制定，并经一个公认机构的批准"。

而世界贸易组织（World Trade Organization，WTO）对"标准"的定义是："标准"是自愿性的、不同于法规或合同的强制性，标准的内容只有通过法律或合同的介入才能被执行。因此，根据以上定义可以说明"标准"的四个特性。

（1）"标准"是建立在重复执行的相似流程（程序）之上。

（2）"标准"是自愿性被执行的。

（3）"标准"是有科学或是技术、实践的依据。

（4）"标准"的目的是确保大部分人的利益。

因此，从流程到流程的标准化需要经历将"标准"予以"标准化"的"动作"；无怪乎有人称"标准化"是动词，而"标准"却是个名词。当流程经过标准化后变成标准流程时，此时"以流程为中心"的服务就有比较具体的做法，当然在标准化的过程中也可以详列与标准有关的其他规定，例如院感防控要求。所以将流程标准化，对医院来说是一件非常重要且必要的工作，通常它需要经过以下几个步骤。

1. **对现有流程的观察**　彼得·德鲁克（Peter Drucker）曾说"我无法管理无法数量化的目标！"这其中就包含了对目标的观察和对目标的数量化（quantification）。一个好的流程在目标的设定上必然会满足5个原则：即具体化（specific），可测量的（measurable），可达成的（attainable），合理的（reasonable）和有时限的（time-limited）等5个SMART原则［注：也有人将"相关的（relevant）"用来替代"合理的"原则］。从这5个原则来观察流程，便可以分辨它是否合理。当对流程不满的时候，就开始所谓的流程再造，但是当对流程满意的时候，就会思考如何标准化流程，这是流程管理的工作态度。因此，观察流程是流程标准化的第一件工作。

2. **更新流程设计**　如果对现有的流程不满，就必须开始修改流程或设计"新流程"。对医院来说，由于医学科技日新月异，因此，许多过去的流程，甚至经过标准化处理过的流程，在新科技的进步和推波助澜之下，都需要改善。有些过去的标准经过时日也将不再是标准；如果还要继续使用，就必须经过"再标准化"。新的流程设计就意味着对现有流程在某些地方的不满意！所以新的流程必须要能够改善旧流程的缺点，通常这些缺点的来源不外乎现有流程的效果在质量、数量、成本、浪费和效率上的不彰。

3. **更新后新流程的确认**　新流程的确认必须是科学化的，要能证明比旧流程在表现上更好。通常需要经过一段时间才能真正的确认效果，而且最好是在数量化效果上的确认。同时还必须确认新流程的稳定性，这是"确认"新流程这个举措上比较困难的地方。1993年迈克尔·哈默（Michael Hammer）和詹姆斯·钱皮（James Champy）在其《公司重组——企业革命宣言》一书中宣称"为了飞跃性改善企业服务的质量、成本、速度等运营的基础，必须对工作的流程做彻底的改变"。企业思考流程的重点是根本上的改善，而不是片段式的改良。亚当·斯密提倡的大量制造观念已经太旧，不符合现代科技对企业所带来的冲击，在全球化竞争的浪潮中，碎片式的改善没有办法给企业带来竞争的优势。唯有彻底的从消费者的视角来改善服务，改善服务流程，才有可能在全球化的竞争中，立于不败之地。换句话说，如果流程不"再造"的话，今日的优势有可能被明日的竞争对手创造的新优势所取代。因此，新流程的确认是"彻头彻尾的改善"，而不是片段式的改良。

4. **流程的标准化**　当新的流程被设计而且效果确认后，就必须将新的流程再度加以"标准化"。此时标准化可以说是依据新的标准来动作，或是依据旧标准的"再标准化"。无论是前者还是后者，都是将流程"标准化"后的重要成果。所以，如果新的流程没有标准化，很多和标准化相关的议题就没有办法确认，如标准质量和标准成本。因此，流程的标准化必须建立在科学的根据和真实实践的结果之上，需要一些时间。

5. **其他和新流程的有关分析**　在新流程标准化后，接下来的工作就是重新分析和新流程有关的管理议题。通常这些议题可以分为"质量分析"及"成本分析"两大类。但是不管是前者还是后者，最终都要归到"财务分析"上。最主要的原因是因为财务是一切医院管理的"基础"，因此，在分析时一定要注重新流程对财务的影响，并在新、旧流程两者之间做比较。这也是流程标准化过程中比较受瞩目的地方（图8-2）。

但是，是否流程标准化后就算是流程管理的结束？答案是否定的！流程标准化在流程管理中只能算是一个中间阶段，目前国内、外在流程管理领域里流程标准化后就是"精益管理"。精益管理和流程标准化最大的差异是把流程标准化中间关于流程"价值"的元素单独地提出来讨论。当然这是在流程再造后的一个"新"的主题，也是流程管理这个题目中伟大的转变。

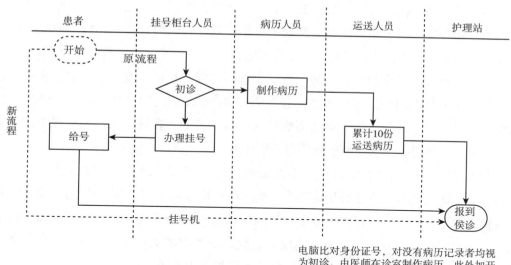

图8-2　新、旧挂号流程比较图

2000年初，迈克尔·波特从战略规划方面，针对当时的医疗缺点提出一个"新"解决之道，那就是"价值"（value）。他认为没有价值的医疗终究会成为"无用之物"，无论它有多么高的满意度。因此，医疗机构对于消费者所做的任何努力，包含将流程标准化，或做任何如国际联合认证委员会评审的努力，终究会因为提供了没有价值的服务而丧失竞争力，最终被淘汰。如果不想被淘汰，就要找出所提供服务的"具体价值"，而不是径自将流程标准化。换句话说，价值是"比较"出来的，两个医院的流程透过比较就可以看出哪一个流程是更有价值的。于是流程管理的议题至此转变成为精益思想诱导下的流程管理，也就是开始讨论价值、附加价值（value-added）。

在精益思想诱导下的流程管理非常强调以下几个特色。

**1. 倾听顾客的心声（voice of customer，VOC）**　毫无疑问，流程的发生是为了解决顾客的需要，所以从顾客的角度来判断一个流程是否需要、投入是否有用、流程是否科学化等。因此，一定要从流程中主要的"顾客"对于流程的体验来设计或改善流程，提升顾客的满意度，否则任何的流程管理都对流程的价值提升没有帮助，也就是低价值的流程或者就是"浪费"。

**2. 充分利用各种资源**　也就是说，评判一个决策、一个活动是不是有效率，要从投入/产出的角度去比较，看有没有更好的方案。

**3. 精益流程的内涵**　对"结果"的考核只是精益流程管理的一部分。效率的提高、质量的提升、患者体验度的改善、成本的下降，也都是实现"精益"的"方法"。

所以流程"精益化"不仅是利用管理的工具和方法，如广告牌（又称为看板）管理、5S、戴明环、品管圈等，也要能够结合现有的组织行为，包括领导统御、目标管理、异常管理等技巧去精益流程。所以精益不只是一种流程管理，还是一种流程思维的转变，包含一个流程从设计开始、配合供应链管理以及目标管理等环节的管理。

精益流程管理不是静态的，是个持续改善的过程。在精益流程管理中，有些不满意之处一定要马上解决，有些问题暂时不能解决的，或者解决成本太高的，待条件成熟后，立马就要去解决。由于患者喜好的改变是动态的，新员工的进入流程工作、老员工的轮岗，都需要不断地调整流程和质量标准。

所以对医院而言，"精益流程"或"流程的精益化"是为了花更少的资源满足患者需求和达成医院的目标和宗旨（提供准确无误的优质服务）。在"精益"思维看来，只要流程对满足患者需求有帮助的就是有"附加价值"，否则就是浪费。所以在流程精益化的过程中哲学、文化各种理念和思维都会融入到医院的文化中，变成每个员工从思想上自觉去"精益"流程，这样的流程管理才算是真正的成功。

因此，精益医院流程管理必须要在医院有4种能力之后实施，这样才能发挥其最大作用。

1. 经常从满足客户需求的视角，检讨目前每一个流程。医院不能放任员工用自己的方法工作，相反的医院必须设计好工作程序，统一工作方法，以系统的方式来整合全部的流程。尤其是在关键环节或任务中，务必要实施标准化操作。为了达到以上目的，可视化的操作和防呆装置提供了流程标准化过程中解决根本问题的工具。但是，流程标准化不意味着僵化的程序，必须能及时解决问题才算是精益流程管理。

2. 现场管理是流程管理的"核心"。应该通过多种方式现场处理或解决问题而不要在会议室或电脑程式中来解决问题。例如，品管圈和PDCA循环可以在工作中不断找到需改进的亟待解决的新问题或是新方法。有时透过实验也可以发现问题和解决后预期效果。

3. 精益流程管理重视的是医院流程的改善，也是一个自我提升的机制，会通过不断的尝试去分享及解决低价值的流程。尤其是当一个流程经过改善，要将改善过的成果以最简单的方式有系统地分享给全院其他的科室。

4. "以人为本"的精益文化。精益流程管理的根本是"以人为本"的精益文化，希望可以通过培训将所有员工训练成"无流程不可精益"的人，如此才可以不断地精益流程，推动最高的精益精神。

除了以上4种能力，精益流程管理还有一个流程标准化所遗漏的特色那就是：流程的平准化。"平准化""标准化"和"持续改进"被称为精益流程管理的3个"精英工作"。由于后两者在本章的下半段有阐述，在此先不提及。流程的平准化主要是解决医院流程上工作的执行者可能面临"工作量不均"和所衍生的问题。因此，在精益流程的过程中要通过动态用工、合理安排工作量、培训等技术来调整流程、改变服务时间等，引导患者和员工，使每个岗位的工作量尽量保持均衡。

## 第二节　将现代化的管理工具应用于流程管理

医疗服务流程一旦标准化后，不管是否有精益化，都可以结合现代化的管理工具来管理医院。管理工具很多，但是其中有三种工具特别值得医院管理者注意：目标管理（management by objectives，MBO）、档案分析（profile analysis，PA）和异常管理（management by exception，MBE）。以下分别说明这三种工具如何结合流程管理。

### 一、目标管理

目标管理是彼得·德鲁克在20世纪所倡导的一种管理模式（工具），在这样的管理模式中，企业机构，当然也不一定全是企业，也可以是医院的任务必须转化为具体的数字目标，再由管理人员通过这些目标领导下属，并保证企业总目标和个人目标的完成。因此目标管理也被视为是一种程序（procedure）或是流程（business process，BP），它使机构中的各级管理人员对共同的目标有共识，愿意确定成果和分摊责任，但却不忘记衡量各自的贡献。也就是说机构中每个人员都有各自的工作目标和被分摊的机构总目标（要求），同时也可以计算每个人对个人及对机构总目标的贡献度。在这样的管理下，管理人员和每位员工都需要靠目标来管理自己。同时为了达到目标，每个人都会管理和约束自我行为，而不是由上级来指挥和控制。机构管理人员对每个人进行考核，也依据个人和全机构的总目标进行奖惩。

目标管理近几年来还做了一些改进，从最早的设定关键绩效指标（key performance indicators，KPI）为目标演变到今日的目标与关键成果（objective and key results，OKR）和OKSME（objectives，key-results，strategy，measures and evaluation）。其实都是在KPI的理论及应用上进行了改善，使"目标–绩效–评估"之间的关系能够更清楚地确立。在经过改善后，目标管理已经成为医院管理中重要的管理工具。

### 二、档案分析

档案分析是近几年才开发出来的新的管理工具，主要是利用电脑在大数据分析的运算优势来分析特定的档案，并用人工智能的运算来发掘出数据中间关键性的关系

（不一定是因果关系），并建议改善的方向。所以档案分析在经过人工智能的"加持"下已逐渐从大数据分析走出自己的特定管理模式。例如，医疗保险机构就经常利用档案分析来检视是否在一堆杂乱无章的医疗保险申报请款档案中有一些靠人工无法发现的诈欺行为（混沌），而这些在混沌之间，彼此是有关系的（注：混沌理论是相对论、量子理论之后物理学上又一伟大发现。混沌理论主张"从混沌中发现秩序"，例如在档案分析中把数据库外在的"随机性"和内在的"隐秘性"做结合，从而使许多"随机现象"的可控性或操作结果"有序地"呈现出来。有时这种关系不一定是线性的，也可能是一个或多个非线性的、复杂的、由各种因素交互作用而成的"系统"）。目前国外的医疗审查（utilization review）机构早已利用疾病档案分析发现同区域、同层级、同医院、同专科、不同医师在治疗相同疾病时，彼此之间有什么差异。通过对这些差异的分析与运算，可以发现医师是否有滥用医疗的嫌疑。

目前许多国家、地区的机构已经开始使用档案分析配合大数据，尤其是医疗机构在大数据上的利用，透过统计技术和人工智能运算的分析被大量使用。因此，档案分析在某种层面上也是目标管理的工具，尤其找出在连接目标和评估结果之间的重要链接。除此之外，档案分析也能够明显的连接"目标–绩效"之间的关系，从而使得目标管理变得更合理、更能满足目标SMART的原则。

### 三、异常管理

异常管理也称为例外管理（图8-3），主要是使管理者在分析"目标–绩效"之间的差异后，将管理的重点依照差异的重要性及大小依序排列，并加以改善。因此，异常管理非常重视数据间的比较以及数据和目标之间差异形成的原因。通常异常管理所比较的"目标–绩效"之间的差异注重的是差异形成的原因：究竟是来自于目标的制定不良；或是标准的制定是否不符合实际需要；还是人为执行时的不力所造成的差异。但是由于差异已经产生，所有的改善动作只能说是"亡羊补牢"，因此，异常管理常常被误会为"事后的管理"。只能借着缩短检讨异常的时间，如由每月改成每旬，来改善这个缺点。但是在档案分析引入异常管理后，由于有机会可以将异常阻绝于发生的现场，异常管理开始可以做细部的分析并立即比较每一项差异的来源。异常管理所谓的"管理异常"一般可以分成三种管理工作。

1. **处理异常**　指的是对已经暴发的异常进行"事后"干预。如用根本原因分析法（root cause analysis，RCA）发掘一项手术开错边，如开左膝的手术却开到了正常的右膝，所以定义什么是异常就很重要。虽然有时分析的工作重要且繁多，但多是属于"马后炮"，因为损失已经造成，只能预防下一回的损失不再发生。

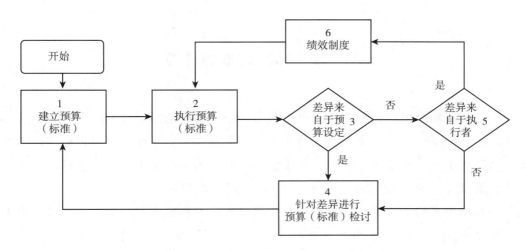

**图8-3　医院异常管理图（针对财务和标准改善）**

**2．发掘异常**　有时异常管理是"发掘"而非"发觉"异常，这主要是强调异常管理者心态上的主动性，也就是要主动去挖掘潜在的问题，尤其是还没有变成问题的"哨兵"事件。在发掘异常的工作上最常用的是失效模式与效应分析法（failure mode and effect analysis，FMEA），就是在事件还没有发生前先主动预判可能会发生的异常，并加以防范和解决。

**3．防止异常（发生或扩大）**　对于已经发生的事故，在处理异常事件时要注意及时采取改善措施来防止异常扩大化，对于发掘出来尚未酿成事故的异常，要立刻想办法处理调整或修复。

借由这三种异常管理的交互运用，医院就可以从流程管理中截取重要的信息来管理，这可以加强医院管理的效果。例如，如果将标准转换成预算，那么就可以从真实发生的数字，按预算之间的差异做好财务管理，从真实运行数据和预算的差异来改善绩效。因此，流程的改善其实也是重要的财务管理机制，它不仅可以解决成本上的差异，改进服务质量，也能够提供解决业务量异常的发生原因并加以改善。

我国台湾地区的长庚医院在推动专科经营管理时，把以上这3种管理工具灵活运用，主要就是基于对医院的各种流程有高度的认识，因此，在管理的时候就可以将以上三种管理工具有序结合，充分发挥其功能。美国的弗吉尼亚·梅森医疗系统（Virginia Mason Health System，VMHS）从日本的丰田汽车公司（Toyota Auto）学习到的"精益管理"，也是学习到将这3种管理工具做适度的结合，甚至用来判断"精益"是否成功的要件。因此，它在弗吉尼亚·梅森生产系统（Virginia Mason Production System，VMPS）中就明确地指出精益医疗的本质就是要让"医疗的流程有效率，但是却流畅到没人发现是有意这么安排的"。

# 第三节 标准成本的计算

有了流程标准经过标准化后就可以根据它来计算所谓的"标准成本"（standard cost）。一般说来，从财务管理的角度上来看"标准流程"系统大概可以将支出归类为"直接服务医疗的支出"和"间接服务医疗的支出"两大类。如果这样的信息是用来计算成本的话，前者又被称为"直接成本"，主要是为提供医疗服务所"显着地"消耗的财务资源，又可以区分为：人事成本、材料成本和折旧（含保养）等支出。其他不属于直接成本的支出都可以归纳为"间接成本"，因此，又称为"附加成本"。例如，医院的管理费用、融资费用、教学科研等费用都属于间接成本。所以医院成本的结构分解如图8-4所示〔注：传统的成本会计把成本分成"直接人工"（direct labor）、"直接材料"（direct material）和"制造费用"（overhead）三大类，其实也是可以借鉴的一种成本分类方式。其中前两者是直接成本，而后一种是间接成本〕。

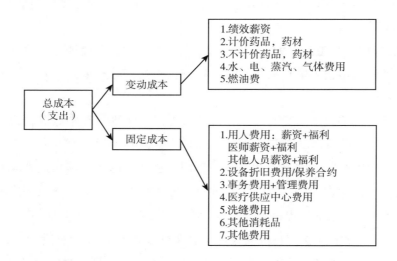

图8-4 医院成本结构分解示意图

在经过流程标准化后计算"个别项目成本分析"的时候就可以根据图8-5将所有的成本信息整理成表8-4。其中个别项目在经过流程分析且标准化后（通常是为了满足顾客的需求和确保服务质量的要求），就可以分析各种直接或间接（医疗服务）成本，再将两者加总就可以得到标准化个别医疗服务项目的总成本。

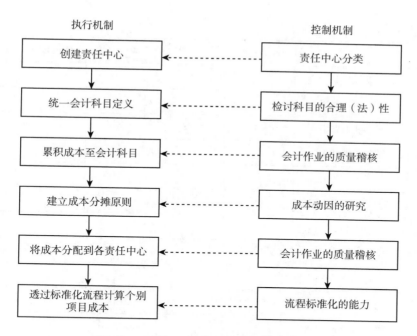

**图8-5 医院个别项目成本核算过程图**

**表8-4 个别项目成本分析表**

个别项目名称：　　　　　　　　　　医疗保险编号：　　　　　　　　　　责任科室：

| 用人成本A | 人员别 | 人数 | 月平均薪资 | 耗用时间 | 成本小计 |
|---|---|---|---|---|---|
| | 主治医师以上 | | | | |
| | 住院医师 | | | | |
| | 护理人员 | | | | |
| | 医疗技术人员 | | | | |
| | 行政人员 | | | | |
| | 其他人员 | | | | |
| | 小计（A1） | | | | |
| 材料成本B | 品名 | 单位 | 单位成本 | 消耗数量 | 成本小计 |
| | 药品成本 | | | | |
| | 材料成本 | | | | |
| | 其他材料成本 | | | | |
| | 小计（B1） | | | | |

**续　表**

| 设备费用C | 名称 | 取得成本 | 月折旧金额 | 使用时间 | 成本小计 |
|---|---|---|---|---|---|
| | 房屋折旧 | | | | |
| | 房屋保养费用 | | N.A. | | |
| | 设备折旧费用 | | | | |
| | 设备保养费用 | | N.A. | | |
| | 其他资产折旧 | | | | |
| | 其他资产保养费用 | | N.A. | | |
| | 小计（C1） | | | | |
| 直接医疗成本小计（A1+B1+C1） | | | | | |
| 管理费用D | | | | | |
| 行政作业费用E | | | | | |
| 教学科研费用F | | | | | |
| 社会救助费用G | | | | | |
| 融资费用H | | | | | |
| 间接医疗成本小计（D+E+F+G+H） | | | | | |
| 合计（直接医疗成本+间接医疗成本） | | | | | |

1. **用人成本**　指直接参与治疗检查检验所需的用人成本。包含各项人员的薪资、津贴、奖金、加班费、五险一金等医院实际支出的成本。

（1）月平均薪资=全年薪资/12个月；全年薪资=本薪+各项津贴+加班费+福利金+五险一金等。

（2）每月工时=全年上班总时数/12×工作负荷比例。

全年上班总时数=8（时/日）×［（365日–52周日–15假日–52（0.5周六）］=2176时。

工作负荷比：三甲医院：主治医师以上50%临床，50%其他。其他三级医院：主治医师以上70%临床，30%其他。其他层级医院：主治医师以上80%临床，20%其他。住院医师及其他人员均依照80%计算。

（3）耗用时间=准备+操作+清理时间。

（4）成本小计=月平均薪资×（耗用时间/每月工时）。

2. **材料成本**　指因个别医疗项目如诊疗、检查、检验所需的计价和不计价药材、卫材及其他材料的成本。

（1）成本小计=单价×数量。

（2）单价=进价/（可使用的最小单位数量或是组套）。

3. **折旧** 依照每人次使用的时间及取得的成本计算。计算如下：

（1）折旧费用的计算=（房屋及设备的取得成本/耐用年限/12个月/每月使用时间）×每人次使用时间（基于标准化流程）。

（2）维修费用的计算=［可归诸于某项设备的年度维修费用/12个月/22.5（工作天）］/平均每日总使用时间（分钟）×每人次使用时间（分钟）。

（3）每人次使用时间=准备时间+执行时间+善后时间。

（4）每日仪器设备的运转时间最多不得超过24小时。

4. **管理费用** 包含会计、人事、质量等职能科室的成本计算，依照预算不得超过直接医疗成本的6%计算。

5. **行政作业费用** 包括一般事务费用、医疗特殊事务费用、空调费用、清洁费用、水费、电费、蒸汽费、气体费、洗缝费用、消毒灭菌费用及杂项购置等。当然也包含护理和医疗督导费用等。依照直接医疗费用的12%计算。

6. **教学科研费用** 依照医院该项服务的收入5%计算。

7. **社会救助费用** 依照该服务项目的收入2.5%计算，作为社会救助的费用。

8. **融资费用** 为医院用自有资金或跟银行借贷时所必须支付的利息，依照该服务项目的收入2.5%计算。

以上的成本分析表可以改成更精确的集合流程分析的成本核算表。通常要使用流程标准化来分析成本需要借着"观察"大量的样本来达成这样的目的。于是所分析的样本数量就成为成本分析是否准确的关键。通常相似的流程可以观察的样本数量愈多，当然做出来的成本分析也就越准确。但是如果流程的本身很复杂时，标准化是很勉强的，利用"流程标准化"来分析成本就也就会有一点勉强，但是这样做出来的成本分析就会有些变化。因此，观察样本量的大小就在计算服务成本时的基本。通常稳定流程的服务需要至少60个个案，但是复杂流程需要的就少很多，主要是因为样本的取得难易度。

当医院的流程管理可以精益化的时候，计算标准成本就成为一个经常性的工作。最主要的原因是流程在不断的精益过程中，必须要能够达到：提升效率、减少浪费、降低成本的3个原则。由于"提升效率"是在"减少浪费"和"降低成本"之前，因此，精益流程管理经常要做的一个工作就是不断的检讨效率。在医院管理上和效率有关的议题大约有以下3个。

1. 效率是由提供服务的要素决定的，如材料、人工、设备和生产技术与大量制造元素中的"细节化"有关，因此，在医院中非常容易的事情可以与事先设定的标准进行差异分析等比较来管理。但是效率并不一定适合这些要素，因此，精益流程管理的修正时间间隔（time interval）可以由简单的试误法（trial-and-error）决定，也可以由时限决定，如"每半年"来检讨。

2. 效率是由流程的目标来决定的，因此，正确地听到顾客的心声（目标）就成为效率是否有改善的依据。在提升流程效率时要注意"拉升式"的满足需求。所谓拉升式的满足新需求是指新的流程是否有效率，还要看流程在顾客的心目中是否有价值。因此流程在发动的时候必须思考"有差异的标准化"，也就是说在提供服务的时候必须要考虑"标准化流程中间的特殊之处"，如果没有顾客的需求就不要发动供给，以免产生无效率的低效率流程。

3. 流程管理是否会产生事先预定的效率还需要关心"营运杠杆"（operational leverage）。传统上对效率的追求有时候还需要考虑医院的杠杆，也就是固定和变动成本之间按比率的交互运用。由于医疗服务是比较接近服务业的运作，因此，变动成本高可以说是一个"先天的"限制。那么，如何妥善的应用营运杠杆找出医院较为有利的规模就成为流程效率管理的一个重点。

## 第四节　流程标准化、持续性医疗质量改善和以价值为导向的质量管理

流程标准化后接下来还有一个很重要的管理工作就是借由仿效图8-6建立的质量指标的差异分析（或异常管理），找出在质量执行结果和设定质量管理标准间有何差异，以及差异有多么显著。换句话说借由差异分析流程的指标可以找出医院提供的服务质量"问题"可能的所在。由于流程经过标准化后，通常所对应的是最佳的服务质量，因此差异分析（异常管理），也成为质量管理重要的方法之一。也就是说在以流程管理为主的医院管理中如何结合异常管理和质量管理是重要的管理功能的实践。为了达到异常管理，医院首先必须先依照图8-6的步骤将服务流程标准化，然后再执行流程标准化后所有的步骤。等到工作执行完毕后，再和原先的标准相比较，此时的标准已经转化成质量管理的KPI，如果差异是来自于质量标准的设定不当，那么就必须要重新设定质量标准。如果差异是来自于人为的执行不力，那么就必须借着绩效制度来奖惩该负责任的科室（或员工）。所以当质量异常时，管理者首先关心的是标准的设定是否有问题。如果标准设定没有问题，此时就可能和医院的绩效制度或是人力资源管理制度有关。因此，管理异常的流程管理可以说也是质量管理的一种重要工具。

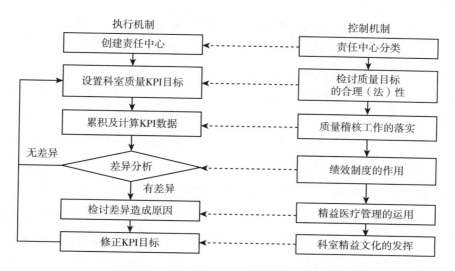

图8-6　建立医院质量异常管理过程图

我国从2021年开始，全力地推动住院中国卫生系统（Chinese Health System，CHS）版本的DRG/DIP医疗保险支付制度（payment system）。在经过流程标准化后，如果将每天的工作分门别类的整合在一起，就会形成所谓的"标准化集合"，也有人称之为"临床路径"（clinical pathway）。临床路径不同于临床指引（clinical guidelines），主要是将所有的工作统一集中在同一个照顾计划中来执行。因此，也可以说临床路径是在流程标准化之后一个"再标准化"（re-standardization）的照护计划。临床路径不只是专业的"技术性"工具，从流程分析的视角来看也是质量"管理性"的工具（图8-7）。所以从照护过程中产生的差异，分析所衍生出来的内容，主要的目标之一也是在质量上的管理。

| 执行项目分类 | 执行人 | 执行程序名称 | 执行时间 | | | 其他说明 |
| --- | --- | --- | --- | --- | --- | --- |
| | | | A | P | N | |
| 必要性程序 | 医师 | | | | | |
| | 护理人员 | | | | | |
| | 临床药师 | | | | | |
| 选择性程序 | 医师 | | | | | |
| | 护理人员 | | | | | |
| | 检查技师 | | | | | |
| | 康复技师 | | | | | |

图8-7　临床路径管理模板

其实临床路径在设计的当初就已经将差异分析纳入临床路径的重点管理内容之一。除了每一个使用临床路径的最后一部分就是差异报告（variance report）外，还有一个重点就是临床路径在执行的时候，还要关注是必要性程序（minimal requirements），还是选择程序（optional procedures）。前者是指未完成照护必须实行的医疗程序，而后者就是指经差异分析所衍生出来的特别照护项目，只要分析差异就可以知道服务的合理性。因此，有的医院在做临床路径的时候将85%的患者都必须执行的程序设置成"必要性程序"，而将其他的设置为选择性程序。利用不断的分析差异来逐渐地改善临床路径内容。慢慢的有些医院为了改善照顾的计划，也衍生出所谓"患者版"的临床路径。透过患者的反向监督以确保临床路径可以精确地被执行，这也是异常管理的一种运用。同时透过不断地"P-D-C-A"改善循环，医院可以在整合不同专业的情形下最终达到持续性质量改善（continuous quality improvement，CQI）的目标。

所以标准化流程也可以是CQI精神的重要实现机制，因此，在流程标准化的过程中，怎么设定质量管理的KPI就成为影响异常管理成功的基础。通常在制订质量管理的KPI时（表8-5），要十分注意以下几个原则。

1. 确立选择的质量管理KPI的可信度、效度  也就是确立质量KPI的可信度和被专业人员的接受度。质量管理的KPI在建立之前，首先要能够确定每个KPI的完整性（completeness）和客观性（objectivity）。所谓完整性指的是建构效度（construct validity）和内容效度（content validity），对不同科室是来说还要有判别效度（discriminant validity）和对标效度（criterion-related validity）。当然在这一个阶段也要将每一个KPI的计算公式和数据来源确定好。其中尤其要注意计算KPI时数据的来源，最好数据的来源是不可操纵的，如满意度就不是很理想的指标。在很多世界著名的医院会将KPI计算的公式整理后公布在内网并表示数据的来源，原因就在于此。

2. 对每一个KPI制订出上下标准（阈值）  也就是说每一个KPI有可以控制的变化，以免失去掌握。这些上下的标准可以不断地借由精益的方法加以改善，以实践CQI的精神。

3. 找出分析的频率  换句话说KPIs之所以有用是因为持续不断地改善和/或淘汰KPIs的结果，但是要使KPIs具有强大的应用价值还需要注意分析KPIs的"频率"，这个频率也就是在一段时间内固定分析相同KPI的次数，是每日、每周、每月、每季、每半年或是每年。高频率地分析KPIs可以迅速地产生改善效果，但是也提高了管理KPIs的成本，医院的领导要在这两者之间平衡。

表8-5　门诊测量医疗服务等候时间的KPI（举例）

| 项次 | KPI名称 | 前置元素 | 后置元素 | 阈值 | 测量频率 | 异常处理科室（个人） |
|---|---|---|---|---|---|---|
| 1 | 门诊等候时间 | 门诊报到时间 | 诊间医师看诊开始时间 | （b-a）≤7（分） | 每周一天 | 门诊护士长 |
| 2 | 检查过号次数 | 指定检查号 | 实际检查号 | （b-a）≤7（分） | 每周一天 | 放射科总技师 |
| 3 | 检验过号次数 | 指定检查号 | 实际检查号 | （b-a）≤5（分） | 每周一天 | 检验科总技师 |
| 4 | 门诊领药等候时间 | 门诊离开诊室时间 | 领药完成时间 | （b-a）≤7（分） | 每周一天 | 门诊药局主任 |
| 5 | 门诊全程完成时间 | 门诊报到时间 | 领药完成时间 | （b-a）≤60（分） | 每周一天 | 门诊部主任 |

**4. KPIs的审核**　就算是决定固定测量的KPIs后，也要经常检讨每一个KPIs的设定是否合理。同时又有些外在条件改变也会造成某些KPIs的重要性和必要性的改变，例如，当药品零差率政策推行后，药占比这个KPI就没有那么重要了，主要是因为医院没有诱因去躲开不必要的药品。

所以，为了要使流程标准化成为重要的质量管理工具，CQI就成为最终的目标。因此，CQI从医院质量管理的视角来看是就是一个永无止境的理想。过去有些医疗机构认为CQI是一个虚无的概念，直到2013年美国正式推出以价值为导向的购买（value-based purchasing，VBP），CQI才被认为是可以实际操作的。

美国率先实施VBP其实也是经过一段时间的酝酿！VBP必须依赖两个重要的比较才可以达到CQI的精神：与自己过去的表现比较，与他的竞争对手的同时表现相比较。美国VBP的运作基本上是透过参与提供Medicare/Medicaid服务的医院同比（与去年同期相比较）和与竞争对手的环比（与前期相比较）的结果来判定的。所谓与自己的过去相比较是在于对某些特定的指标（或KPI）在今年和去年同期的变化率来计算的。所谓的与竞争对手相比较是指必须有比竞争对手更有利的变化，这是考虑当地医疗市场的变化，如季节因素。倘若整体是正向的，或朝着目标方向变化，那么医院便可以得到比原先申请还要多的保险费用。

因为在VBP的环境下，唯有不断地超越竞争对手，医院才能够继续生存下去。换句话说今日的我要比昨日的我在质量管理上有更出色的表现，也要比自己的竞争对手的表现要好。在质量的表现上，旧的标准也会不断地走进"否定-怀疑-改善"的PDCA循环，没有最好只有更好的CQI精神。

VBP制度虽然实现了CQI的精神，但是还是有点遗憾，KPI在某种层面上只是成为一种绩效管理方式，它被用于衡量流程的表现。随之一种称为OKR（objectives and key results）的方法也应运而生。OKR又称为目标与关键成果法，是一套明确和跟踪目标完成情况的管理工具，由英特尔（Intel）公司创始人安迪·葛洛夫（Andy·Grove）发明，并随后由约翰·道尔（John·Doerr）引入到谷歌（Google）来使用。1999年OKR在Google使用后，又在脸书（Facebook）等公司使用，效果斐然。换句话说，OKR不仅是一种测量目标达成的方法，还可以指出如何达成目标。因此，有学者指出KPI有点类似汽车的仪表盘，能告诉我们车的现况，如车的速度，但OKR却是导航软件，用来告诉汽车的驾驶要往哪个方向开才可以到达目的地。因此，OKR结合KPI可以成为质量管理的共同工具。

## 本章小结

流程标准化可以说是我国医院管理现代化的前提，也是医院管理进步必须要有的前置动作。在现代化医院管理的过程中，流程标准化是不可以缺少的一个过程。但是流程标准化不是个静态的"活动"，在今日不变的医疗环境里，对于服务流程的要求也越来越高。今天的流程标准化不再是过去流程改善，而是加上了大数据分析、人工智能和穿戴式工具等元素，这使得流程标准化从较为静态的管理，变成了动态的管理。因此，流程管理除了在医院管理的重要性提高外，对于医院这样的组织是否可以满足其使用者对质量上的要求，也让流程管理在现代化医院管理上变得日益重要。

流程标准化除了在流程管理上有特别意义外，对医院管理KPI等目标的制定变得更加具体，这使得管理工具不再是概念，而是医院管理上实际可操作的工具。未来的医院管理如果加入了大数据分析及人工智能、穿戴式工具后，流程管理会更精准，同时也增加了流程管理在组织管理功能和文化建设中的角色。

（钱庆文）

# 第九章　医院服务流程优化

## 第一节　门诊就诊流程优化

门诊（outpatient）是直接接受患者，进行诊断、治疗、预防保健和康复服务的场所，也是进行医学教育和临床研究，提高医院科学技术和医务人员业务能力的重要阵地。门诊是医院接触患者时间最早、人数最多、范围最广的部门，是医院工作的重要组成部分。门诊对于满足患者需求，完成医院社会职责具有重要的意义，门诊主要具有以下五个特点。

1. **门诊是方便而又经济的医疗服务场所**　对患者来讲，可定期或不定期到医院进行检查和治疗；对医院而言，门诊所需要的人员编制、建设资金和医疗成本（medical cost）都低于住院部。门诊与住院比较，是既能达到医治疾病的目的，又对患者生活影响不大和经济有效的一种医疗服务形式。

2. **门诊环节多而复杂**　门诊是一个功能相对齐全的有机整体，挂号、候诊、诊断、取药、治疗及化验检查是一连贯的流程。一般门诊每位患者平均在门诊停留时间为1~1.5小时，而接受医生诊治时间仅10~15分钟。

3. **就诊时间短，技术要求高**　门诊患者通常数量大、病种多、病情复杂。绝大多数患者接受医生诊治时间较短，并且患者较难由同一医生连续诊治，医生难以系统观察，给患者诊治带来困难。

4. **应急变化多**　从总体来说，门诊流量峰值和疾病分布有一定的规律性，但门诊每天的人数、病种、轻重缓急程度是难以预测的，因此，医院门诊应随时做好应急准备，具备临时调度的能力。

**5. 容易交叉感染**　门诊每天有大量的患者、陪伴者、健康检查者在门诊聚集、进出，急慢性病、感染性疾病、流行病甚至烈性传染病掺杂在一起，易造成患者之间、患者与健康人群之间的交叉感染。

## 一、国内外门诊就诊流程现状

### （一）国外门诊就诊流程

欧美发达国家的医疗体系已相对完善、健全，以英国、美国为例，均构建三级分诊治疗的医疗体系，分别为初级卫生保健、二级医疗服务以及三级医疗服务。初级卫生保健主要由全科医生负责，在诊所为患者提供最普遍的基层医疗服务。医院处于医疗体系的二级、三级，主要面向急诊患者及疑难危重患者以及来自诊所的转诊患者，提供尖端的专科医疗及资源设备。诊所的就诊流程等同于我国医院的门诊，患者就诊流程一般包括 6 个环节：预约、登记、候诊、诊治、确认、转诊，需要转诊的患者，全科医生会根据病情病种的判断，将患者转到相应的上级医院就诊，这种医疗体系在一定程度上将医院的患者进行了分流。

### （二）国内门诊就诊流程

在我国，上述就诊流程均可在不同层次、不同级别的医院完成，分级诊疗的任务未精细划分，执行力度不强，随着人们对医疗卫生需求的增长，病员过度集中在三甲公立医院，使得三甲公立医院门诊负担日益加重。

我国医院门诊传统就诊流程如图9-1所示，流程设置以职能为中心，患者需要按顺序经历办卡、预检分诊、挂号、候诊、就诊、缴费、医技科室检查、取报告、复诊、缴费、取药、治疗、离院或入院等环节，具备就诊卡的患者就诊内容大致如下。

**1. 预检分诊与挂号**　初诊患者一般需要先到医院便民服务中心的导诊台咨询，导诊护士根据患者的病情，确定患者应该就诊的科室，患者到门诊挂号窗口排队挂号。

**2. 诊间候诊排队**　患者在挂到号后，持挂号单据到各科候诊处，由各科候诊处护士按照挂号的类别进行分诊。

**3. 诊间初次就诊**　医生通过医院门诊叫号系统呼叫患者至相应的诊间，首先询问相关病情，书写门诊病史，并进行常规的身体检查，在此基础上作出初步诊断。对于需通过医技检查方可确诊的患者，医生会根据病情开具相应的检查或检验申请单；对于无需医技检查即可确诊但需要治疗的患者，医生会开具相应的门诊处方或门诊治疗处置单。

**4. 缴费与检查**　需做医技检查（或检验）的患者持检查（或检验）申请单到收费处缴费，通常需排队等候；继而患者持缴费收据到相应科室接受检查（或检验），通常需排队等候。

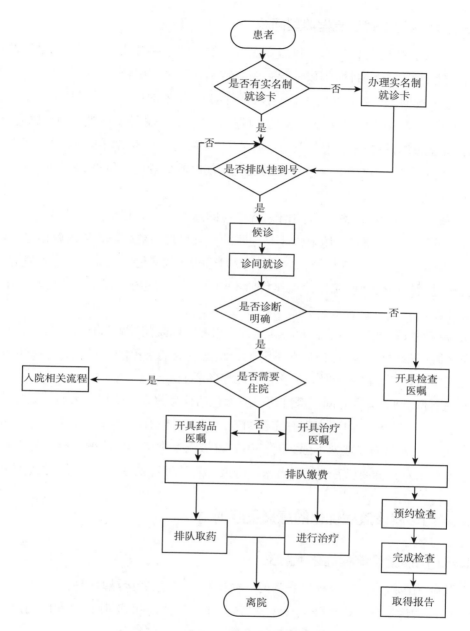

**图9-1 我国医院门诊传统就诊流程**

**5. 诊间再次就诊** 患者做完检查（或检验）、并拿到报告书后，返回原就诊医生处等候确诊，通常需排队等候；医生根据检查（或检验）结果明确诊断，对需要治疗的患者，开具相应的门诊处方或门诊治疗处置单。

**6. 缴费取药** 患者持门诊处方或门诊治疗处置单到收费处缴费，继而持缴费发票、处方到药房取药，或去相关治疗科室接受治疗，通常都需排队等候。

### （三）国内门诊就诊流程典型问题

由上可见，传统门诊就诊过程需要在多个部门间来回奔波，且环节与环节之间往往还需要经历长时间的排队等候，导致医院特别是大型三甲公立医院的门诊大多都有"四长一短"的问题，即挂号时间长、候诊时间长、缴费时间长、取药时间长、就诊时间短，患者大部分时间浪费在无意义的非医疗行为上，因此"看病难"的矛盾突出。

**1. 非就诊时间过长**　相比于就诊时间，非就诊时间长容易引发患者焦虑情绪，患者在医院的停留时间过长，会造成空间拥挤，使医院门诊的氛围变得压抑，影响医院有效资源利用。

**2. 就诊时间分布不均**　医院门诊就诊时间通常存在过度集中的现象，早上就诊患者多于下午；周一就诊量明显高于其他时间，且呈现递减趋势，周末就诊患者最少；门诊量也随着季节变化，3月份、7月份、12月份相比较其他月份而言，患者较为集中。门诊就诊过度集中会使医院门诊工作负荷不均衡，短时间内出现超负荷运转，不便于医院的管理。

**3. 患者就诊无序**　很多患者尤其是首诊患者对医院门诊就诊环境、科室位置不熟悉，若医院门诊的标志、标识设置不清晰，缺乏有效的规范和引导，会导致患者的就诊流程无序和盲目，将大量时间浪费在非医疗环节上。

**4. 各部门缺乏沟通协同**　医院门诊通常包括挂号收款、药房、采血、服务处、检验、检查等科室，科室内基本都有完善的制度职责，但有时科室之间在患者就诊流程中缺乏沟通，协同工作理念不强，对于患者就诊流程中遇到的问题，科室通常从自身利益和方便出发，推诿患者，使患者来回奔波，延长患者就诊时间，降低就诊体验。

## 二、门诊就诊流程优化的意义及原则

### （一）门诊就诊流程优化的意义

门诊作为医院直接对外提供服务的"窗口"，是与患者接触时间最早、人数最多的部门，门诊就诊流程是否简便、连续、高效，除了对医院的医疗秩序和医院的声誉有直接影响，还关乎医院的医疗质量和效益。

通过对门诊就诊流程进行优化，利用流程再造及优化理论，甄别和定义核心流程，以患者的就医需求作为切入点，以就诊满意度为中心，减少患者就诊过程中无意义的往返和排队等候时间，有效缓解门诊区域内的拥堵情况，改善医疗秩序与就诊体验，提高患者的满意度。

门诊就诊流程优化过程中，对医院资源重新进行调整和配置，使医院资源得到充分利用，在现代信息技术的支持下，提高医院患者接待能力和医疗服务的质量，由内而外提高医院的运营效益和综合竞争力。

通过门诊就诊流程优化，为医院的未来发展提供重要的支撑和数据积累，有效促进门诊就诊流程理念和方式的改革，进一步推动医院现代化门诊就诊管理模式的转型与升级。

### （二）门诊就诊流程优化的原则

1. **以患者为中心**　从"以职能为中心"转变为"以患者为中心"，从方便患者出发，尽量为患者提供方便、快捷、高效的门诊就诊体验。医院应当成立部门进行管理，否则容易受医院各科室以自身工作便利影响，给患者就诊带来不便。

2. **解决瓶颈问题**　重点关注、解决门诊就诊流程中的"瓶颈"问题，简化其中的多余环节，提高门诊接诊效率。

3. **合理规划布局**　从整体设计出发，结合医院整体业务体系规划，进行环节衔接与重组，合理调配医院资源。

4. **齐头并进**　各部门相互配合，共同参与，优化目标是实现系统最优解，而不仅仅是达到某个部门或组织的优化。

5. **提高医护人员能力素质**　加强门诊人员管理，提高工作人员的专业素质，掌握正确的工作流程与技巧，为患者提供更优质、高效的医疗服务。

6. **充分利用信息化技术与互联网技术**　随着信息化技术与互联网技术的飞速发展，应不断拓展其最新技术在医院业务中应用的深度与广度，为医院服务流程的优化提供有力支持。

7. **持续改进原则**　门诊就诊流程优化无法一蹴而就，需要在长期实践和发展过程中，不断完善，促进服务质量提高，维持良好的运行状态。

## 三、门诊就诊流程优化的步骤

对于门诊就诊流程中的典型问题，结合门诊就诊流程优化原则，可参考以下步骤实施。

### （一）绘制门诊就诊流程

对医院门诊就诊流程进行充分调研，梳理并绘制门诊就诊流程，如表9-1所示。

### （二）找问题、定目标

调查和分析目前门诊就诊流程中存在的问题，制订门诊就诊流程优化的目标。例如减少各环节的无效等候时间、简化流程中不必要的环节、提高患者满意度、降低门诊运营的成本、提高医院的经济效益等。

表9-1 门诊就诊流程表

| 工序内容 | | 工序系列 | | | | 时间 |
|---|---|---|---|---|---|---|
| | | 治疗 | 移动 | 排队 | 辅助 | |
| 1 | 等待挂号 | O | → | D | □ | |
| 2 | 告知建档 | O | → | D | □ | |
| 3 | 去服务台 | O | → | D | □ | |
| 4 | 建档 | O | → | D | □ | |
| 5 | 去挂号处 | O | → | D | □ | |
| 6 | 等待挂号 | O | → | D | □ | |
| 7 | 挂号 | O | → | D | □ | |
| 8 | 走到候诊处 | O | → | D | □ | |
| 9 | 候诊 | O | → | D | □ | |
| 10 | 医生接诊 | O | → | D | □ | |
| 11 | 去收费处 | O | → | D | □ | |
| 12 | 等待缴费 | O | → | D | □ | |
| 13 | 缴费 | O | → | D | □ | |
| 14 | 去检查室 | O | → | D | □ | |
| 15 | 等待检查 | O | → | D | □ | |
| 16 | 检查 | O | → | D | □ | |
| 17 | 走到诊室 | O | → | D | □ | |
| 18 | 候诊 | O | → | D | □ | |
| 19 | 医生诊断 | O | → | D | □ | |
| 20 | 去收费处 | O | → | D | □ | |
| 21 | 等待缴费 | O | → | D | □ | |
| 22 | 缴费 | O | → | D | □ | |
| 23 | 走到药房 | O | → | D | □ | |
| 24 | 等待取药 | O | → | D | □ | |
| 25 | 取药 | O | → | D | □ | |
| 26 | 离院 | O | → | D | □ | |

### （三）寻找证据、理论支撑

依靠循证管理方法，系统全面地查找目前国内外医院在门诊就诊流程优化方面的证据并进行严格评价。证据来源包括各种卫生政策及法律或法规、国内外关于门诊就诊流程优化的原始研究或二次研究、国内外医疗机构提出的关于门诊就诊流程的新理念、新模式、医院管理者个人的管理技巧和经验等。

### （四）根据最佳证据来制订决策

将最佳证据与医院实际相结合，制订门诊就诊流程优化的方案，形成新的门诊就诊流程并试运行。

### （五）后效评价

对新的门诊就诊流程进行后效评价，分析并总结成功的经验与失败的教训，在此基础上对门诊就诊流程做进一步完善。

## 四、门诊就诊流程优化的途径

门诊就诊流程中的不同环节可以采取不同的措施来优化，常通过以下途径进行优化。

### （一）门诊区域合理布局

根据医院的定位及规划对门诊各区域进行合理布局，如按照神经、精神、康复等系统实行专科群式的诊室布局；统筹规划诊室、医技检查室、财务窗口等业务部门的位置，收费、挂号、药房等和门诊区分开来，有助于缩短门诊就诊流程；财务窗口、药房等各自整合，集中业务，优化服务，提高效率，将服务窗口尽可能置于显眼处，以方便患者；将划价和收费结合，各楼层设置自主报告打印机；尽可能实现分科、分层式管理，有效地解决排队时间及等候时间太长的问题，为患者提供更为便捷的就诊服务，改善患者的就医体验。

### （二）建立预约机制

传统的门诊挂号方式通常为现场挂号，患者需要当天尽早到医院排队，却不能保证经过长时间排队后最终能挂到号。针对此种情况，国内效仿国外医院引入预约挂号机制，特别是随着信息化和互联网技术的发展，预约挂号方式从最初的现场预约、电话预约、短信预约，增加了网页预约、微信预约、App预约等多种预约方式，患者可根据自身情况选择最适合的方式，不再受时间、地点的限制，预约到号后直接在就诊当天到医院即可。

### （三）"一站式"服务

门诊"一站式"服务模式是优化门诊就诊流程、实施便民举措的重要措施，通过将门诊导诊、分诊、咨询、预约、投诉处理等多个服务项目和流程有效地集成起来，以患者为中心，倡导人性化服务，为患者提供便、捷、快、优的"一站式"服务。

### （四）自助服务系统

自助服务系统通过整合网络、移动终端、自助终端，为患者提供自助导诊、自助挂号、自助查询、自助缴费、自助排程、自助打印等功能，包括在医院内设置集成办卡、挂号、缴费等功能于一体的自助机，提供自助取报告、自助打印胶片的服务系统。随着智能化手机的发展，甚至患者从办理就诊卡到入院的整个流程中的所有非医疗行为，均可采用自助服务的模式。自助服务系统的设置，一方面考虑到患者的隐私需求，提供优质的"距离式"服务，同时避免在不同环节重复采集医疗信息，减少患者往返于不同业务窗口和在环节与环节间长时间排队的情况，提高服务品质；另一方面通过分流人工窗口的业务量，将医院员工从较低附加值的机械劳动中解放出来，提高医院整体工作效率，实现医院资源的合理利用与配置。

### （五）多途径看诊模式

信息化技术和互联网技术的发展，尤其对"互联网＋医疗健康"措施的落实，除了提供多种预约方式外，对于门诊导诊、电子健康档案、医疗信息查询、疾病风险评估、看诊模式的多样化等一系列医疗服务都提供了技术支持。运用互联网信息技术，改造优化诊治流程，贯通诊前、诊中、诊后各环节，改善当前看病就医现状，保证患者的就医需求得以充分满足。如建立门诊智慧导诊导航系统，通过将患者描述与医学术语进行比对，对症状进行推理后，精准将患者需求和医生进行匹配，有效提高患者自助挂号的准确率；开展3D智慧导航，运用室内蓝牙定位和高精度三维站内地图技术，准确直观地展示门诊各层诊室位置，患者跟随导航系统即可完成门诊就诊流程；基于互联网技术的网络诊疗模式，突破时间和空间的限制，扩大优质医疗资源的辐射范围，使患者获得更多的就医机会和更好的就医体验。

### （六）加强人工智能应用

将人工智能应用于门诊的就诊流程各环节中，基于大数据分析，对病情诊断、检查和化验报告、治疗方案等提出建议，提高就诊流程的效率与准确性，如拓展智慧诊疗平台，智能医学影像系统可将患者影像实时传输至互联网影像诊断系统，为患者提供一站式的多学科会诊专家咨询及信息共享，实现重大疾病快速智能化诊断；通过人工智能分析患者检查及化验情况，协助临床医生进行精准决策，并与全球的治疗方案进展同步实时更新，高效地为患者提出精准、规范、个性化的治疗建议，有效避免不当医疗和过度诊疗。

### （七）药品配送服务

"互联网＋物联网"的服务模式创新，使药品配送到家的服务成为现实，患者可根据需要选择该项服务，在院内就诊缴费后，通过药师的处方审核即可回家等待配送的药品，配送流程可通过手机App等媒介随时查看、追踪，享受方便、快捷、安全的用药服务，解决了患者在院内取药时间长的问题。

### （八）家庭医生签约服务

家庭医生签约服务是将门诊就诊延伸至院外的一种形式。随着人口老龄化速度加快，疾病谱发生变化，医疗卫生服务模式从以疾病治疗为主转变为防、治、保、康、教并重，家庭医生签约服务由此产生。它以团队形式提供服务，由家庭医生、社区护士、公共卫生医师等组成，并由二级以上医院医师提供技术支持和指导，其中家庭医生一般由基层医疗卫生服务机构的全科医生或具备能力的乡镇医院医师、乡村医生以及符合条件的公立医院医师、中级以上职称的退休临床医师组成。通过家庭医生签约服务提供的基本医疗服务（常见病多发病的中西医诊治、合理用药、就医路径指导、转诊预约等）、公共卫生服务（国家基本公共卫生服务项目和规定的其他公共卫生服务）和约定的健康管理服务（如健康评估、康复指导、家庭病床、家庭护理、中医药"治未病"服务、远程健康监测等），将医疗资源下沉。一方面为居民健康把关，提供方便可及的门诊就诊，做到大部分门诊就诊可以不出社区，实现无病防病、有病早发现，同时防止过度服务，合理控制医疗费用；另一方面也促进医院门诊资源的合理利用，优化门诊医疗资源的配置，将医院特别是三甲医院的门诊资源能够真正应用到疑难急重症患者上。

### （九）基于可穿戴医疗设备的"移动医疗"

"互联网＋医疗"推动"移动医疗"的发展，可穿戴医疗设备作为"移动医疗"的重要组成部分，具备便携、耐久、舒适、精确的特点，它通过监测使用者的体征信号变化，做趋势性判断及日常行为指导，在必要时可将使用者的监测数据快速提供给医生，提升医生与患者之间的沟通效率，也为临床诊断决策提供数据参考，是将门诊就诊延伸至院外的另外一种形式。如用于鼾症检测的可穿戴医疗设备，可采集使用者在7小时睡眠时间内的血氧、脉率等数据，通过App将相关数据传至医生的电脑终端，为睡眠呼吸暂停综合征的判断提供可靠依据；医生同时也可根据数据结果向使用者反馈详细的报告，对使用者进行更为便利的指导。

### （十）完善门诊公共卫生流程规范，应对新型冠状病毒肺炎疫情带来的挑战

新型冠状病毒肺炎流行病学特征为疑似病例的筛查带来困难，也给门诊管理带来了前所未有的挑战。在疫情防控常态化下，需要合理运用流程管理方法，对原有门诊就诊检查流程进行持续性的优化。如建立专向通道：普通患者单向通道、医务人员的单向通道、发热患者的单向通道；实行"三级预检分诊"制度，实现网格化管理与控制，确保门诊患者、家属和医务人员的安全。

### （十一）持续调整优化

医院门诊新流程在实施一段时间后应对各个环节进行效果评估，根据评估结果进行调整和完善。医院应结合门诊就诊流程运行现状对其进行持续的调整与优化。运用PDCA持续改进，通过对服务的理念和手段不断地进行循环改进，运用计划、执行、检查、处理一系列方法，保证医院门诊就诊服务流程的有效性、合理性。

门诊就诊流程优化措施根据不同的维度，可总结归纳为表9-2。

**表9-2　医院门诊就诊流程优化方法集**

| 维度 | 措施 | 具体举例 |
| --- | --- | --- |
| 物理环境与资源 | 1. 分散式与一站式服务 | 挂号、取号、缴费服务窗口整合，集中业务：实行"一窗办"，设一站式便民服务区；挂号缴费窗口和护士咨询台的各楼层分布：辅助检查、检验的集中区域 |
| | 2. 就诊服务区布局调整 | 一体化专科诊区；联合诊区；二次候诊区管理 |
| | 3. 医院形象可视化系统 | 规范清晰、完整易懂的标识系统；通俗易懂的宣传栏；LED显示屏；无线电视；导诊机器人 |
| 管理制度与机制 | 4. 全方位、立体式预约挂号 | 多渠道多平台、分时段、优先、实名制原则；号源管理；全预约模式；预约分诊标准化作业 |
| | 5. 绿色双向转诊制度 | 标准化的双向转诊指征、流程、通畅优先渠道；转诊文件质控管理；先全科后专科模式 |
| | 6. 门诊人员管理制度 | 弹性排班制度；医生时间管理；门诊护士统一管理；预约分诊标准化作业 |
| 基于信息化技术的智慧医疗建设 | 7. 基于一卡通的自助设备模式 | 一卡通项目；多卡模式；身份证实名挂号 |
| | 8. HIS的布置与持续深化减少 | 如一站式医生工作站；叫号排队系统、可视化系统等辅助电子系统、物联网、智联网、互联网技术应用；深化院内院外的对接联网机制，实现无缝对接 |
| | 9. 移动平台应用付费模式 | 移动平台如微信平台、支付宝平台、医院App；PC端网址；手机银行或银行电子钱包 |
| | 10. 区域卫生 | 标准电子病例，远程门诊会诊，检查检验互认 |

# 第二节 住院服务流程优化

## 一、住院服务流程的内涵

住院服务流程是指患者经过门诊或急诊诊疗后，需要进一步收入病房进行治疗或系统检查的过程。它包括从接收患者入院到患者出院以及院外的随访、康复的过程，是医院业务中最重要也是最复杂繁琐的环节。住院诊疗过程中需要临床科室各级医生、护理人员、医技辅助检查科室等多部门、多职系间的协同工作，因此，住院诊疗服务流程对医院临床科室的医疗水平，辅助临床科室间的协同配合以及医院整体的统筹协调能力都有着极高的要求。一个医院住院业务流程的优劣直接体现了医院的服务效率和能力，也关系着医院的整体效益。因此，作为医院医疗工作中的中心环节，住院服务也是医院服务流程优化的主要对象。本文侧重阐述我国综合型医院住院服务流程的优化问题。

## 二、临床科室住院服务流程

常规的住院诊疗流程可以分为三部分：患者通过门诊或者急诊的入院流程；患者住院期间接受检查治疗以及手术的诊疗流程；患者完成治疗后的出院或转科流程。随着医院信息系统的普及，住院流程中大部分的信息传递已由原来的手写人工传递逐渐实现了电子化，临床服务流程也得到了一定的优化。

### （一）入院流程

入院流程是一个典型的跨多部门流程，整个业务过程中患者需要分别到门（急）诊、入院登记处、住院部的病房进行相应的环节。根据患者的来源可将患者入院方式分为急诊入院、门诊入院和转科入院，这3类方式只在第一阶段的流程有所不同，具体入院流程，如图9-2所示。

（1）门（急）诊：急诊患者因病情危险，急需入院治疗的，经急诊科医生检诊，请相应专科进行会诊，达到急诊入院指征的，由专科医生开具入院通知单。门诊患者由接诊医生根据患者病情判断是否达到入院标准，为需要住院治疗的患者开具入院通知单。需要转科的患者由相应专科会诊，并开具转科通知单。

（2）入院登记处（财务、医保窗口）：患者持入院通知单或转科通知单到入院登记

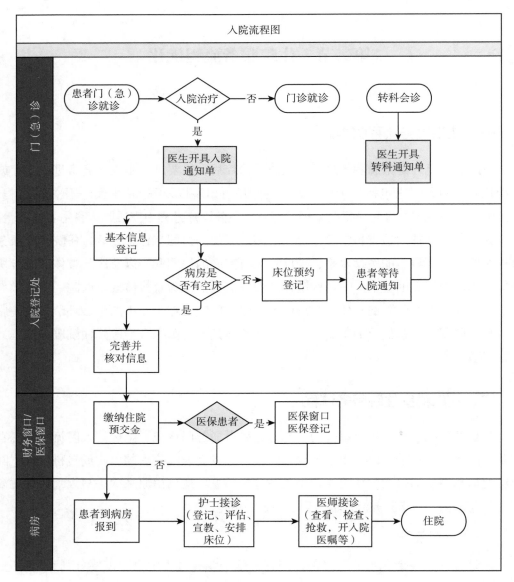

图9-2 住院患者入院流程图

窗口进行入院登记。登记处根据科室床位情况判断能否立刻收治，若没有空床，则需要进行患者信息登记进入床位预约环节，由后台统一安排床位。待病房有空床时，入院登记处通知患者前来办理入院。患者接到入院通知后再次前往入院登记处完善并核对信息。

（3）服务窗口（财务、医保）：患者前往财务窗口根据规定缴纳预交金并打印相关票据。医保患者同时还需要前往医保窗口进行医保登记。

（4）病房：患者在办理完住院手续后前往病房，病房护士负责接收患者，进行登记、安排床位,并对其进行健康宣教和评估。主管医生查看患者,询问病史,开具入院医嘱和检查。

（二）诊疗流程

入院后为了完成患者的治疗,各级医生护士技师需配合完成一系列的诊疗活动,包括查房、会诊、制订治疗方案、检查、用药、手术等。这一阶段是住院患者住院业务中的核心环节,其中各项服务流程根据科室类型的不同会有很大的差异。依据大部分科室情况总结的住院患者诊疗流程,如图9-3所示。其中医生和护理人员的工作贯穿整个诊疗流程,各司其职,为患者提供全方位多样化的医疗服务。住院诊疗流程主要包括医技检查流程、会诊流程、手术流程、用药流程和其他治疗流程等。

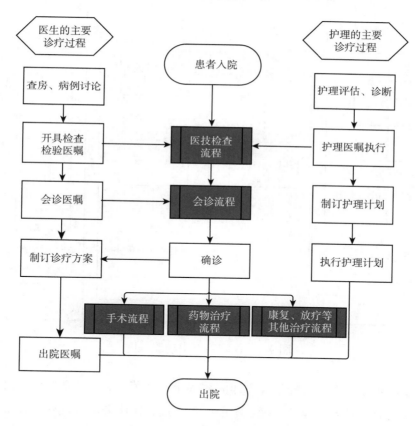

图9-3 住院患者诊疗流程图

（三）出院流程

出院流程是患者住院过程中的最后一个环节,该流程质量的好坏对患者的住院满意度有很大的影响。目前国内医院普遍的出院流程如下:主管医生对患者进行诊察后确认出院或转院时间，暂停长期医嘱，为患者开具出院医嘱和出院带药医嘱，并根据需要预约下次门诊复诊的时间。病房护士负责审核医嘱、核对费用、协助进行出院宣教。随后患者前往出院结算窗口进行出院手续的办理，其中医保患者还需先到医保窗口进行医保审核，开具医保审批单。在出院结算窗口，患者凭预交金交费凭证、就诊卡及记账单办理费用清算，并打印住院费用清单。最后需要院外带药的患者还要到药房领药后出院。具体的出院流程，如图9-4所示。

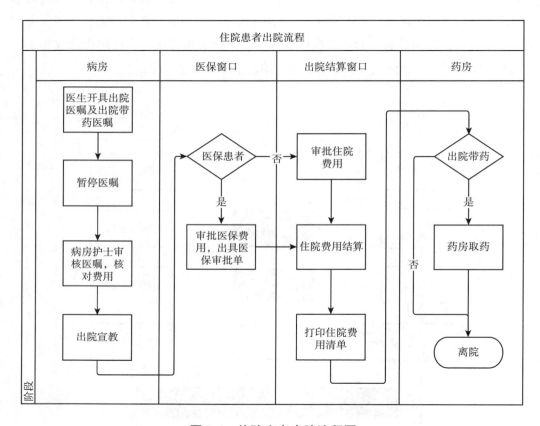

**图9-4　住院患者出院流程图**

住院诊疗业务流程是医院整套工作流程的中心环节。它涉及医疗、护理、检验检查、药房、收费和病案管理等医院多个部门。通过临床服务流程优化可以促进各部门工作的改进，增强跨部门的合作，从而建立以患者为中心的服务流程，充分利用各项资源，提高患者的就医效率。随着医疗水平的进步，患者对医疗服务的要求越来越高，医疗保险制度和支付制度的变革也给医院带来巨大的挑战，这些都为医院流程优化提供了改革的动力。

### 三、常规住院业务流程存在的问题

#### （一）住院业务流程中的增值环节

"看病贵，看病难"一直是我国医院尤其是三甲医院面临的问题。造成看病慢的主要原因就是医院服务流程运行的不顺畅，导致医疗资源的低效利用。通过对现行临床科室住院服务流程的分析可以看出，患者住院过程中，仅仅只有检查、诊断、治疗、查房、手术等环节是有意义的增值环节；而很多患者入院后需要进行的等待术前检查、等候检验报告、等候择期手术安排等环节；并未对患者产生治疗的价值，属于无效的非增值环节。这些非增值的部分也是影响流程效率增加无用平均住院日的瓶颈。产生非增值部分的原因主要有以下几方面。

1. **优质医疗资源的相对不足**　优质的医疗资源总量相对不足、分布不均衡一直是我国医药卫生行业存在的主要问题。我国医疗资源存在的东西部差别、城市和农村的差别，导致了大医院的"一床难求"。在医疗资源不足的情况下，患者入院需要等床位，检查需要预约等待，这也是导致住院流程中非增值部分产生的最根本原因。

2. **医疗资源缺乏有效利用、周转缓慢**　业务流程中部分环节缺乏有效衔接，导致很多资源产生无效的浪费。如病房预出院做的不到位，可能导致空床的现象；术前检查的不充分会影响手术的按时开展等。

3. **服务水平的差异化**　相同诊断的患者可能因为其主管医生的不同，而采用不同的诊疗方案。经过几年的医疗改革后，医疗机构医务人员的整体医疗水平和服务技能都取得了较大的成果，但是不可否认的是不同医务人员的能力、经验和工作态度方面均存在差异。这就有可能造成的疾病诊治结果不准确、检测检验结果错误以及诊疗方案的差异等，从而对整个医疗流程的运作产生影响。例如，患者入院后常规检验、检查项目没有及时开具，检查、检验结果的时间过长等。

4. **医院与病患信息的不对称**　患者对于医院流程的不了解，导致在住院流程的某个环节病员严重滞留而排长队；有的环节则办业务人员稀少。

5. **系统性错误的发生**　目前很多医院已经实现了信息化，这对优化医院的业务流程起了重要的作用。但是由于技术以及装备质量方面的原因，一些系统性的错误（如系统崩溃，设备故障）时有发生，这些会导致整个流程都将面临瘫痪的危险。

#### （二）住院业务流程管理中存在的缺陷

目前的临床科室服务流程中存在以下瓶颈，也是我们流程优化中需重点关注的问题。

1. 医疗机构分工过细，就诊环节多。通过对出入院流程的分析可以看到，传统的模式中患者在办理出入院手续时需要反复往返多个不同地点，涉及多道程序，并在不同的窗口多次排队。因为信息不对称，患者及家属在办理流程中需要来回询问、寻找。患者的需求流程被迫要根据医院的行政流程进行分割，无法体现以患者为中心的服务理念。

2. 科室床位按科室和医生固定分配，使得床位使用不均衡。各大医院的床位通常都是分配到各科室，然后主管医生负责安排，导致出现有些患者无法入院而有些病床闲置的局面。同时对于部分有周期性患者来源的科室也会存在床位时而紧张、时而空闲的情况。一方面医院整体床位使用率受到影响，另一方面患者入院等候时间长，可能导致患者病情加重。

3. 患者入院后辅助检查流程繁琐，导致术前等待时间或确诊时间的延长。在传统入院流程中住院患者入院后的检查安排比较分散，往往需要持续几天，等候检查结果通常也需要1~3天。在这段时间内，患者只能在病床等待，产生较长的无效住院时间。

4. 手术排程缺乏合理性，延长患者术前等待时间的同时降低了手术室利用率。在目前的流程下，由于手术排程缺乏科学的规划，普遍存在手术间利用不均衡的现象。如在很多医院，周五手术室开放时间远远小于其他几天。此外，由于患者病情、手术医生水平、外科手术团队的配合度以及手术过程中各环节的衔接差异等，导致了预期手术时长与实际手术时长的差异，这些都影响了手术室的使用效率。

5. 住院药房流程效率不高。病房医生通常是早上查完房后开具用药医嘱，用药时间比较集中。而传统的流程是药师人工包药的方式，摆药时间长，药师劳动强度大，并且手工操作出错概率相对较高。

6. 会诊流程环节影响因素多，会诊不及时、会诊质量差的情况时有发生。部分普通会诊需要等待长达3~4天，既严重影响平均住院日等效率指标，也是医疗纠纷的隐患之一。同时，传统的会诊工作模式仍采用纸质申请、人工传送，易造成人力、物力成本的浪费。对于多院区的医院，不同院区之间的相互会诊问题也是困扰医院管理者的一大难题，会诊的便利性和及时性都存在巨大的挑战。

7. 出院患者办理出院手续的时间比较集中。由于医生习惯于上午查完房后为当日出院患者开具出院证明书，导致患者办理出院手续的时间集中在上午10点钟以后，导致同一时间段业务的聚集，排队现象严重。

8. 医院信息化建设不足。医院信息系统建设的滞后导致信息传递的低效性，医院内的各种信息系统间缺乏连接接口，信息传递不畅，部分医院还处在纸质办公阶段。

### 四、住院服务流程的优化方法

对现有流程中的瓶颈问题进行梳理，并基于此进行机制创新，优化临床科室服务流程。与此同时，借助于信息化技术的持续改进，规范临床科室的业务制度，保证医疗服务活动高效有序的开展。

1. **规范化科室管理** 制订专科的工作规范和制度，规范医护技、医教研工作流程，逐步建立科室制度化、规范化的管理模式。如四川大学华西医院于2005年率先推行科室规范化管理模式，建立科主任负责下的科室管理小组决策制。

2. **强化临床路径的管理，建立标准化治疗模式与治疗流程** 通过在临床科室大力推广基于常见病种的临床路径工作，为临床诊疗服务提供安全可靠的标准化参考，减少了由于医生水平差异引起的治疗差异的风险，最终起到规范医疗行为、减少变异、提高流程效率的作用。

3. **建立入院服务中心，简化患者的入院流程** 入院服务中心的建立，整合了传统入院流程中的入院登记、住院收费、心电图检查等一系列流程，将以往需要跑多个区域的繁杂流程简化为一站式的服务。入院患者只需在入院服务中心，就能完成整个入院流程。在减少患者的就诊负担的同时整合了医院的空间布局，合理缩减人力成本。此外，入院服务中心后台还汇集了全院床位信息和待入院患者信息。患者在入院前可以通过住院服务中心随时查询床位安排进展，缓解患者苦苦候床的问题。

4. **开放式床位管理模式** 通过信息系统统筹全院床位，建立"医生跟着患者走"的开放式床位管理模式。打破原有的固定床位的诊疗和管理机制，无论患者在哪个病床，该专业的医师都会到床旁进行诊疗服务。在此模式下，医生可以按手术计划需要安排患者入院时间，通过合理安排术前检查，缩短患者等候手术时间和住院时间。基于此模式，通过信息化建立全院病床的统一调配机制，如果某一科室出现空床且没有等候入院患者，住院服务中心与科室沟通后可将空床调剂至床位紧缺的科室。通过对全院床位的统筹管理，提高住院床位的利用效率，灵活统筹病区床位配置，从一定程度上缓解了住院患者的候床问题。

5. **开展日间手术** 日间手术在欧美发达国家普遍开展，我国在2005年才开始起步。日间手术的开展，可以极大的缩短患者的住院时间，提高医疗资源利用率，减少医疗费用，加快患者周转，达到医患双方利益的共赢。但是日间手术的开展需要建立在医保政策、麻醉技术支持及医疗质量严格控制的基础上。

6. **优化手术流程** 增加医生收治患者的计划性，实行手术排程的预约机制。同时保障手术室首台手术的开台时间，实现手术时间和空间的科学管理，提高手术间的利用率，缩短患者的手术等候时间。

**7. 运用信息化手段提高会诊效率**　　通过会诊系统进行院内会诊流程的全面监控，并在系统内设置手机、平板等移动设备接口，以便通过移动端及时通知会诊医生，并第一时间获取患者信息。对于多院区的医院，通过远程医疗系统的建设建立患者与医生、医生与医生之间的实时视频通信，利用院内电子病历共享患者病情，能有效减少患者和医生的移动成本，及时响应多院区间的会诊。同时在会诊系统中引入医务部的质控环节，减少由于错误产生的多次会诊问题。

**8. 引进自动化设备和智能化信息系统，建立智慧药房**　　通过引进自动发药机、智能物流配送系统等设备，实现智能化的发药操作，减少药剂科发药流程中人工环节。通过智能药事系统预审方，将系统审方和人工审方相结合，减少人工出错的风险，增加药房的工作效率。

**9. 患者术后快速康复ERAS的推广**　　通过在围手术期间内科、外科、麻醉、护理的合作，打破原有的观念和习惯，采取术后多模式镇痛，术后早期下床活动，避免或减少使用鼻胃管等方法加快术后患者的康复。目前ERAS已经在多个外科临床取得了较明显的成效。国际上普遍认可ERAS可以提高医疗效率30%，即缩短30%的住院时间，与此同时，还可以减少术后并发症，降低再住院率，增加患者满意度等。

**10. 开展出院患者床旁结算业务**　　床旁结算就是在医生开具出院证明后患者无需离开病房，利用床旁结算系统完成出院结算。床旁结算系统整合了医院收费系统、医保系统、银行POS机等系统为一体，减少了患者办理出院结算的时间。

**11. 完善医院信息化建设，构建围绕患者服务的全面信息系统**　　全面完善的信息系统是临床服务流程优化的基础。临床服务流程涉及临床科室、护理单元、检查检验、药房手术室等多个部门，因此，需要医院信息系统（HIS）、实验室信息系统（LIS）、医学影像系统（PACS）、手麻系统、财务系统等多个系统完美结合才能实现流程的优化。医院信息系统的集成能够实现医院内部应用系统的一体化数据集成，从而实现不同系统机构部门间信息资料的整合，实现业务流程的整合和优化。

随着我国社会经济的发展和医药卫生体制改革的深入，医院的医疗服务理念也从"以医疗为中心"转向"以患者为中心"。作为医院整体医疗水平的重要体现，现有住院诊疗流程显然不能满足这一要求。在我国各地区"看病难，看病慢"的问题都十分突出，大大的影响了患者对医院服务的满意度。因此，为了满足和谐社会的发展需求，实现医疗服务的优质和便捷，利用先进的卫生信息技术、创新模式对住院业务流程的优化已成为当务之急。因此，我们应该通过借鉴业务流程再造的理念和方法，对医院业务流程进行调整，探索建立符合医院经营规律、适应顾客需求的业务流程，从而提高医院的医疗质量和运行效率，为患者提供便捷优质的医疗服务。

## 第三节　医技科室服务流程优化

### 一、医技科室的概念

医技科室以往主要是以某种技术手段辅助临床诊断疾病，故多称之为辅诊科室。随着高科技成果及先进的仪器设备在医技领域的广泛应用，使医技科室的内涵更加丰富，并不断外延，沿袭已久的辅诊科室概念已远远不能准确概括医技科室。医技科室不仅能为临床提供诊断依据，而且能运用现代化治疗手段对患者进行系统治疗。

目前，我国各级各类医院医技科室的架构组成、学科专业设置不尽相同，没有固定统一的模式。医技科室普遍包括药剂科、检验科、医学影像科（如放射科、超声科、核医学科等）、病理科、输血科、消毒供应中心和营养科等。

### 二、医技服务流程

目前国内大型三甲医院普遍仍采用传统医技检查模式，医技检查流程主要分为开单、预约、检查、报告4个时间点。将检查过程分为开单预约、检查等待、报告出具3个时间段。在这3个时段中，检查项目、检查流程间的衔接以及科室信息化程度等因素，均可能造成检查时间的延长。

根据病人来源不同，医技科室检查患者可分为门诊、急诊、住院和体检患者，因急诊患者病情危急重，各大医院均应该遵循优先、及时的检查原则，体检者属于定期或不定期健康检查类，可实行预约排程检查。本文侧重阐述我国综合型医院门诊、住院患者基本检查流程构架（图9-5）。

### 三、优化医技服务流程

随着互联网技术与医疗健康行业深度融合，线上服务实现在医技流程各个环节中，手机平台、自助终端机与窗口服务的无缝衔接，为患者提供预约诊疗、移动支付、结果查询、信息推送等便捷服务。互联网技术对优化医疗服务流程、规范诊疗行为、提高患者就诊效率、减少无效等候时间、美化医院就医环境都有着重要影响。

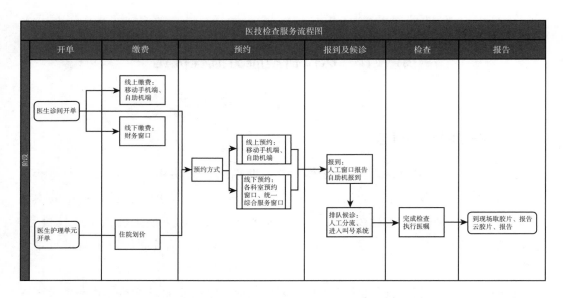

图9-5　某大型三甲医院医技检查服务流程图

### （一）医技科室流程优化目的及意义

在医院关键业务流程中，医技检查流程的效率对医疗服务的效率和质量至关重要，但是受医技服务负荷量、检查设备资源等因素限制，医技科室与临床需求及患者需求的供需矛盾突出，患者医技检查预约、结果拿取等待时间较长，导致患者流失。而传统医技检查流程复杂，患者排队时间长、重复排队次数多、医疗协同效率低，影响患者满意度、工作人员满意度和就诊区域环境等。

因此，医院管理者和职能部门应充分认识医技科室的作用及发展潜力，并重视对医技科室的管理工作。改善医技检查服务流程、缩短预约检查等待时间、提升整体服务效率和服务品质，已成为各大医院整体服务流程优化、提升运营效率的关键。

### （二）医技科室全流程优化

#### 1. 开单和缴费

（1）门诊患者：医生开具门诊检查申请单，系统自动根据检查规则给出相应提示，医生根据患者情况选择检查项目或确认提示信息，提交申请单向检查预约平台发送申请信息。患者就诊结束后，医生直接打印就诊指引单，指引单上面可详细呈现药品名称及数量、检查项目、项目费用、具体地点导引、微信二维码、支付宝二维码、注意事项以及温馨提示等，患者通过线下财务窗口、自助机终端或移动支付设备进行门诊缴费。

（2）住院患者：医生开具电子检查申请单，医院信息系统自动进行后台记账。

随着互联网+医疗的发展，越来越多的三甲医院开通了互联网门诊等服务，患者不仅可以在移动手机预约线下门诊，还可在线上进行问诊。

**2. 预约**

（1）主要医技检查预约模式（表9-3）。

表9-3 主要医技预约模式优缺点对比

| 预约模式 | 优点 | 缺点 |
| --- | --- | --- |
| 医技科室独立预约 | 1. 能够合理安排各自科室患者检查顺序<br>2. 对本科室资源利用率较高，且沟通成本低 | 1. 开具多个医技检查的患者需要多次排队预约，患者等待时间较长，满意度低<br>2. 高峰时段窗口排队长，易造成院内通道堵塞<br>3. 医技科室预约工作量较大，增加人力成本<br>4. 无法统筹患者检查时间，可能存在检查冲突 |
| 自动预约 | 1. 方便快捷，免去患者无效移动及排队<br>2. 节约医院空间，优化就医环境 | 1. 患者容易忽略自动预约信息，仍前往前台进行预约<br>2. 患者无法自主选择预约时间，导致退改率高，且患者需要到对应人工窗口修改或取消预约 |
| 医生诊间预约 | 1. 最大程度方便患者，免去患者无效移动及排队<br>2. 医生掌握患者检查时间，了解患者动向<br>3. 不需要成立预约中心，且对医技科室分诊人力资源需求较小 | 1. 增加医生工作量<br>2. 对患者行为约束性弱，易造成检查资源浪费<br>3. 高度依赖与医技科室配合度<br>4. 无法统计医技预约完成率、及时率等指标 |
| 预约中心集中预约 | 1. 能够统筹安排患者所有检查，人工避免检查冲突<br>2. 减少医生及医技科室人员工作量<br>3. 可以灵活调配医技资源 | 1. 需统筹增设预约中心，对空间及人力有一定要求<br>2. 预约中心人员需具备相关经验，且存在出错概率<br>3. 患者需要二次排队 |

　　1）传统医技检查预约模式：目前各医院普遍仍采用传统医技检查预约模式，即到各科室前台分别预约，各个科室使用独立平台进行预约。同时，部分检查未实现系统线上预约，仍需手工登记，费时费力。

　　2）自动预约模式：即医生下医嘱、患者缴费后，自动预约检查。自动预约为医院在初期智能预约探索中发展的一种模式，该模式对科室预约检查资源进行整合并根据规则做出智能判断，从一定程度上为后期集成式自助预约服务发展奠定了基础。

　　自动预约模式具有便捷性、智能性等特点，但存在以下问题：①与患者进一步交互不够，患者容易忽略自动预约信息，仍前往前台进行预约；②患者无法自主选择预约时间，导致退改率高，且患者只能去对应人工窗口修改或取消预约；③若自动预约仅实现单项检查预约，则不能解决有多项检查项目患者的时间统筹问题。

　　3）医生诊间预约模式：门诊医生开具电子影像检查申请单后，可直接在诊间为患者预约所有检查资源，减少了患者排队等候环节，极大程度方便患者。但该预约模式通常为先预约、后缴费，对患者行为约束性弱，患者可能会在预约后取消检查，浪费预约资源，同时诊间预约使得医生承担非医疗工作，增加工作量，降低诊疗效率。

4）集中预约模式：设置预约中心，可一站式预约所有检查。预约中心通常设置在门诊大厅一楼或与人工挂号、收费窗口整合在一处，方便所有患者。预约中心工作人员可为门诊统一管理，需具备一定工作经验，熟悉各科室检查规则，从而统筹安排患者所有检查，人工避免检查冲突。但该模式仍然无法避免患者在窗口二次排队，造成院内交通堵塞。

以上四种预约模式为目前我国大部分医院现有医技检查预约模式，四种模式均有利有弊，在此背景下，不少医院借鉴线上门诊预约挂号方式，积极探索利用互联网技术实现线上和线下相结合的一体化医技检查预约模式。

**知识拓展**

2015年，国家卫计委提出要求所有公立医院必须全面推行分时段预约就诊和医生全面预约的政策要求。文件要求到2017年底，医院门诊的初诊患者实现分时段预约就诊，医院的住院患者实现分时段预约和预约检查的比例必须达到100%。

2018年，国务院下发《进一步改善医疗服务行动计划（2018—2020）》，要求三级医院进一步增加预约诊疗服务比例，大力推行分时段预约诊疗和集中预约检查检验，分时段预约诊疗精确到30分钟；二级综合医院分时段预约诊疗精确到1小时。

（2）线上+线下一体化医技预约模式：一体化医技预约模式借助互联网技术，将线下窗口预约和线上（自助终端和手机移动端）相结合，实现医技资源的最大化利用，解决患者预约项目多次排队、预约等待时间过长、预约安排不合理等问题，患者可根据自身需求随时随地进行项目预约，且系统具备修改功能，患者可在移动端进行修改或者取消预约。同时医技科室和医院管理部门通过系统的可视化统计功能可实时查看各科室预约资源的使用情况和患者的"爽约"情况，及时做出锁号和释放号源等操作，提高资源利用率。

一体化医技预约模式顺应医院发展的切实需求和国家医疗健康政策的要求，体现了以患者为中心的服务思想，实现了就诊患者检查"一站式预约、信息化分配、科学性检查"的服务功能,从而较好地解决患者与医技科室之间的矛盾,既方便患者,又减轻前台工作人员负荷,有利于医院分流患者、美化就诊环境。近几年一体化医技预约平台的建立和使用已成为医院优化医疗服务流程的热点举措,对医院解决资源供需矛盾、提升管理水平有着重要意义。

### 3. 报到及候诊

(1)自助报到系统:自助报到候诊系统利用自助机实现患者在预约时间段自助报到候诊,患者可通过自助报到机实现报到取号候诊、查询排队号等服务。患者报到成功后,候诊屏等候检查列表显示患者排队信息(图9-6)。

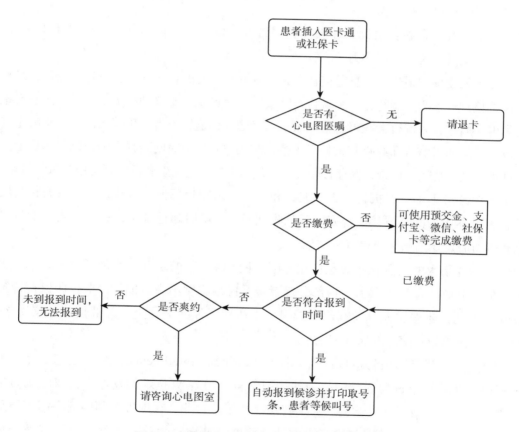

**图9-6 某医院心电图检查自助报到流程图**

(2)排队叫号系统:排队叫号系统是检查预约系统和自助报到系统的延续,医技科室的叫号系统按照检查单登记时间(若无报到环节)或报到进入系统排队时间的先后来确定呼叫队列。

实践发现,如果严格按照预约的先后顺序生成呼叫队列,若出现预约患者迟到的情况,需要将该患者重新插入队列,容易引起其他候检患者的误会。因此,在设计呼叫队列时需要统筹考虑预约的顺序和实际候检的情况。呼叫模式如下。

（1）候诊台呼叫：候诊台叫号功能供专门负责叫号的人员使用，该人员统筹安排男女患者每次检查的数量、检查进度，以便提高检查效率，因此候诊台主要有候诊、检查、过号、已完成等列表，同时对"爽约"患者读卡报到并打印候诊条排队候诊。

（2）检查室呼叫：实现检查室自行叫号，检查室可在常规检查界面看到候诊者数量，设置一次性提取叫号人数、男女性别，点击提取后实现呼叫患者功能，对于没有按时前来检查的患者点击"过号"，实现过号功能。

**4. 报告和胶片**

（1）自助打印机：自助打印胶片和报告等，可以24小时打印，不限制于工作日，既方便了患者，还可节约人力。

（2）云胶片和报告：信息通信技术和互联网平台的融合实现了云胶片的应用，影响了医技检查流程和患者行为。患者检查结束后可通过手机等移动终端扫描二维码查看报告和电子胶片，系统也会在报告审核结束后发送短信通知患者，患者无需再次来科室打印胶片。如患者需打印胶片和报告只需持二维码单，任何时间到科室的自助打印机上打印即可。此系统还会记录、保存打印过的胶片、报告，避免患者再次到登记台重复打印。

云胶片可远程查看报告，方便就诊和会诊。云胶片环保、节约，可以代替传统胶片，患者不用来回奔波，报告完成后就收到通知，随时随地都可以查看报告，并且可以查看所有影像结果和历史就诊结果。

云胶片衍生的信息化服务是应用"互联网＋医疗"的融合，实现了"以患者为中心"的一站式影像检查服务。但部分患者接受网络程度不高，依然需要打印保存传统胶片，因此，还需加大力度宣传和指引，以达到影像检查安全、无纸化、无胶片化。同时，应注重患者信息的保管和安全。

（3）人工智能与报告审核：人工智能（artificial intelligence，AI）是基于计算机来模拟人类的思维过程和智能行为的一门学科，随着AI技术的发展，目前已成为多学科交叉的一门新兴前沿学科。人工智能赋能医疗行业，在虚拟医师助理、病历与文献分析、药物研发、基因测序和影像辅助诊断、精准医学等方面都取得了突破。其中，医学影像与人工智能的结合是最具发展前景的领域。目前在肿瘤检出、自动结构式报告、定性和定量诊断、肿瘤提取和放疗靶器官勾画等方面已有较多的临床应用和研究。

人工智能方法作为辅助医师的工具，可重复性高、可更准确地进行影像学评估，减少误诊和漏诊，但在实际运用的过程中有许多具体问题，是否能真正全面提高医师工作的效率还有待验证。

### 四、信息技术加速医技流程优化进程

随着信息技术的飞速发展，越来越多的医院正加速实施基于基础信息化网络平台、业务平台的整体建设，以提高医院的服务水平和核心竞争力。信息化技术正在改变医疗模式和服务流程，在区域内各级医疗机构之间，建立起紧密协同工作机制与模式。

1. **质控云平台**　利用云技术，可建立统一的质控云平台（如放射诊断质控等），用信息化的手段优化质控工作，实现质控数字化、质控平台化、质控智能化、数据标准化，有助于标准的统一、完善，质控体系的完整性，构建以数据为基础的质控分析评价体系，并对质控大数据进行收集、分析、反馈，提升日常监管能力，及时采取纠偏措施，有效防范医疗质控安全风险。

2. **影像中心共享模式**　2016年8月，国家颁布《医学影像诊断中心基本标准和管理规范》，为打破医学检查检验结果互认工作开展困难的局面提供了新的思路。同年10月国务院印发了《"健康中国2030"规划纲要》，提出要引导发展专业的医疗影像中心，基本实现医疗机构检查结果互认。

医学影像互认共享不仅能够减少重复检查，提高医疗效率，还有利于促进各医疗机构协同配合，构建和谐医患关系。相较于医院的影像科，独立影像中心有3个方面竞争优势：更优质的服务、更为灵活或及时的检查时间、面向影像医师匮乏地区有更全面的医疗服务。

## 第四节　手术室服务流程优化

手术室是医师对患者进行手术诊断、治疗和抢救的重要场所，是医院的重要技术部门、最大的公共平台，是院内医疗资源高密集型医疗单元。在现代外科学及医疗器械高速发展背景下，其建设成本日渐增高，单位时间内设备、耗材、维护等管理成本也逐步提升。同时，手术室还具有手术排程难度大、手术区域空间布局复杂、信息系统要求高、绩效评价体系特殊等特点。

做好手术室服务流程优化，提高手术室利用率是提高外科病床周转的关键，甚至可提升医院的整体工作效率。故如何充分利用和有效运转手术室的人力、物力资源，加快周转，减少各环节的浪费，降低手术室运维成本已经成为每家医院的重点工作方向。

### 一、手术室服务流程

手术室服务流程主要包括手术前，患者从离开病房至到达手术室、手术中、手术

后，手术完成后回到病房或ICU病房3个重要模块。关注流程模块中的关键环节及各模块之间的衔接是进行流程优化的切入点（图9-7）。

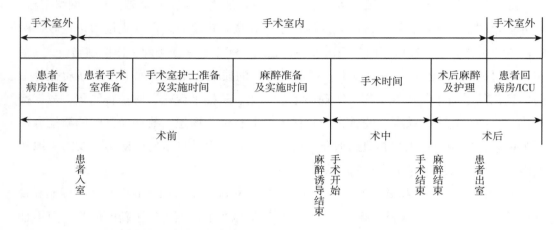

**图9-7　住院择期中患者手术服务基本流程模块示意图**

手术前主要涉及环节包括手术排程、麻醉医师术前访视、手术室手术间准备、接送患者方式；手术中主要会涉及环节包括手术护士及麻醉医师术前患者准备、医生实施手术、术中各项记录；手术后主要会涉及环节包括患者术后复苏、护工送回患者。

各家医院因实际情况不同可能在术前排程流程上略有不同，但术中与术后流程基本相同。以国内某家三甲医院为例，手术室服务流程图，如图9-8所示。

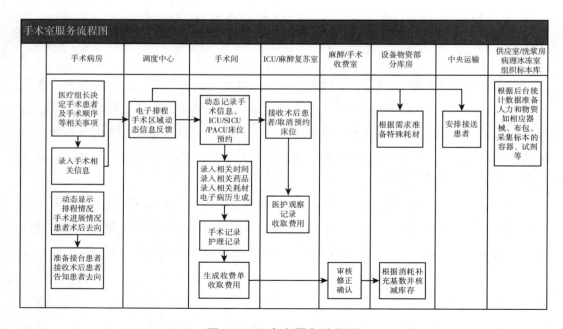

**图9-8　手术室服务流程图**

外科手术的历史可以追溯到遥远的新石器时代，随着时代的进化和社会的发展，外科学得到了飞速的发展，而外科学的发展又带动了无菌法和消毒法的发展。到了19世纪，麻醉学诞生，1846年10月美国一家综合性医院齿科进行首例吸入麻醉大手术，手术室就此登上了历史舞台。尽管当时的场地设在图书馆的教室内，没有一个人身着规范的工作装，但是这的确揭开了手术室发展的历史序幕（表9-4）。

表9-4　五代手术室发展历程

| 手术室名称 | 开始时间 | 发展史 |
| --- | --- | --- |
| 简易型手术室 | 19世纪中期 | 1. 由于麻醉技术的发明推动了手术学的建立，雏形形成<br>2. 细菌学的发展，蒸汽灭菌法的发展，手术室洗手法的完善，口罩的使用，手术衣的使用等，推动了手术学的发展 |
| 分散型手术室 | 20世纪初 | 1. 各个诊疗科室开始建立自己的手术室，手术室以分散的形式存在于医院内<br>2. 分散式手术室，在手术室发展史上存在了一个较长的时期 |
| 集中型手术室 | 20世纪中期 | 1. 第一次世界大战和第二次世界大战的暴发，加快了医院手术室的变革和完善<br>2. 1937年，在法国巴黎召开的万国博览会，展示了集中型手术室，现代模式的手术室正式创立<br>3. 1955年，东京大学开设了第一个手术部，将各专科手术室都集中在手术部内统一管理<br>4. 1963年，中央供应型的平面布局手术部在美国问世，当代手术室基本都属于这种类型 |
| 洁净手术室 | 20世纪60年代 | 1. 20世纪50年代，由于微电子工业、精密机械工业的需要，产生了空气洁净技术<br>2. 20世纪60年代中期，英国威根布市廷顿医院的著名矫正专家查理（CHARN-LEY）先生首先将垂直层流净化技术应用到手术中<br>3. 1966年，世界上第一间层流洁净手术室，在美国巴顿纪念医院设立。手术室的建设发展到了一个新阶段，即洁净手术室阶段，这种手术室沿用至今 |
| 数字化手术室 | 21世纪初 | 1. 利用数字化功能，结合计算机技术，从硬件和软件上进行整合集成，使设备的使用功能更优化，更符合手术条件的需要，更适合现代手术技术和手术室操作规定的要求<br>2. 纯美净化数字一体化手术室解决方案可以通过操作平台轻易控制手术室内的所有设备，并与医院内的信息网络连成一体，从而相互共享影像和数据并通过视音频系统与外界进行交互式交流 |

## 二、手术室服务流程优化原则

手术室服务流程中的各项环节分为增值活动与非增值活动（表9-5），在优化过程中应遵循减少或消除非增值活动，优化增值活动的原则，以提高流程效率。

表9-5　手术室服务流程中常见的增值部分与非增值部分

| 序号 | 增值部分 | 非增值部分 |
|---|---|---|
| 1 | 术前合理的排程时间与麻醉访视时间 | 因手术排程不合理而造成的时间浪费：主要指由于错排、误排等因素造成的手术排程错误而导致的患者无效等待时间 |
| 2 | 术前合理的手术间准备时间：包括手术间清洁时间、手术器械包准备时间等 | 患者在病房等待接到手术室的时间：主要指由于手术室工人人力不足、空间动线布置不合理、电梯管控部门的配合不畅等原因而造成的患者在病房的无效等待时间 |
| 3 | 手术护士术前患者准备时间：包括手术输液通道建立等时间 | 手术间准备时间过长而造成的等待：由于手术间清洁时间过长、手术物资的供应问题、仪器设备的维修问题而造成的手术器械准备欠充分，洗手及巡回护士不能将手术所需物品、器械在规定时间内准备到相应手术间等，而造成的无效等待时间 |
| 4 | 麻醉医师的麻醉准备时间：指麻醉医师进行患者准备、麻醉诱导及患者进入麻醉状态的时间 | 因医师术前准备工作未完善而造成的手术延迟或取消：如病历的书写问题、手术签字未完成、检查未完善等造成的无效等待时间 |
| 5 | 手术医师的有效手术时间：指手术医师依照正确的手术流程操作而进行的手术时间。不包括：如当患者伤口已经缝合，而体内还残留一块纱布时，最后的缝合程序就不是增值活动时间 | 手术室护士和麻醉医师做好一切准备后等待主刀医师上台的时间：由于外科医师迟到而造成的时间浪费 |
| 6 | 术中特殊检查的结果等待时间：如病理冰冻结果的等待时间等 | 接台手术的无效等待时间：因为医师不能确认手术将持续多长时间，手术团队为了确保他们不会等待及自身的时间得以充分利用，而提前接患者到手术室，让患者在手术间外长时间的无效等待 |
| 7 | 术后患者复苏的合理时间：术后患者正常的复苏时间 | 术后恢复等待时间：手术室时间宝贵，手术创口关闭后将患者转至恢复室进行麻醉复苏，以减少手术间被占用的时间，缩短手术接台时间。如果因恢复室床位配置不合理，或者ICU床位紧张而导致患者不能转出手术间而造成的时间等待 |

判断增值活动与非增值活动，需同时满足3条标准。

1．符合患者的服务购买意愿。

2．活动必须以一定的方式改变产品或服务。

3．活动必须从一开始就要选对方向。

根据这3点标准进行判别，符合的即为增值活动，是流程中需要保留的环节，不符合的为非增值活动，是流程中需要减少或消除的部分。

### 三、手术室服务流程的优化方法

通过减少或消除手术室服务流程中非增值活动来优化流程管理。

#### （一）建立合理、优化的手术排程系统

减少或消除手术室服务流程中非增值活动的最直接和最有效的方法是优化手术排程。在国外，手术排程问题已是一个研究热点。一般概念、定性分析及定量技术等多层级均有研究。应将手术排程研究理论结合医院实际管理，完成理论至应用的转化，并最终推广到全医院管理中。

目前，系统化手术排程是手术排程改革的切入点。利用患者的精准信息、手术历史等大数据实现比改革前更精准的排程。在未来，在精准排程中解决急诊手术、患者特殊情况等突发事件将是下一个研究热点。

#### （二）确保第一台手术的准时开台率

首台手术准时开台与否关系到患者无效等待时长以及手术间无效闲置率。故第一台手术的准时开台率目前是大部分医院手术室管理的重点。其重要性具体体现在：

1. 减少患者在手术间的空白等待时间。

2. 使接台的患者能尽早手术，避免因前面的手术延时导致接台手术取消。

3. 有效利用手术室工作人员上班时间，减少其加班的频率，缓解麻醉医师、手术室护士人手紧张的问题。

4. 在现有资源下，不增加人力和手术间，能有效地利用时间接纳更多手术、有利于全院床位资源的有效利用。

同时，首台手术准点不仅体现手术间使用效率，同时能反映手术质量等多项指标，故多数医院将其作为各外科以及手术室考核的重点指标。

#### （三）降低手术临时取消率

手术日当天临时取消手术，属于流程活动中典型的非增值活动，会严重影响手术排程的计划性，造成手术室资源的极大浪费。研究表明，择期手术取消会使医疗服务成本增加8%，患者的住院时长平均增加1.92天且会使部分患者感到紧张、沮丧和愤怒。

造成手术临时取消的人为因素有：术前检查未完善、检查结果异常、排程问题、治疗计划改变、术前病情控制不良、缺乏医务人员、医患沟通不良等。为降低这些人

为因素干扰，医院应要求医疗组长在安排手术时，必须要确认患者各项指标是否达到手术要求且手术申请单上必须有医疗组长的签字。当不符合手术条件时，医疗组长不能将手术提交入排程系统，手术排程系统中也应设置相应的防呆措施。

同时，医院在管理上必须制订相关的综合管理措施，如人员培训、奖惩制度的实施、制订术前清单等方式加以控制，为了减少或避免手术临时取消的情况出现。

### （四）努力做到最小的换台时间

连台手术之间的间隔时间对手术室的周转效率十分重要，手术之间的换台时间与手术室的无效非增值使用时间呈线性相关。

影响换台时间的主要因素有：是否有麻醉准备间、麻醉恢复室/重症监护室（PACU/ICU）的床位数、手术之间的清洁流程、物资供应流程、人员排班等。目前国内大多数三级医院不一定设置专门的麻醉准备室，但都会设置专门的麻醉恢复室，通常要求复苏床位与手术床位之比为1∶1，但实际运营中很难达到这一比例。所以，若能在医院设计的初期即预留足够的麻醉复苏空间和床位，则可以大大缓解患者术后在手术间的复苏等待时间。针对手术间清洁的研究表明，Ⅱ级洁净手术间关闭自净15分钟即可达到院感的标准要求，再增加净化时间效果无差异。而层流手术室具有空气过滤系统，让室内微生物含量控制在达到手术无菌要求范围内，手术室内无需使用物理或化学方法对空气进行消毒灭菌，是医院有效减少术后感染的一种现代化医疗手段。目前国内大多数的三级医院使用的都是层流手术室，所以手术间的清洁时间主要是指清洁工人的工作时间，而标准化的清洁流程将是确保手术后快速做完清洁的保证。物资供应方面，目前国内大多数医院会在手术间设置二级物资管理库房，以保证物资的连续供应。人员排班方面，手术室的情况较为复杂，工作不确定性较高，随时有急诊手术，建议使用弹性排班才能有效运用人力，以减少患者因医护人力不到位而造成的无效等待时间。所以，最小的换台时间将是流程中各环节通力配合的结果。

### （五）加强手术室信息化建设

随着5G时代的到来，信息技术高速发展，在计算机技术和外科手术技术的不断发展推动下，手术室建设取得了长足的进步。随着医院信息化建设进程的推进，手术室作为医院的核心医疗场所，其信息化建设已越来越受到医疗机构的重视。

**1. 信息化管理系统**　手术室信息化建设程度是手术室发展的重要标志。信息化能把手术室管理者从繁杂的管理中解脱出来，逐步使手术室的管理现代化、科学化、规范化，从而实现手术室管理向低成本、高效率的模式转变，从医、教、研、管多维度优化手术室管理方案，使得管理者实时了解手术安排和进程，有利于准确统计手术室内产生的所有工作量以及衍生出的人力情况、设备使用情况、耗时、手术间利用率等方面数据的统计和分析，随着其功能的逐步完善，将使得手术室管理进入更加精细化的进程。

**2. 数字化一体手术室** 数字化手术室通过整合手术室内设备、信息资源和医院各科室资源，使原来的"信息孤岛"变成了无处不在的信息中心，患者关联信息在此得到最佳融合。手术中，医护人员一方面可实时检测患者生理、麻醉参数等，现场调阅患者病案数据以及术前各类影像资料、检验、病理等结果，并在短时间内得到结果；同时实时、高清、稳定的视频传输为远程手术会诊和观摩带来全新的体验，从而实现影像导航辅助下的外科微创手术

### （六）优化手术间空间布局

手术室功能分区布局复杂，在修建手术室或者优化手术室结构时需综合考虑功能、规范、流程等多种因素。

**1. 手术间和手术区域简介** 手术间按净化的不同级别可分为百级手术间、千级手术间、万级手术间，不同级别的手术间，用途不同（表9-6）。

表9-6 手术间类别与用途

| 手术间类别 | 适合手术 |
| --- | --- |
| 百级手术间 | 关节置换、神经外科、心脏手术 |
| 千级手术间 | 骨科、普外科、整形外科中的一类伤口手术 |
| 万级手术间 | 胸外科、耳鼻喉科、泌尿外科手术和普外科中除一类伤口的手术 |
| 正负压手术间 | 特殊感染手术 |

手术室按区域可分为限制区、半限制区和非限制区。限制区包括：手术间、手术间内走廊、洗手间、无菌物品间、麻醉预备室、储药室等；半限制区包括：消毒室、手术间外走廊、洗涤室、敷料打包间等；非限制区包括：更鞋室、更衣室、办公室、医护人员值班室、休息室等，详见表9-7。

表9-7 手术室区域与空间设置标准

| 区域 | 空间 |
| --- | --- |
| 限制区 | 手术间、洗手间、无菌室、储药室等 |
| 半限制区 | 急诊手术间或污染手术间、器械敷料准备室、麻醉准备室、消毒室 |
| 非限制区 | 更衣室、石膏室、标本间、污物处理间、麻醉复苏室和护士办公室、医护人员休息室、医护人员值班室、餐厅、手术患者家属休息室等 |

**2. 手术室内布局设计流程** 手术室院区内布局原则：我国综合型医院手术室布局多与手术类型相关。急诊类手术：急诊——急诊手术室——麻醉复苏室（重症医学科）——病房。住院类手术：病房——住院手术室——麻醉复苏室（重症医学科）——病房。门诊类手术：门诊——门诊手术室。设计不同的手术间其位置往往与实施手术的类型有较大的关系。

（1）外部空间布局：围绕手术间、手术室和其他科室、部门的位置配置原则是：靠近手术科室、血库、影像诊断科、实验诊断科、病理诊断科等，便于工作联系。宜远离锅炉房、修理室、污水污物处理站等，以避免污染，减少噪声。通常是集中布置，构成一个相对独立的医疗区，包括手术部分和供应部分。

（2）内部空间布局：入手术室采用的是双通道方案，如无菌手术通道，包括医护人员通道、患者通道、洁净物品供应通道、非洁净处置通道。

手术后器械、敷料的污物流线。还有抢救急症患者专用的绿色通道，可以使危重患者得到最及时的救治。可以使手术部的各项工作更好地做到消毒隔离，洁污分流，最大限度的避免交叉感染。

手术间规范化布局，保持各手术间布局尽量一致性，手术床从左后侧进入手术室，患者头部方向先入，体位摆正后，麻醉医师及设备在患者左侧，手术医师和护士在右侧。

（3）保留手术室可扩展性：由于外科在各级医院的发展并不均衡，往往大型医院手术间日益呈现资源短缺的现状，却又因为早期设计导致扩展困难，因此，在新的医疗建筑设计师要充分考虑未来改造扩展的可能性，适当预留发展的空间。

1）手术间大小：住院手术间应尽量保留在50平方米以上，并保留一定比例大面积手术间。未来一体化数字手术间、机器人手术间、杂交手术间等改造都需要较大的空间。

2）楼层预留：手术间集中区域上下楼层可在建设时预留一定层高，以备手术室不足需改建时可因为区域集中最大化减少手术流程改变。

# 第五节　后勤服务流程优化

"后勤"一词来源于战争，关于后勤的重要性，早在1917年，美国海军陆战队中校乔治·C.索普在其所著《理论后勤学》一书中总结到："战略之于战争，犹如情节之于戏剧；战术可比之为演员扮演的角色；后勤则相当于舞台管理、置办道具及担当演出的种种维持工作"。它虽默默无闻却为成功的演出所必不可少。随着社会进步与医疗技术的发展，医院后勤对于医院业务发展的重要性逐渐凸显。

## 一、医院后勤服务的内容与特点

### （一）医院后勤服务的内容

关于后勤的内容并没有一个标准的定义，各行各业有其特点。医院后勤工作为医院医疗、科研以及教学工作的开展提供前提保障，涉及的内容极其复杂。从广义上来说，所有非医疗业务都可以纳入后勤保障范畴。从狭义上来说，主要包含设备设施全生命周期管理、建筑全寿命周期管理、环境安全管理以及膳食供给、物资运送、消毒浆洗等在医院场所内发生的，与患者非直接接触的业务。本章所指的医院后勤服务，指围绕狭义后勤业务开展所提供的相应服务，主要包括设施设备的运行维保、建筑环境的维修维护、设备物资的供给保障以及治安消防的巡逻、巡检。

### （二）医院后勤服务的特点

1. **涉及面广，内容繁杂**　后勤服务所涉及的工种众多，从水、电、气、暖、消防安防等设施运行保障到各类不同的设备物资的供给使用保障，从员工餐食到灭蚊杀虫，工种繁多、大小不一，任何一项工作没有做好，轻则影响员工或者患者的舒适度，重则影响临床业务开展，更严重的还会危及患者的生命安全。同时，这些服务彼此之间没有必然的联系，服务质量没有统一的标准，考核难度较大。

2. **人员专业化、管理现代化信息化水平低**　与临床高层次人员聚集的特点相比，医院后勤团队专业化程度不够，专业技术人才较少，同时后勤管理人员的管理水平较低。随着医院现代化建设步伐的加快，后勤服务已不仅局限于传统的维修工作，而是体系化的服务提供。这就需要有配套的多层次专业人员，现代化的管理水平，以及适宜的信息化工具。

3. **后勤服务以被动服务为主**　后勤服务的提供由需求者触发。比如设备运行故障后需要有工程人员进行处理，房屋漏水后才需要去维修，库房缺货了才需要物流配送，发生安全事件了才需要安全人员处理等。受限于技术手段与管理水平，以及在"大锅饭"时代内部员工服务意识较差，传统后勤服务的提供多以被动服务为主。"兵马未动，粮草先行"，后勤虽在"幕后"，但不能"滞后"。

## 二、传统医院后勤服务流程中存在的问题

后勤服务是随着组织产生而自然产生的一项工作，是基于服务需求的一种自然

响应。在组织由小变大的过程中，后勤组织也从原来的单一"小而全"逐步向多部门或多班组专业化发展。近年来，医疗行业发展迅速，各类医疗新技术的开展对于设备与耗材的配套服务要求高；医改政策下对于后勤的成本管控需求进一步增强；同时，2019年《国务院办公厅关于加强三级公立医院绩效考核工作的意见》中明确将医务人员满意度纳入考核指标，这对于后勤服务的软性要求进一步提高。但是与之相对应的，是传统后勤服务模式下存在的一系列问题。

（一）被动服务意识

医院的核心业务是医疗业务，医疗业务的开展以患者为中心。行政与后勤工作以医疗业务为中心，与行政工作明显的管理特征相比，后勤工作既涉及钱财物等的管理又围绕着它们提供服务保障，但是在医院常常处于不受重视的地位，后勤人员来源复杂且大多没有较强的专业背景。在此背境下，不管是医院对于后勤的定位，还是后勤部门及人员对于自身工作的认识都较多的处于"被动响应"层面。

（二）专业化分工导致部门壁垒

组织规模的扩大与发展必然带来专业化分工，仅以后勤服务中的动力运维服务举例，就分为水、电、气、暖、中央空调等专业工种，如大家最常见的物业服务也分为了管道、泥木、绿化、保洁、搬运等工种。从管理学角度来讲，专业化分工有利于提高人员的工作熟练度、有利于员工培训、有利于减少工作转换带来的损失及有利于人力分层管理，最终带来劳动效率的提升与劳动成本的降低。但是专业化分工所带来的弊端也是显而易见的。部门间"屁股决定脑袋"的思维天然存在，当碰到需要综合性评估或者多专业联合的项目时，那些专业界限模糊、工种交叉的事项就会出现推诿扯皮的现象。

（三）信息传递效率低、缺乏监管

随着医院规模的扩大与业务专业化发展需求，后勤组织架构也朝着多层次宽幅度发展，后勤服务提供方由院内单部门向结合社会化的院内院外多部门、多组织方向转变。一方面加重了第二点中所讲的部门壁垒，另一方面使得信息的传递更加复杂。前面我们讲过，传统后勤服务是围绕着临床业务开展的，在这种情况下，从临床人员的角度来看，准确的找到后勤服务提供方的难度就加大了。

如图9-9所示，后勤服务的供给方与需求方均为多头。临床用户很难分清各种故障对应的处理部门，一个简单的维修信息可能需要被多次传递、重复传递后才能解决，导致服务效率低下、很难获得临床用户的满意。

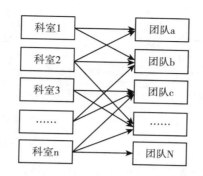

**图9-9 传统后勤服务信息传递图**

### （四）管理者不易了解真实现场

除了以上问题，从管理者的角度来说，由于信息的多头传递与长距离传递，信息在传递的过程中易变形与失真，出了问题无法及时发现，事后也不易查找出真正的原因，问题的解决依赖于管理者的主观判断，管理者无法及时掌握真实情况，从而无法为同类事情的解决找到支撑与依据，组织自我更新优化的能力较差。

## 三、基于一站式理念的后勤服务流程再造

### （一）一站式服务的概念

一站式服务的实质是服务的集成与整合，原为欧美国家商业概念，是商家为了赢得消费者，不断扩大经营规模和商品种类，尽可能满足消费者所有的购物需求。现在该理念被广泛地用于各行各业，除了常见的大型集成商业中心，其他如携程、去哪儿等以解决旅游需求为目的的一站式平台，以处理常见政府报批事项为目的的政务中心等。总的来说，一站式服务可以理解为，以提高服务对象满意度为目标，围绕某类需求进行的服务集成与整合。医院后勤一站式服务即为了满足临床后勤服务需求，对后勤服务进行集成与整合，使临床需求得到快速响应、及时解决，持续提升后勤服务的质量，从而提升临床满意度。

### （二）基于一站式服务的医院后勤服务流程再造

后勤一站式服务的核心职能是"双向服务沟通"。如果把后勤系统看作一根根网状的链条，后勤各服务部门、小组就是这些链条中紧密作用的重要节点。任何一个节点产生问题，出现了打结或者断裂，都会影响到整个组织的效率。通过建立一站式服务平台，实现双向服务沟通的两个基本目标（图9-10）。

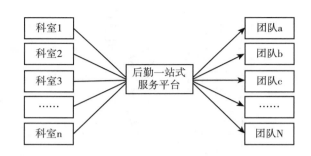

图9-10　以一站式服务平台为核心的后勤服务信息传递图

**1. 面向服务需求方，实现简单可依赖**　同政务大厅的设置一样，医院提供后勤一站式服务的基本目标是简化流程，减少服务对象搜寻的时间成本与寻路成本，服务对象在一个地方即可以解决所有的问题。与政务大厅明显的空间集成相比，医院后勤一站式服务主要体现的是信息接口的集成。将原来需要需求方自己进行搜寻、联系服务提供方的模式，改为设立一站式服务平台，统一接收所有的后勤服务需求。服务模式由双向多头网络模式变为以一站式服务平台为核心的网络模式。

不同于原来由科室人员直接联系执行部门，一站式服务模式下，所有的需求都传递到一站式服务平台，平台负责将任务派给对应的执行部门。

在这种模式下，一站式服务平台成为建立在服务需求方和服务提供方之间的核心纽带与桥梁。它不直接提供服务却是服务的第一道窗口。从组织架构上来讲，它的信息传递层级由原来的两层增加到三层，一站式服务平台面向需求用户的设计需要充分考虑到用户操作的便捷性和依从性，如果用户无法感受到操作的便捷性与服务效率的提升，用户将跳过该环节直接联系服务提供方，一站式服务平台则名存实亡。

**2. 面向服务提供方，需要实现PDCA**　PDCA循环是全面质量管理的思想基础和方法依据（图9-11）。服务的改进是永无止境的，新的形势下总是会出现新的需求，一个事项的改革总会引出相应的问题。前美国通用汽车公司管理顾问查尔斯·吉德林说过："发现问题往往比解决问题更加重要，把问题清楚地写下来，就已经解决一半。"实现PDCA循环需要对事项进行闭环管理，通过标准目标与实际执行之间的差异进行问题查找，从而寻找对策，不断优化流程，循环改进促进组织效率提升。其中，全过程追踪与标准化是PDCA落地执行的两个重要保障。

**（三）围绕一站式服务中心建设的几个关键事项**

**1. 组织架构支撑**　组织架构是组织的框架，而框架是否合理完善，很大程度上决定了组织的行动效率，从而决定了组织目标是否能实现。后勤一站式服务模式下，一站式服务中心能否实现组织目标的一个重要前提就是组织架构是否能够提供有效支撑。

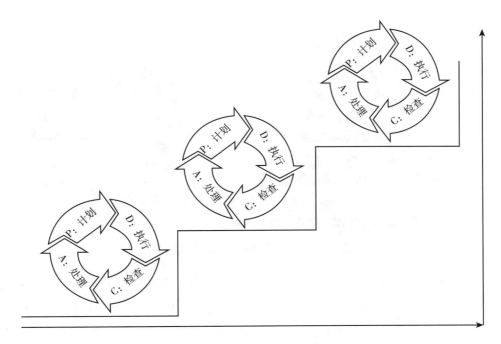

图9-11　PDCA循环图

传统后勤组织架构是比较典型的职能型架构，这一类组织架构属于垂直型架构（图9-12），它的弊端是在组织规模进一步扩大，管理层级增多到一定程度的时候，就会出现组织臃肿、信息传递渠道多、途径长等特点。一站式服务中心设立的目的是为了解决多层级垂直性架构带来的臃肿问题，激活组织活力。但是如果架构不改变，会造成权力与责任不对等，工作无法开展。目前国内很多医院都设立了后勤一站式服务中心，有的基于第三方服务商，有的下设于某个主要的职能部门比如物业或者总务部门，这种架构下中心人员只能够承担统一接单功能，没有能力对全流程进行追踪，同时也没有权力对其他部门的服务情况进行监督、干预与协调，无法真正实现组织目标。所以从组织架构上来说，一站式服务中心应当独立于各个业务部门而存在。

**2. 信息化支撑平台**　在信息技术高速发展的今天，对于信息化的重要性已无需赘述，实际上很多先进的企业和行业已经从信息化向智能化迈进。国内医院由于规模大小不一，管理能力不一，对后勤管理的重视程度和投入不一，所以医院后勤服务信息化建设水平差距也较大，全流程手工作业也较为常见。前面的内容我们已说明一站式服务中心的职责，可以总结为：整合组织服务数据信息，对事项进行全流程追踪，能够透明化呈现所有节点，能够实时统计进程数据，能够多角度反馈完成质量。这些通过人工操作是很难准确与高效的，特别是在较大的体量下几乎不能实现。与此同时，作为管理者，哪些工作出了问题，哪些流程需要优化，哪些部门、班组、人员做得好，

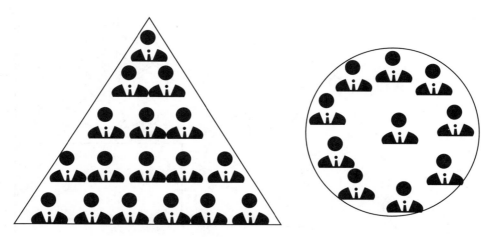

图9-12　垂直型组织与扁平化组织

哪些做得不好，分工是否合理等，都需要信息化的方式实现数据的收集，进而为他们提供可决策的依据。目前比较广泛应用的有OA系统、ERP系统、报修系统等。信息化建设是一项长期工作，管理者需要在投入与产出间做好平衡；信息化的建设也不能过分依赖厂商现成的系统，需要医院后勤部门与厂家共同配合，因地制宜；最后，信息化的建设要遵循顶层设计、分步实施原则。

（1）收集端：信息传递，一是线上线下的人工传递，主要方式是电话、App、小程序等，二是物联网自动告警传递。

（2）数据处理端：是一站式服务平台的核心部门，使数据中心与业务中心实现业务分配与数据收集。

（3）执行端：主要是末端执行人员操作，实现执行数据的实时收集（图9-13）。

3. 人员结构调整与员工素质提升　对于扁平化组织来说（图9-12），团队里的每一个人都非常重要，多数时候各部门人员基于某项任务而结为项目小组，每一个人的能力都会影响整个项目的完成结果，理解力、执行力都非常重要。医院后勤部门的管理者普遍年龄较大，几乎全凭自身经验进行管理，不具备现代管理知识。作业人员专业能力不够，大部分一线员工文化水平较低，医院也几乎没有系统性培训。最后的结果就是，员工素质参差不齐，作业能力高低不一。自20世纪90年代开始，后勤社会化提供了一种解决途径，"专业的人做专业的事"成为共识，但是随着后勤社会化的推进，很多医院管理者也逐渐发现了这一模式带来的问题，如成本提升、无力监管、安全隐患等。随着医改的深入，大医院进行区域布局，多院区运营模式下外包业务的监管能力是实现医院同质化管理的一项重要保障。所以，结合医院后勤业务服务规划，配套进行对应的人员结构调整，如分为专业团队管理骨干、核心技术骨干、技术工人、普通工人等层级，加强团队管理骨干与核心技术骨干的管理监管能力，加强技术工人与普通工人的标准化培训。

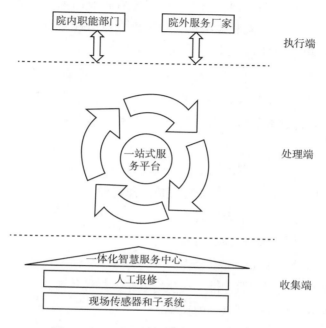

**图9-13 一站式服务信息平台架构图**

**4. 团队服务文化培育** 团队文化可以让每一个人做出正确的选择。关于文化的重要性，著名的管理大师彼得·德鲁克总结道："文化能把战略当早餐吃"。一个组织文化的形成需要经历一个过程，遵循一定的原则作业，持续强化就会形成习惯，当固化为所有人员的思维模式后，就变成了一个团队的文化。想一想，后勤团队的服务文化应当遵循的原则是什么呢？是按照规则完成工作，还是在规则的框架下解决需求？是被动响应需求，单子越多说明工作越好，还是主动防患于未然，单子越少说明工作越好？是各人自扫门前雪，还是团结合作？

**5. 服务质量监管与员工激励** 后勤服务的提供是一项系统工作。在医院多院区分布、后勤社会化发展的趋势下，服务质量的监管与员工激励是实现后勤服务高效率与同质化的重要保障。

（1）服务质量监管与评价：从服务提供者分类来看，服务质量的监管与评价包含两个方面，一是本院团队的执行质量，二是社会化后第三方服务团队的执行质量。

将非核心业务通过招标方式外包给第三方专业公司执行，是当下大多数公立医院在后勤社会化进程中最普遍采用的方法。2015年国务院办公厅发布《关于城市公立医院综合改革试点的指导意见》，明确提出"推进公立医院后勤服务社会化"。社会化的形式有分散专业化外包，或者全外包给一个集团来统一管理。前者需要医院后勤管理具有较强的统筹协调能力，否则推诿扯皮、效率低下等弊端仍然存在；后者对外包集团的依赖较强，一旦双方的合作关系出现问题或者企业出现不良事件，可能直接影响到医院的健康运行，损害医院利益与声誉。考虑到竞争性与专业性，目前较为普遍的方式是部分业务外包，同时适当引入竞争的管理模式。

服务质量的监管与评价主要分为定性评价与定量评价两个方面。经典的SERVQUAL服务质量评价模型从有形性、可靠性、响应性、保证性和移情性五个维度来进行评价。结合医院场景与实际操作的可达性，我们提取了以下几个主要的影响因素。

1）响应及时性：从需求发出到收到反馈的时间。

2）完成及时性：从需求发出到服务完成的总时间。

3）服务质量：返修率、是否美观等。

4）服务态度：是否具有良好的沟通能力。

5）成本控制：是否存在过度维修等。

6）流程标准性：是否按照标准要求执行签字、拍照等流程。

7）不良事件率：发生不良事件的比率。

由于医院后勤服务的复杂性与管理滞后性，医院后勤服务评价需要形成一套适用于医院后勤场景的评价体系。

（2）员工激励：员工激励分为物质激励与精神激励，激励与监督相辅相成。物质激励通过将收入与员工表现挂钩，实现奖勤罚懒，营造公平公正的工作环境。精神激励是指精神方面的无形激励，包括向员工授权、对他们工作绩效的认可，公平公开的晋升制度，提供学习发展提升的机会等。精神激励是管理者倡导企业精神，调动员工积极性、主动性和创造性的有效方式。关于物质激励与精神激励的关系，非常多的管理学家进行了研究。马斯洛的需求层次理论认为，物质是人类较低层次需求，同时，赫兹伯格双因素论认为，物质属于外在奖酬，它的绩效非常有限。

具体到医院后勤团队中，基于新形势下的后勤人员组成应当具有层次性，包含基层管理人员、核心技术骨干以及技术工人和普通工人。从需求层次理论出发，对于绝大部分收入较低的后勤一线员工来说，物质激励是主要的激励手段，奖勤罚懒是提升工作效率的主要动因。与此同时，对于团队中收入达到一定程度或者文化水平较高、追求上进的年轻人、核心技术骨干以及基层管理者来说，精神激励应当适度提高，以此更多地让这一部分人获得价值认同。

## 本章小结

　　本章主要讲述了医院医疗服务流程中的门诊、住院、医技、手术及后勤等五个重要部分，详细阐述了各个流程环节的重要性、运行机制、流程优化步骤和途径及未来发展方向等，目的是通过流程优化和再造，实现医院资源的合理配置，提升医疗服务质量和安全，进一步提升患者和工作人员满意度，提升医院核心竞争力。

（黄　进　杨　翠　王　增　罗承宜
王芷汀　田　言　冯　琢　王　婷）

# 第四篇
## 医院资源配置与调度

*Part 4*

# 第十章 医院资源配置与调度概述

当前医疗卫生体制下，我国医疗卫生资源总量不足、布局不合理、服务体系碎片化，医疗供给侧结构性问题突出（国办发〔2015〕）。总体上看，不同级别医疗机构功能定位不清晰、不同区域医疗服务水平差异较大、基层医疗卫生机构服务能力不足等因素，导致患者跨区域就诊，过度向综合医院集中，造成大医院"人满为患"，基层医疗机构"门可罗雀"的窘境，呈现出医疗需求正三角与医疗资源倒三角的分布关系［图10-1（a）］。医疗资源的不合理配置，挤压了大医院的服务能力，也削弱了基层医院的诊疗能力，致使医疗服务质量降低，同时也对医疗资源造成巨大浪费，这进一步加重了患者的医疗负担，是"看病难、看病贵"的根源之一。长此以往，这种供需错配、高成本低质量的医疗服务模式是不可持续的。以大医院为重心、以疾病治疗为中心的医疗服务模式难以满足群众长期、连续的健康照顾需求。因此，迫切需要调整为以疾病预防和初级卫生保健服务为中心的服务模式，并在此基础上进一步优化医疗卫生资源配置，建立科学合理的分级诊疗就医秩序［图10-1（b）］，以缓解健康需求无限性和医疗资源有限性之间的矛盾。

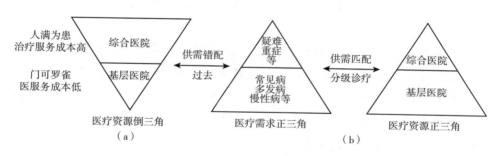

图10-1 医疗供需关系

我国医疗服务系统面临着医疗资源有限而医疗需求和支出剧增的巨大压力，为解决这个问题，不仅需要从宏观战略层面建立科学合理的医疗服务体系以提高资源配置效率，还需要从中微观管理和运作层面提高医院运营管理的运行效率。随着我国医疗卫生体制改革的推进，医院运营层面面临巨大挑战，急需扭转重资源获取轻资源配置、重临床服务轻运营管理的倾向（国卫财务发〔2020〕）。通过科学的资源配置与调度，即医疗卫生资源在医疗卫生行业（或部门）内的分配和流动，包括医疗资源两方面的分配，即增量分配与存量调整，又称"初配置"与"再配置"，科学规划增量、调整存量，实现医疗资源与需求的最佳匹配，提高医院精细化运营管理水平，提高医疗系统服务能力和运行效率。

医院资源是医院提供医疗服务的生产要素的总称，包括人、财、物、空间、设备设施、技术、信息等资源。本篇主要讨论硬性资源，不讨论信息技术等软性资源。本章主要内容包括医疗服务的供需特点，医院资源配置与调度的框架，从宏观、中观、微观三个层面分别对医院的门诊、急诊、住院和手术四类医疗服务所涉及的资源配置与调度的内容、问题和方法进行梳理，旨在对医院资源的配置与调度提供一个相对全面、系统和通用的分析方法。

## 第一节　医疗服务的供需特点

供需匹配是基本的运营管理问题。在生产制造和零售业，可以通过生产和订货决策改变供给，并通过库存作为缓冲来更好地应对需求的波动。而在医疗服务行业，虽然安全库存可以用来应对医疗物资的需求波动，但医疗服务供应能力是不能被库存的，并且在短期内是相对固定很难扩容的，因此，服务容量必须与需求进行合理的匹配。如果服务容量大于需求，则资源利用不足，闲置的人员、设备或设施不仅不增加价值或收益，而且还存在组织成本；如果服务容量低于需求，患者将经历很长的等待时间或转向其他医院。

很多患者都经历过看病等待时间过长引起的沮丧，等待是服务需求与提供服务的资源可用性不匹配的结果。供需不匹配可能是资源太少或需求过多，也可能是资源和需求没有充分同步，比如医生可能充足，但他们可能在需求不那么大的地方工作或者在一天中需求不强的时段工作；由于患者或医生原因取消手术造成手术室空档期，使手术室没有被充分利用；由于清洁人员未完成清洁工作或相关人员不能及时转运患者，导致患者滞留在急诊室而住院病床却闲置。

然而医院资源与需求的匹配并非一项简单的任务。为患者提供医疗服务的过程通常需要由不同服务提供者利用设备、用品和专门的工作空间执行一系列任务，有时患者必须在建筑物之内或之间移动穿梭以完成服务，有时需要多个专家移步到患者处共同提供所需的服务。在医疗服务的每个环节都可能需要等待，这是确保"患者流"从一个环节到下一环节顺利过度的挑战。

与其他系统（如制造）不同，完成特定医疗服务所需的时间往往更具不确定性。尽管医疗服务未来可以更标准化，但每个患者不尽相同，无论是人群生活环境和人口构成特征的差异，还是每个患者的遗传背景、表现的特殊症状和个体健康行为的差异，都使得医疗服务必须具有一定程度的个性化。再者，患者本身的状态是变化的，例如，由于受伤或疾病，健康状况可能是动态演变的，或者患者不总是能够按时赴诊。因此，需求的不确定性使医院资源与需求的匹配更具挑战性。此外，医疗服务通常需要患者在场，患者通常处于一定压力或不舒服的环境中，而且往往在医疗服务完成之前不能离开，这使得等待成本更高，等待的后果不仅仅是时间上的简单损失，更会增加患者经历疼痛、病情恶化的可能性。对于某些疾病，如果抢救或治疗不及时，可能会导致患者死亡。

因此，医疗服务作为服务领域中一个重要且特殊的行业，既具有服务行业需求管理的基本特征，又具有医疗服务行业的特殊属性，使医院资源管理具有很大的复杂性和挑战性。医疗服务供需特点的主要表现如下。

### （一）有限性和无限性

医疗卫生资源总体不足且分布不均，医疗资源有限性和健康需求无限性之间的矛盾，制约国家医疗战略的实施，需要用科学高效的资源配置方式来深度挖掘稀缺有限的医疗资源的价值，提高其使用效率，使医疗资源的社会整体效益最大化。

### （二）不确定性

诺贝尔经济学奖和卫生经济学理论奠基人肯尼斯·约瑟夫·阿罗（Kenneth Joseph Arrow，1963）提出"不确定性"为医疗服务的第一特征，主要表现在两个方面。

一是需求方的不确定性。由于疾病发生的不确定性，需求呈现不规则、不确定性等特征。在常态下，医院对预期什么时间需要提供何种资源、多少资源等问题的决策都会因为患者数量与构成、患者个体差异、疾病种类差异及其严重程度等因素而发生改变。而在地震、核泄露、洪水、火灾、车祸、群体中毒、传染病暴发等灾害性重大突发公共卫生事件及应急状态下的需求则更加不确定，例如，传染病的潜伏期造成需求信息滞后和不可预期、其迅速扩散使需求变数更大。

二是供给方的不确定性。表现在医疗服务产出质量或治疗效果的不确定性、供给来源和产能的不确定性等，例如，血荒时血液的供给无法保障或不确定、新型冠状病毒肺炎疫情期间应急医疗物资供给保障的不确定性。由于医院资源涵盖类型众多、相互联系，且具有很高的不确定性，导致医院资源供需匹配具有很大的复杂性。

### （三）易逝性

医院服务产能从长期决策角度看可以进行规划，但在短期产能是相对固定的，且服务产能具有易逝性。例如，门诊医生的看病时间、病床、手术室、医技资源等在一段时间内若未被使用，那段时间的价值就消失了，其服务能力是不能库存（或延续）到下一时段继续使用，造成有限稀缺资源的严重浪费。

### （四）特殊性

医疗服务需求是一种被动、应对式消费，由于健康衰退的不可逆性，以及疾病对身体功能、工作时间、金钱的损失直接关联，医疗服务需求是一种刚性需求，缺乏价格弹性。医疗服务具有公益性、服务效用滞后性、高风险性等基本特征和特殊属性，同时供需方之间存在信息不对称，这些不确定性使医患关系不是一般的客服关系，而是相互信任的代理人关系，加之医疗服务市场的供给是不完全的，这些特殊属性使医院资源管理具有更大的复杂性和挑战性。

因此，根据医疗服务的供需特点合理配置医疗资源，实现供需一定限度的动态平衡，是医疗资源配置的基本要求。而充分调控有限的医疗资源，对各项资源实时优化重组，实现医疗服务效率和效益最大化，是医疗资源配置与调度的终极目标。

## 第二节　医院资源配置与调度的内容

医院资源配置与调度的实质是对有限的医院资源进行合理有效的分配，确保所有患者能在合适的时间、合适的地点获得合适的诊疗服务，提高服务效率和服务质量，以实现服务价值最大化。

医疗服务行业具有容量相对固定且易逝、需求不确定等基本特征，通过需求管理（demand management）或容量管理（capacity management）以实现有效的供需匹配。但与航空、酒店等服务行业可通过价格来引导需求以达到供需平衡不同，医疗服务行业是通过资源配置与预约调度（capacity allocation and appointment scheduling）进行需求调平（demand-leveling）以匹配供需能力，即对医院资源进行合理有效的资源容量规划与控制（resource capacity planning and control），以确保最大限度地利用稀缺的医疗资源。

医院资源配置与调度是医院对医疗服务的设计和运作过程作出的规划和控制决策，

它需要在院内多部门、多管理领域之间进行长期、中期和短期的协调决策。Hans 等（2012）提出了一个从不同层面、不同管理领域交叉的分析框架，根据这个概念框架，我们分别从宏观、中观、微观运作（线下、线上）三个层面和门诊、急诊、住院、手术等四个重要医疗服务环节中所面临的医院资源配置与调度的框架进行梳理（图10-2）。

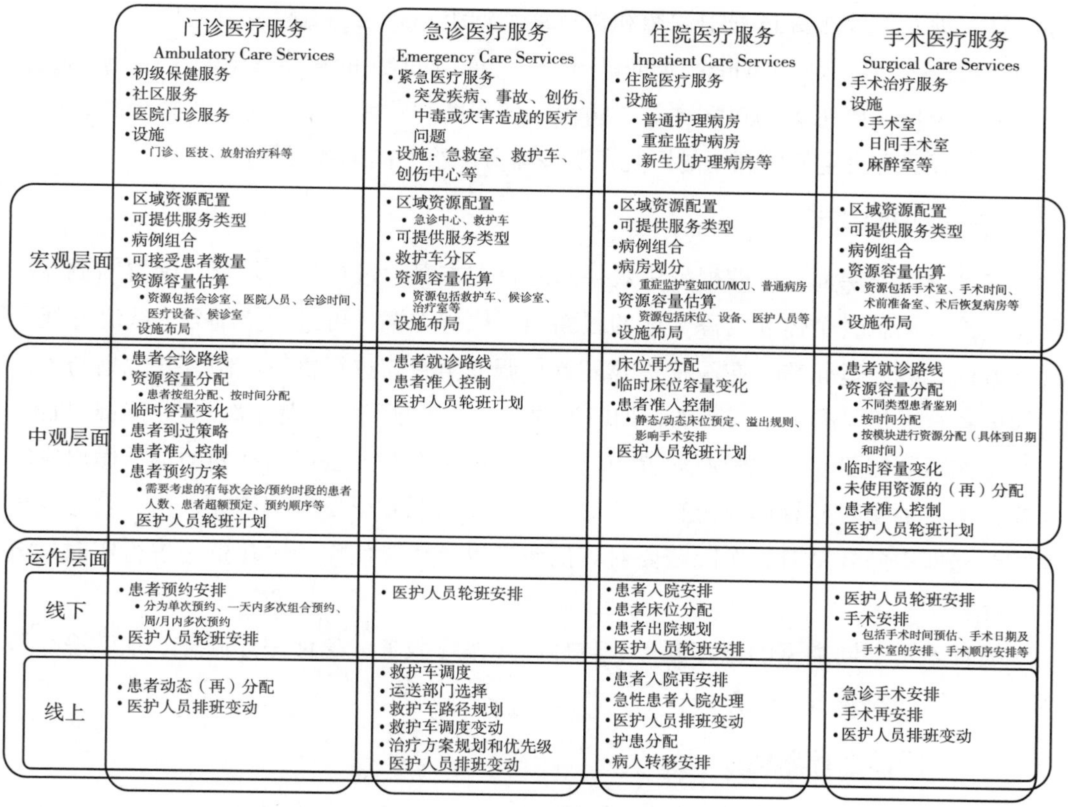

| | 门诊医疗服务<br>Ambulatory Care Services | 急诊医疗服务<br>Emergency Care Services | 住院医疗服务<br>Inpatient Care Services | 手术医疗服务<br>Surgical Care Services |
|---|---|---|---|---|
| | ·初级保健服务<br>·社区服务<br>·医院门诊服务<br>·设施<br>　·门诊、医技、放射治疗科等 | ·紧急医疗服务<br>　·突发疾病、事故、创伤、中毒或灾害造成的医疗问题<br>·设施：急救室、救护车、创伤中心等 | ·住院医疗服务<br>·设施<br>　·普通护理病房<br>　·重症监护病房<br>　·新生儿护理病房等 | ·手术治疗服务<br>·设施<br>　·手术室<br>　·日间手术室<br>　·麻醉室等 |
| 宏观层面 | ·区域资源配置<br>·可提供服务类型<br>·病例组合<br>·可接受患者数量<br>·资源容量估算<br>　·资源包括会诊室、医院人员、会诊时间、医疗设备、候诊室<br>·设施布局 | ·区域资源配置<br>　·急诊中心、救护车<br>·可提供服务类型<br>·救护车分区<br>·资源容量估算<br>　·资源包括救护车、候诊室、治疗室等<br>·设施布局 | ·区域资源配置<br>·可提供服务类型<br>·病例组合<br>·病房划分<br>　·重症监护室如ICU/MCU、普通病房<br>·资源容量估算<br>　·资源包括床位、设备、医护人员等<br>·设施布局 | ·区域资源配置<br>·可提供服务类型<br>·病例组合<br>·资源容量估算<br>　·资源包括手术室、手术时间、术前准备室、术后恢复病房等<br>·设施布局 |
| 中观层面 | ·患者会诊路线<br>·资源容量分配<br>　·资源按组分配、按时间分配<br>·临时容量变化<br>·患者到过策略<br>·患者准入控制<br>·患者预约方案<br>　·需要考虑的有每次会诊/预约时段的患者人数、患者超额预定、预约顺序等<br>·医护人员轮班计划 | ·患者就诊路线<br>·患者准入控制<br>·医护人员轮班计划 | ·床位再分配<br>·临时床位容量变化<br>·患者准入控制<br>　·静态/动态床位预定、溢出规则、影响手术安排<br>·医护人员轮班计划 | ·患者就诊路线<br>　·不同类型患者鉴别<br>·资源容量分配<br>　·按时间分配<br>　·按模块进行资源分配（具体到日期和时间）<br>·临时容量变化<br>·未使用资源的（再）分配<br>·患者准入控制<br>·医护人员轮班计划 |
| 运作层面 线下 | ·患者预约安排<br>　·分为单次预约、一天内多次组合预约、周/月内多次预约<br>·医护人员轮班安排 | ·医护人员轮班安排 | ·患者入院安排<br>·患者床位分配<br>·患者出院规划<br>·医护人员轮班安排 | ·医护人员轮班安排<br>·手术安排<br>　·包括手术时间预估、手术日期及手术室的安排、手术顺序安排等 |
| 运作层面 线上 | ·患者动态（再）分配<br>·医护人员排班变动 | ·救护车调度<br>·运送部门选择<br>·救护车路径规划<br>·救护车调度变动<br>·治疗方案规划和优先级<br>·医护人员排班变动 | ·患者入院再安排<br>·急性患者入院处理<br>·医护人员排班变动<br>·护患分配<br>·病人转移安排 | ·急诊手术安排<br>·手术再安排<br>·医护人员排班变动 |

**图10-2　医院资源配置与调度的框架图**

资料来源：作者根据相应资料整理（Hans E.W., M. van Houdenhoven and P.J.H. Hulshof. Springer. 2011. A Framework for Healthcare Planning and Control. Handbook of Healthcare System Scheduling.）

该框架包括纵轴和横轴两个维度。

纵轴反映医院在宏观、中观、微观运作三个层面分别对应于长期、中期和短期的医院资源配置与调度决策问题，其中运作层面可再细分为线下（提前规划）和线上（实时规划）两个方面。

## （一）宏观层面

在宏观战略层面，明确医院的愿景使命和总体方向，进行结构决策并将其转化到医疗服务过程的各个环节。宏观层面的规划时间较长，可基于聚合数据信息进行预测来规划医院的长远发展，它包括医院设施布局、考虑医院可提供的医疗服务类型、医疗资源容量规划等。

### （二）中观层面

在中观战术层面，医院需要将宏观层面的战略规划转化为促进运作层面实施的指导方针，涉及医疗服务过程中运作和执行活动的组织，包括五要素即时间、地点、谁来做、做什么、怎么做（when，where，who，what，how）的具体方案。在这个层面上，第一步，根据不同患者的疾病种类、病程紧急程度和资源需求对患者进行分类；第二步，将宏观层面决定的可利用的医院资源按需分配给不同患者群体。

### （三）微观层面

在微观运作层面，医院根据中观层面的行动方案，进行短期内资源配置与调度的具体决策，从患者个体和资源个体的层面制订执行方案，可进一步细分为线上和线下两个方面。线下运作需要在医院资源配置与调度实施前进行决策，制订并规划与当前已知患者需求相关的一系列活动，如门诊预约、手术排期等。基于医疗服务的随机性，线上运作不仅需要在医院资源配置与调度实施过程中对无法提前计划的事件做出实时反应，还需要实时监管诊疗过程，并对未知突发情况做出反应。例如，当一名急诊患者需要立即得到救助时，医院需要对其他患者以及将要使用的医疗资源进行实时的调度和合理的安排。

横轴表示不同类型的医疗服务，包括门诊医疗服务、急诊医疗服务、住院医疗服务和手术医疗服务四个类别。

### （一）门诊医疗服务

门诊医疗服务为患者提供初级保健服务、社区服务、医院门诊服务等，包括诊断治疗、放射治疗、门诊（小型）手术治疗、出院患者随访、健康检查、预防接种等，可能涉及的资源有医生（全科医生、专科医生等）、门诊资源、医技资源（如CT/MRI设备）等。

**1. 宏观层面**　对门诊医疗服务提出一个长期性、全局性的方向性战略，包括选址、区域资源配置、确定可提供的服务类型以及可接受的患者类型和数量等，同时还应根据患者需求从整体上对资源的容量进行估算，使运营效率、患者满意度和员工满意度同时达到最大化。

**2. 中观层面**　在中观层面，门诊医疗服务资源配置与调度的决策应当与宏观上的战略相匹配，以促进整体目标实现，并对内部各运营环节进行设计、规划和组织，为运作层面上的具体实施提供一个指导方案。具体内容包括：患者就诊路线规划、资源容量分配、患者到达策略、预约方案规划等。随着互联网医院等新模式的兴起，如何进行线上线下门诊的号源分配也是门诊资源配置与调度的重要内容。

**3. 运作层面** 在中观层面方案的指导和规范下，提出具体且可实施的操作方案。门诊医疗服务的线下运作包括对患者预约排程、医护人员轮班的具体安排等；线上运作则需要根据门诊医疗运营时的实际情况对患者和医护人员资源进行随时调整。

### （二）急诊医疗服务

急诊医疗服务负责处理患者突发疾病、突发事故、创伤、中毒或者灾害造成的医疗问题等，对紧急医疗问题提供评估和初步治疗，目的是降低急性疾病和创伤引起的发病率和死亡率，可能涉及的资源包括急救室、救护车、创伤救治中心等。

**1. 宏观层面** 明确急诊医疗服务的整体战略目标，即减少由急性病和创伤引起的发病率和死亡率。急诊医疗服务的宏观战略包括选址、区域资源配置（如急诊中心和救护车的位置选址）、确定可提供的服务类型、规划救护车覆盖区域等。

**2. 中观层面** 在中观层面上，急诊医疗服务的资源配置与调度也应该包括对患者就诊路线的规划、医护人员的轮班计划等，在医护人员轮班计划中，需要考虑每轮班次应设置多少名医护人员值班，同时还应该包括患者准入控制如分诊（triage），即制订规则来限制可以服务的患者类型。

**3. 运作层面** 急诊医疗服务的线下运作需要考虑具体的医护人员轮班安排，也就是确定每名医护人员的轮班日期和时间。线上运作则包括救护车的选择与调度、路径规划、动态分配，以及医护人员轮班调整等问题，考虑到急诊病患的紧急性，还需对患者的治疗方案和优先级进行具体的安排。

### （三）住院医疗服务

住院医疗服务为患者提供住院时所需要的病房、床位及一系列护理、诊疗服务。提供住院医疗服务的设施包括普通护理病房、重症监护病房、新生儿护理病房等。

**1. 宏观层面** 在宏观层面上，住院医疗服务包括区域资源配置、确定可提供的服务类型以及可接受的患者类型和数量、资源容量估算等，同时还需要根据患者需求划分不同的病房（如ICU、MCU、普通护理病房等），并从整体上对床位、设备、人等资源进行把控。

**2. 中观层面** 中观层面的住院医疗服务资源配置首先需要解决床位分配问题。中期需求预测结果表明，由于宏观层面从全局出发，其对类型和数量的决策不一定是最佳的，因此在中观层面上需要根据需求预测结果对床位容量进行再分配或调整。中观层面的住院医疗服务配置还包括准入控制、医护人员轮班安排等。

**3. 运作层面** 线下运作需要对患者的接收和出院进行安排调度，对患者住院的安排应该具体到病房和床位。鉴于患者可能推迟或取消住院，在进行线上运作时，还应该根据实时情况进行调整。同时，患者在住院过程中可能需要到其他科室进行检查治疗，在这种情况下，将患者转移与床位安排相结合是有必要的。线上运作还包括对紧急病患的处理、护理人员的安排等。

### （四）手术医疗服务

手术医疗服务为患者提供如矫正、创伤修复等需要借助手术手段进行治疗的服务。其涉及的资源可以包括手术室、日间手术室、麻醉室等。

1. **宏观层面**　考虑到患者可达性与资源效率的平衡，手术医疗服务的资源配置与调度包括区域资源配置、确定可提供的服务类型以及可接受的患者类型和数量、资源容量估算等。其中，需要进行容量估算的资源包括术前准备室、手术室、术后恢复室等。

2. **中观层面**　与其他三种类型相似，在中观层面上，需要考虑的问题有患者就诊路线、资源容量分配、患者准入控制、医护人员轮班计划的制订等。

3. **运作层面**　线下运作包括医护人员轮班的具体安排、手术安排等。其中对手术的安排应该具体到手术日期、手术时长、手术顺序等信息。线上运作则需要根据实际情况对手术和医护人员进行调整，如紧急手术与时间已确定的手术之间应该如何安排。

这四类医疗服务环节所涉及的宏观、中观、运作层面的资源配置与调度的具体问题详见图10-2。值得注意的是，纵轴不同层次之间是高度相关的，因为上层决策界定了下层决策的范围。而横轴是基于其所提供的医疗服务类型进行分类的，一个医疗服务类型可能会涉及多种医疗资源，另外一个诊疗单位可能可以同时提供门诊服务和急诊服务，而且患者在医院就诊的整个过程可能涉及多个科室或诊疗单位的医疗服务，因此横轴的不同类别之间也是紧密联系的。

# 第三节　医院资源配置与调度的方法

医疗服务是一个庞大而复杂的系统，牵涉昂贵的资源和高技能的专业人员，但很多医院尚未利用和受益于现代制造业的管理工具与技术，更不用提过去20年在企业供应链管理中广泛体现的分析研究范式与创新，也几乎未曾参考成功企业的基本原则——以可负担的合适价格为客户提供优质的产品、服务或体验。规范常规治疗和程序，提高效率，降低成本，采用系统的概念、方法和技术，能够为整个医疗服务价值链提供有效的解决方案。

高效合理的医院资源配置与调度，能减少资源浪费、降低患者等待时间、改善患者健康状况、提高医疗服务质量等。主要运用数据分析、数学建模、运筹优化、计算机仿真等科学量化的分析工具，构建真实系统的数学模型并进行分析，制订最符合系统性能目标的资源配置与调度的管理决策。

常用的建模方法有线性规划、非线性规划、决策分析、博弈论、排队论、随机动态规划、随机过程、离散事件仿真等。更详细的问题描述和方法应用可进一步参考 *McLaughlin and Hays*（2008），*Halls*（2012）等书。具体而言，通过医院信息系统的历史数据分析，跟踪历史趋势、预测未来，通常可按以下基本步骤建立数学模型。

（1）明确定义可衡量的目标。

（2）确定可以不同方式利用（分配）可用资源，明确其限制条件。

（3）建立数学模型（数据模型或仿真模型），构建数值算法或近似算法，分析求解，对不同资源使用方式的结果（情景）进行定量测试，以确定最佳的资源配置与调度的决策。

## 案例讨论

**【案例】**新加坡N医院各病房病床再平衡问题

新加坡的一家大型医院N，过去15年见证了其设施和能力的大幅扩展以及需求的稳定增长，而随着床位资源增加，床位在不同病房之间的分配却不能系统地反应需求动态。供需不匹配会导致患者错置（或溢出），这意味着患者被送往别的病房而不是能给予他们最好治疗的主病房。该医院的病床平均利用率约86%（表10-1），然而多年的需求变化使得病房之间的需求差异很大，这种供需不匹配导致急诊病人高溢出率，急诊患者平均溢出率和最高溢出率分别为18.91%和68.67%（表10-2），不仅影响急诊患者的最佳治疗，而且影响择期患者的等待时间。

表10-1　普通病房的住院时间（LOS），床位容量和床位占用率（BOR）

| 病房（Wards） | 住院时间（LOS） | | | | | | 平均床位容量 | 床位占用率（BOR） |
| --- | --- | --- | --- | --- | --- | --- | --- | --- |
| | 心血管科 | 内科 | 肿瘤科 | 骨科 | 外科 | 所有类 | | |
| NW41 | 4.98 | 2.93 | 3.48 | 4.10 | 5.83 | 5.34 | 43.58 | 82.68% |
| NW42 | 2.38 | 4.26 | 3.11 | 5.54 | 2.46 | 4.18 | 44.00 | 92.07% |
| Nw43 | 4.34 | 2.55 | 2.38 | 4.17 | 3.89 | 3.82 | 41.24 | 87.39% |
| NW44 | 3.76 | 4.34 | 2.63 | 3.16 | 3.18 | 3.96 | 38.68 | 79.31% |

续 表

| 病房 (Wards) | 住院时间（LOS） | | | | | | 平均床位容量 | 床位占用率（BOR） |
|---|---|---|---|---|---|---|---|---|
| | 心血管科 | 内科 | 肿瘤科 | 骨科 | 外科 | 所有类 | | |
| NW51 | 2.19 | 1.90 | 4.00 | 3.85 | 2.30 | 3.34 | 39.00 | 66.48% |
| NW52 | 2.47 | 2.67 | 1.96 | 5.21 | 2.90 | 4.34 | 28.66 | 66.55% |
| NW53 | 3.90 | 6.03 | 3.11 | 13.00 | 2.94 | 5.98 | 45.92 | 97.33% |
| NW54 | 3.49 | 2.53 | 7.45 | 6.15 | 4.98 | 4.83 | 48.50 | 76.83% |
| NW55 | 3.43 | 5.16 | 3.16 | 1.75 | 3.53 | 4.92 | 40.64 | 86.14% |
| NW56 | 5.45 | 3.18 | 2.91 | N.A. | 2.75 | 5.33 | 17.00 | 94.79% |
| NW57 | 3.77 | 5.63 | 2.83 | 16.00 | N.A. | 5.49 | 14.00 | 95.05% |
| NW570 | 3.92 | 2.59 | 6.43 | 1.00 | 2.86 | 5.91 | 23.92 | 93.78% |
| NW58 | 2.29 | 2.15 | 6.52 | 2.33 | 8.67 | 6.03 | 24.00 | 91.34% |
| NW63 | 3.85 | 2.65 | 3.15 | 6.75 | 1.56 | 3.79 | 43.59 | 96.25% |
| NW64 | 3.52 | 3.92 | 3.24 | 7.71 | 3.25 | 3.82 | 47.01 | 93.89% |
| NW66 | 3.65 | 3.53 | 3.64 | 4.49 | 3.88 | 3.72 | 34.00 | 84.65% |
| NW76 | 4.86 | 4.43 | 6.52 | 5.50 | 5.03 | 4.93 | 18.00 | 91.28% |
| NW78 | 3.56 | 3.72 | 4.38 | 4.81 | 3.93 | 4.00 | 25.00 | 75.88% |
| NW86 | 2.78 | 2.38 | 8.17 | 2.50 | 2.46 | 7.75 | 12.02 | 88.54% |
| 所有病房 | 4.02 | 4.37 | 6.09 | 4.90 | 4.18 | 4.47 | 628.76 | 85.87% |

以心脏科为例，每年接纳的患者总数为8585人，而同期的平均床位数为61张，平均住院时间为4.02天，这意味着所需的容量为95张床，而同期的平均床位数为61张，所以心脏病科的溢出率高达37.55%，是该医院所有部门中最高的。该院溢出率第二高的是肿瘤科，每年接受肿瘤科住院的患者总数为3572名，平均住院时间为6.09天，意味着需要60张床位。该科室的床位数正好达到这个标准，但仍有690名（或19.32%）肿瘤科患者被分配到其他病房，这类现象的原因在于它的许多病床都被其他部门溢出的患者占用，因此，本科室患者也需要溢出。

表10-2　溢出率统计表

| 病房 | 心血管科 | 内科 | 肿瘤科 | 骨科 | 外科 | 总数 | 溢出数 | （%） |
|---|---|---|---|---|---|---|---|---|
| NW41（SC） | 488 | 197 | 23 | 103 | 1654 | 2465 | 323 | 13.10 |
| NW42（M） | 84 | 3347 | 46 | 13 | 48 | 3538 | 191 | 5.40 |
| NW43（S） | 196 | 234 | 26 | 126 | 2859 | 3441 | 582 | 16.91 |
| NW44（SM） | 168 | 1824 | 19 | 19 | 798 | 2828 | 206 | 7.28 |
| NW51（Or） | 135 | 315 | 2 | 1996 | 381 | 2829 | 833 | 29.45 |
| NW52（Or） | 106 | 246 | 23 | 1056 | 172 | 1603 | 547 | 34.12 |
| NW53（M） | 49 | 2620 | 27 | 15 | 16 | 2727 | 107 | 3.92 |
| NW54（SOr） | 256 | 747 | 22 | 1474 | 320 | 2819 | 1025 | 36.36 |
| NW55（M） | 204 | 2248 | 69 | 8 | 70 | 2599 | 351 | 13.51 |
| NW56（C） | 1045 | 44 | 11 | | 4 | 1104 | 59 | 5.34 |
| NW57（M） | 13 | 831 | 40 | 1 | | 885 | 54 | 6.10 |
| NW570（On） | 25 | 165 | 1188 | 1 | 7 | 1386 | 198 | 14.29 |
| NW58（On） | 21 | 126 | 1164 | 6 | 9 | 1326 | 162 | 12.22 |
| NW63（C） | 3828 | 182 | 13 | 8 | 9 | 4040 | 212 | 5.25 |
| NW64（M） | 644 | 3258 | 232 | 14 | 65 | 4213 | 955 | 22.67 |
| NW66（SM） | 647 | 991 | 83 | 108 | 995 | 2824 | 838 | 29.67 |
| NW76（M） | 288 | 381 | 54 | 164 | 329 | 1216 | 835 | 68.67 |
| NW78（SOr） | 379 | 375 | 66 | 350 | 561 | 1731 | 820 | 47.37 |
| NW86（On） | 9 | 13 | 464 | 2 | 13 | 501 | 37 | 7.39 |
| 所有病房 | 8585 | 18 144 | 3572 | 5464 | 8310 | 44 075 | 8335 | 18.91 |
| 溢出数 | 3224 | 2644 | 756 | 588 | 1123 | 8335 | | |
| （%） | 37.55 | 14.57 | 21.16 | 10.76 | 13.51 | 18.91 | | |

　　由于急诊患者、择期患者和转诊患者三类患者具有不同要求，而病房床位负载不平衡的问题会导致急诊患者等待时间过长、择期患者的接收概率降低，造成病情恶化。该案例通过排队理论建模优化，并利用了平方根分配原则求解，在病房之间实现负载平衡，在不增加现有总床位数的前提下优化分配每个病房床位数量，使平均溢出率降低至4.5%。建模优化的结果是，允许择期患者住院人数增加15%，最佳再分配仍可将溢出率维持在6%~7%，且急诊患者的等待时间不超过0.5

小时，远在规定的6小时等待时间限制之内。

【讨论】如何建立数学优化模型对病床资源进行再分配？如何定义目标函数和决策变量？限制约束条件有哪些？如何利用排队理论实现服务质量与效率的最佳平衡？如何评估病床再平衡决策对系统绩效的影响？

## 本章小结

本章介绍了医院资源配置与调度的基本概况，包括医疗服务的供需特点、医院资源配置与调度的框架、内容与方法，以及本章与教材后续章节的关联。运用数学建模、优化技术和仿真作为验证工具，解决医院资源配置与调度问题，在不增加现有资源能力总体水平的情况下，可以完全通过优化改进现有运作方式，实现患者服务和资源利用的显著改善。

（庄伟芬）

# 第十一章　医院人力资源规划与配置

## 学习目标

1. **掌握**　医院战略性人力资源管理的定义；医院人力资源战略规划的实施步骤；医院人力资源评估配置的常用方法。
2. **熟悉**　医院人力资源需求、供给的预测方法；医院人力资源配置要求及原则。
3. **了解**　医院人力资源与人力资源管理的相关概念与特点。

## 第一节　医院人力资源概述

### 一、人力资源的概念

现代意义上的"人力资源"概念是由"现代管理学之父"——美国管理大师彼得·德鲁克在其1954年出版的《管理的实践》一书中提出的："所谓人力资源，是指一个组织所拥有用以制造产品或提供服务的人力；换言之，一个组织的人力资源就是组织内部具有各种不同知识、技能以及能力的个人，他们从事各种工作以达成组织的目标。"德鲁克认为人是组织的核心资源，人力资源拥有其他资源所没有的协调能力、融合能力、判断力和想象力，是社会资源中最具主观能动性，也是最活跃的资源，亦是发展其他社会资源的前提。

### 二、医院人力资源的内涵

#### （一）医院人力资源的组成及分类

医院作为提供医疗卫生服务、救死扶伤的专业场所，其人力资源主要可分为四类，具体包括以下内容。

1. **卫生技术人员**　指受过专业卫生知识教育或技能训练，从事医疗卫生保健服务的人员。主要分为医、护、药、技四大类，包括从事医疗、预防、保健的医师、护理人员，中药、西药药师以及其他卫生技术人员。该类人员是医院最主要的工作人员，其中具有副高及以上专业技术职称的卫生技术人员通常被称为医院高级卫生人力。

2. **其他技术人员**　主要包括从事医疗设备工程、生物医学工程、建筑工程、机械工程、信息化工程的人员以及医疗器械、环保设备、计算机等方面的专业人员。这方面人员的配置各医院因规模、地域、经济等原因常常有较大差异，随着信息化时代来临，该类人员所涉及的领域和人员数量都呈现上升的态势。

3. **行政管理人员**　主要是指具备管理学、人力资源、财务管理等方面专业知识，在医院中从事管理相关工作的人员，包括医院管理层和诸如财务科、人事科等行政部门的工作人员。

4. **工勤人员**　包括技术工人和普通工人，前者有明确的岗位职责，需具备一定的专业知识或相应的职业等级水平，如电工、水暖工、厨师等；在医院中，消毒员、检验员等6类人员也归入技术工人，在医院主要起后勤辅助支持作用。

（二）医院人力资源的特征

医院人力资源构成复杂，职系繁多；并且不同职系的工作专业性强，工作性质、特质及流程等差异较大，其特征如下。

1. **高度复杂的专业知识与技能**　医疗卫生服务是为了人民的健康与生命保驾护航，该行业人员所需要的关键技能、实践经验和综合文化素质等方面的要求很高，除了需要深入系统地学习本领域的知识与技能，还需要掌握一定的人际沟通、团队协作、心理学、法学等相关领域的知识与技能。

2. **培养周期长、成本高**　卫生人力资源尤其是医学生学制普遍长于其他大学专业，为了掌握所需的专业知识与技能，他们需要更长的时间进行学习和训练；临床经验的积累也需要大量的时间。

3. **职业风险高，工作负荷大**　客观上任何诊疗活动本身都具有一定的风险性，除疾病本身所具有的多样性、复杂性以及医疗服务对象个体状况的差异性外，许多疾病的诊断、治疗、护理还会受医学研究和技术发展水平的制约，这使得医务工作者在提供医疗卫生服务时面临着较大的不确定性。

4. **社会责任大**　在面对重大疫情、自然灾害等突发公共卫生事件时，医务人员更是承担着巨大的社会责任，有对公众救死扶伤的义务。

知识拓展

临床医师的培养周期一般可分为4个阶段：第一阶段为基础期，即住院医师规范化培训阶段，培养期限为3~5年。第二阶段为巩固期，即完成规范化培训后成为住院医师并在自己工作的领域里有所专长，晋升为主治医师，一般为5~8年。第三阶段为定型期，这一阶段，医师的临床技能会越来越强，部分医师已开始从事科研，并逐渐确定自己的研究方向。第四阶段为临床科研两用期，一般指晋升到副高专业技术职务以后，这一阶段的医师已具备扎实的医学理论知识和丰富的临床工作经验，而且大部分医师会在自己擅长的医学领域上取得临床、科研或者教学方面的成果。

# 第二节　医院人力资源管理概述

## 一、人力资源管理的定义与发展历程

目前对人力资源管理的定义主要涵盖以下几个方面：①对人力资源进行有效开发、合理利用和科学管理的过程；②将人力资源管理一分为二，包括量的管理和质的管理，充分发挥人的主观能动性和创造性是人力资源管理的目标；③人力资源管理是统筹协调系统的人力资源，与其他资源一起实现系统目标；④人力资源管理是组织的基本管理职能之一，具有开发、整合、激励、控制等基本功能。人力资源管理具体的工作内容包括：人力资源规划、人才引进与分配、人才培训、绩效考核、薪酬管理和劳动关系管理。

追溯人力资源管理理论的发展历程，随着人力资源管理理念、管理理论不断创新，管理实践不断优化，其发展历程可总结为以下几个阶段：劳动管理阶段、人际关系阶段、组织行为科学阶段、人力资本阶段，战略性人力资源管理阶段。

战略人力资源管理是以职位为本向以工作管理和雇员为本的重要改变，意味着人力资源管理的焦点从对公平就业机会和弱势群体保护法案的服从转变到促进劳动力多样化的发展。在这一阶段，人的价值首次和物的价值并驾齐驱，战略性系统地将人与组织联系起来，一方面整合了组织行为科学的研究成果，一方面又吸收了人际关系阶段对人的价值的尊重。

## 二、医院人力资源管理

### （一）医院人力资源管理的基本概念

医院人力资源管理就是根据医院战略发展需要，对医院人力资源进行科学合理的发掘、组织以及使用和发展，为了更好地完成医院的各项任务而充分发挥人力资源潜能的管理活动，是人力资源有效开发、合理配置、充分利用和科学管理的制度、法令、程序和方法的总称。

### （二）医院人力资源管理的特点

与一般组织的人力资源管理相比，医院人力资源管理具有以下特点。

1. **人力资源质量管理**　医疗服务具有无形性、高度互动性、在场性和专业性的特点，医院整体医疗队伍的知识、技术、经验和道德修养，都对医疗服务的水平和质量起着直接的决定作用，并关系着广大群众的生命健康和生存质量。

2. **人才梯队建设**　医院人力资源的专业构成及其稳定性将直接影响医院服务能力和服务水平。医师作为医院的核心人力资源，其成长周期长，现阶段医院人才短缺仍是制约医院发展的重要瓶颈。医院管理者除了考虑引进优秀人才，更要考虑如何将现有人才的潜能充分地释放出来。不稳定的医疗人才队伍可能降低医院持续提供优质医疗服务的能力。

3. **医院人文建设**　医务人员属于知识密集型群体，他们除了物质上的需求外，更加注重社会的尊重与认可，重视自我价值的实现，因此，医院应当重视与尊重员工的个性与他们所创造的价值，建立一个有利于发挥员工主观能动性的良好工作环境，最终实现医院与员工的"共同利益"。

### （三）医院战略性人力资源管理

人力资源在医疗服务领域同样是非常重要的因素，医疗单位通过构建良好的人力资源管理体系，提升自身的综合实力，从而在激烈的竞争中占据优势地位，促进自身更好更快地发展，进而更加重视人才的培养。这种良性循环，不仅能促进医疗服务的迅速发展，更好地满足人们日益增长的医疗服务需求，而且能促进医疗技术水平的发展进步，为卫生人才攻克疑难杂症提供更好的条件，为造福人类提供可靠的人才支持和服务。

战略性人力资源管理将人力资源管理活动细化为两个部分：人力资源职能和战略性人力资源职能。人力资源管理职能负责支持员工的日常行政任务，比如招聘、入职、薪酬和福利，而战略性人力资源职能则着眼于如何基于人才洞见来提高组织绩效，战略性人力资源职能主要包括人力资源战略规划与人力资源配置。本书将重点讨论医院的战略性人力资源职能。

# 第三节　医院人力资源战略规划

## 一、医院人力资源战略规划的定义

医院人力资源战略规划亦有广义和狭义之分。从广义上讲，医院人力资源规划涵盖医院的岗位设置、人力调配、绩效考评、薪酬激励、职业规划等环节，其目标是确保人力资源管理活动与组织活动的目标相一致。狭义的医院人力资源规划，即人力资源配置规划则是指医院根据自身的发展目标和组织内外环境的变化，通过科学的盘点分析医院人力资源数量、结构、分布及管理现状，预测医院未来发展对人力资源的需求，以及对医院所需人力资源进行调整、配置、补充的过程。在此过程中，必须有人力资源管理其他系统的支持和配合，才能保证适时、适人、适岗。

医院人力资源规划通常可分为人才、劳动力、市场三个层面来进行。其中人才层面主要对医院拥有高级职称的专业技术人员、位于高层次的管理人员以及全体医师等核心团队进行规划；劳动力层面则是对护理、卫技以及其他与医学岗位相关的从业人员进行规划；最后市场层面则是对医院里非医学岗位的人员如行政文秘等进行规划。

## 二、医院人力资源战略规划的步骤及主要内容

### （一）医院人力资源战略规划的步骤

医院人力资源战略规划就是通过战略性人力资源管理职能活动及战略性制度实现医院人力资源的有效获取、开发和优化配置，并支撑医院战略目标实现的系统解决方案和管理过程。人力资源战略规划是医院人力资源开发与管理活动的依据，决定着医院人力资源各项职能管理活动的方向。其步骤如图11-1所示。

### （二）医院人力资源战略规划的主要内容

完整的人力资源战略规划包含了六个方面的内容，其中最重要的是医院人力资源需求预测和人力资源供给预测。

**1. 明确医院发展战略需求**　明确医院发展战略对人力资源规划的要求，以及规划所能提供的支持。

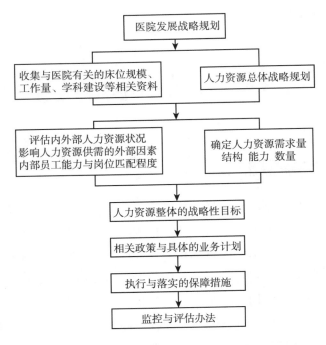

图 11-1　医院人力资源战略规划步骤

2. **医院现有人力资源评价**　即通过科学的人力资源盘点方法对医院人力资源岗位、年龄、职称、学历、人员类别构成比进行分析，结合医院人力资源规划目标，找出目前人力资源配置规划存在的问题。

3. **医院人力资源需求预测**　这一步工作与人力资源评价分析可同时进行，主要是根据医院的发展战略规划和医院的内外部条件选择预测技术，然后对人力资源需求的结构和数量、质量进行预测。

4. **医院人力资源供给预测**　一是内部供给预测，即根据现有人力资源及其未来变动情况，确定未来所能提供的人员数量和质量；二是对外部人力资源供给进行预测，确定未来可能的各类人员供给状况。

5. **制订医院人力资源整体规划**　主要从人力数量、结构和素质三方面入手制订规划。

6. **医院人力资源规划的执行和实施监控**　医院人力资源规划包括预算、目标和标准设置，同时也应承担执行和控制的责任，并建立一整套报告程序来保证规划实施的监控。

### 三、医院人力资源需求预测与供给预测

#### （一）医院人力资源需求预测的常用方法

医院人力资源需求预测是估算医院未来所需员工数量和种类以实现组织既定目标。

它是在对未来一定时期内医院人力资源状况的假设，以及考察组织内外部环境所获得的信息进行分析的基础上，对医院未来的人力资源需求进行预测。医院人力资源需求预测是在人力资源配置规划实践中要解决的难度最大也最关键的问题。医院人力资源的需求预测有多种方法，常用的方法主要有分合性预测法、基于床位数的需求预测法、基于服务需求的预测方法以及灰色预测模型等。

1. **分合性预测法** 分合性预测法属于定性预测法，也是一种比较常用的预测方法。应用该法的具体步骤为：首先是医院各部门、科室根据自身对人员需求的实际情况，将本科室未来对各类人员的需求情况报到人事管理部门，人事管理部门将各部门、科室的需求情况进行汇总平衡，最终得到未来某段时间医院对人力资源的整体需求。

这种预测方法简便、对数据要求不高，可操作性强，能够在一定程度上调动管理人员的积极性，适合缺乏完整数据且所处环境和医院规模变化不大的中小型医院，但由于预测方法缺乏必要的数量依据，因此科学性不足，预测准确度受到管理人员对所在科室情况了解程度及预测经验水平的影响。

2. **基于床位数的医院人力资源需求预测** 这种方法属于定量预测法，最具代表性的是1978年卫生部颁布的《综合医院组织编制原则（试行草案）》，它对我国公立医院各类岗位人力资源应配置的数量进行了规定，该规定以医院床位数为基础，按照一定的比例进行配置。因此，按照该文件规定，医院可根据未来一段时间床位数的变化来预测各岗位应配置的人力资源数量。

> **知识拓展**
>
> 基于编制床位数配比模型：依据医院"院-科-组"三级管理结构，临床科室内部设定"科-组"管理结构，以科室为单位，首先完成定岗，岗位划分为固定岗和医疗组岗位。医疗组岗位主要为组长医师岗位和责任医师岗位，具体编制数量由医疗组数量确定，医疗组数量依据编制床位数量确定。医师配比数量要求以实际开放床位数作为依据，确定各科室编制床位数，实现医生编制数的动态管理，从而缓解医师数量配比不足和过剩的矛盾。

3. **基于医院卫生服务需求量的预测研究** 卫生人力资源需求预测理论认为，医院所需卫生人力资源数量与类型是由卫生服务需求决定的。由于实际的卫生服务需求难以用指标测量，因此常用卫生服务的利用来代替卫生服务需求进行测算，在我国公立医院，常用的卫生服务利用指标主要有年门（急）诊人次数和年实际占用总床日数等。通过对规划期内卫生服务利用指标的预测，根据医生应负担的工作量，得到应配置医生的预测数，再按照一定的比例来预测其他卫生技术人员的数量。

这种方法是基于医院卫生服务的需求量预测卫生技术人员的数量，得到的是真正需要配置的人力资源数量，方法较为科学，但对数据要求较高。

**4. 灰色预测模型** 灰色预测法是通过少量的、不完全的信息，建立灰色微分预测模型，对事物发展规律做出模糊性的长期描述。其使用步骤是，首先识别系统里各因素在发展趋势上的差别程度，同时生成原始数据来寻找系统的变化规律，最后以上述步骤为基础，建立模型来预测系统的未来发展趋势。该方法的优点是对试验观测数据及其分布没有特殊的要求和限制，是一种十分简便的新理论，具有十分宽广的应用领域。目前 GM（1，1）灰色模型是使用较多的模型之一，可以对单个时间序列进行预测。其特点是可利用较短的序列进行相对长期的预测。

**5. 组合模型预测法** 组合模型预测法旨在降低预测误差、提高预测的可靠性，可对若干模型进行合理的综合，得到一个能够最大程度利用信息的协调解。其关键是：合理组合不同的预测模型，并确定各预测模型的权重。

## （二）医院人力资源供给预测的方法

**1. 内部人力资源供给预测方法** 对于医院来说，如果是因为人员的流动导致职位出现了空缺，那么医院一般会优先考虑从内部调动其他岗位的人员来填补这个空缺职位。因为医疗工作的特殊性和保密性使得某些职位不能随便由院外的人来替补，而且直接从内部挑选合适的人员有利于原空缺职位所在科室迅速恢复工作，使科室尽快恢复原来的运营状态。

**2. 外部人力资源供给预测方法** 卫生人力资源的外部供给预测与其他组织所进行的供给预测思路基本一致，都是对社会劳动力资源的供给状况进行分析。卫生人力资源外部供给主要是对以下几个影响卫生劳动力资源的因素进行分析：一是宏观经济形势。该因素是所有外部环境分析中都必须考虑的因素。表现宏观经济形势的数据可从互联网获取。二是人力资源市场供应状况。医院管理人员在预测人力资源市场供应状况时，应根据与其人才吸引力的不同来划分空间范围，才能进行有效的预测，因为不是所有的空间范围都具有相同的供应状况。具体地说，卫生人才吸引力因招录人员的地域分布不同、等级不同而不同。三是区域内其他医疗机构发展状况。医院在获取外部人力资源供给时，必然也会考虑竞争对手对其产生的影响，而这种影响程度的高低一般通过竞争对手的发展状况来衡量。

# 第四节　医院人力资源优化配置

## 一、医院人力资源配置要求及原则

医院人力资源的合理配置、完善的整体结构是保证医院进行各种医疗服务、科研、教育等活动的基础，也是保证其可持续发展的重要目标和必要手段。其合理程度不仅影响着医院医疗服务队伍的整体工作效率，与医疗技术的发展、医疗质量的保证，以及医院运营成本的关系也非常密切。尤其是医院卫生技术人员的合理配置更是充分发挥医院职能的前提条件。因此，医院人力资源配置应以遵循相关法律法规以及医院组织结构、人员编制原则为基础；以医院功能、任务、卫生服务需求为导向的大框架下，坚持实事求是、精简高效、结构合理、因事设岗的人员配置原则。

1. **按功能需要设岗原则**　即因事设岗，按岗定人，不能因人设岗，人浮于事。

2. **优化结构原则**　建立健全相关制度以促进人员整体结构的优化，使能者上，庸者下，各展所长，各得其所。

3. **合理比例的原则**　医院各部门之间，各职类、职种、职级之间，相互制约和依赖，客观上要求有合理的比例关系和合理的智力结构。

4. **动态发展和人员流动原则**　人力资源的编设一经核编定岗，在工作量不发生大变化的情况下，应保持相对稳定。但是合理的人力资源编配，必须在人力资源流动中才能实现，所以在进行人力资源配置时，需要考虑流动率的问题。

5. **医院绩效原则**　建立较为合理的人力资源配置标准，进行优化组合，形成强大的团队合力，充分发挥和利用人力资源的效能。

## 二、医院人力资源评估配置的常用方法

### （一）工时定员法

对医疗、护理工作进行分解，测定完成某项工作全过程所必须进行的程序和动作使用的时间。完成某种工作所消耗的平均时间称为工时单位，通常以分钟计算。例如在某检验科室，经测量得出平均每件标本化验操作所需工时后，可通过检验标本量计算某岗位每天所需完成的总工时数，与每名工作人员的日均有效工时比较，就可以算出所需配置的工作人员数量。以护理人员配置为例：

$$某科病房护士配置数 = \frac{编制床位数 \times 床位使用率 \times 每位患者每天所需护理治疗的时间}{每名护理人员日均有效时间} + 机动人员数$$

该方法由于原理明晰，计量科学，被学界广泛认可，但实际操作性较差，不适于大范围应用，对于医院个别科室小范围、单一项目、标准化程度高的情况下可以实施。但医院工作不同于标准化生产的工厂流水线，岗位种类众多，操作程序复杂，各种不可预知、不可控制的因素，都会对工时测量造成直接影响。另外工时测量工作量巨大，所需人力物力投入不可估测，各单位工作环境、机制、流程、员工素质等各不相同，其测量结果借鉴价值有限。这也是至今没有形成医院岗位工时测量标准的原因。

## （二）效率定员法

将医院门诊诊治人次数、住院诊疗护理人次数、管理床位数等作为参数，进行人力资源配置的测算。例如，已知某科室日均诊治门诊人次数、医师日均诊治人次数，则可通过二者比较，算出某科室应编制的门诊医师配置数。

$$某医疗科室门诊医师配置数 = \frac{日均就诊人次数}{平均每名医师日均诊疗人次数}$$

此方法相较于工时测量法，具有数据获取简单、操作性强、易于接受的特点。但测算时应区分不同条件，在必要条件下增加机动员额数。机动员额数是指因正常缺勤原因而在数值测算基础上另外增加的一定比例的人数。正常缺勤包括法定节假日、个人休假、外出学习、病假等，约占全年天数的35%，因此目前常用的机动数为应编人数的35%。

## （三）比例定员法

卫生部对各级医院的人员结构均有一定的要求，卫生部制定的《医疗机构专业技术人员岗位结构比例原则》中对医院的级别和人员的结构进行了要求，一级医院要求高级员工、中级员工、初级员工的比例为1：2：（8~9），二级医院要求高级员工、中级员工、初级员工的比例为1：3：8，三级医院要求高级员工、中级员工、初级员工的比例为1：3：6，且将医院的床位与医院的人员比也进行了规定，医院的床位为300张以下的比例为1：（1.3~1.4）；医院的床位为300~500张的比例为1：（1.4~1.5）；医院的床位为500张以上的比例为1：（1.6~1.7）。但单纯使用科室床位数与医生、护士的比例确定配置员额并不准确，也缺乏相应的比例标准。若能够找到相对科学的标准比例，可以采用结构比例的方法计算各类人员的配置数量。

### （四）岗位定员法

定岗定编是确定岗位和确定岗位编制数的总称，定岗是分析设计组织中需要的岗位，依据是工作内容，定编是确定从事该项工作所需要的人员数量，依据是工作量。

建立科学合理的定岗定编模型需要遵循以下几个原则：一是以战略为导向。强调遵循组织战略发展目标与需求。二是以现状为基础。充分考虑是否具备发挥岗位价值的基础条件，同时也要兼顾组织内外部环境的变化以及工作方式转变、组织变革创新等变化对岗位的影响。三是以工作为中心。充分了解任职者的职业素质与综合素质，任职者是否适应该岗位，强调的是职位对人的适应，而非传统意义上的人去适应岗位，往往导致任职者不能胜任岗位。四是以分析为手段。强调对岗位价值链的系统思考，在分析的基础上对职责、任职资格、工作任务、业绩标准等因素的系统思考，认清该岗位与其他岗位的内在关系。

**知识拓展**

基于医护一体化配比模型：以各临床科室护理强度、护理风险度、患者周转情况、护理内容4项指标为基准，通过护士长及护理专家评分的方式，将护理单元划分为不同类别、不同等级，并按照不同等级对护理人员进行配置。定岗遵循医护一体化模型，护理组对应医疗组，分别设定组长护士、责任护士。医护一体化模型打破了传统单一的床护比配比模式，采用客观指标划分护理单元等级，真正实现了"配比倾向强度、风险"的原则，从而解决了以往护理人力配置不均的问题。医护一体化模型的运用，实现了诊疗组的医、护整体对接，为改变传统护理工作模式，建立医护整体诊疗模式奠定了基础。

### （五）设备定员法

根据医院各类设备的数量和设备使用率、每台设备所需员工数量和员工出勤率来确定人员配置数量的方法。该方法主要适用于医技科室设备操作人员配置数的计算。其公式为：

人员配置数=同类设备开动台数×单机定员标准×该设备平均开动班次×出勤率

## 三、医院人力资源优化配置的涵义

人力资源配置的根本目标是为了实现组织中的每一个职位都能有最合适的员工，

每一个员工都在最适合他的职位上，亦即人岗匹配或者说人力资源的优化配置。医院通过人员招募与甄选获得了正常运行与发展所需的人力资源，但在最初的人员招聘时，医院与员工的交换是基于不完整信息的交换过程，由于医院对员工的认识了解的片面或是由于人员选择医院或医院中职位的盲目，或是员工经过培训和锻炼超越了职位本身的要求，都造成了医院需要根据实际情况进行人力资源再配置。

医院人力资源优化配置就是医院根据在实际工作中员工与职位匹配程度或是员工个人因素，对员工重新评价、重新配置的过程，其目的是要建立人力资源体系与医院的人才体系相一致的关系，从而在配置的数量和质量上都匹配医院的人才需求，在战略层面上能够为医院的发展提供强有力的人才保证。在实际操作中，人力资源再配置表现为多种形式，根据再配置的原因可分为以下几类（表11-1）。

表11-1　人力资源再配置原因及途径

| 再配置原因 | 途径 |
| --- | --- |
| 根据绩效考核或任职资格考核，发现人事不匹配（高于或低于职位要求） | 晋升、降职、辞退 |
| 员工职业生涯发展需要 | 工作轮换 |
| 职位空缺，从组织内部招募 | 竞聘上岗 |

案例讨论

【案例】广东省某三级甲等综合性医院，占地面积2.4万多平方米，开放床位800张，设有38个专业科室，3个科研所（室），现有员工1200余人，其中专业技术人员972人。近年来，随着医院规模的扩大，人力资源总数和各岗位人数数量均有所增加，人力资源整体发展较快，但各岗位发展不均。为适应医改的要求以及医院自身发展的需要，医院积极实施人事管理体制改革，分别采用静态测算和动态测算的思路和方法，对临床人员的配备情况进行测算，并进行静态测算数与实际医疗人员数、动态测算与实际医疗人员数、静态测算数与动态测算数三个方面的对比和分析，以期实现医院人力资源优化配置。

一、静态测算

根据卫生部《综合医院组织编制原则（试行草案）》，800床测算的医师数/800=0.28~0.31人/床。

| 部门科室 | 床位基数 | 实际医师数（含门诊） | 标准医师数（含门诊） | | 对比分析 |
|---|---|---|---|---|---|
| | | | 最少 | 最多 | |
| 消化内科 | 55 | 10 | 15.4 | 17.05 | 低于标准 |
| 心内科 | 100 | 20 | 28 | 32 | 低于标准 |
| 血液内科 | 15 | 4 | 3.75 | 4.65 | 合适 |
| 肾内科 | 17 | 7 | 4.76 | 5.27 | 高于标准 |
| 内分泌科 | 24 | 8 | 6.72 | 7.44 | 较合适 |
| 神经内科 | 53 | 12 | 14.84 | 16.43 | 低于标准 |

## 二、动态测算

主要根据各科室诊疗分组情况、诊疗组人员数量要求、诊疗组分管床位数、每位医师单位时间内的标准门诊人次等因素，结合平均每天住院人次和平均每小时门诊人次，分别测算住院部医师数和门诊部医师数，从而得出科室的医师总数。

住院部医师数测算方法：设A为科室平均每天住院人次，B为一个诊疗组可以分管的床位数，C为诊疗组数，D为没诊疗组要求的医师数，科室住院部所需医师数E可按以下公式测算：

$E=C \times D$，其中$C=A \div B$，D根据各专业的要求不同予以确定，则$E=A \div B \times D$

| 部门科室 | 按工作量测算 | | | | 床位数量 | 按床位比例测算区间 | 实际医师人数 | 静态测算与动态测算对比 |
|---|---|---|---|---|---|---|---|---|
| | 住院 | 门诊 | 主任 | 合计 | | | | |
| 消化内科 | ? | ? | 1 | ? | 55 | 15.4~17.05 | 10 | 一定差距 |
| 心内科 | 13.1 | 6 | 1 | 20.1 | 100 | 28~32 | 20 | 一定差距 |
| 血液内科 | 2.5 | 3.2 | 1 | 6.7 | 15 | 3.75~4.65 | 4 | 基本持平 |
| 肾内科 | 2.1 | 2.7 | 1 | 5.8 | 17 | 4.76~5.27 | 7 | 基本持平 |
| 内分泌科 | 3.6 | 4.7 | 1 | 9.3 | 24 | 6.72~7.44 | 8 | 基本持平 |
| 神经内科 | 9.1 | 2.8 | 1 | 12.9 | 53 | 14.84~16.43 | 12 | 基本持平 |

门诊部医师数测算方法：设F为科室平均每小时门诊病人数，G为门诊医师每小时标准诊疗人次，则科室门诊所需医师数$H=F \div G$。

$$科室所需医师总数 = E+H+1（设科主任1名）$$

以消化内科为例，演示按工作量测算住院部所需医师人数的方法：经过医院对消化内科去年工作量的统计，得知消化内科平均每天住院人数为31.04人，平均每小时门诊病人数为12.64人，医院规定消化内科每个诊疗组分管病床15张，每诊疗组需由3名医师组成，消化内科设主任1名，《综合医院组织编制原则》中规定内科门诊医师每小时标准诊疗人次为5人，则根据以上数据可以测算出消化内科所需医师数为"？"。

【讨论】按工作量测算的消化内科医师人力数结果究竟是多少？上述两种测算方法是否合理？尽可能根据测算结果，分析该院人力资源管理中存在的问题，并提出解决思路。

## 本章小结

本章介绍了医院人力资源与人力资源管理的相关概念，并具体讲解了医院人力资源战略规划和优化配置的具体实施步骤、原则和实施方法。人力资源是医院资源中的第一重要资源，加强医院人力资源的配置能够有效促进医院资源的整合，提高医院人力资源的素质，是衡量医院综合实力的重要内容；人力资源对医院的发展、效益等均有一定的影响。因此，医院人力资源规划与配置应满足于医院学科发展规划要求，遵循需求主导、重点突出、科学测算、指标具体、比例合理、动态调整的原则，多部门共同协调推进。

（程永忠　刘万利　阳雅雯）

# 第十二章 医疗空间规划与配置

## 第一节 医院空间资源配置概述

### 一、医院空间资源配置的概念

医院空间资源配置是指对医院地域空间的合理布局和开发利用，以及根据医院内部需求变化对医院空间资源进行分析、评价、调配的过程。医院空间资源配置主要包括三类：医院新建业务用房空间配置，因医疗业务发展而改建的空间配置和因整合优化资源而进行的空间配置。空间资源配置作为医院资源配置的重要组成部分，是决定医院就医流程是否合理、人力和设备资源能否高效利用的前提条件，是医院运营管理的重要环节。

> **知识扩展**
>
> 医院空间资源，是指包括急诊、门诊、住院、医技科室、保障系统、业务管理和院内生活用房等七项用房（含道路、绿化等）；承担预防保健、医学科研和教学任务的医院；还包括相应的预防保健、科研和教学用房。
>
> 医院空间根据医院功能组织的不同，主要分为三个层级：部门、医疗功能单

元、功能用房。以综合医院住院部为例：大型综合医院医疗部门包括门诊部、急诊部、医技部、住院部等部门；住院部包括若干个医疗功能单元，即护理单元；每个护理单元内部包括若干个不用功能的用房，如病房、护士站、治疗室、值班室、示教室、交班室、更衣室等。

## 二、医院空间资源配置的内容

医院空间资源配置，主要包含两个方面的内容：空间布局、面积配置。

空间布局是指根据城市建设和医疗卫生事业发展规划，综合拟建设医院的性质、规模等，确定拟建设医院选址；根据医院各部门、医疗功能单元及功能用房的关系，确定功能用房的地理位置。空间布局解决的是医院选址及医院部门、医疗功能单元、功能用房三个层级最佳地理位置的问题。

面积配置是指根据医院或科室的规模、运营模式、需求等，结合未来发展需要，为医疗功能单元匹配相应数量的面积；面积需求解决医院"总面积配置多少、各部门面积配置多少、各医疗功能单元面积配置多少、各功能用房面积配置多少"的问题。

# 第二节　医院选址原则和方法

医疗服务设施作为公共服务设施中最重要的设施类型之一，其设立目的是为了使更多人享受社会所带来的福利和保障，追求更好的社会效益。医院的选址问题关系到社会医疗资源分配的公平性、合理性与使用效率，对于地区医疗资源的优化配置至关重要。在现有医疗设施规划与布局上，通过合理布局新建医院可以改善医疗机构空间布局不平衡问题，促进医疗卫生系统的平衡快速发展。

## 一、医院选址的原则

### （一）公平性原则

医疗机构选址必须坚持公平性原则，根据城市建设和医疗卫生事业发展规划，从医疗供需实际出发，结合医院自身事业发展规划，经过科学、合理的规划和设计，调节医院机构空间布局不平衡，避免医疗资源过于集中，使各区域医疗资源相对均衡，保证全体居民都能公平、公正地享有基本医疗服务，满足居民就近看病需求。

### （二）整体效益原则

医疗机构选址在考虑公平性原则基础上，同时也要考虑经济性，使新建医院和原有区域内医院提供的卫生资源效用最大化，充分发挥医疗服务体系的整体功能和效益。首先，同类同级医院的新建与已建成的医院保持距离，避免同类同级医院过度集中所带来的无序和恶性竞争，形成各级各类医疗机构有序竞争的医疗体系。其次，加强不同级别医院之间的交流与合作，落实各类医疗机构的功能和职责，建立和完善分级医疗、双向转诊的医疗服务体系，做到常见病、多发病在基层医疗机构诊疗，危重急症和疑难病在城市医院诊疗。

### （三）易达性原则

首先，医疗机构服务半径的规划、确定要适宜，即区域内的就医人口最大限度地接近新建医院地点，就医人口前往医院所支付的交通成本最小化或者时间成本最小化。其次，配套便利的交通体系。交通便利在一定程度上决定了居民实际就医的便捷度，包括公共交通的多样性、公共交通的便利度、道路的通达度、停车配套设施（停车场数量）充足度、路网密度等。

### （四）满足医院环境要求及特殊性要求

首先，医院是一个特殊的主体，基于其本身特性，对周边自然环境有所要求，同时自然环境也对选址有一定影响。医疗机构主要面向患者，患者适宜静养，病区环境以安静为主，故选址避开市区交通主干道噪声的干扰，保证环境相对安静。其次，医院选址所处地形规整，工程地质和水文地质条件较好，远离地震断裂带。最后，选址要远离易燃易爆物品的生产和贮存区、高压线路及其设施，远离污染源，同时也应避免医院对周边环境的污染。

除此之外，一些医院选址源于特殊性要求，有的与医疗服务对象有关，如军区医院靠近部队，为驻扎军队官兵服务；有的为了防治和隔离特殊疾病，远离城区，如传染病医院、精神病医院。

## 二、医院选址的方法

医院选址是一个复杂的、多目标决策的系统问题，因涉及大量不确定性、随机性因素以及这些因素之间的相互联系、干扰，针对不同医院选址的衡量标准也有差异。因此在进行选址时，需要针对不同的实际情况，将定性和定量因素纳入选址决策的考虑范围，如结合医院的服务人群、周边环境、经济因素、社会因素、可用面积及医院的自身规模和定位全局考虑。

## （一）层次分析法

层次分析法（analytic hierarchy process，AHP）也称作多目标决策方法，由美国运筹学专家、匹兹堡大学Saaty教授于20世纪70年代初期提出，是一种简便、灵活而实用的决策方法。其特点是对一些较为复杂、较为模糊的问题做出决策的简易方法，它特别适用于那些难于完全定量分析的问题。层次分析法是把复杂问题分解成各个组成因素，又将这些因素按支配关系分组并形成递阶层次结构。通过两两比较的方式确定各个因素的相对重要性，然后综合决策者的判断，确定决策方案相对重要性的总排序。运用层次分析法进行系统分析、设计、决策时，可分为4个步骤进行。

1. 分析系统中各因素之间的关系，建立系统的递阶层次结构。

2. 对同一层次的各元素关于上一层中某一准则的重要性进行两两比较，构造两两比较的判断矩阵。

3. 由判断矩阵计算被比较元素对于该准则的相对权重。

4. 计算各层元素对系统目标的合成权重，并进行排序。

## （二）覆盖模型

覆盖模型是在给定服务距离或时间内，在设施数量为事先给出确定值的情况下，使得医疗设施所覆盖（服务）的范围最大化，即主要实现人口最大化覆盖。该数学模型表达如下：

$$\max = \sum_{i \in I} a_i y_i$$

约束条件为：

$$\sum_{j \in Ni} x_i \geq y_i, \quad \forall_i \in I \qquad ①$$

$$\sum_{j \in J} X_i = P \qquad ②$$

$$X_j = (0,1), \quad \forall_j \in J$$

$$Y_i = (0,1), \quad \forall_i \in I$$

式中各符号表达的含义如下：$I$表示所有的需求点集合；$J$表示设施候选点集合；$S$为需求点是否被覆盖的临界距离；$X_j$为0-1变量。若没有设施建在j点，$X_j=0$；若有一个设施建在j点，则$X_j=1$；$a_i$表示节点i所需服务的人口数；$P$为需要进行选址的设施数。

该选址目标为在给定的服务距离内最大化服务或覆盖的人数。当设施候选点集 $N_I$ 中有一个或多个设施建立时（即有一个或多个设施建在距 i 需求点 s 距离范围内），约束①中的 $y_i$ 只能取 1。在约束②中，所建设施数量要严格等于数值 P。所求得的该问题的解不仅指定了可以覆盖的最大人口数量，而且还能准确实现最大覆盖的 P 个设施的选址位置。

### （三）中心模型

中心模型是指选定 P 个设施的位置，使最坏的情况最优（如最小化最大反应时间、使需求点与最近设施的最大距离最小或最大损失最小等）。中心模型也被称为最小最大模型，通常在医院、紧急情况和有服务标准承诺的服务行业中使用，有时也被称作"经济平衡性目标"。

### （四）中值模型

中值选址问题是选定 P 个设施的位置，使全部或平均性能最优的问题。目标函数通常为成本最小函数，如总（平均）距离最小，总需求权距离最小，总路程时间最短等，因此又被称为最小和问题。这里的距离是指需求点与最近设施之间的距离，需求权距离是指需求点的需求量和该需求点与最近设施的距离的乘积。

## 第三节　医院空间布局的原则和方法

### 一、医院空间布局的原则

由于区域内常住人口、覆盖区域面积、人口构成、两周患病率、经济水平等需求因素不同，区域内现有医疗机构分布、规模情况各异，医院自身收治患者结构、技术水平、医疗设备资源的差异，医院空间资源配置各不相同。应结合医院定位、管理模式、医疗流程，根据业务量、专科特色、人力、设备资源情况规划规模，同时考虑科室及医院的发展需求，对院内空间进行规划布局。具体可遵循以下原则。

### （一）因地制宜

医疗空间应充分利用地形地貌，顺应地形、地势合理布局，不应过分追求形式，应以医疗功能为基础，以医疗流程、医患动线为导向，科学加以组织。同时结合当地气候条件，合理确定建筑物的朝向，以确保患者以及医务人员用房宜获得良好朝向。

## （二）适应未来发展

医院处于一个动态发展的过程，医学观念的转念、医疗技术的进步、医疗设备的更新、疾病谱的变化、医疗需求的增长都会影响到空间资源配置。新建医院在满足使用功能和安全卫生要求的前提下，应适当考虑未来，结合中长期发展规划，为未来的应急救治场所和发展预留充足的用地和空间可变性，以满足"应急"和"可持续发展"的要求。

## （三）空间布局合理

医院空间布局以医疗流程、医患动线为中心，遵循联系紧密性、流程有序性、人流密集度、疾病关注度进行合理布局空间。但由于内部功能组织和外部环境的差异，医院布局形式出现多样化（表12-1）。

表12-1　总体平面布局位置关系

| 序号 | 空间位置关系布置 | 备注 |
|---|---|---|
| 1 | 门诊在前，住院在后；医技科室介于门诊和住院之间 | 医技中手术室应靠近ICU、外科病房；门诊药房、检验应靠近门诊 |
| 2 | 急诊应与门诊相邻，可独立设置<br>急诊与手术室有便捷的通道，便于争取抢救时间 | 设置单独的出入口，可与门诊共享医技检查 |
| 3 | 后勤保障用房靠近住院部，缩短供应路线 | |
| 4 | 传染、结核病区单独设置，自成一区，避免交叉感染 | 设置单独的出入口；在院区下风口单独设置 |

联系紧密性是指医疗功能单元间联系紧密和协作性强的科室应尽可能靠近布置，或者建立便捷的联系通道。

流程有序性是指就诊流线相关功能用房的安排符合患者就医、医务人员工作流程的需要，力争患者、医务人员在最短的时间通过最短距离到达目的地。

人流密集度是指整体功能系统布局由前到后，由下到上，适宜由动到静，人流量由密到疏。

疾病关注度是指针对一些特殊患者的需求，需要特殊照顾。如行动不便患者较多科室在低楼层设置。

## （四）功能分区明确

不同的医院定位、性质、规模大小、组织构架、运营模式决定了不同的功能区分类方法及内涵。一般综合医院，按功能组成可分为：医疗区域、非医疗区域，其中医疗区域包括门急诊、医技、住院；非医疗区域包括后勤保障区域、行政管理区域。部分医院非医疗区还可能涉及科研和教学区（图12-1）。原则上，各功能区域间应根据其内涵做到分区明确，不交叉、不干扰，既要保持一定距离，又要方便互相联系。

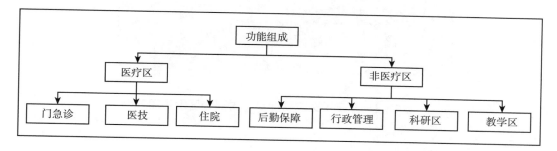

图12-1　综合医院功能组成结构图

功能分区强调相对分区设置和整体就近布局两个部分。从医院总体层面来说，医疗区与非医疗区之间相对独立；组成医疗区、非医疗区的内部功能单元相对集中（图12-2）。

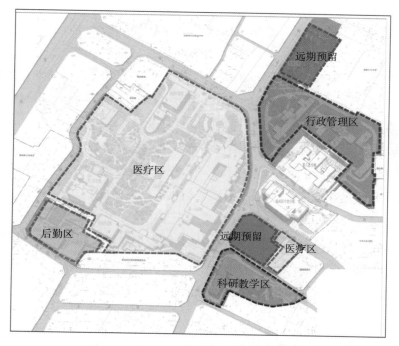

图12-2　某三甲医院功能分区示意图

从医疗功能单元层面看，医疗功能单元内部洁净区域、污染区域相对独立，医护区域与患者区域相对独立（图12-3）。

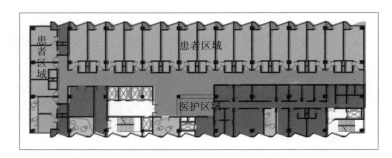

图12-3　某三甲医院功能单元内部分区示意图

### （五）医疗动线清晰

医院建筑面积巨大，功能复杂，各种流线交叉繁杂，因此医疗动线设计时需要结合智慧医院建设、疫情防控和院内感染控制等规划设计要求，与医疗流程紧密结合，在遵循避免交叉感染原则的基础上，做到人流、车流、物流的合理规划，做到医患分流、洁污分流，尽可能缩短各种医疗流线的距离，减少交通时间浪费，提高医疗服务和医疗运行效率。

**1. 人车分流，优化交通**　机动车路线围绕医院形成环线，人流步行路线应安排在医疗区通道内，机动车和人流各行其道，两者路线互不交叉。地下停车场应单向通行，以H医院为例，停车场入口设在正大门口，进入院区的车辆可以最快地进入地下车库。车流沿医院外围行驶，避免不必要的人流和车流的交叉。停车场出口设在第三住院大楼，车流可直接驶离院区，避免车辆拥堵，缓解院区交通压力。

**2. 科学组织人流和物流，实现洁污分流、医患分流**　横向来看，医院应至少有两条临街道路。一条为医院的急诊、门诊、住院、探视等出入口，另一条为后勤保障、供应、尸体及垃圾的出入口。这样便于频繁的供应物品运输，实行人物分流，各行其道，以保障各种流线的畅通有序，避免或减少交叉感染。纵向来看，应有良好的竖向交通设计，使人流、物流合理流动。应设置工作人员专用通道，如工作人员专用电梯（上班高峰时段为医务人员专用）。应将工作人员和患者出入口分开设置，使医护人员、患者均有合理流线，提高医务人员工作效率。通过设置货梯，避免污染物与清洁物交叉。

知识扩展

医院流线是指使用者在空间中连续移动的点，这些点联系起来形成的轨迹，被称之为"流线"。根据流线对象的不同，可以分为人员流线、车流流线、物流流线。人员流线根据使用的不同人员对象分为工作人员流线、患者流线、陪护人员流线、探视人员流线；车流根据不同类型的车辆分为急救车流、普通就诊车流、工作人员车辆、探视车流、消防车辆；物品根据结污程度分为清洁物品流线、无菌物品流线、污染物流线、废弃物流线。

## 二、典型医疗空间布局

医院空间布局从整体到局部，依次可分为建筑布局、总平面布局、医疗功能单元间和医疗功能单元内部空间布局。建筑布局是指医疗建筑中单体建筑关系；总平面布局是指急诊、门诊、住院、医技、后勤保障及教学科研等部门之间的关系；医疗功能单元间和医疗功能单元内部空间布局是指一个相对独立的医疗分区或是部门内部该采取什么样的平面布局。

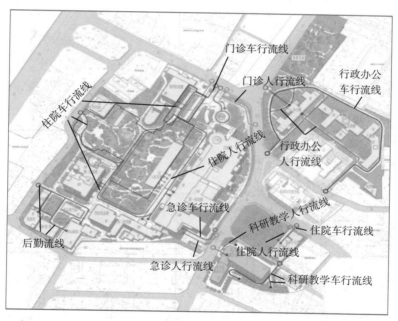

图12-4　某三甲医院功能单元内部分区示意图

## （一）建筑布局

1. 当院区用地面积足够宽裕附加功能较少时，一般采用分散式布局，各功能建筑通过外廊进行连接。优点是建筑适应地形，采光通风和隔离条件良好，整个院区环境比较舒适；缺点是外部流线复杂，占地大，路线长，部门间联系不便。

2. 当医院用地面积比较紧张时，常采用竖向或双向发展的集中式布局，将医疗区域最大化，其余区域布置附属功能。优点是用地节约、功能关系极为紧凑，流线极为便捷；缺点是住院病人和门诊病人的干扰比较严重。目前布局规划中可以通过分别设置出入口较好的解决交叉问题。

3. 当院区用地面积相对宽裕但附加功能比较多时，一般采用集中与分散相结合，医疗区集中式布局，功能主要包容在一个矩形多层空间之内或采用单元式拼接方式。优点是用地节约、流线较短、效率较高，医院的应变能力较强，有效利用自然资源，改善室内的自然通风和天然采光条件；缺点是内部空间走道纵横，形同街巷，识别性较差。目前主要采用医疗街进行联系，既能解决采光通风的问题，又能很好的组织交通，增强识别性。

### （二）总平面布局

医院建筑根据性质和功能不同，包括医疗区、非医疗区两个区域。医疗区域包括门急诊、医技、住院部三个部分；非医疗区包括后勤保障、行政管理，部分医院包含科研、教学区域。

医疗区域作为医院的主体，应处于卫生条件最佳、交通便利位置；后勤保障为医疗区服务，应该与医疗区联系便捷。一般情况下，在总体平面布局中，医疗区域中急诊、门诊在前，住院在后，医技科室尽量靠近门诊或位于门诊和住院之间；住院部占医院总建筑面积的37%~41%，是医院中机电系统、医疗系统的负荷中心，故后勤保障用房应靠近住院部。如采用一栋式高层设计，则表现为门诊部在低楼层，医技科室在中间楼层，住院部在高楼层（图12-5）。

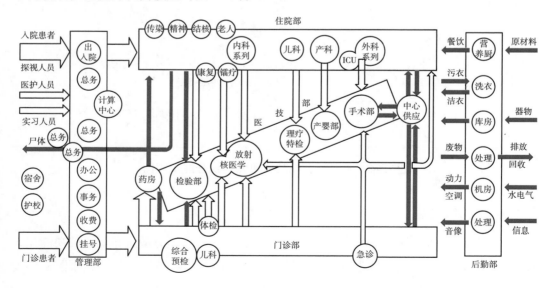

图12-5 医院内部部门关系图

### （三）医疗功能单元间和医疗功能单元内部空间布局

#### 1. 医疗区域

（1）急诊：应靠近公路及临街，设置单独出入口，以方便急诊患者就诊和最大限度地缩短就诊前时间，争取时机和抢救机会；入口设足够空地，有回车道，便于救护车停靠及重伤病员可直达抢救室；急诊、急救分区设置；与手术室联系便捷；医疗区和支持区尽量同层布置，检查和抢救距离半径短。

（2）门诊：面临干道，方便患者出入；设立医院入口、门诊大厅和门诊诊区三级分流；诊区内设置诊区外和诊室外二次候诊，尽量实现患者分流，避免造成拥堵；挂号收费集中设置，减少就医环节；平均最短距离，将门诊量大的科室靠近建筑中较低楼层，避免大楼人群的流动；儿科患儿避免与成人患者混杂，应单独形成独立诊区，有条件适宜安排在首层，设单独出入口；传染科门诊应与其他功能科室分隔，并应设置单独出入口；门诊单元设计为尽端式，相关科室诊间相对集中，门诊护理单元间不相互穿越，避免患者串科造成混乱。

（3）住院：护理单元是一个独立的完整系统，应避免公共通道和其他科室穿套和干扰，每个护理单元应保持独立尽端；病房宜朝向良好，采用自然采光及通风，不受其他建筑物阻挡或干扰，以节约能源，降低医院运行费用；每个护理单元的护士站位置应居中设置，应尽量缩短护士巡行距离，减轻医护人员工作强度，提高效率，利于病房监管。

各护理单元位置应从各病区的专业特点和收治对象的病患特点出发，结合医疗行为联系紧密度、病种相关度布局。例如，外科护理单元、ICU等宜靠近手术室；心脏内科毗邻心脏外科病房；产科考虑与产房、妇科护理单元等相关护理单元就近布置；儿科、骨科、产科等收治对象行动不便的护理单元宜设置在住院楼的低楼层部分；五官科、皮肤科等病情较轻的护理单元可考虑在住院楼的高楼层；用于收治骨髓移植等的血液病房、层流病房适宜放置在住院楼顶楼，以便于层流病房空调机房的布置。

（4）医技科室：影像诊断类科室，如放射科、超声科等，因门诊、住院患者多需接受此类检查，应将其位于门诊部与住院部之间，且应更靠近门急诊区域。放疗区域因射线的特殊性及城市用地的日趋紧张，国内多数医院将其安排在地下室。

手术室应自成一片，宜与外科护理单元邻近，并宜与相关的急诊、介入、ICU、病理科、中心消毒供应室、输血科等实现路径便捷。其中与病理科、中心消毒供应、输血科等的联系通常以物流关联为主，可考虑采用现代化的物流系统。手术室不宜设置在首层和高层建筑的顶层；在大中型医院中宜与相关部门同层或近层布置，在较小规模医院宜采用独层布置。同时，大部分手术后尚未脱离危险期的患者会被安排在ICU内进行监测，特别是心脏外科、神经外科的手术患者几乎全部都要进入重症监护病房接受监护护理。综合医院常用方法是：一是ICU和手术室同层，结合布置，两者通过洁净通道进行联系，避免交叉感染；二是垂直对位上下层布置，通过专用洁净手术电梯进行联系。

2. **后勤保障区域** 污水处理站应位于医院的下风口，并配备防止污染环境的措施；锅炉房应靠近蒸汽负荷中心；变电、配电间应接近动力负荷中心；洗衣房、中央厨房、氧气站等要靠近住院部；太平间、垃圾站、焚毁炉等设施应布置在医院下风向的隐蔽处，并设有单独的出入口和绿化分离。

3. **行政办公区域** 行政办公区域是医院的组织管理部门办公区域，应尽量集中，方便医务人员和患者。

4. **教学区域和科研区域** 承担教学科研的医院，教学区域、科研区域应位于医院上风口，设单独出入口。

## 第四节　医院功能用房需求测算

医疗机构根据医院的性质、医院等级、建设规模（主要是指床位规模）、是否承担预防保健教学科研任务、运营模式、医疗流程等不同，面积需求不同。一般情况下，面积由净使用面积、交通面积、墙体面积三部分组成，以下所指各区域面积需求只针对净使用面积，设计单位或后勤基建部门根据净面积使用需求匹配相应的交通面积、墙体面积（图12-6）。

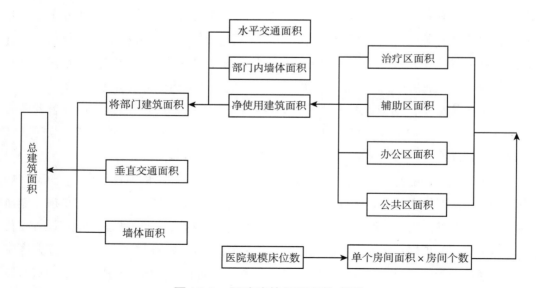

**图12-6　医院建筑总面积构成图**

## 一、医院总面积需求测算

根据不同医院性质参考相应的建设规范和规模匹配相应的面积，不同性质医院可参考相应的建设规范。目前综合医院、中医院、部分专科医院有相应的建设标准，无相应建设标准的医院可参考综合医院建设规范执行。

以综合医院为例，按《综合医院建设标准》（建标110–2021）要求，医院建筑总面积根据医院床均建筑面积指标和其他单列建筑面积指标两方面综合确定。医院建筑总面积计算公式：医院建筑总面积＝床均建筑面积×编制床位数＋其他单列项目建筑面积。床均建筑面积应符合表12-2规定。

**表12-2　综合医院建筑面积指标（平方米/床）**

| 建设规模（床） | 200床以下 | 200~499床 | 500~799床 | 800~1199床 | 1200~1500床 |
|---|---|---|---|---|---|
| 建筑面积指标（平方米） | 110 | 113 | 116 | 114 | 112 |

其他单列建筑面积根据医院具体情况而各不相同，主要包括大型医用设备房屋建筑面积（表12-3）、中医特色诊疗服务建筑面积、感染疾病科病房、预防保健、科研任务、教学任务、文化活动、便民服务用房面积等。

**表12-3　综合医院大型医用设备房屋建筑面积指标（平方米/台）**

| 设备名称 | 单列项目房屋建筑面积 |
|---|---|
| 正电子发射型磁共振成像系统（PET/MR） | 600 |
| X线立体定向放射治疗系统（Cyberknife） | 450 |
| 螺旋断层放射治疗系统 | 450 |
| X线正电子发射断层扫描仪（PET/CT，含PET） | 300 |
| 内窥镜手术器械控制系统（手术机器人） | 150 |
| X线计算机断层扫描仪（CT） | 260 |
| 磁共振成像设备（MRI） | 310 |
| 直线加速器 | 470 |
| 伽马射线立体定向放射治疗系统 | 240 |

注：1. 本表所列大型医用设备机房均为单台面积指标（含辅助用房建筑面积）；2. 本表未包含的大型医疗设备，可按实际需要确定面积。

开展中医特色诊疗服务的综合医院，其中医特色诊疗用房、中药制剂室等用房可参照现行建设标准《中医医院建设标准》（建标106–2008）另行增加相应建筑面积。

设置感染疾病科病房的综合医院应按感染疾病科每床30平方米增加相应的建筑面积。承担重大疫情等突发事件救治任务的综合医院可根据实际业务需求单独报批。

综合医院的预防保健用房应按35平方米/人的标准增加预防保健建筑面积。

承担医学科研任务的综合医院，科研用房面积按照50平方米/人的标准增加科研建筑面积。开展动物实验研究的综合医院应根据需要增加适度规模的实验动物用房。开展国家级重点科研任务的综合医院，国家级重点实验室按照3000平方米/个的标准增加相应实验用房面积。承担国家、国际重大科研项目的综合医院可根据实际业务需求单独报批。

承担教学和实习任务的综合医院教学用房配置应符合表12-4的规定。

表12-4　综合医院教学用房建筑面积指标（平方米/学员）

| 医院分类 | 附属医院、教学医院 | 实习医院 |
| --- | --- | --- |
| 建筑面积指标 | 15 | 5 |

注：学生数量按主管部门核定的临床教学班或实习的人数确定。

承担住院医师规范化培训、助理全科医生培训的综合医院应增加1000平方米的培训用房建筑面积，并根据主管部门核定的培训规模，按照10平方米/学员的标准增加教学用房建筑面积，按照12平方米/学员增加学员宿舍建筑面积。

综合医院可结合实际情况建设图书馆等文化活动用房，并按照0.6~1.0平方米/人的标准增加建筑面积。综合医院宜设置便民服务用房，满足就医群众实际需求，按照0.2~0.4平方米/床的标准增加建筑面积。综合医院停车的数量、停车设施和电动充电桩的配建指标应按建筑项目所在地区额有关规定配设，并增加相应的建筑面积。需要配套建设人防工程的综合医院应按照平战结合和当地有关要求配设，并增加相应的建筑面积。根据建设项目实际需要，需设置风雨廊、连廊和地下通道等交通空间的综合医院，建筑面积根据实际需要增加。

各类用房占总建筑面积的比例需符合表12-5规定，实际规划中，可根据地区和医院实际需求做适当调整。未来随着医疗改革的推进，各级医院各部分功能用房也会有所调整。

## 二、门诊部面积需求测算

**1. 门诊部功能组成**　门诊部主要由核心医疗区、医疗辅助空间、办公辅助空间三大部分构成。

表12-5 综合医院各类用房占总建筑面积的比例（%）

| 部门 | 综合医院各类用房占总建筑面积的比例 | | |
| --- | --- | --- | --- |
| | 综合医院建设标准值 | 未来各类用房面积比例趋势 | |
| | | 核心医院 | 基层医院 |
| 急诊部 | 3~5 | ↑ | →↑ |
| 门诊部 | 12~15 | → | ↑ |
| 住院部 | 37~41 | ↓ | →↓ |
| 医技科室 | 25~27 | ↑ | →↓ |
| 保障系统 | 8~12 | ↓ | → |
| 业务管理 | 3~4 | ↓ | → |
| 院内生活 | 3~5 | ↑ | ↑ |
| 预防保健、体检、日间诊疗等 | 另计 | ↑ | → |
| 大型设备单列用房 | 另计 | ↑ | ↓ |

备组：教学、科研面积另计；↑表示上升趋势，→表示近似于标准值，↓表示下降趋势。

门诊部核心的医疗空间是由多个不同的门诊功能科室组成。一般包括内科、外科、妇产科、预防保健科、儿科、眼科、耳鼻喉科、口腔科、皮肤科、麻醉科、中西医、康复科等功能科室及配套的功能设施。在常见功能科室的基础上，综合医院通常还根据自身医疗条件建设特色科室，有条件的综合医院还可以根据具体的医疗任务进行细分。

门诊部医疗辅助空间主要是指公共服务、检查治疗等空间；办公辅助空间主要指医护工作人员的办公、示教、更衣、休息等空间（表12-6）。

表12-6 门诊部功能组成表

| 功能组成 | 诊 区 | 检查治疗空间 | 医疗辅助空间 | 办公辅助空间 |
| --- | --- | --- | --- | --- |
| 门诊部 | 各科诊室、处置室、治疗室、专科检查室等 | 门诊采血、门诊检验、门诊输液、门诊注射等 | 公共服务：综合门厅、办卡、挂号、问询、预诊、分诊、收费、候药厅、公共卫生间等<br>检查治疗：门诊采血、门诊药房、门诊检验、门诊输液、门诊注射等 | 办公室、示教室、更衣间、休息室等 |

综合医院门诊部功能用房配置应该符合《综合医院建筑设计规范》,（GB51039-2014）相关规定（表12-7）。

表12-7　综合医院建筑设计规范-门诊部功能用房相关规定

| 功能组成 | 应设置功能 | 应增设功能 | 可设置功能 | 可增设功能 |
|---|---|---|---|---|
| 通用型诊区 | 诊室、治疗室、护士站、污洗室 | | 换药室、处置室、清创室、X线检查室、功能检查室、值班更衣室、杂物贮藏室、卫生间等 | |
| 妇科 | | 隔离诊室、妇科检查室及专用卫生间 | | 增设手术室、休息室 |
| 产科和计划生育科 | | 休息室及专用卫生间 | | 增设人流手术室、咨询室 |
| 儿科 | | 预检、候诊、儿科专用卫生间、隔离诊查和隔离卫生间等用房 | | 挂号、药房、注射、检验、输液等用房 |
| 耳鼻喉科 | | 内镜检查、治疗用房、手术、测听、前庭功能、内镜检查（气管镜、食道镜）等用房 | | — |
| 眼科 | | 初检（视力、眼压、屈光）、诊查、治疗、检查、暗室等用房，宜设置专用手术室 | | — |
| 口腔 | | X线检查、镶复、消毒洗涤、矫形等用房 | | 资料室 |
| 门诊手术室 | 手术室、准备室、更衣室、术后休息室和污物室 | — | | — |
| 预防保健用房 | 宣教室、档案室、儿童保健室、妇女保健室、免疫接种室、更衣室、办公室等 | — | | 心理咨询用房 |

**2. 门诊部面积测算**　门诊部面积测算的核心是诊室区域，根据门诊量确定诊室数量和门诊单元数量，从而匹配相应的面积需求。再根据诊室数量、门诊单元数量，明确医疗辅助空间需求、医护人员工作人员数量，从而匹配相应医疗辅助空间、办公空间面积。诊室区域面积测算可分为五个步骤（图12-7）。

（1）确定日均总门诊量（A）。

（2）确定各科日门诊量（B）。

科室日门诊量=各科室门诊占总门诊量的比例×日均总门诊量

（3）确定单个诊间的日均门诊量（F）。

因各专科特性不同，每患者问诊时间不同，从而各科医生每小时问诊数量不同。

单个诊室的日门诊量计算公式：单个诊室日均门诊量=医生每日工作平均时间×各科医生每小时问诊数量。

（4）确定各科室诊室的数量（C）。

$$各科所需诊室数量=各科总门诊量/单个诊室的日门诊量$$

（5）确定门诊单元数量（D）及面积（E）。

$$门诊单元数量=各科门诊诊室数量之和/单个门诊单元诊室数$$

$$门诊单元面积=各区面积之和+交通面积+墙体面积$$

步骤（5）又分为3个小步骤：①一般一个门诊单元以10~12个诊室最适宜，一个诊间面积以12~15平方米为宜。一个门诊单元共享护士站、库房、污洗间、储存室等医疗辅助用房及办公辅助用房，包括医生休息室、护士休息室、更衣室、卫生间等。②确定每个门诊单元的公共区、治疗区、辅助区、办公区面积。③确定门诊单元面积，将各门诊区域面积、交通面积、墙体面积相加得到门诊单元总面积。

（6）确定门诊部总建筑面积。

$$门诊部总面积=各门诊单元面积之和+交通面积+墙体面积$$

在后期诊间配置过程中，单个科室使用需求不能达到一个门诊单元诊室需求量时，则需对不同的科室进行整合，更加高效地利用空间。

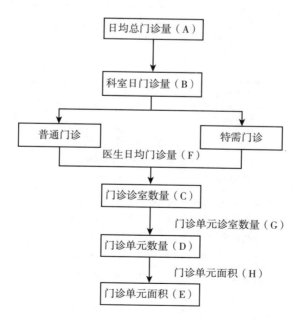

**图12-7　门诊部诊室区域面积测算步骤**

### 三、住院部面积需求测算

**1. 住院部功能组成** 护理单元是住院部的重要组成部分。护理单元内部一般包括病房、护士站、治疗室、处置室、库房、更衣、值班、配餐、患者及医护人员卫生间、污洗间等用房。也可根据需要和条件情况配置示教室、病人活动室、换药室、患者家属谈话室等用房。

以上功能用房根据其用途和服务对象主要划分为患者区域、医疗辅助区域、医护办公辅助区域及交通设施区域（表12-8）。

表12-8 综合医院住院部功能组成

| 功能组成 | 患者区域 | 医疗辅助区域 | 医护办公辅助空间 | 交通设施 |
|---|---|---|---|---|
| 住院部 | 病房、开水间、患者活动室等 | 护士站、治疗室、配药室、检查室、处置室、库房、污洗间、设备间等 | 值班室、会议示教室、更衣室、办公室、休息用餐室等 | 电梯、走廊、楼梯等 |

综合医院住院部功能用房配置应该符合《综合医院建筑设计规范》（GB51039-2014）相关规定（表12-9）。

表12-9 综合医院建筑设计规范–住院部功能用房相关规定

| 功能组成 | 应设置功能 | 应增设功能 | 可设置功能 | 可增设功能 |
|---|---|---|---|---|
| 普通病房 | 病房、抢救、患者和医护人员卫生间、盥洗、浴室、护士站、医生办公、处置、治疗、更衣、值班、配餐、库房、污洗等用房 | | 患者就餐、活动、换药、患者家属谈话、探视、示教等用房 | |
| 监护病房 | | 仪器等用房 | | |
| 妇科病房 | | 检查、治疗用房 | | |
| 产科病房 | | 产前检查、待产、分娩、隔离待产、产期监护、产休室等用房；同婴同室或家庭产房增设家属卫生通道 | | 手术室；待产室宜设专用卫生间 |
| 烧伤病房 | | 换药、浸浴、单人隔离病房、重点护理病房及专用卫生间、护士室、洗涤消毒、消毒品储藏等用房。入口处应设包括换鞋、更衣、卫生间和淋浴的医护人员卫生通道 | | 处置室、洁净病房 |
| 血液病房 | | 洁净病房应设准备、患者浴室和卫生间、护士室、洗涤消毒用房、净化设备机房。入口处应设包括换鞋、更衣、卫生间和淋浴的医护人员卫生通道 | | 患者浴室、卫生间 |

**2. 住院部面积测算**　住院部的核心是护理单元，根据医院建筑规模核定床位数，匹配住院部面积。住院部面积测算可分为五个步骤。

（1）确定特殊病房和普通病房床位数：因特殊病房床位和普通病房床位配置功能用房不同，设计规范不同，应先明确特殊病房床位数和普通病房床位数。特殊病房床位主要指监护病房床位（MICU、SICU、NICU、PICU、EICU、OICU、BICU、KICU、RICU、CCU等）、妇科病房床位、产科病房床位、烧伤层流病房床位、血液层流病房床位。

（2）确定病房单元床位数：病房单元可按照特需病房、普通病房的标准，确定病区的床位数，单人间、双人间、三人间、六人间的数量，然后确定单个病区的床位数。

1）监护病房：病房适宜以单人间为主，单个重症病房床位以8~12床为宜，单间面积不小于12平方米。

2）特需病房：病房以单人间为主，通常每护理单元25~30床。

3）普通病房：现新建医院每个标准护理单元以二人间或三人间为主，床位40~50床。部分可设置为55床，但不建议病房床位数超过55床。

（3）确定病房单元数

$$病房单元数=核定床位数/每病房单元床位数$$

病房单元床位数需考虑病区总床位数和病床单人间、多人间的配比，尽量将病房单元数量设置为整数。

（4）确定护理单元面积

$$护理单元面积=病房各功能区净面积之和+交通面积+墙体面积$$

1）分别确定患者区域、医疗辅助区域、医护办公辅助区面积。在我国传统设计中，护理单元面积一般为1500~1800平方米，容纳约50个床位，而家属陪护区往往在病房内部过道，医护人员办公区紧缺。国内病房标准层面积可以适当加大，结合新建筑规范，每个护理单元适宜达到3000平方米。

2）统计各区域面积之和，加上交通面积、墙体面积，得到护理单元总面积。

（5）确定住院部总建筑面积

$$住院部总面积=各护理单元面积之和+交通面积+墙体面积$$

---

### 案例讨论

**【案例】** 新开业护理单元医护办公辅助空间资源配置

某大型三甲医院新综合楼建成竣工，其中12~16层为住院病房，单层面积为1932m²。根据各楼层前期规划功能不同，病房配置床位数不同。其中12层是生物治疗研究病房，床位42张。病房配套主任办公室（14m²）、医疗组长办公室（16m²）、高年资医生办公室（19m²）、护士长办公室（13m²）、护士更衣室（29m²）、一线女医生值班室（12m²）、一线男医生值班室（12m²）、一线医生办公室（25m²）。

该医院护理单元根据使用需要常规配置：主任办公室、医疗组长办公室、高年资医生办公室、护士长办公室、护士更衣室、一线女医生值班室、一线男医生值班室、二线医生值班室、护士值班室、住院总值班室、一线医生办公室、示教室、工人值班室。从功能用房需求来看，目前该护理单元缺少二线医生值班室、护士值班室、住院总值班室、工人值班室、示教室。

从各功能用房面积来看，按每医疗组负责10~12床来规划，一个42床的护理单元，配置4个医疗组适宜。4个医疗组常规配置4名医疗组长、4名高年资医生。目前医疗组长办公室16m²，按每人5m²，可设置3个工位，满足3位医疗组长办公需求，缺失1个医疗组长工位。

该综合楼12、13层同属于一个科室，通过整合两层病房的办公辅助空间以满足后期使用需要。两层楼共享一线女医生值班室、一线男医生值班室，腾出两间办公室分别作为住院总值班室、医疗组长办兼二线医生值班室；护士值班与女医生共享值班室（12m²可放置2个高低床）；两层楼共享污洗间，腾出一间污洗间作为工人值班室；一线医生办公室兼示教室功能。

按建议方案调整后，可满足病房功能用房使用需求。但医生、护士工作性质不同，作息时间不同，共享值班空间彼此之间存在影响。一线医生办公室兼示教室也会存在同一空间下彼此的相互干扰。故建议在前期规划中，针对使用方需求做充分调研，预留足够空间。

【讨论】该护理单元功能用房是否配置齐全？各功能用房面积大小是否满足使用功能？

### 四、医技科室面积需求测算

医技科室主要是指放射科、核医学科、超声科、实验医学科、内镜中心、手术室、介入治疗中心、血液透析中心、消毒供应中心、病理科、静脉药物配置中心等。接下来以手术室为例进行介绍。

1. **手术部功能组成** 手术部是以手术间为核心功能空间，是医院中集合多学科诊疗技术和先进设备的重要医技科室。随着人工智能、数字一体化等先进技术和设备在手术室中的应用，手术室作为投资大、受限多、形式多样、要求严格的特殊功能区，已成为综合医院中最复杂的组成部门之一。

手术部医疗用房按照功能可以划分为过渡区、手术核心区、办公辅助区和污染区。过渡区主要由医护人员和患者从功能单元外部进入到手术部的过渡用房组成，是保障手术核心区洁净程度的必要缓冲空间。手术核心区包括术前准备用房、术后恢复用房和手术部行使主要医疗功能的各手术室及其配套用房。办公辅助区除包含手术医师的办公、会议、示教室等用房外，还宜考虑麻醉医生的办公、休息用房，部分综合医院在办公辅助区域内设置有较为独立的麻醉医师办公室（表12-10）。

表12-10　现代医院手术部功能空间组成

| 空间区域 | | | 功能用房 |
|---|---|---|---|
| 过渡区 | 医护人员卫生通道区 | | 医护人员换鞋、更衣、淋浴、医护人员卫生间等 |
| | 患者通道区 | | 换车、换床间（感染性患者出入口宜独立设置） |
| | 其他 | | 家属等候区、手术监控室、谈话间等 |
| 手术核心区 | 术前术后区域 | 术前准备区　洁物准备用房 | 无菌物品库（含器械间、无菌辅料库等）、仪器间、麻醉物品库、一次性物品库（含脱包间）、药品库、储血间等 |
| | | 患者准备用房 | 预麻间（麻醉准备室） |
| | | 术后恢复区 | 苏醒间、留观恢复室 |
| | 手术区 | | 万级手术室、千级手术室、百级手术室、一体化手术室（含百级手术室、控制室、检查室、设备间、体外循环室）、感染手术室（含十万级手术室、负压前室、负压后室、设备间）、手术服务用房（如缓冲间、铅衣、刷手间等） |
| 办公辅助区 | | | 医生办公室、护士长办公室、麻醉医师办公室、值班室、示教室、会议室、会诊室、用餐室、库房、辅料制作间、冷冻切片用房等 |
| 污染区 | | | 污物暂存间、打包间、消毒清洗间、空调机房等 |

综合医院手术部功能用房配置应该符合《综合医院建筑设计规范》（GB51039-2014）相关规定（表12-11）。

表12-11　综合医院建筑设计规范–手术部功能用房相关规定

| 功能组成 | 应设置功能 | 可设置功能 |
|---|---|---|
| 手术部 | 手术室、刷手、术后苏醒、换床、护士站、麻醉医师办公室、换鞋、男女更衣室、男女浴室和卫生间、无菌物品存放、清洗、消毒、污物和库房等用房 | 洁净手术室、手术准备室、石膏室、冷冻切片、敷料制作、麻醉器械储藏、教学、医护休息、男女值班室和家属等候等用房 |

2. **手术部面积测算** 手术室按层流级别不同，分为百级手术室、千级手术室、万级手术室、十万级手术室。目前由于千级手术室的局限性，常直接将千级手术室设置为百级手术室，以提高手术室利用率。心脏外科、神经外科、骨科、整形外科、眼科等手术室为百级手术室，妇产科、日间、口腔科、耳鼻喉科、腔镜、普外科等手术室为万级手术室。百级手术室应设置在干扰较少的位置，并通过缓冲区与其他区域隔离（图12-8）。

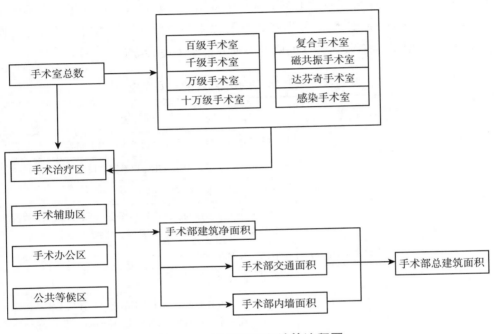

**图12-8 手术部面积计算流程图**

普通手术室净面积在40平方米左右适宜。其中，妇产科、口腔科、五官科等宜为30平方米左右，日间手术室面积宜为35平方米左右，骨科、心脏外科等至少需达到45平方米。

大型手术室种类较多。其中，杂交手术室（MRI、CT、DSA三种类型）净面积80~90平方米较为合适，若为CT与DSA双杂交手术室则需要达到120平方米。杂交手术室还要设置控制室、机房、体外循环室等。达芬奇机器人手术室和数字一体化手术室较一般手术室面积更大，63平方米较为合适。

## 本章小结

本章从空间资源的概念和内容、医院选址的原则和方法、医院空间布局的原则和方法3个方面，对医院空间资源规划与配置进行讲解。总的来说，医院空间资源配置涉及范围广，需要参考和执行的条例条规较多。合理的医院空间资源配置方案，在遵循相关条例条规的前提下，不仅能满足临床具体的使用需求，还能保障医院整体战略的实现。在空间配置实施的过程中，需掌握专业的知识，还必须注意多部门的沟通协助，这样才能充分利用医院空间资源，确保医院良好发展。

（程永忠 刘万利 雷莉媛）

# 第十三章 医疗设备资源规划与配置

## 学习目标

1. 掌握 医疗设备配置的方法；投资回收期法；总投资收益率法；净现值法；内部回报率法；卫生技术评估；层次分析法。

2. 熟悉 医疗设备配置定义；医疗设备配置的原则；医疗设备配置流程。

3. 了解 医疗设备资源分类。

随着医院现代化建设的飞速发展，各级医疗机构大量引进先进的医疗技术与现代化医疗设备。如何正确使用这些先进的医疗设备，怎样才能确保医疗设备的安全性、可靠性和有效性，充分发挥医疗设备应有的效能，是现代化医院管理的一个非常重要的课题。医院设备包括医疗设备、民用设备和信息设备等，医疗设备作为医院开展诊疗活动，保证医院医、教、研工作正常进行的物质基础，其配置管理的科学性和合理性愈发重要。

医疗设备管理是自然科学与社会科学密切融合，医学与工程相结合的交叉学科，同时也是项系统工程，其内容包括医疗设备在整个生命周期的全过程的动态管理，包括前期配置、中期评估、后期处理。随着我国法制化建设进程的加快以及与医疗设备相关的法律法规的相继出台，加强医疗设备的规范化管理已是我们工作的当务之急。

医疗设备管理的规范化是实现信息化建设的基础。传统的管理理论与方法已不能完全适应医学科学发展与实际工作的需要，因此在管理规范中，应采用信息化的手段和方法，既考虑实际工作的需要与习惯，又要考虑今后信息化发展的趋向，尤其是要重视数字化医院的建设，实现卫生和信息资源的共享。

【案例】某大型公立医院新建转化医学中心，其中位于主院区的消化内镜中心将整体搬迁至转化医学中心二楼，现有内镜机位将由14个扩展为16个。为保障转化医疗大楼顺利开业，医院将转化医学大楼医疗设备作为专项进行购置，消化内镜中心对标国际一流医院提出申购一批内镜及其相关智能设备，合计约4千万元。专科经营助理小曹接到设备申请单后（表13-1），脑海浮现出内镜中心近3年未执行的年度计划和国家财政项目设备，看着这4千万元设备申购单，陷入了沉思。作为专科经营助理，了解到科室有搬迁计划后，在每年的设备年度计划申购和财政项目申请之时，均考虑到未来业务需求，给科室已经做出了详细的设备规划，为何还有如此庞大的设备需求？

表13-1 科室申购设备清单

| 资产名称 | 计量单位 | 申请数量 | 预估单价（万元） | 预估金额（万元） |
|---|---|---|---|---|
| 震波碎石机 | 台 | 1 | 300 | 300 |
| 冷冻设备 | 台 | 1 | 70 | 70 |
| 光动力设备 | 台 | 1 | 190 | 190 |
| 全套信息系统及硬件设施 | 套 | 1 | 500 | 500 |
| 数字化切片系统 | 套 | 1 | 230 | 230 |
| 直视胆道镜 | 条 | 2 | 20 | 40 |
| 健康宣教机器人 | 台 | 1 | 40 | 40 |
| 消毒机器人 | 台 | 1 | 50 | 50 |
| 内镜转运机器人 | 台 | 4 | 55 | 220 |
| 智能耗材柜 | 台 | 17 | 15 | 255 |
| 智能工作服存储管理柜 | 台 | 3 | 8 | 24 |
| 智能污衣柜 | 台 | 3 | 8 | 24 |
| 内镜清洗槽 | 套 | 3 | 15 | 45 |
| 吊塔 | 套 | 15 | 25 | 375 |
| 内镜主机 | 套 | 5 | 40 | 200 |
| 超声内镜主机 | 套 | 1 | 60 | 60 |
| 放大胃镜 | 条 | 10 | 30 | 300 |
| 治疗胃镜 | 条 | 8 | 25 | 200 |

续  表

| 资产名称 | 计量单位 | 申请数量 | 预估单价（万元） | 预估金额（万元） |
|---|---|---|---|---|
| 放大肠镜 | 条 | 3 | 35 | 105 |
| 十二指肠镜 | 条 | 4 | 35 | 140 |
| 双钳道内镜 | 条 | 3 | 35 | 105 |
| 环扫超声镜 | 条 | 1 | 50 | 50 |
| 超声穿刺镜 | 条 | 3 | 80 | 240 |
| 高频治疗仪 | 台 | 9 | 50 | 450 |
| 内镜消毒机 | 台 | 10 | 25 | 250 |
| 储镜柜 | 台 | 14 | 20 | 280 |

是直接拜访主任了解设备申购原因，还是直接评估设备呢？经过一番思考后，小曹着手梳理了消化内镜中心现有的设备、汰旧更新计划和国家财政项目设备，以及新的转化医学大楼的空间变化。整理之后发现，除了基建相关设备，均没有开业必须设备，并且业务增量类设备大部分均不需再购置。基于此小曹将申购的设备分为基建设备、信息设备、业务增量、汰旧更新和学科发展5类，将信息类设备转交信息中心后，对其他类别设备一一评估，并将评估意见呈报给主任，主任惊讶于科室仍有如此多设备计划，并认可了助理小曹的评估意见，助理将评估报告整理后上报医院，获得院领导同意。

【讨论】专科助理此次设备评估考虑的因素有哪些？哪些设备纳入专项购置，哪些设备纳入年度计划？此次设备评估适合哪种设备配置方法？

# 第一节  医疗设备概述

## 一、医疗设备概念

医疗设备（medical device）是指单独或者组合使用于人体的仪器、设备、器具、材料或者其他物品，也包括所需要的软件。其用于人体体表及体内的治疗效果不是通过药理学、免疫学或者代谢的手段来获得，但是可能有这些手段参与并起一定的辅助作用。其使用旨在达到下列预期目的：对疾病的预防、诊断、治疗、监护和缓解；对损伤或者残疾的诊断、治疗、监护、缓解和补偿；对解剖或者生理过程的研究、替代和调节；妊娠控制；通过对来自人体的样本进行检查，为医疗或者诊断目的提供信息。

## 二、医疗设备分类

医疗设备涉及多学科、多工种、多部门，属于综合工业产品，其发展历史悠久，品种繁多，规格型号复杂，到目前为止，国内外尚没有一个统一的分类方法。因此，在需求与实际可能之间、研究试制与生产加工之间、使用与维修保管之间以及在各部门相互配合协调上必然出现一系列的矛盾。为解决这些矛盾，必须把医疗设备进行分类，便于根据国情、科学技术的发展和现行设备存在的问题，制订医疗设备的总体规划。由此可见，医疗设备的分类是一项复杂而又重要的工作，分类工作做好了，就可以在设备类别品种、规格型号众多的情况下，有条不紊地进行规划、供应、使用和保管，便于充分发挥医院人力、物力的作用，推动医疗工作的顺利开展。

随着科技水平的提高，医疗器械种类增多，医疗水平也在提高。为了更好的保障人们的医疗安全，国家食品药品监督管理局对医疗器械从监督管理角度做出了一些分类，但是医疗设备根据不同的用途有不同的分类，也有按照器械风险等级进行的分类，而大型设备作为医院的重装资源，也有专门的分类方式。

## 三、监督管理分类

2002年，国家食品药品监督管理局发布实施《医疗器械分类目录》（国药监械〔2002〕302号，以下简称02版目录），为设备的分类监管提供了有力支撑。随着技术的进步，02版目录的层级和分类不能满足现代设备的管理需求，主要表现在缺乏产品描述和预期用途等界定产品的关键信息，整体设计和层级设置显现出一定的不合理性，产品归类存在交叉和不能覆盖近些年出现的新设备的问题。为解决上述问题，国家食品药品监督管理总局2018年修订了《医疗器械分类目录》，从医疗设备的功能和临床使用的角度划分归属产品，将02版目录的43个子目录整合精简为22个子目录；将现行的260个产品类别细化调整为206个一级产品类别和1157个二级产品类别，同时在目录中附有关于预期用途和产品描述的内容，在原1008个产品名称扩充到6609个典型产品名称举例。具体分类如下：

1. **手术器械类** 主要包含4个大类。01有源手术器械，02无源手术器械，03神经和血管手术器械，04骨科手术器械。

2. **有源器械类** 主要包含8个大类。05放射治疗器械，06医用成像器械，07医用诊察和监护器械，08呼吸、麻醉和急救器械，09物理治疗器械，10输血、透析和体外循环器械，11医疗器械消毒灭菌器械，12有源植入器械。

**3. 无源器械类** 主要包含3个大类。13无源植入器械，14注输、护理和防护器械，15患者承载器械。

**4. 按照临床科室划分器械类** 主要包含3个大类。16眼科器械，17口腔科器械，18妇产科、生殖和避孕器械。

**5. 医用康复器械和中医器械类** 主要包含2个大类。19医用康复器械，20中医器械。

**6. 软件类** 21医用软件。

**7. 临床检验器械类** 22临床检验器械。

## 四、医疗功能性分类

**1. 诊断性** 物理诊断器具（体温计、血压表、显微镜、测听计、各种生理记录仪等）、影像类（X线摄影、CT扫描、磁共振、B超等）、分析仪器（各种类型的计数仪、生化、免疫分析仪器等）、电生理类（如心电图机、脑电图机、肌电图机等）等。

**2. 治疗性** 普通手术器械、光导手术器械（纤维内镜、激光治疗机等）、辅助手术器械（如各种麻醉机、呼吸机、体外循环等）、放射治疗机械（如深部X线治疗机、钴$^{60}$治疗机、加速器、伽码刀、各种同位素治疗器等）。其他类：微波、高压氧。

## 五、器械风险等级分类

**1. 第一类** 风险程度低，通过常规管理足以保证其安全性、有效性的医疗器械。实行产品备案管理，由市级食品药品监督管理部门主管审批、发证注册。

**2. 第二类** 风险程度中度，对其安全性、有效性应当加以控制的医疗器械。实行产品注册管理管理，由省、自治区、直辖市食品药品监督管理部门主管审批、发证注册。

**3. 第三类** 风险程度较高，植入人体，用于支持、维持生命，对人体具有潜在危险，对其安全性、有效性必须严格控制的医疗器械。实行产品注册管理管理，由国务院食品药品监督管理部门主管审批、发证注册。

## 六、大型医用设备分类

医院大型重装设备往往是医院资金投入最高，维保费用高，使用技术复杂和对医疗费用影响较大的资源，其分级分类管理显得尤其重要。国家卫生部、发改委和财政部2004年发布了《大型医用设备配置与使用管理办法》，该办法提出将我国医院大型医用设备分为甲类和乙类分级管理。2018年国家卫生健康委员会发布《大型医用设备配置许可管理目录》，甲类和乙类医疗设备目录如下。

1. **甲类**　该类医疗设备由国家卫生健康委员会负责配置管理。

（1）重离子放射治疗系统。

（2）质子放射治疗系统。

（3）正电子发射型磁共振成像系统（PET/MR）。

（4）高端放射治疗设备：指集合了多模态影像、人工智能、复杂动态调强、高精度大剂量率等精确放疗技术的放射治疗设备，目前包括X线立体定向放射治疗系统（Cyberknife）、螺旋断层放射治疗系统（Tomo）HD和HDA两个型号、Edge和Versa HD等型号直线加速器。

（5）首次配置的单台（套）价格在3000万元人民币（或400万美元）及以上的大型医疗器械。

2. **乙类**　该类医疗设备由省级卫生健康委负责配置管理。

（1）X线正电子发射断层扫描仪（PET/CT，含PET）。

（2）内镜手术器械控制系统（手术机器人）。

（3）64排及以上X线计算机断层扫描仪（64排及以上CT）。

（4）1.5T及以上磁共振成像系统（1.5T及以上MR）。

（5）直线加速器（含X刀，不包括列入甲类管理目录的放射治疗设备）。

（6）伽马射线立体定向放射治疗系统（包括用于头部、体部和全身）。

（7）首次配置的单台（套）价格在1000万~3000万元人民币的大型医疗器械。

# 第二节　医疗设备配置与调度概述

## 一、医疗设备配置与调度

医疗设备配置与调度包含医疗设备投资前的事前评估论证，购置后的监控调度，二者相辅相成。事前的评估论证是指对医疗设备的必要性、投资效益等进行预判以及对多项医疗设备的购置顺序做出一定的安排。购置后的监控调度是指对医疗设备使用情况进行监控，通过医院内部调度提高整体设备的效益。

医疗设备配置与调度体系建立的目的是为了让设备的"投入"与"产出"比例关系更加合理，即投资效益合理。

## 二、医疗设备配置与调度的背景

随着医疗行业的迅猛发展，各种新型医疗设备大量进入医院，成为现代化医院的基础和保障，医院设备配置与调度亦是现代医院管理重点领域。

1. 国家从政策层面对医院设备管理提出要求。《医疗卫生机构医学装备管理办法》（卫规财发〔2011〕24号）《卫生部预算管理医院医学装备管理实施办法》（卫规财发〔2013〕14号）等制度相继出台，均要求规范和加强医疗卫生机构医学装备合理配置，安全与有效利用，充分发挥使用效益，保障医院健康发展。

2. 现代医院管理与高质量发展均要求医院建立科学合理的设备管理体系。在医疗行业整体发展过程中，大部分医院经历过由于设备配置评估机制不健全，单纯依靠经验管理造成的决策失误，导致设备的闲置浪费。设备申购约束和使用追踪机制不健全，已有设备不能高效利用又申购新设备。同时由于设备配置评估制度流程的不完善，也带来了审计和廉政风险。

3. 大型医疗设备作为医疗设备管理的重点，国家卫生健康委对大型医疗设备行政监督管理逐步完善，形成了"1+5"管理框架。1个条例即《医疗器械监督管理条例》（国务院第680号令），1个目录即《大型医用设备配置许可管理目录》（国卫规划发〔2018〕5号），1个办法即《大型医用设备配置与使用管理办法》（国卫规划发〔2018〕12号），1个细则即《甲类大型医用设备配置许可管理实施细则》（国卫规划发〔2018〕14号），1个规划即"十三五"配置规划和1个平台即配置审批与监管平台。

## 三、医院设备配置管理组织与职责

医院设备管理应当遵循统一领导、归口管理、分级负责、权责一致的原则，应用信息技术等现代化管理方法，提高管理效能。管理层级上实行院领导、医学设备管理部门和使用科室三级负责管理体制。医院应当设置专门的医学设备管理部门及子部门，同时根据医院规模、设备管理任务配置适宜的专业技术人员，承担计划、采购、保管、维修和质控等职能。目前我国医学设备管理部门没有统一的称谓，有称设备物资、临床医学工程、装备管理（部、处、科）等。二级及以上的医疗机构、有条件的其他卫生机构应当成立医学设备管理委员会。

1. **医学设备管理委员会** 委员会由主管设备的院领导、纪委书记、医学设备管理部门及有关部门人员和相关专家组成，承担本机构医学装备发展规划、管理原则、项目论证、效益评估、成本控制、预算申报等职责，确保科学民主决策。

2. **医院医疗设备管理部门**　医疗设备管理相关部门的设立可以根据医院设备管理需求进行，其工作范围和职责亦可根据医院规模和管理要求进行调整。

（1）管理办公室：负责医院设备规划配置和年度计划的制定，医疗设备采购论证和技术评估等工作，该办公室设置于医院幕僚部门。

（2）采购供应科：组织和安排医疗设备、耗材的购置，资质审核、进口申报，产品质量、供应商的管理和评估等工作。

（3）医学工程科：负责医学设备的准入论证、安装验收、维护保养、检查维修、使用培训、计量质控和报废鉴定等技术保障工作以及设备的临时调度及租借工作。

（4）库房：负责医用材料的验收登记、储存和发放、出入库管理及配送等工作。

（5）档案室：收集、整理、审核各类与采购相关的资料，管理各类合同执行，档案收发和管理等。

（6）研究中心：负责医疗设备及其管理的科研、监管、评价、教学及培训工作。

## 第三节　医疗设备配置的类型与流程

### 一、医疗设备配置的类型

医院设备配置类型主要分为3类：学科发展类、业务新增类和汰旧更新类。学科发展类即医院目前未使用过并且能支撑学科进一步发展的设备；业务新增类即医院原有设备增加数量；汰旧更新类主要分为两小类，汰旧升级类和汰旧更新类，汰旧升级类即以升级功能的设备代替原有设备，汰旧更新类即以功能基本相同的设备替代原有设备。

### 二、医疗设备配置的流程

1. 由于公立医院预算管理通常以自然年为申报周期，大部分医疗设备配置计划一般也按照该周期进行，主要针对计划性新增和汰旧设备。医疗设备配置流程主要分3个阶段，申购阶段、论证阶段和采购使用阶段。各阶段申请部门、决策单位、监督部门、评估部门和采购部门权责清晰，具体流程，如图13-1所示。

整个流程中为践行"放管服"改革，将设备的答辩与论证放权给临床科室，科室答辩专家委员会围绕学科发展和运营进行预判，职能部门做好后效管理及服务工作。

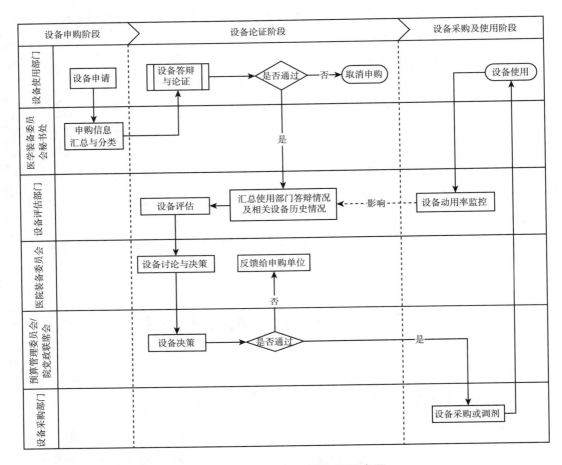

**图13-1　医疗设备配置流程示意图**

2．临时设备配置是年度计划以外的临时急需设备配置。主要针对由于指令性任务、项目配套、设备临时损坏等原因造成的临时设备配置（图13-2）。临时申购主要针对价值相对较低且急需使用的设备，在流程规划中除了清楚划分年度与临时申购设备的价值、类型区别外，在建立配置流程时，应尽量简化并只保留必要相关部门。

综上所述，医院设备配置应遵循科学的投资方法，制订科学的流程，结合专家丰富的经验与医院管理者确定的医院事业规划方向进行可行性分析和论证。

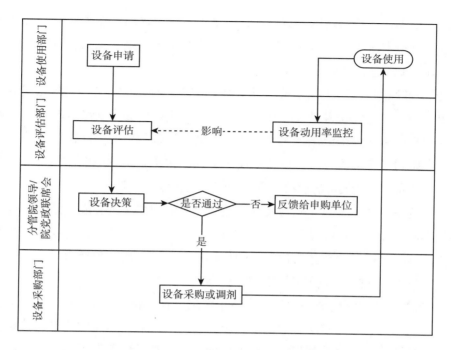

**图13-2　医疗设备临时申购参考流程图**

# 第四节　医疗设备配置的内容

## 一、医疗设备配置原则

医院在医疗设备评估和配置分析时首先要遵循国家在医疗设备管理方面出台的法律法规，还应重点考虑以下几个原则。

1. **整体性原则**　进行医疗设备仪器效益评估时需要考虑的因素不能只是设备自身价值，应将设备仪器购入后的相关人财物投入一并考虑。做整体考虑时还需要配合医院整体发展的规划，如患者需等候情况，学科发展重点，教学科研需求等因素。对于大型设备仪器的购置项目还需综合考虑配套基础建设、空间改造以及周边医疗环境分析等因素，使购置设备仪器能发挥综合效益。

2. **实用性原则**　医疗设备的配置应根据医院事业发展规划、现有规模、人员技术水平和技术条件进行。从实用角度考虑，优先配齐常规设备，再考虑高精尖的设备；

要立足国产仪器，适当引进国外新设备；引进设备应以提高"技术精度"的关键性设备为主，不宜追求减少"劳动密度"的设备；不必急于引进大型的、万能的设备。统筹规划，分轻重缓急，分批分期购置设备。

3. **经济性原则** 经济性原则即注重设备的投资回报，厉行节约，降低成本，减轻患者费用负担，为医院获得最大的社会效益和经济效益。为实现经济原则，关键在于实行计划管理，用计划来组织、领导、监督、调节设备物资的分配供应活动。计划编制时，理应做到开源节流，医疗设备不仅对医院医教研有实际用途，在经济上也能获得投资收益，同时加强设备的后续管理与维修，延长服务年限。

在经济效益评估中要树立机会成本及边际收益的观念。机会成本是因开展该医疗项目而放弃的其他最优医疗项目的损失。边际收益是要考虑该项设备仪器所需耗材以及配套资源，由于供求关系的变化引起的价格波动对投资成本和经营效益的影响，这对医疗治疗项目进行投资选择和决策十分重要。

4. **动态性原则** 医院设备评估在立足于医院现有的规模、人员技术基础上还需要以发展的眼光综合分析。需要看到前沿临床新技术的应用、新型医疗设备的更迭；更多的考虑到短期内设备的被替代性、医院发展的可能性及学科发展的可持续性；避免设备购入后可能造成的配置不足或浪费。

5. **投资风险原则** 任何投资决策都有风险，一般来说项目投资风险越大，投资收益率越高，应该通过趋势分析进行概率测算，估算项目投资实际存在的风险水平。需要树立货币资金的时间价值观念。资金是有时间价值的，不同时段其资金的时间价值是不同的，可参照银行同期贷款利率及行业平均收益率来计算项目的投资净现值和投资收益率，以正确反映项目的盈利能力，评估其投资风险。

## 二、医疗设备配置评价指标

医疗设备配置评价指标是多维度全方位的，目前评价维度包含社会维度、医院维度和设备维度。社会维度包含服务地区的地理环境、经济发展水平、辐射人口数量及构成和学科发展情况。医院维度包含病人的数量及发病率情况、同类设备情况、资金来源、医院规划、专科建设、教学科研需求和成本－效益分析。设备维度包含设备发展趋势、技术指标、维保条件和采购管理。

医疗设备配置评价贯穿于医疗设备整个生命周期，除设备配置前的论证评估外，配置后的应用管理也应该建立综合评价指标：设备使用效率（检查人次、开机使用率、能力利用率、有效利用率等），设备经济性（投资回收期、次均收费、次均成本、成本效益比、净收益增长率等），设备有效性（减少有害检查、避免手术、改变治疗方案等）。其中，医院现有医疗设备的使用效率是评价设备使用合理性的重要指标类别，其内涵和计算方法如下。

**1. 设备年开机利用率**　从设备年工作时间分析设备开机后利用情况。

$$年开机利用率 = \frac{设备年检查人次 \times 人均占机时间}{日均开机时间 \times 年实际开机天数}$$

**2. 年时间利用率**　以年为单位，根据设备具体情况设定其可能正常工作时间，分析设备利用在该段时间的效率。

$$年开机利用率 = \frac{设备年检查人次 \times 人均占机时间}{年可能开机天数}$$

**3. 年能力利用率**　根据设备最高检查能力判断现有检查能力是否还有潜力。

$$年开机利用率 = \frac{设备年检查人次}{日最大工作量 \times 年实际开机天数}$$

**4. 年有效利用率**　从设备检查的有效性角度，分析设备技术、使用的科学性，若检查结果为阳性，才说明该设备在患者的诊疗上发挥了真正的作用。

$$年开机利用率 = \frac{设备年利用时数 \times 检出阳性率}{年标准利用时数}$$

通过医疗设备使用效率的分析与监控，判断设备利用是否充分，是否能满足患者的需求，为设备计划提供历史依据。

## 三、医疗设备投资效益分析常用方法

评估医疗设备投资是否合理需要结合设备很多基本数据进行评估，目前较为流行的评价体系主要有静态评价和动态评价。

### （一）静态分析方法

该种分析方式只是简单的分析设备的成本和收益，没有考虑货币资金的时间价值，即非贴现类评价指标。主要包括静态投资回收期法，投资收益率法，投资盈亏平衡分析。

**1. 投资回收期法（payback period method，PPM）**　是从设备投入使用到设备收益总和等于投资总额的时间，即投资返本时间。根据返本时间的长短评价项目效益的高低，投资回收期越短，说明该设备经济效益越好。公式中平均每年净收益是指医疗设备年业务收入扣除相关成本，包括耗材费用、人员费用、能源消耗费用、维修保养费用、折旧费用和摊销费用等。

$$投资回收期 = \frac{投资总金额}{平均每年净收益}$$

此方法具有方法直观易懂的特点，考虑了回收期之前的现金流量对投资收益的贡献，但对于项目中后期有丰富回报的项目无法判断，忽略了货币的时间价值，一般只在设备评估初期使用。

2. **投资收益率法**（return on investment，ROI） 是从设备投入使用后，分析年利润和设备投资总额的比率的一种方法。这种方法主要考虑的是一定时间内的利润回报情况，投资收益率越高，表明设备经济效益越好。

$$投资收益率 = \frac{（总资金收益 - 总资金成本）}{投资总金额}$$

此方法具有方法直观，计算简便的特点，反映了投资项目的资金利用效率，有利于项目产业的横向比较，但没有考虑资金时间价值和现金流量。

3. **投资盈亏平衡分析**（cost-volume-profit analysis，CVP） 投资盈亏平衡分析也称本量利分析，是"成本-业务量-利润"分析的简称。本量利分析中最为人们熟悉的形式是盈亏临界分析或称保本分析。它主要研究如何确定盈亏的临界点、有关因素变动对盈亏临界点的影响等问题。当一台医疗设备利润为零时需要完成的业务量称为盈亏临界点服务量。

$$盈亏临界点服务量 = \frac{固定成本}{（单价 - 单位变动成本）}$$

### （二）动态评价方法

即贴现类评价指标。此类方法考虑了货币时间价值因素，因此更贴近实际。

1. **净现值法**（net present value，NPV） 指在方案的整个实施运行过程中，所有现金净流入年份的现值之和与所有现金净流出年份的现值之和的差额。计算时需根据整个寿命期的经济数据设定一个预定的报酬率指标（资本成本，机会成本，行业平均收益率等）。评价单一设备时，净现值为正则可配置，评价同一品类多个设备时，则可直接比较。

$$净现值 = 净现金效益量的总现值 - 投资总金额$$

$$NPV = \sum_{t=1}^{n} \frac{R_t}{(1+i)^t} - C_0$$

式中，NPV：净现值；$R_t$：第 t 年年末的净现金效益量；n：投资年限；$C_0$：投资总金额；i：贴现率。

此方法考虑了资金时间价值、全过程的净现金流量以及投资风险。风险大则采用高折现率，风险小则采用低折现率，体现了流动性与收益性的统一，但是计算相对麻烦，净现金流量的测量和折现率较难确定。

2. 内部回报率法（internal rate of return，IRR） 内部回报率法以净现值等于 0 为假设计算贴现率，即当净现金效益量的总现值等于投资总金额时得到的贴现率就是内部回报率。当内部回报率大于预期报酬率时，认为方案可行。

$$\sum_{t=1}^{n} \frac{R_t}{(1+i)^t} - C_0 = 0$$

式中得到的 i 值就是内部回报率。

净现值法相对于内部回报率法计算更简便，更便于考虑风险，更为实际。因此净现值法比内部回报率法使用得更为普遍，当出现互斥方案指标时建议以净现值法为准。

## 四、医疗设备配置的综合评价

### 1. 卫生技术评估

（1）卫生技术评估介绍：卫生技术评估（health technology assessment，HTA）是指对某种卫生技术的技术特性、临床安全性、有效性（效能、效果和生存质量）、经济学特性（成本–效果、成本–效益、成本–效用）和社会适应性（社会、法律、伦理道德和政治影响）进行全面系统评价的多学科活动。医疗设备评估属于卫生技术评估范畴，指对技术应用安全、效果、效益、服务体系影响及伦理公平性等设备影响进行综合性分析的过程。

医院卫生技术评估（hospital based health technology assessment，HB–HTA）是将卫生技术评估应用于医院场景中开展的管理决策。常见的 HB–HTA 评估有两种，完整的 HB–HTA 评估和 Mini–HTA 评估。Mini–HTA 是一种将传统 HTA 的原理和方法与循证医学结合并立足于医院需求，对有关卫生技术做出系统全面评价，为该卫生技术的投资引入提供决策依据。Mini–HTA 的概念最先由丹麦卫生技术评估中心提出，具有灵活性、开放性和时效性强的特点，适用于医院医学设备的评估。

（2）卫生技术评估框架：医疗设备的卫生技术评估主要解决是否配置、如何配置和优化调度这 3 个问题，针对这 3 个问题将从技术特性、安全性、质量与效果、经济性、社会服务体系效益几个维度进行评估。技术特性是指该卫生技术的适用范围、技术优势以及功能稳定性，主要从医学工程的技术角度进行评价。安全性是指实施该卫生技术过程中可能产生的风险和发生的不良事件。质量与效果是指该卫生技术实施后患者健康效果是否改善，相关医疗质量是否能持续改善，主要从循证角度进行系统评价或 Meta 分析。经济性是指该卫生技术成本效益分析。社会服务体系效益是指该卫生技术的成本效益优势、需求可及性等。主要从公共政策学、卫生经济学和卫生管理学角度进行评价。卫生技术评估框架见图 13-3。

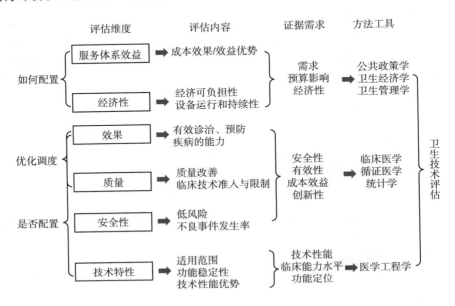

图 13-3　卫生技术评估框架图

HTA 主要是国家或行业协会对某项卫生技术进行的全面分析，对医院而言，在没有时间及资源进行单项医疗设备的卫生技术评估时，Mini-HTA 是一种高效科学的方法。Mini-HTA 评估框架包含基本情况、技术层面、患者层面、医院层面和经济层面 5 个方面，共计 26 个问题（表 13-2）。

表 13-2　Mini-HTA 评估框架表

| 层面 | 调研问题 |
| --- | --- |
| 基本情况 | 1. 申请人（医院、科室、个人）<br>2. 卫生技术的全称<br>3. 项目相关部门 |
| 技术层面 | 4. 技术用途<br>5. 与现有技术相比的差别<br>6. 是否有对该技术进行评估的相关技术评价报告<br>7. 列出重要的支撑并评估其证据质量<br>8. 该技术对患者的诊断、治疗、护理、康复和预防的影响<br>9. 该技术是否存在潜在风险、副作用或不良事件<br>10. 在国内外是否有关于该技术的卫生技术评估报告<br>11. 该技术是否被国家卫生主管部门或行业协会推荐，如有请列举<br>12. 科室是否曾经或在其他场合申请过引入该技术 |

| 层面 | 调研问题 |
| --- | --- |
| 患者层面 | 13. 该技术是否考虑了伦理问题和患者心理问题 |
| | 14. 该技术是否考虑了患者的生活质量、劳动能力和社会地位影响 |
| 医院层面 | 15. 该技术是否考虑了对从业人员的知识、培训和工作环境的影响 |
| | 16. 当前医院的硬件设施是否适用于该技术 |
| | 17. 该技术的开展是否影响医院其他科室的诊疗项目 |
| | 18. 该技术是否对其他医院或医疗机构有影响 |
| | 19. 该技术何时能够实施 |
| | 20. 国内外是否已在使用该技术 |
| 经济层面 | 21. 是否做好该技术设备采购、配置重建、人员培训等方面的资金预算 |
| | 22. 未来几年的技术效益 |
| | 23. 每年医院平均每病人费用增减情况 |
| | 24. 未来几年将为医院增减多少成本 |
| | 25. 该技术将为其他部门或医院增减多少成本 |
| | 26. 经济层面评估中还有哪些风险 |

（3）卫生技术评估流程：医疗设备的卫生技术评估流程主要包括8个环节：明确评估问题、设计评估方案、二手证据汇总评估、一手数据收集、评价证据与形成建议、撰写报告、专家评审和招标采购。整个流程环环相扣，覆盖了从设备申购到设备执行采购的整个过程（图13-4）。

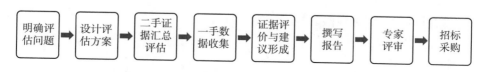

图13-4　医疗设备卫生技术评估流程

## 2. 层次分析法

（1）层次分析法介绍：层次分析法（AHP）是一种将决策问题分解为目标、指标和方案等层次，定性和定量相结合的、系统化、层次化的多准则分析方法。由于它在处理复杂的决策问题上的实用性和有效性，亦适用于医院医疗设备分析。

AHP总体思路为先分解后综合。根据需要解决问题的性质和要达到的目标，将问题分解为不同的要素，并将这些要素按某一规定准则归并为不同的层次，从而形成多层次结构，然后按照几个层次聚集组合，构建分析模型比较判断出每个层次的相对重要性，用数据定量表示，从而计算出各层次的总排序权重值。

（2）基于层次分析法进行医疗设备配置评价应遵循的原则：

1）科学性原则：体系既要涵盖与医院规模和事业发展规划相关的所有因素，又要保证各指标的相对独立性，确保评价的全面性和可信度。

2）一致性原则：即建立评价体系时，评价指标与评价目标要保持一致，对各类医疗设备的采购决策指标要客观反映，为决策提供依据。

3）通用性原则：为保证不同医疗设备评价时的可比性，评价指标选取应尽量保证能最广泛的涵盖所有设备，具有通用性。

4）可操作性原则：指标体系在满足评价的基础上，指标尽可能精简，从而保证实操性。

（3）层次分析法的基本步骤（图13-5）。

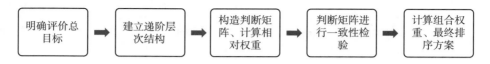

**图13-5 层次分析法的基本步骤**

（4）层次分析法在医疗设备采购中需要分析的代表性因素：

1）财务性因素：资金预算、成本效益、设备收入、成本控制等。

2）技术性因素：技术性能优势、适用范围、维修难易、操作便利性等。

3）政策性因素：国家政策、地方准则、行业规范等。

4）服务性因素：患者需求、临床效益、质量改善、教学科研等。

5）风险性因素：财务风险、技术风险、法规限制等。

### 本章小结

本章主要讲述了从设备申购开始整个过程的配置管理，包括配置流程、原则、以及评估方法，具体讲解了投资回收期法、总投资收益率法、净现值法、内部回报率法、卫生技术评估、层次分析法6种设备配置方法。医疗设备作为医院主要资源之一，科学合理的配置至关重要，在配置方法的选择上应结合医院实际情况和配置方法特点酌情使用。

（程永忠　刘万利　谢　静）

# 第十四章 医院供应链管理

### 学习目标

1. 掌握　医院供应链的概念；医院供应链的特点。
2. 熟悉　医院供应链的分类；医院供应链管理模式。
3. 了解　医院供应链的管理活动；医院供应链管理的发展前景。

对于医院来说，提供高质量的医疗服务，更好地为广大患者服务是最根本的目的，而科学有效的供应链管理可以提升医院上下游环节以及医院内部流程的工作效率，降低运营成本，对提升医院竞争力具有深远的意义。因此，供应链管理也越来越受到医院的重视。相对于西方发达国家，我国的大部分医院仍采用传统意义上的医院物资流程管理方法，即采购—入库—门诊药房—病区—患者，这种管理模式无论是在管理成本还是管理的效率上都存在一定的不足。

## 案例讨论

**【案例】** 2013年，四川大学华西医院XX副院长上任后，调研发现华西医院供应链存在诸多问题：粗放管理，物资基本信息不全，缺乏批号、效期的有效管理；院内外物品编码不统一，未实现从采购到最终消耗处置的全生命周期管理；高值耗材未实现一物一码，计费系统与物流系统、医院与供应商未实现无缝对接；溯源靠手工翻阅病历和入库信息，查找困难；供应商数量多，资证管理困难，物资耗材验收入库工作量巨大……他认为，信息化系统的建立是解决这些问题的重要抓手。

此前华西医院信息化布局比较零散，每个部门都像一个信息孤岛，虽然各部门都有信息化运用，但部门间并没有完全打通，这给实际工作带来了诸多不便。

经过两年的努力，华西医院充分利用信息化手段突破瓶颈，打通了供应商与医院、物流业务与财务系统、物流系统与HIS系统间的信息孤岛。

经过一段时间的运行，如今的供应链管理焕然一新。比如溯源问题，系统通过对"科室申请单→采购订单→供应商按送货单→送货入库→出库给科室"的完整流程管理，实现了医疗物资从供应商到库房到临床消耗整个流转过程的全流程闭环管理，在这一过程中做到每个步骤都可查询、追溯、统计，做到时时可追溯，件件可管理。

此外，院内非代销品的物流模式实现了科室二级库管理，院内代销品的物流模式实现了科室二级库、HIS自动计费追溯管理。医院与供应商在物资的供采信息、物流信息、资金往来信息等方面实现了无缝集成。

华西医院运用医院综合运营管理系统，将物流、HIS、供应商、财务等这些关口打通，使得医院各环节数据互通、系统互联，同时也为医院成本核算、成本控制提供了数据基础，为医院实现数字化、精细化管理提供了可靠的基石。

【讨论】四川大学华西医院供应链存在哪些问题？为了优化医院供应链，华西医院首先解决的问题是什么？在现在的医院供应链管理模式下，华西医院还可以做哪些尝试或创新？

# 第一节　医院供应链管理概述

## 一、医院供应链概述

### （一）医院供应链概念

供应链和供应链管理理论是从生产制造业发展起来的，随着服务业的迅猛发展，相关理论也开始应用于服务行业。医疗行业是典型的服务业，医院作为医疗行业的核心环节，其供应链主要由三个部分构成，即上游相关产品服务供应商（院外部分）、医院（院内部分）和下游的患者（服务对象）（图14-1）。

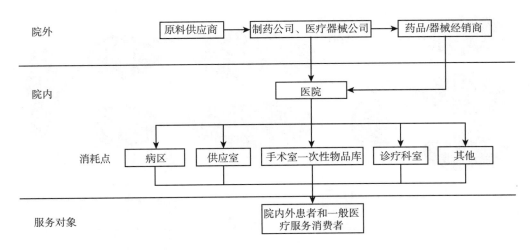

图14-1 医院供应链结构图

与生产制造业供应链不同，医院供应链没有产出有形的成品，但在向最终用户提供医疗服务的过程中，需要大量且品目繁多的各类物资供应进行保障。并且，医院供应链的良好运行，需要链条中所有参与者相互协作。因此，医院供应链管理就是要将医院内外部、上下游之间的物流、信息流、资金流以及工作流进行集成和协调，来达到对整个链条的有效管理。

（二）医院供应链分类

本书将医院供应链分为医院外部供应链和医院内部供应链两类，具体介绍如下。

1. 医院外部供应链　医疗行业的供应链是一个从供应源到需求源的网链结构，由药品或医疗器械生产企业、医院物资生产企业或医疗软件开发企业、医药公司、医院、药店（主要是大型连锁药店）和消费者（患者）组成。每个节点在供应链上都产生物资或服务流、资金流及信息流，通过这些将各个节点企业连接在一起，并共同完成研发、生产、分销、零售、医疗服务等活动，这些活动为整个供应链企业都带来了效益，并通过合作增强了各自的联系（图14-2）。

从图14-2可以看出，医院在医院供应链中处在医疗物资与医疗服务消费者之间，在消费者使用医疗物资或服务时具有决定权，因此，医院在这个供应链中具有十分关键的作用，也可以说，医院的存在决定了医院供应链的特点。也正因为医院的这一重要性，通过医院自身对供应链的影响，可以有效的控制医院供应链成本，加速医疗物资的使用率，提高资金运转速度，优化珍贵的医疗资源。

医院所需的物资品种繁多，不仅需要多种专业医疗物资，还需要清洁物资、能源物资、科研物资等。此外，医院对于单一物资的消耗量要远小于制造企业，因此，医

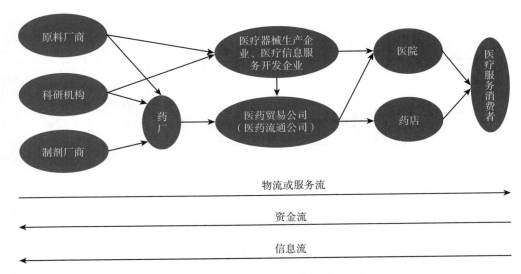

图 14-2　医院外部供应链结构图

院的供应渠道繁杂，供应商的资质、所提供的产品以及服务对于医院的经营至关重要。医院供应商不仅直接服务于医院，而且以物资为媒介，间接的服务于消费者（患者），因此，供应商的角色不只是单纯的向医院提供物资，而且还要保证在物资使用过程中，能够顺利的为消费者提供服务，这就要求供应商与医院之间建立完善的合作机制，从战略角度共同服务于消费者，而不是互相侵占利益空间，或者一方利用行业优势胁迫另一方。

　　供应链管理从整个医院供应链角度出发，考虑整个供应链利益的最大化，从而增加供应链各方的利益，同时加强了医院供应链各节点企业之间的关系。医院应从战略的高度，从供应链的整体利益出发，在医院供应链管理上凭借自身优势起主导作用，在协调供应链各方关系的基础上进行交易，使供应链上的总成本最小化，收益与服务最大化，建立起供应链上各节点企业相互间的战略合作关系，在增强整条供应链的竞争力的同时，为消费者带来最大的满意度，从而为医院供应链上的各个节点带来效益与口碑上的双丰收。

　　2. 医院内部供应链　医院内部供应链管理通过协调供应链间各节点间关系，利用和优化供应链中的信息流、物资流、资金流，以增强医院运营效率。医院内部供应链的特点是其复杂性、独特性和运营挑战，如手术室使用的昂贵产品和医疗设备，由于治疗的紧迫性而难以跟踪库存，以及对医疗用品的不可预测需求。许多不同类型的用品储存在医院的多个储藏室中，许多流程（如临床、后勤、行政等）相互作用，有助于实现高质量的患者护理。医院内部供应链管理覆盖了物资采购、库存管理、运输配送、信息反馈等过程，医院借助医院外供应链所产生的物资流、信息流和资金流相关信息，分析医院内部供应链结构与运行情况，将所涉及的各环节进行协调、重组，以利于对医院供应链成本的分析。医院内部供应链，如图14-3所示。

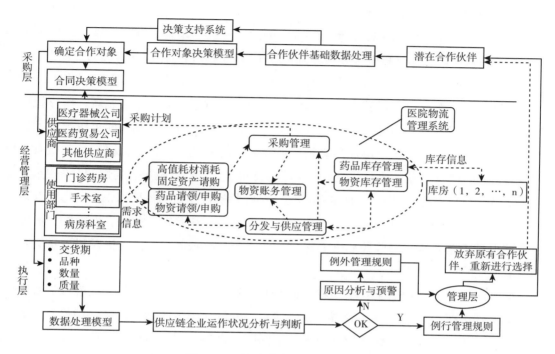

**图14-3 医院内部供应链结构图**

各层功能描述如下：

（1）采购层是指依据医院物资的使用情况，制订采购计划并确定合作供应商的过程。这一层面主要是利用已有的外部供应商及物资信息，确定潜在合作对象，并利用合作伙伴所产生的相关数据，为进一步确定长期合作供应商做出决策依据。这一层面的运作情况，直接影响以后整个供应链活动的质量。

（2）经营管理层是指采购层的工作实现后，进行的采购实施、库存管理、分发与供应管理以及资金流管理的相关业务活动。

（3）执行层是采购层及经营管理层活动结束后，对相应活动进行反馈，包括评价供应商绩效，评价医院内、外供应链绩效，为管理者提供决策支持，判别实际实施供应链活动与计划产生的偏差等，通过这些工作对医院供应链整体活动进行动态管理。

## 二、医院供应链管理的特点

在提供医疗服务的过程中，医院往往需要借助医疗物资来更好地为患者提供服务。而医疗物资与一般商品有很多差异性，因此，医院在其供应链管理方面也与一般供应链管理有所不同。与一般供应链管理特点相比，医院供应链管理具有以下特点。

1. **专业性** 医疗服务面对的是患者的生命和健康，因而医疗技术的开展、医疗活动的过程都要恪守科学的原则，医院要采用最先进、最积极、最成熟的医疗科技成果和知识成果，应用于临床医疗工作的实践。因此，在医疗设备、医疗器械和其他关键医疗物资的供应链管理过程中，必须全流程遵循必要的原则，体现其管理的专业性。

2. **时效性** 许多疾病是耽误不得的，患上了便需要及时诊治，否则后果十分严重，这就决定了医疗服务过程中时间因素十分重要。对急、危、重症患者，医疗机构和医务人员只有分秒必争才能赢得抢救时机，挽救患者生命。因此，要求医疗服务过程中使用的医疗物资的供应链成员必须具备极强的时间观念，以确保医疗工作既有常规节奏，又能应急处理各种突发性医疗事件、公共卫生事件以及患者病情的意外变化。

3. **特殊性** 医疗物资与一般商品不同，医疗物资往往对物流要求很高。由于医疗物资的品类十分丰富，且不同品类对物流的要求也会存在差别。此外，医疗物资的库存管理也是千差万别，有些药品常温保存，有些药品冷藏等。因此，医院供应链管理体现了极强的特殊性。

4. **整体性** 医疗机构开展的医疗服务往往都是要涉及多个环节。从就诊流程上看，患者到医院门诊、急诊就诊需要通过挂号、分诊、医生诊治、医技部门检查、药剂部门配药等过程。这一就诊过程中涉及不同医疗设备、医疗器械和其他医疗物资的使用，为了保障这一流程更加顺畅，医院需要从整体上把握各类医疗物资的使用要求和需求情况，进而提升医院供应链管理效率。

# 第二节　医院供应链管理模式

在上述分析的基础上，本节主要讨论医院供应链管理的三种模式：医院主导型供应链管理模式、供应商主导型供应链管理模式和第三方物流主导型供应链管理模式。在阐述各种类型医院供应链管理模式的基础上，比较分析了三种医院供应链管理模式。

## 一、医院主导型供应链管理模式

### （一）模式概述

医院主导型供应链管理模式，是指医院所涉及的各种物资（如药品、诊断试剂、工业化医疗无菌物品等），尤其是医院经营的各种药品，在实际使用和售卖中，对物流以及资金等进行全面的控制，并且由医院财务管理人员全面负责医院物资的采购，并在收货过程以及验货的过程对质量实施全面的监控等。在医院主导型供应链模式中，物流、信息流、资金流的特点如下。

1. **资金流特点** 该模式中，医院物资设备科向医疗物资生产企业或销售企业采购本院所需物资时，向销售方支付相应资金；在医院向患者发售物资（多指药品）时，患者向医院支付相应资金。

现阶段医院一般延后向医疗物资销售企业支付资金，即医院物资设备科向医疗物资生产企业或销售企业采购本院所需物资时，不向销售方及时支付相应资金而在医院向患者发售物资（多指药品）且收回相应资金后的一段时间内，向销售方支付相应资金。

2. **物流特点** 这种模式下，医院全权负责医疗物资的物流，由此产生的信息流和资金流也完全由医院自己掌控。医院医疗物资物流分为库内物流与交接物流两种，具体流程为，医院下设的物资设备科负责物资的交接物流，包括物资的收货、检验，物流作业也全部由医院物资设备科的工作人员负责在物资入货后，由医院物资设备科负责物资的保管、拣选、盘点这一系列的库内物流作业，并且将物资分拣完毕后，物资设备科人员再将物资配送到各科室和药房，各科室和药房人员再次进行收货、检验、拣选、盘点这一系列的库内物流作业，最终向患者提供服务。

3. **信息流特点** 此模式中，医院物资物流信息不对外开放，只使用本院信息系统管理物资，主要管理物资的种类和数量，不能针对物资（尤其是药品）批号、物资储位、物资质量的状态等实时监控。

### （二）模式分析

1. **优势** 首先，医院主导型供应链管理模式的主要优势就是作为医院可以完全掌控医院物资的采购、进货、库存、出库工作，完全控制院内物资物流的进货频次、库存品种和数量、保管设施、周转速度等。尤其在药品方面，医院可对本院经营药品的质量、患者用药安全问题承担全部责任，从而可以有效地规避药品的库存和质量安全问题。

其次，医院是与患者联系最密切的，由医院主导药品供应链管理，可以有效的获悉患者的实际需求，及时对药品市场做出反应，增加医院药品供应链的响应速度。此外，对于应急药品、盈利性小且供货及时性要求高的药品供应，医院主导型供应链管理模式也能做到有效地保障。

2. **劣势** 由于医疗物资的特殊性，医院主导型供应链管理模式也存在以下劣势。

首先，医院物资库存成本较高。对于医院来说，尤其是药品储备，一般来说，医院药品总库中，药品储备量约为整个医院半个月至一个月的药品的用量，医院门诊药房或各科室门诊药房、以及住院药房也需储备一天的用量。总库和各分药房内占用了大量的库存资本，药品的储存成本也相应过高。而且，为了保管好药库内的药品，医院必须购置特有的温湿度控制储存设施设备以保证不同药品对温度、湿度的要求，医院还需要聘用药品物流作业员人和管理人员等。对于药品供应企业来说，由于存在信息障碍及医院药品供应链的牛鞭效应，为了保证及时为医院供货，减少缺货成本，药品供应企业就不得不维持高库存的管理模式。所以，医院主导型供应链管理模式下信息不畅，库存成本过高严重影响了整条供应链的效率。

其次，医疗物资库存中药品占用大量空间资源。在这种模式下，医院药品供应链中各个企业都保有自己的药库，药品从上游库房向下游医院的药库层层流入，这样势必造成库房的多极化，浪费大量的空间资源。例如，四川大学华西医院位于城市的中心区域，医院的空间资源十分有限，且不能再向外扩张。为了扩大医院的直接经济效益，目前医院的大多数科室均采取"向空间要效益"的做法，非常有限的空间资源已经成为医院药品管理部门提高经济效益的重要资源。

最后，医院主导型供应链管理模式中医院需要花费人力物力进行医疗物资的物流工作，影响了医院进行药学科研、临床药师等其他核心业务。目前医院从事医疗物资物流管理和物流作业的人员大都具有药剂师职业资格，临床药师工作处于医药结合点上，并充分体现医与药交融的特点，《医疗机构药事管理暂行规定》中明确了临床药师的主要工作，应围绕临床用药进行，其重点工作是指导、监管医师的用药安全，为患者提供临床药学服务。但是目前，医院临床药师需要从事较多非专业工作，例如，充当医院医疗物资物流管理人员。不仅浪费人才，降低临床药师服务水平，而且影响了医院的服务收益。

## 二、供应商主导型供应链管理模式

### （一）模式概述

供应商主导型供应链管理模式，是指供应商对所生产的各种医疗物资（如药品、诊断试剂、医用耗材、工业化医疗无菌物品等）进行全面的控制，严格追查物流流向、资金流向等。并且供应商需要与医院进行合作，签订合作协议，在对医院进行发售医疗物资的过程中，对库存所占据的医疗物资的资金进行管理，并不断的修改协议中存在的问题，以便能够及时地获取供应商库存所具有的医疗物资信息，尽量避免供应商减少对医院发售医疗物资的成本。在供应商主导型供应链管理模式中，商流、物流、信息流、资金流的特点如下。

**1. 资金流特点**　在供应商主导型供应链管理模式下，医院物资设备科向医疗物资生产企业或销售企业采购本院所需物资时，不向销售方及时支付相应资金而在医院向患者发售物资（多指药品）且收回相应资金后的一段时间内，向销售方支付相应资金。

**2. 物流特点**　此模式的物流也分为库内物流与交接物流两种，其主要流程如下：医院下设的物资设备科负责管理物资的收货至出库，物资的物流作业部分由医院物资设备科的人员负责，部分由物资生产企业或销售企业人员负责。具体表现为在物资到货后，由医院物资设备科负责物资的验收、盘点、出库的库内物流管理，物资生产企业或销售企业人员负责入库、保管、拣选等库内物流作业将物资拣选完毕后，物资生产企业或销售企业人员负责将物资配送到各科室和药房，各科室和药房人员再次进行验收、拣选、盘点等物流作业，最后向患者提供服务。

**3. 信息流特点**　此模式与医院主导型供应链管理模式一样，医院物资物流信息不对外开放，只使用本院信息系统管理物资，主要管理物资的种类和数量，不能针对物资（如药品）批号、物资储位、物资质量的状态等实时监控。但相比较与医院主导型供应链来说，医疗物资销售企业可以获取部门物资物流信息。

（二）模式分析

**1. 优势**　首先，供应商主导型供应链管理模式可以明显降低医疗物资的库存成本。此种模式下，由供应商和医院在一个共同协议的目标框架下共同管理物资库存。一方面，可以缓和需求的不确定性，减少长鞭效应（俗称牛鞭效应），降低库存占用资本，另一方面，由于物资销售企业参与医院物资物流作业，可以有效降低医院的库存作业成本。库存作业成本主要包括进出库作业成本和人员成本，采用该模式后，由于物资库存作业由销售企业负责，医院支付相关的费用降低，可以为医院节约成本，增加利润。

其次，医院供应链稳定性增加，由于物资销售企业与医院建立了战略同盟关系，从而有效减少了医院采购物资时重复选择供应商的订购成本。供应商主导型的供应链管理下，医院可以根据过去的合作经验，在物资再次投标时，继续选择合作的物资销售企业，降低物资采购成本和风险成本。

再次，对于医院来说，此模式下采购资金滞后支付，可以有效降低医院的经营成本。这里以药品为例，因为患者对药品的需求往往是变化莫测的。某种药品的需求量在某个时期对某种人群是不确定的。如果药品一旦发生滞销，过期药品库存量增加，会占用乃至浪费医院的大量资金。在供应商主导型供应链管理模式下，药品销售企业可以应用合理的库存管理策略进行库存品种和数量的自动调节，以及实施即将过期药品的本企业内串换，既可以降低医院药品库存积压的风险，给医院盘活了流动资金，也使得药品销售企业自身的产品库存管理从被动变为主动。

综上所述，在供应商主导型供应链模式下，医院主要通过利用物资销售方的资金和库存管理经验，进行本院物资库存管理，在一定条件下，还利用物资销售方的人员进行本院物资库存作业，以便降低医院的物资库存成本，提高医院经济效益。由于打破了传统的医院、物资销售企业各自为政的库存管理模式，体现了医院供应链的集成化管理思想，适应医院和销售企业对市场变化的要求，是一种新的、有代表性的管理模式，被越来越多的医院和物资销售企业管理者重视。

2. **劣势** 供应商主导型供应链管理模式也存在一些负面效应。

首先，医疗物资物流无法达成规模化经营。由于此模式下医疗物资供应企业各自经营自己的物资物流，所以医疗物资物流活动形不成规模效应，造成运输、仓储等物流成本过高。例如，医院一般不止一个供应商，每个供应商都分别进行自己的物流活动，一方面，医院要应对每个供应商的物资入库，占用大量人力物力，另一方面，因为自身的物流量达不成规划化经营，供应商企业也承担过高的物流成本。

其次，医疗物资物流信息可能不畅。此模式下供应商虽然涉及到医院的物资设备部门物流活动，但物资的物流信息依旧无法与医院共享，因而不能准确的获取物资的需求信息。

最后，医疗物资（尤其是药品）的质量追溯更加复杂。此模式下医疗物资的质量追溯存在困难，尤其是药品，医院对本院经营的药品质量、患者用药安全问题承担全部责任，但由于药品物流管理相对分散，不能有效地对药品进行上游追溯。

## 三、第三方物流主导型供应链管理模式

### （一）模式概述

第三方物流主导型供应链管理模式是指医院能够负责医疗物资（如药品）的流动资金，医疗物资的物流和所购买医疗物资的信息由医院信息系统进行管理，该系统可与第三方物流企业信息系统无缝连接。在此模式中，资金流、物流、信息流的特点如下。

1. **资金流特点** 第三方物流主导型下，医院物资设备科向医疗物资生产企业或销售企业采购本院所需物资时，不向销售方及时支付相应资金而在医院向患者发售物资（多指药品）且收回相应资金后的一段时间内，向销售方支付相应资金。

2. **物流特点** 此模式中，医院向医疗物资销售企业采购物资的物流作业，全部由第三方物流企业负责。第三方物流企业负责医院从生产企业或销售企业采购的物资的验收、仓储、拣选、盘点、出库等一系列的物流作业。同时，医院负责院内门诊药房、住院药房和制剂车间的药品验收、拣选、盘点等物流管理和作业，并向患者提供服务。

**3. 信息流特点**  该模式下，由于第三方物流企业的参与，仅在医院自有的信息系统中实施物资管理已经不能满足信息沟通的需要。因而需要第三方物流企业的信息系统与医院信息系统对接，达到信息在上下游之间的无缝连接，这样不仅可以共同管理医院物资的种类和数量，还可以针对物资（如药品）批号、物资物流状态、物资质量状态等实时监控。

（二）模式分析

**1. 优势**  首先，第三方物流主导型供应链管理模式下可以实现医疗物资物流的规模化经营，降低医疗物资物流成本。与医院自己管理物资物流相比，第三方物流企业显然对药品物流管理更有经验、设施设备更专业化，单位供应成本也相对较低。如果将相当于医院总库的物资物流交由企业管理，医院不仅可以将节省下来的空间，转化为临床药学服务空间或医疗空间，为医院获取直接经济效益，还能节约医院用于经营管理物资的人财物耗费。同时，第三方物流企业可以通过多个医院集约的规模化医院物资物流管理，降低单位物资物流管理成本。

其次，此模式下可以有效实现物资的质量追溯。专业的第三方物流企业都有严谨而全面的质量管理如认证、低温冷库等设备，均以符合物资物流质量安全为前提。此外，第三方物流企业受认证的控制，对物资（多指药品）的生产批号管理严格，因此医院物资物流由第三方物流企业负责后，物资的质量安全也得以全面保证。

再次，此模式可以使供应链中各企业经营自己的核心业务。对于医院来说，可以使过去负责医院内部物资物流工作的临床药师，把工作重点放在自己的专长中，指导、监管医生的用药安全，为患者提供临床药学服务。尽力提升临床药学服务质量，实现专业化的患者药品指导和服务，从而大大提高医院的整体服务水平。对于第三方物流企业来说，此模式可以使第三方物流企业获取大量的物流资源，形成规模化物资物流经营，降低自己的经营成本，实现物流现代化管理，更专业、有效的经营医疗物资物流，做好自己的核心业务。

再有，此模式下可以节省医院药房对空间资源的占用，获取直接经济效益。例如，四川大学华西医院位于城市的中心区域，医院的空间资源十分有限，如果中心药房省去，医院可以利用节省出来的空间经营其他核心业务工作，获得经济效益。

此外，此管理模式下，第三方物流企业的信息系统与医院信息系统对接，实现信息在上下游之间的无缝连接，物资物流信息在供应链中可以实现信息共享，这样不仅可以共同管理医院物资的种类和数量，还可以针对物资（如药品）批号、物资物流状态、物资质量状态等实时监控，还可通过医院医疗物资供应链延伸，有效减少医疗物资供应中的不确定性和缺货率。

**2. 劣势** 第三方物流主导型供应链管理模式有以上众多的优势，但同时也存在一定的负面效应。

一方面，第三方物流企业为追求自身企业利润，在盈利空间极小、供货及时性要求高或很少使用的物资供应上，可能会不积极应对，造成这类物资供应得不到保障。此外，医院对于第三方物流企业在满足其应急物资供应需求的能力和责任心等方面，也存在一定的疑虑。另一方面，增加了医院、第三方物流企业以及物资供应企业之间沟通协商的成本。由于在这种模式下，医院供应链中各成员必须建立起合作关系。因此，就会增加合作伙伴关系的维持和激励方面的管理成本及风险成本。

## 四、医院供应链管理模式比较

根据上述三种医院供应链管理模式的概念介绍、特点及模式优劣势分析，该部分重点比较分析三种医院供应链管理模式的特点和优劣势。

### （一）三种医院供应链管理模式特点比较

基于上述内容，总结医院主导型、供应商主导型与第三方物流主导型三种供应链管理模式在资金流、物流、信息流的特点，如表14-1所示。

表14-1　不同医院供应链管理模式比较表

| 管理模式类型 | 物流 | | 资金流 | 信息流 |
| --- | --- | --- | --- | --- |
| | 院外物流 | 院内物流 | | |
| 医院主导型 | 物流企业 | 医院自理 | 医院支付 | 医院信息不共享 |
| 供应商主导型 | 供应商 | 医院管理，物资销售企业作业 | 医院支付滞后 | 医院信息不共享 |
| 第三方物流主导型 | 第三方物流企业 | 医院管理，第三方物流企业经营 | 医院支付滞后 | 第三方物流企业与医院信息共享 |

由表14-1可以看出，在物流方面，医院主导型医院供应链中医院外部的物流由医疗物资物流企业负责（可以是物资供应企业的子公司，也可以是委托其他物流公司负责），院内物资物流由医院全权自理。供应商主导型的院外物流由供应商负责（可以是物资供应商的子公司，也可以是其他第三方物流企业），院内物流由供应商和医院负责管理，一般是医院管理供应商进行物流负责。第三方物流企业主导型的院外物流由第三方物流全权负责，院内物流也由第三方企业负责，医院负责管理。在资金流方面，供应商主导型和第三方主导型的医院供应链管理模式下，医院一般滞后支付资金。在信息流方面，医院主导型和供应商主导型的供应链管理模式下，医疗物资物流信息不

畅，医院内部物流信息不与外界沟通，无法实现供应链上的信息共享。第三方主导型的管理模式下，第三方物流企业的信息系统与医院信息系统对接可实现信息在上下游之间的无缝连接，供应链中各成员信息共享。如此可以共同管理医院医疗物资的种类和数量，还可以对医疗物资批号、物流状态、质量状态等进行实时监控。

（二）三种医院供应链管理模式的优劣势比较

在上述论述的基础上，比较分析并总结了三种管理模式的优劣势，如表14-2所示。

表14-2　不同医院供应链管理模式的效益比较表

| | 比较项 | 医院主导型 | 供应商主导型 | 第三方物流主导型 |
|---|---|---|---|---|
| 经营管理 | 运营规模 | 小 | 中 | 高度集中 |
| | 人员成本 | 最高 | 较高 | 较低 |
| | 库存管理成本 | 最大 | 适中 | 最低 |
| | 储存空间占用 | 最大 | 适中 | 最少 |
| 质量安全 | 应急和缺货控制 | 增加库存 | 增加库存 | 联合库存 |
| | 质量追溯 | 困难 | 困难 | 可行 |
| 供应链效率 | 各成员核心业务的掌控 | 较低 | 中 | 较高 |
| | 物流响应效率 | 最低 | 较高 | 最高 |
| | 物流信息共享程度 | 不共享 | 不共享 | 可共享 |

由表14-2可以看出，在经营管理方面，第三方物流主导型的供应链管理模式最优，第三方物流企业可以整合物资物流量，实现医疗物资物流的规模化经营，同时可以减少人员成本，因此运营规模最大，人力成本和库存成本也最低，并且占用最少的储存空间，可以为医院节省宝贵的空间资源用于其他医疗服务，而医院主导型的供应链管理模式在各指标表现都较差，供应商主导型的供应链管理模式表现适中。

在质量安全方面，只有第三方物流主导型的可以对医疗物资质量进行必要的追溯管理，并且对于应急物资或物资出现缺货时，只有此种模式可以采用联合库存的方式顺利解决问题，且医疗物资质量和安全都能充分得到保障，而其他两种模式下，医院都需要增加库存量，从而会增加相应的库存成本。

在供应链反应效率方面的表现，对于各成员企业的核心业务，由于医院主导型的供应链模式下，各成员缺乏深度合作，基本上各自经营自身业务，缺乏外包思想，因而对核心业务的掌控最低，供应商主导型的表现其次，第三方物流主导型表现最好，另外在供应链响应效率和物流信息共享方面，第三方物流主导型医院供应链模式相比其他两种模式表现较好。

通过以上分析，本书提出第三方物流主导型的医院供应链管理模式是现阶段在各方面都表现最优的一种模式，也是供应链整体效益最好的模式。此模式下，医疗物资物流效率最高，物流资源运用效率最优，医院内部物流作业环节少，而且还可以进行医疗物资质量追溯，控制医院物资的商流、物流、信息流。

# 第三节　医院供应链管理活动

本节重点讨论了医院供应链管理活动中的医院采购管理、医院库存管理和医院信息管理三个方面。

## 一、医院采购管理

医院物资的采购管理是对整个医院采购活动的计划、组织、指挥、协调和控制活动。根据医院医疗、科研工作需要，及时掌握医院的物资使用和保管情况，制定采购计划，做好采购和供应工作，以满足临床医疗的需要，并促进物资的采购管理工作走上科学化、制度化和规范化的轨道。

医院物资的采购流程主要包括预算编制、采购计划、验收入库、款项支付、供应商管理等环节，通过对各个环节的关键风险点进行监管，实现医院对采购环节的管控。

### 1. 医院采购管理主要内容

（1）加强临床科室和采购科室间的信息沟通，了解不同科室对医用物资的需求。

（2）通过市场调研，了解需求医用物资的来源、价格、市场情况等等，结合调研的市场信息和临床科室需求，以制订合理的采购计划。

（3）建立健全采购规章制度，对不同科室权责进行细分，构建好绩效评估体系。

（4）按照草拟的采购计划，进行招评标等相关活动。

（5）签订采购协议，加强管控工作，要求供应商按协议，保质保量地供应医用物资，到货后完成好物资的验收、保管等任务。

（6）注重信息反馈，积极和供应商互动，并在采购过程中充分听取各科室的意见。

### 2. 医院采购的特征

（1）采购医用物资品种繁杂、数量多、涉及临床科室多：医院不仅要体现自身的公益性，为公众提供诊疗服务、还需承担科研和教学等方面。此外，我国耗材的质量标准和编码没有统一的标准，同品规的耗材千差万别，加之医用耗材产品的更新换代快，加剧了医院耗材采购的复杂程度。例如，腰椎穿刺针的规格因不同的长度和直径导致其有百余种组合。因此，采购任务繁琐复杂，效率低下。

（2）采购形式多元化：目前针对我国各级公立医疗机构的采购形式有政府集中采购、医院集中采购和医院分散采购，由于政策规定，目前，医院的采购形式主要是政府集中采购，而医院采购和医院分散采购占比不高。由于采购形式的多样性，使得医用耗材采购来源不一、验收流程复杂。

（3）供应商较多：由于医院所需的医用物资品种繁多、种类多种多样，并且来源多种多样，使得在案管理的供应商数量多且杂，同时，供应商之间的规模大小、服务能力等各有不同，如物资配送是否及时、合同履约是否到位，对医院的医用物资供应的稳定性带来不同的影响。

（4）医用物资采购的特殊性：首先，医用物资的个体差异性亟待考量，一般需要在临床过程中确定所需物资的型号规格，具有不确定性。例如，在关节类产品的选择中，对儿童和老人的关节磨损要求存在差异，导致个体需求不一。目前，医用耗材在采购中难以考虑耗材的差异化需求，而这一类耗材，目前主要以厂商存放一批耗材在医院手术室，在使用完成后再计费的方式。其次，医用物资配套使用问题。医用物资在临床诊疗过程中可能存在配套使用的现象，比如缝合吻合器只有通过相同厂家生产的缝合材料才能达到预期效果，导致采购中必须关注配套使用问题。

总之，采购管理对医院医用物资的成本管控、诊疗质量、患者满意度等方面有着重大的影响，是医院管理过程中的重要的一环，也是提升医院竞争优势的重要环节。随着综合医改的推进，信息化管理能力的提升，国家对医院的采购管理能力必定水涨船高。

## 二、医院库存管理

医院物资库存管理的主要任务是在年度物资储备费用最小的条件下，建立足够的物资储备，使之能够满足医疗、教学、科研和其他工作的需要，即达到整体最优。为达到这个目标，需要从各种不同物资的需要量、储备量、采购成本、保存成本和采购时间间隔等进行全面综合研究。

医院物资库存管理的内容主要包括物资消耗定额和储备定额管理、库存数量控制、制订物资供应计划和仓储管理。

（1）医院物资消耗定额管理：医院物资消耗定额是指，医院在一定的技术条件下完成某一项任务所合理消耗的物资数量标准。物资消耗定额管理是医院管理科学化的一个重要组成部分，为制订物资供应计划和成本核算提供依据，是合理利用和节约物资的基本措施。

（2）医院物资储备定额管理：所谓物资储备定额是指医院在一定采购条件下，为了保障医院工作任务的完成而规定的物资储备标准。在现代医院管理中具有重要作用：①物资储备定额是制定医院物资供应计划及物资采购的基础；②物资储备定额使得医院物资供应在保证连续供给的前提下，能尽量减少资金占用，促进资金流动。医院对某类物资的需求量是制定物资采购计划的依据，但由于医院各科室对各类物资需求品种不尽相同，变化较大，医院工作的特殊性决定了医院物资供给必须保证连续性，存储一定量的物资是必要的，而这种连续性往往和经济性相矛盾。既满足供应又要避免积压浪费，因此，物资储备定额管理就是试图解决这种矛盾的一种管理方法，常用储备定额的种类有：经常性储备、季节性储备、保险储备、最高储备量和最低储备量。

（3）库存数量控制：物资管理的重要目标之一是减少物资库存的资金占用，要达到这一目的，必须将库存数量控制在一个合理的范围内。物资的采购一般采取多批次、小批量的方式。但当库存减少时，会影响物品的供应，多批次采购将会加大工作量，增加管理难度。如何平衡二者之间的关系，关键是确定既能保证供应，又不会过多占压资金的库存量。

（4）制订物资供应计划：所谓医院物资供应计划是指医院为了保证医疗护理工件的顺利进行而编制的，旨在保证所需各种医院物资的及时合理供应的科学计划。医院物资供应计划管理的工作包括：制订本院医院物资供应目录、确定各种物资的需用量、确定采购量和采购周期等。

（5）仓储管理：仓储管理的主要内容包括物资的入库验收、保管和物资分发出库3个环节。第一，入库验收。做好物资入库前的各种准备工作，包括根据物资特点指定存放地点和安排接收的人力等，物资验收，当场检验物资的性能、规格、质量和数量，办理入库手续。第二，物资保管。做到储存安全，数量准确，质量保证，使用方便，管理完善，合理利用有限的仓库空间，定期对物资进行盘点，从物资的数量、质量、保存条件等各方面进行检查，保证保管安全。第三，物资分发出库。主要是针对二级库房和科室，根据医院实际情况可实行网络请领方式或人工开具请领单方式进行，出库时先由材料会计按照领物申请单进行出库开单，然后，将出库单交由仓库管理员清点物品出库并办理物资出库登记等工作。

## 三、医院信息管理

医院是一个信息高度集中的单位，在医院的运营和管理过程中会产生各种各样的信息。具体来说，医院信息可以分为医疗业务信息、医院管理信息和医学咨询信息三类，其中又以医疗业务信息最为重要。医疗业务信息指的是通过病史采集、体格检查、实验和技术检查等手段，从患者身上获得的关于病情发展变化的信息，包括临床诊断信息和医学影像检查信息等。医院管理信息指的是与医院经营管理相关的信息，包括物资材料信息、人事管理信息和财务管理信息。而医学咨询信息指的是与医学相关的病历病案、文献资料以及图书等各种资料信息。

医院信息在医院的运营管理中发挥着关键作用，对医院的日常管理具有重要意义。首先，医院信息管理是医院进行各项决策的依据，医院领导层和管理部门需要及时地获取数据和信息，并做出相应的决策，使得医院在专科建设、药品采购以及未来发展方向规划等方面的工作更加科学合理；其次，医院信息管理是医院进行运营管理的基础，保障医院在医疗、科研和行政等各项工作中按照规定的标准和规章制度有序运转；最后，高效的医院信息管理能极大地提高医院医疗和管理工作的效率，推进医院管理的现代化与智能化，提升医院的经济效益和社会效益。因此，寻求科学的手段处理信息，让信息为医疗和管理服务，建立起高效的信息管理系统就显得尤为重要。

医院信息管理的高效实现依赖于先进的医院信息管理系统。根据信息处理的对象和功能不同，医院信息管理系统可以区分为两大类子系统：即临床信息系统（clinical information system，CIS）和医院信息系统（hospital information system，HIS）。临床信息系统作为医院信息管理系统的核心，其主要是面向患者，针对患者信息进行一系列的信息处理，如收集、传输和存储等，协助医护人员和医技科室提供临床咨询和决策，辅助诊疗，以提高医护人员的工作效率，提升医疗质量。而医院管理信息系统则主要是面向医院的人力、财产和物资等方面，以医院为中心，支持医院的事物处理和行政管理，提高医院的管理效率。

未来，医院信息管理将朝着全程闭环、大规模、一体化和智能化的方向发展。具体来说，一方面，从面向医院、以管理为主要目标过渡到以面向临床，面向医疗为主要目标，建立起以电子病历为核心的，全程闭环的大规模、一体化医院信息管理系统；另一方面，物联网、云计算、人工智能等新兴技术将更加深度地与医院信息管理系统融合，实现以患者为中心的、个性化和智能化的医疗服务。

## 第四节　医院供应链管理的发展前景

随着大数据、云计算和区块链等新兴技术的出现，医院供应链管理技术创新层出不穷，也诞生了新的医院供应链管理模式，本节将从技术创新与模式创新两方面阐述医院供应链管理的发展前景。

## 一、技术创新

我们所处的移动互联时代，产生了海量的数据，大数据就是对海量数据进行采集、整理、分析的技术手段，而云计算则是基于海量数据，通过网络将庞大的计算处理程序自动分拆成无数个较小的子程序，再交由多部服务器所计算分析之后将结果回传给用户，以提升数据处理的效率。

在医院供应链管理中，信息化是高效运营、降本增效的重要手段，而互联网、大数据、云计算的出现，将医院信息系统数据收集、处理、分析能力带上了一个新的台阶，使得院内与院外各个环节能及时信息共享、高效协同，实现医院供应链闭环、全流程管理。首先，得益于这些新技术，医院供应链、财务、医院信息系统的交互将更加紧密，科室可以根据需求在线上提交申请，由系统根据库存情况形成采购计划，供应商在线上收到订单后可直接备货送货，库存在验收货物后开具发票，进行票据管理。在这期间，也能通过基础数据配置为耗材进行编码管理，进行耗材的全生命周期可追溯、精益管理，实现医院科室、供应商、库房以及财务等多方业务高效衔接，极大地提高了供应链效率。其次，依赖线上系统，可实现供应商资质证件电子化管理，对资质即将过期或已过期的供应商进行预警和清理，保障耗材的质量、可靠性。最后，对于低价值的耗材，可由供应商代销管理，由科室直接申请汇总或自动补货，实现零库存管理，减少医院资金占用。

区块链技术是一种采用分布式数据存储、点对点传输、公示机制、非对称加密、智能合约等计算机技术的新型应用模型，目前已经广泛应用在互联网、金融、保险以及公共服务等诸多领域。在医院供应链中，具有涉及品种多、需求量大、签收人员不固定等特点，而将区块链技术应用在医院供应链管理中，能够保障各节点信息得到安全可信的共享，充分发挥人员效率，优化业务流程。

区块链技术的应用，给医院供应链管理带来了诸多优势。首先，在以往的管理流程中，物资基本信息、配送情况、签收信息等依赖于纸质单据，人工参与度高，消耗了大量的纸张，也增加了查询的工作量，而区块链技术采用智能合约模式，其主要以代码形式存在，自动执行，不需要人为参与，可以实现管理的全程电子化。其次，医院供应链中常常涉及多个供应管理科室与供应商，人员数量较多，流动性强，区块链技术的应用能实现去中心化，使得医院科室和供应商成为权利义务对等的节点，共同参与供应链管理。最后，区块链技术采用分布式数据存储，每一笔业务数据和流向均不能篡改，数据更加安全透明，追溯更加便捷，大幅提升了管理效率。

## 二、模式创新

在传统的医院主导型的供应链管理模式中，由医院负责采购、收货、验收等环节，强调功能管理，但忽视了对供应链整体过程的管理，人为切断和分割了物流、信息流与资金流，造成管理效率低下，信息难以共享，快速反应能力下降等诸多问题。

随着医院物资供应链管理新模式的出现将极大缓解上述问题，该模式的创新之处主要在于：寻求医院与第三方流通企业的深度合作。一方面，医院对其经营的各种药品、耗材及试剂等物流、资金流、信息流实施部分管理。另一方面，医院需要与第三方流通企业签署协议，医院内患者在使用各种物资前，由流通企业全权负责在库物资的物流管理、信息管理以及库存资金的占用。通过这种新型供应链管理模式，流通企业可以及时获得医院物资需求的信息，同时降低医院对物资管理的成本。

医院物资供应链管理新模式强调提升在供应链集成化管理方面的效率，能较好地实现供应链整体效益。在此模式下，物资物流效率最高，物流资源运用最优，医院内部物流作业环节最少，而且还可以进行物资质量追溯，控制医院物资的物流、资金流、信息流。

具体来说，医院物资供应链管理新模式的主要优势集中在以下几个方面：首先，第三方流通企业的引入使得分工更加明确，医院只用专注于物资的合理使用，保证医疗服务质量及时供应，不需要分散精力，借助第三方供应链管理，由专业的物流服务企业提供管理、维护和配送服务，实现医院物资低成本、低库存、高供应率、高效益。其次，第三方流通企业与医院没有隶属关系，具备较强的中立性和独立性，能充分适应市场运行规则和行业发展要求。再次，通过流程优化实现医护工作站、库房和患者等各环节的物资信息实时共享，消除信息孤岛和信息壁垒，保证信息流的快速畅通。最后，新型智能化设备地使用，将有效地加快物资的供应速度和质量，缩短患者就医及等待时间，减少医患纠纷，消除人为因素影响，提升患者满意度。

未来，医院供应链管理的发展目标是积极应用各种新技术、新手段，将在医疗过程中原本就相互联系却在空间上被人为分开的采购、仓储、库存、配送等作业活动纵向整合，形成一个从物资供应到配送、使用的有机整体，进行整体管理和优化，以最低的成本、最快的时间满足患者的需求。实现医院整体管理信息化，物资流转效率最大化、成本最小化和库存最优化。

## 本章小结

　　本章对医院供应链管理进行了概述，详细介绍了医院供应链的管理模式和管理活动，并展望了医院供应链管理的前景。医院供应链强调在协调供应链各方关系的基础上进行交易，建立各节点企业间的战略合作关系，追求供应链总成本的最小化，收益与服务的最大化，在增强整条供应链竞争力的同时，为患者带来最大的满意度。

（罗　利）

# 第十五章　医院床位资源配置与调度

学习目标

1. 掌握　医院床位资源管理评价指标、配置与调度的方法。
2. 熟悉　医院床位资源配置与调度的常见管理模式。
3. 了解　医院床位资源配置与调度的涵义及原则。

## 第一节　医院床位资源配置与调度概述

### 一、医院床位资源配置与调度的涵义

医院床位是医院设施的最小单元，是医疗资源的核心。医院床位数量的多少虽然不能反映医院业务水平、诊疗技术的高低，但往往反映着医院规模的大小以及收治患者能力的大小。我国医疗卫生机构床位包括医院床位、基层医疗卫生机构、专业公共卫生机构和其他医疗卫生机构的床位。

医院床位数一般分为编制床位和实有床位。编制床位是指由卫生管理行政部门核定的床位数，即医院在取得《医疗机构执业许可证》时所核准的床位数。实有床位是指医院固定的可使用的床位，这其中就包括正规床、简易床、监护床、正在消毒和修理床位、因扩建或大修而停用的床位。实用床位不包括产科新生儿床、接产室待产床、库存床、观察床、临时加床和患者家属陪护床。

医院床位资源配置与调度可分为两种类型：一是床位增量配置，是指基于医疗需求，通过增加新的床位对卫生资源进行追加投入，在再投入的过程中，注重分配的合理性、公平性，改变不合理的分配结构。二是床位存量调整，是指基于当前床位资源使用情况，结合实际需求，对现有床位进行重新分配，以实现最优配置，最大限度地提高床位资源使用的效率和效益。

从实施范围来说，医院床位资源配置与调度可分为对区域内医院床位的配置与调

度和对医院内部床位的配置与调度。面向区域内的床位配置与调度相对更宏观，而面对医院内部床位的配置与调度则更具体与精准。

医院床位资源配置与调度的实施过程可分为四个步骤。

1. 规划　根据相关原则，结合实际情况规划制定区域/医院的总床位。

2. 分配　将规划制订的总床位按照一定原则分配给各医院/病区/科室。

3. 评价　应用相关床位评价指标体系，对床位使用情况进行评价。

4. 管理　基于对床位使用情况的评价结果，采取相应措施进行调整管理，提高床位效率与效益。

---

**知识链接**

根据《2020年我国卫生健康事业发展统计公报》显示，截至2020年末，全国医疗卫生机构总数达1 022 922个，其中：医院35 394个，基层医疗卫生机构970 036个，专业公共卫生机构14 492个。

全国医疗卫生机构床位910.1万张，其中：医院713.1万张（占78.4%），基层医疗卫生机构164.9万张（占18.1%），专业公共卫生机构29.6万张（占3.3%）。

医院按床位数分：100张以下床位医院21 246个，100~199张床位医院5297个，200~499张床位医院4761个，500~799张床位医院2005个，800张及以上床位医院2085个。

---

**知识链接**

2022年1月，国家卫生健康委关于印发《医疗机构设置规划指导原则（2021—2025）》的通知（国卫医发〔2022〕3号）中提出到2025年的床位配置目标为每千人口医疗卫生机构床位数7.4~7.5张，其中市办及以上公立医院1.9~2.0张，县办公立医院及基层医疗卫生机构3.5张。

## 二、医院床位资源配置与调度的意义

解决患者"看病难、住院难"的就医问题一直是新一轮医药卫生体制改革的目标，也是进一步深化医改的重点工作任务。为了最大限度满足人民群众对医疗的需求，优化医疗资源的配置格外重要，而医院床位资源影响着医院整体资源的配置，因为其他医疗资源的配置情况都要参考床位资源的配置状况。只有当床位数规划确定后，才能进行其他有形资源和无形资源的配置，比如每床单元所需基本医疗设备的配置，医生、护士和其他工作人员的配置，以及病区/床位管理制度的制订和实施，都需要以床位资源的配置为基础。可见，医院床位资源配置与调度对社会、医院和患者都具有非常重要的意义。

### （一）对社会的意义

随着我国综合国力的不断提升，卫生事业得到长足发展。近几年，全国医院资源配置总量不断增长，但绝对数量的增加并不能代表卫生需求得到满足，不能代表卫生服务能力的良好发展。医疗卫生机构盲目的扩建，特别是医院的扩建，将占据大量的政府卫生投入，同类型医院的盲目重建将会导致市场僵化、加剧恶性竞争，导致部分地区医疗资源配置存在不合理、不公平和低效率的情况。因此，在社会层面对医疗资源配置时，不应仅注重配置总量的提高，还应着力优化配置结构，促进基层医疗卫生机构与优质卫生资源协调发展，才能有利于医疗卫生资源的合理使用和医疗卫生服务的高效供给。

### （二）对医院的意义

随着新一轮医药卫生体制改革的不断深化，要求医院高质量发展，发展方式需要从规模扩张转向提质增效。因此，对医院床位资源合理配置与调度具有必要性和现实意义，能有效提高医院医疗服务水平。目前，国内医院的资源配置大部分是在确定编制床位后，按照医院初步制订的发展战略，将床位资源分配给各科室，再配齐其他所需医疗资源。但在医院后续运营过程中，往往会出现资源使用不均衡的现象，如等候入院患者多的科室床位出现"一床难求"的现象，而几乎无等待入院患者的科室却出现床位闲置的情况，这直接导致医疗资源的浪费，间接影响医患关系，降低患者满意度。因此，对医院床位资源进行科学配置，定期评估评价使用情况，适时进行分配调整，既可以促进医院优势学科的发展，也可以缓解患者"看病难、住院难"的矛盾。此外，医院合理地分配床位不仅意味着管理效率和医疗效率的提高，更意味着医院服务效率（如年收治入院患者数量的上升）在一定程度上的增长，也间接提高了医院的经济效益。

### （三）对患者的意义

对患者而言，不合理的医院床位资源配置，将直接导致该需住院治疗的患者无法及时入院，存在着因得不到及时的治疗而延误治疗、增加医疗费用等问题。通过优化床位资源的配置，才能尽最大可能统筹协调好医院收治患者数量和床位之间的矛盾，提高医院床位的利用率和患者的卫生服务可及性，使患者能及时入院接受治疗，也将有效减少患者就医的直接费用和间接费用，减轻患者经济负担，从而缓解"看病难、看病贵"的社会问题，提高患者就医满意度。

综上所述，科学合理地对医院床位资源进行配置和调度，有助于社会各级医疗机构高效利用医疗资源，保障医院的社会效益和经济效益，提高人民群众对住院需求的可及性，一定程度上降低患者经济负担，对解决社会问题、提升医院发展和满足患者需求都具有重要意义。

## 第二节　医院床位资源配置原则与评价指标

### 一、医院床位资源配置原则

1. **适应社会需求原则**　社会需求是决定一个医院规模及相应的病床编制的重要指标之一。医院的服务范围、地区经济特征、服务人群的性别年龄等人口学特征、人群疾病谱和发病率、现有医疗机构的分布状况和病床的设置数量、当地医疗保健体制、病床的工作效率和医院工作人员的业务能力等，都是影响当地住院服务、适应社会需求的因素。

2. **合理布局原则**　医院病床的编设要适应当地卫生行政主管部门对医疗卫生发展规划的总体要求，以保证卫生资源的合理配置和充分利用；同时要能满足本地区人群对医疗保健服务的基本需要。

3. **服从医院等级原则**　不同等级的医院承担着不同的社会功能，其病床编设的规模与比例也有所不同。我国医院的发展趋势是二、三级医院向医疗中心转化，一级医院向社区卫生服务中心转化。医院病床的编制则更应从其功能定位，以其承担的功能为标准，从医院人才力量、设备条件的可能以及兼顾医院发展规划综合性地加以研究，科学且合理地编设。

**4. 效益与动态管理原则**　医院病床的编设，要注意医院病床使用的社会效益和经济效益，以保证卫生资源的充分利用。医院内部各科室病床设置应该根据住院患者的需求动态调整，不宜严格按照临床科室划分收治患者，以达到最大限度地满足患者需求以及卫生资源的充分利用的目的。对于使用效率低的病床，经过充分论证后，要及时合理地加以调整；对于本地区发病率低，病床基本闲置的科室可考虑不设病床。

**5. 保证重点、反映特色原则**　不同的医院都有自己的重点学科或反映本院特色的专科，尤其是省级、市级医院，其重点学科和专科特色在病床编设时必须充分考虑，要保证重点学科与特色专科的发展，同时要满足患者的医疗需求。

## 二、床位资源管理相关指标

在床位资源管理过程中，需要对床位资源的使用情况进行评价，评价的维度主要包括床位的工作负荷、床位的使用效率以及床位的效益产出3个方面。

### （一）床位工作负荷相关指标

**1. 床位使用率**　指病床占用的百分比。

$$床位使用率（\%）=\frac{期内实际占用总床日数}{同期实际开放总床日数}\times100\%$$

实际开放总床日数：指年内医院各科每日凌晨12点开放病床数总和，不论该床是否被患者占用，都应计算在内。包括因消毒和小修理等而暂停使用的病床，以及超过半年的加床。不包括因病房扩建或大修而停用的病床及临时增设病床（半年以内）。

实际占用总床日数：指医院各科每日凌晨12点实际占用病床数（即每日凌晨12点住院人数）总和，包括实际占用的临时加床在内，不包括家庭病床占用床日数。患者入院后于当晚12点前死亡或因故出院的患者，按实际占用床位1天进行统计，同时统计"出院者占用总床日数"1天，入院及出院人数各1人。

床位使用率指标可以反映病床利用是否充分。床位使用率高，表示床位得到充分使用；反之，则说明床位空闲较多。我国国内公立医院的床位使用率一般在85%以上，三级医院一般都达到90%以上。但床位使用率也并非越高越好，应控制在合理范围内，床位使用率过高，如超过97%，说明床位负担过重。

**2. 平均床位工作日**　指期内每床平均工作的天数。

$$平均床位工作日=\frac{期内实际占用总床日数}{同期平均开放床位数}$$

平均床位工作日指标用以计算每张床位在一定时期内工作日数，反映床位的使用情况。平均床位工作日如长期超过期内日历日数，说明医院床位经常有临时加床，病床负荷较重。平均病床工作日低于日历日数较多，则表明床位有空闲。

床位使用率和平均床位工作日只能反映床位的一般工作负荷状态，不能反映床位的工作效率情况。如要全面评价病床工作与效率，应将床位使用率、平均床位工作日、平均床位周转次数等指标结合运用，综合分析。例如，一个患者长年住院，从床位使用率和床位工作日看是好的，没有一天空闲，可是这张病床只为一个患者服务，周转次数并不高，所以床位工作效率不高。

（二）床位使用效率相关指标

1. **平均床位周转次数**　指期内每床平均周转的次数。

$$平均床位周转次数 = \frac{期内出院人数}{同期平均开放床位数}$$

式中，平均开放床位数是指期内平均每天开放的病床数。

$$平均开放病床数 = \frac{期内实际开放总床日数}{同期日历日数}$$

日历日数指日历上的日期，不以各单位自行规定的日数为标准。新建医院或科室即使未从起初开始工作，其平均开放床位数也需按照期内的日历日数计算，这样计算出来的数字便于与其他单位进行综合与比较。

例如，某医院从7月1日开始新设150床的X科室。到年末，该医院X科室实际开放床日数为184×150=27 600天，其全年平均开放床位数为27 600/365=75.6张。

平均床位周转次数具体说明一张病床在一定的时期内收治了多少患者，是衡量医院床位周转速度的指标，反映病床工作效率。在一定时期内周转次数多，表明出院的人数多；周转次数少，表明出院的人数少。

2. **出院者平均住院日**　指期内每个出院者平均住院的天数。

$$出院者平均住院日 = \frac{期内出院者占用总床日}{同期出院人数}$$

其中出院人数是指所有住院后出院的人数，包括治愈、好转、未愈、死亡及其他的人数。

出院者占用总床日数指所有出院人数的住院床日之总和。包括正常分娩、未产出院、住院经检查无病出院、未治出院及健康人进行人工流产或绝育手术后正常出院者的住院床日数。

出院者平均住院日是反映医疗资源利用情况和医院总体医疗服务质量的综合指标，

是集中表现医院管理、医院效率和效益较重要而敏感的指标。缩短出院者平均住院日，充分利用现有卫生资源，提高医院整体运行效率，是医院发展的大势所趋，是医院管理者必须充分重视和着力解决的问题之一。

另外，平均住院日也是评价医院工作效率和效益、医疗质量和技术水平的综合指标，他全面地反映医院的医、护、技力量和医院的管理水平。在确保医院服务质量的前提下，有效缩短平均住院日不仅能节省床位投资，使现有的卫生资源得到充分有效的利用，为医院增加了收益，而且能减少患者的直接和间接费用，对缓解"看病难、住院难"的问题起到重要的作用，产生巨大的社会效益，达到医院综合效益的最大化。

床位使用率、平均床位工作日和平均病床周转次作为评价医院床位使用情况和病床工作效率的三项指标，应该是统一的整体，但同时还需要参考出院者平均住院日指标来综合分析床位使用情况。仅从单项指标分析，很难看出某一时期床位利用实际情况及在床位运转过程中存在的问题等。

**3. 床位效率指数** 目前在床位效率分析时也常会提到"床位效率指数"的概念。床位效率指数亦称床位工作效率的"归一分析法"，即将床位使用的负荷指标（床位使用率）和效率指标（床位周转次数），通过数学处理，使两者合并数值趋向"1"，并以"1"为判断标准，对床位使用的效率进行评估的方法。

$$床位效率指数 = \frac{期内床位实际周转次数}{床位标准周转次数} \times 床位使用率$$

床位标准周转次数是卫生行政主管部门所设立的床位周转次数。三级综合医院评价指标参考值中：病床使用率85%~93%，病床周转次数≥19次／年。

当实际床位周转次数与床位标准周转次数相等且床位使用率为100%时，床位运转情况达到管理要求的最佳状态，这种状态即为等效状态。在等效状态下的床位效率指数为"1"，因此以"1"为标准来判断床位工作效率情况：①当床位效率指数小于1时，床位低效率运行；②当床位效率指数等于1时，床位等效率运行；③当床位效率指数大于1时，床位高效率运行。

经以上床位效率指数计算后，数值向"1"集中，简化了原有数据，便于分析比较。同时，用床位标准周转次数作分母，使不同医院在不同状态下数据由不可比较变成可比较。

在床位管理实际中，应该根据管理需要，综合使用多种指标，避免偏颇。

**（三）床位效益产出相关指标**

**1. 平均每床日收入**

$$平均每床日收入 = \frac{期内住院收入}{同期出院者占用总床日}$$

在床位资源进行管理时，除了关注负荷和效率外，还应关注床位的经济效益，一方面是为了控制医疗费用的不合理增长，减轻患者的经济负担；另一方面是随着医改持续推进，医保支付方式改革，需优化收入结构，维持医院运营。2017年，国务院办公厅《关于进一步深化基本医疗保险支付方式改革的指导意见》（国办发〔2017〕55号）出台，要求实行多元复合式的医保支付方式，针对不同医疗服务特点，推进医保支付方式分类改革。对于按床日付费部分，明确提出"对于精神病、安宁疗护、医疗康复等需要长期住院治疗且日均费用较稳定的疾病，可采取按床日付费的方式"。2020年2月，中共中央、国务院《关于深化医疗保障制度改革的意见》再次明确"推广医疗康复、慢性精神疾病等长期住院按床日付费"。

住院总收入一般包括床位收入、诊察收入、检查收入、化验收入、治疗收入、手术收入、护理收入、材料收入、药品收入和其他收入等子类。在实际管理中，除了可以分析平均每床日总收入，也可以分析平均每床日各子类收入，以便优化住院收入结构。

### 2. 平均每床DRGs权重

$$平均每床DRGs权重=\frac{期内出院者CMI \times 期内出院人数}{同期平均开放床位数}$$

其中出院者CMI：

$$出院者CMI=\frac{\sum（某DRG组权重 \times 期内该DRG组的出院病例数）}{同期出院总病例数}$$

前面提到的床位管理指标虽然可以反映病床的运行情况，但偏重工作量，不能评价医疗服务内涵和业务水平，尤其是在不同的科室之间比较时，很难将其医疗服务产出量化，以致考评难以落到实处。例如，平均住院日缩短的背后，存在科室收治疾病难度下降的问题，也将导致医疗技术水平的下滑。因此，单纯缩短平均住院日是不够的，医院应关注医疗技术水平提高和平均住院日降低之间的平衡，协调解决医院现实生存与未来的可持续发展问题。

DRGs以出院诊断为基础，综合考虑手术、操作、并发症、合并症、年龄以及出院转归等诸多因素，对病例进行分类和组合，各组之间制订不同的"权重"。DRGs保证了评价对象之间的可比性，解决了医疗行为的"标准化"问题，使医疗服务评价具有更好的可比性和可操作性。DRGs的具体原理在此不再赘述，请参考相关学习资料。

将平均每床DRG权重指标与床位负荷、效率指标结合分析，可以将床位使用周转情况与收治病例疑难程度、诊疗水平评价融为一体，兼顾医疗产出的"量"与"质"，使对床位使用情况的评估结果更加科学、客观、有说服力。

# 第三节 医院床位资源配置方法

## 一、区域及医院总床位资源配置方法

**1. 区域总床位资源配置方法** 在规划区域总床位资源时，应参照全国卫生服务调查方案等，进行本区域医疗资源和医疗服务调查，确定本区域居民医疗服务需求、利用和影响因素，综合考虑区域战略发展规划、城镇化、人口现状、地理交通环境、疾病谱等因素确定必需床位数。

（1）普通床位数按下列公式计算：

$$\frac{\sum (A \times B + C - D)}{\text{病床使用率}} \times \frac{1}{\text{病床周转次数}}$$

式中：$\sum$ 表示总和；A 表示以年龄划分的分层地区人口数（人口数应是户籍人口、暂住人口及流动人口日平均数之和）；B 表示以年龄划分的住院率，按每 5 年划分年龄段；若没有分年龄组人口和分年龄组住院率，可以用总人口数与区域人群年住院率代替；C 表示其他地区流入本区域的住院患者数；D 表示本地区去外地的住院患者数。

（2）各专科床位数的计算：按照上述公式中的住院率、病床使用率、住院患者数以各专科住院率、病床使用率、住院患者数替换即可。专科床位数包括专科医院床位和综合医院中的专科病房床位，按照人口总数及其构成、居民的专科疾病发病情况、服务半径、医疗卫生资源状况确定。尚未具备条件进行精细测算的，可以参照目标地区的现有专科资源在总资源分布进行计算。

（3）各级各类医疗机构床位数的确定：根据分级诊疗格局，前瞻性论证不同级别医院应就诊的各专科病种，然后由各专科病种床位数分别计算出各级医院床位数，为应急突发公共卫生事件预留一定床位。同时按照不同类型机构功能定位，明确床位数效率及床位数质量。

对于区域内公立医院单体（单个执业点）的床位规模，应根据其功能定位和服务能力，合理设置科室和病区数量。每个病区床位规模不超过 50 张。新设置的县办综合医院（单个执业点，下同）床位数一般以 600~1000 张为宜；新设置的地市办综合医院床位数一般以 1000~1500 张为宜；新设置的省办及以上综合医院床位数一般以 1500~3000 张为宜。省、市、县办综合医院具体床位规模可根据辖区内人口数量及实际需求确定。专科医院、中医医院的床位规模根据实际需要设置。省级卫生健康行政部门确定设置床单元建筑面积、门诊量/门诊建筑面积的最低控制标准。承担区域医疗中心任务的，可根据医疗服务需求适当增加床位规模。

**2. 医院总床位资源配置方法** 对于单个医院的床位资源规模的建设，应充分考虑医院服务半径、服务人口、服务需求、运行效率等因素，科学测算医院自身所处发展阶段。医院建设发展阶段测算模型具体如下。

$$床位需求数 bed=\sum(pop_{1n}\times per_{1n}\times A_n\times 0.8+pop_{2n}\times per_{2n}\times B_n\times 1.1+pop_{3n}\times per_{3n}\times C_n\times 1.3)/病床使用率/病床周转次数$$

$$床位需求系数 R=bed/实际开放床位数$$

式中：$pop_1$ 表示医院所在地市以年龄划分的分层地区人口数（人口数应是户籍人口、暂住人口及流动人口日平均数之和）。$pop_2$ 表示医院所在省份（除去所在地市）以年龄划分的分层地区人口数（人口数应是户籍人口、暂住人口及流动人口日平均数之和）。$pop_3$ 表示医院所在区域（除去该省）以年龄划分的分层地区人口数（人口数应是户籍人口、暂住人口及流动人口日平均数之和）。A 表示医院所在地市以年龄划分的住院率，按每 5 年划分年龄段；若没有分年龄组人口和分年龄组住院率，可以用区域人群年住院率代替。B 表示医院所在省份（除去所在地市）以年龄划分的住院率，按每 5 年划分年龄段；若没有分年龄组人口和分年龄组住院率，可以用区域人群年住院率代替。C 表示医院所在区域（除去该省）以年龄划分的住院率，按每 5 年划分年龄段；若没有分年龄组人口和分年龄组住院率，可以用区域人群年住院率代替。$per_1$ 医院在所在地市的入院人数占比。$per_2$ 医院在所在省份（除去所在地市）的入院人数占比。$per_3$ 医院在所在区域（除去该省）的入院人数占比。n 表示不同年龄段。公式中的 0.8、1.1、1.3 为服务半径相对应的床位权重。

当 $R\leqslant 1$，说明该医院以收治本地市患者为主，且医疗服务效率有较大提升空间，暂不适宜建设分院区。当 $1<R<1.3$，说明该医院现有床位数基本满足患者就医需求，重点是优化服务流程，提升服务效率。视情况可进行人才储备。当 $R\geqslant 1.3$，说明该医院收治大量外埠患者，具有明显区域辐射能力，现有床位数难以满足患者就医需求，可视情况发展分院区。

## 二、医院内部床位资源配置与调度方法

医院住院患者是由医疗市场、疾病构成、发病情况、医院专科水平等因素决定的，为了使医院合理有效地利用有限的病床资源，要根据临床科室床位使用情况，阶段性

地进行床位调整，合理增加或减少床位，对开放床位数高于、低于上下限控制线的科室应给予调整，可避免造成卫生资源的浪费，且对提高医院的社会效益和经济效益具有促进作用。

医院内部床位资源配置一般存在以下3种情形。

1. 新建医院将规划床位配置给各专科病区/科室。

2. 医院将新增床位配置给各专科病区/科室。

3. 医院在无新增床位的情况下对各专科病区/科室进行调整配置。

对于新建医院，院内床位的初次配置，虽然目前尚未有一个统一的配置标准，但配置的思路主要包括：①与人员、空间、重点设备协调；②保证重症医学科、中医科、康复医学科、感染性疾病科等特殊科室床位占比；③基于当地疾病谱构成，制订各专科病区/科室规模；④着力发展医院潜在优势学科与重点学科。

而针对医院新增床位进行配置和对医院现有床位进行调整配置两种情形，除了要考虑上述几点外，还需结合当前医院各专科病区/科室的患者需求情况，以及床位使用情况。一般方法如下：基于各科室一定时期内的出院患者数量、实际占用床总天数、床位使用率、开放床位数和床位周转次数等指标历史数据，运用相关算法判断各科室当前床位配置是否合理，或进一步对各科室的床位需求进行预测，以进行床位优化配置及调度。

判断当前床位配置是否合理，常见的方法有病床工作效率法和标准病床工作日法。

1. 病床工作效率法是基于"平均病床工作效率的95%置信区间内是合理的"假设前提下来对院内各科室床位配置合理性进行判断的一种方法。所涉及的计算公式主要包括：

$$病床工作效率 = 床位周转次数 \times 平均床位工作日$$

$$= \frac{出院人数}{平均开放床位数} \times \frac{实际占用总床日数}{平均开放床位数}$$

$$= \frac{出院人数 \times 实际占用总床日数}{平均开放床位数^2}$$

具体过程为：①计算各科室病床工作效率，进一步求得平均病床工作效率、标准误和平均病床工作效率的合理区间（95%的置信区间）；②基于合理区间，返推各科室开放床位数合理区间的上下值；③基于床位数合理区间判断各科室当前床位是否合理，并进行相应调度。

例：某医院共37个临床科室，2018年全院平均病床工作效率为18 101，标准差为

13 748，标准误为3074，计算病床工作效率指标95%置信区间下限为11 667，上限为24 536，带入公式得到各科室平均开放床位数合理区间，部分科室结果见表15-1。通过计算，科室6、科室4和科室5当前实际开放床位在合理区间内，可不用调整，而科室1、科室3、科室17、科室8和科室12当前实际开放床位不在合理区间内，需要进行调整至合理区间内。

表15-1　基于病床工作效率法分析床位配置合理区间

| 科室 | 出院人数 | 实际占用总床日数 | 床位周转次数 | 平均床位工作日 | 病床工作效率 | 合理开放床位数 | | 实际开放床位数 | 是否需调整 |
|---|---|---|---|---|---|---|---|---|---|
| | | | | | | 下限 | 上限 | | |
| 科室6 | 1543 | 22 790 | 39.9 | 584.4 | 23 317.00 | 38 | 55 | 39 | 否 |
| 科室1 | 1136 | 21 622 | 21.2 | 360.4 | 7 640.48 | 32 | 46 | 60 | 是 |
| 科室3 | 3818 | 15 261 | 95.8 | 381.5 | 36 547.70 | 49 | 71 | 40 | 是 |
| 科室17 | 2508 | 11 796 | 98.6 | 453.7 | 44 734.82 | 35 | 50 | 26 | 是 |
| 科室4 | 1483 | 11 640 | 51.7 | 388.0 | 20 059.60 | 27 | 38 | 30 | 否 |
| 科室8 | 2216 | 11 461 | 89.1 | 458.4 | 40 843.44 | 32 | 47 | 25 | 是 |
| 科室5 | 1314 | 10 974 | 46.7 | 365.8 | 17 082.86 | 24 | 35 | 30 | 否 |
| 科室12 | 291 | 10 129 | 12.8 | 422.0 | 5401.60 | 11 | 16 | 24 | 是 |

2. 标准病床工作日法则是假定一张病床的开放日为365天，但医院病床的使用率有一个标准区间，以三级综合医院评价指标参考值为例，病床使用率85%~93%，则一张病床的标准工作日是310~339天，即病床的工作日下限为310天，上限为339天，代入公式得到各科室平均开放床位的合理区间。涉及的公式为：

$$平均床位工作日 = \frac{实际占用总床日数}{平均开放床位数}$$

例：某医院共20个临床科室，各科室2019年床位使用区间见表15-2。首先从平均病床工作日中可了解到医院各科室忙闲不均，医院有12个科室平均病床工作日超过期内日历天数，而有的科室平均床位工作日不到300天，这反映了该医院各临床科室病床数设置不合理，需进行一定调整。

表15-2　基于标准病床工作日法分析床位配置合理区间

| 科室 | 实际开放床位数 | 实际占用总床日数 | 平均床位工作日 | 合理开放床位数 | | 是否需调整 |
| --- | --- | --- | --- | --- | --- | --- |
| | | | | 下限 | 上限 | |
| 科室1 | 40 | 12 357 | 309 | 36 | 40 | 否 |
| 科室2 | 25 | 9866 | 395 | 29 | 32 | 是 |
| 科室3 | 15 | 4733 | 316 | 14 | 15 | 否 |
| 科室4 | 18 | 6067 | 337 | 18 | 20 | 否 |
| 科室5 | 103 | 30 812 | 299 | 91 | 99 | 是 |
| 科室6 | 12 | 4848 | 404 | 14 | 16 | 是 |
| 科室7 | 18 | 5214 | 290 | 15 | 17 | 是 |
| 科室8 | 36 | 14 999 | 417 | 44 | 48 | 是 |
| 科室9 | 18 | 8398 | 467 | 25 | 27 | 是 |
| 科室10 | 9 | 2693 | 299 | 8 | 9 | 否 |
| 科室11 | 7 | 2728 | 390 | 8 | 9 | 是 |
| 科室12 | 28 | 10 468 | 374 | 31 | 34 | 是 |
| 科室13 | 40 | 15 082 | 377 | 44 | 49 | 是 |
| 科室14 | 17 | 5917 | 348 | 17 | 19 | 否 |
| 科室15 | 43 | 16 100 | 374 | 47 | 52 | 是 |
| 科室16 | 15 | 5218 | 348 | 15 | 17 | 否 |
| 科室17 | 15 | 6248 | 417 | 18 | 20 | 是 |
| 科室18 | 18 | 7590 | 422 | 22 | 24 | 是 |
| 科室19 | 6 | 1782 | 297 | 5 | 6 | 否 |
| 科室20 | 31 | 14 148 | 456 | 42 | 46 | 是 |

除了基于当前床位使用情况进行评价床位是否配置合理并进行调整，还可进一步对未来床位数需求进行预测。预测方法有一元线性回归、时间序列法和灰色系统理论等。以一元线性回归法为例：某医院2015—2018年的实际占用总床日数分别为142 469、158 020、177 217和188 830，通过医院线性回归预测得2019年医院的实际占用总床日数为206 204。同样，可以预测各科室的实际占用总床日数，再利用标准病床工作日法求得各科室未来床位数的合理区间，提出床位配置优化方案。

# 第四节　医院床位资源调度管理模式

## 一、医生管床模式

我国现在比较通行的床位管理方法是医院将所有床位划归各科室，每个科室又将床位划归各医生管理，住院床位完全由分管医师掌握。但随着医院的发展，这种方式逐渐暴露出其对床位实际利用率的制约：从科室间层面来看，科室间即使有床位使用的高峰和低谷可以互补的情况，出于本位主义考虑，各科室都会尽可能占用床位，有空床也不愿意收治其他科室患者入院；从科内层面来看，各医生的患者床位需求也不尽相同，床位在医生个人的控制下，不仅容易导致床位使用效率降低，还可能滋生其他管理问题。

## 二、科室管床模式

针对床位完全由医师掌握的情况，首先发展出了病床科室统管，科内"医生跟着患者走"模式；床位不再划归各医生，而是科室根据患者对医师的需求情况，结合医师在院患者数、平均住院日等情况统一管理安排。这种形式能有效缩短科室床位的使用间隙，在科室层面有效提高床位使用率，但还不能在医院层面解决科室间床位使用不平衡的问题。

## 三、医院管床模式

在信息化支撑的情况下，床位从科室管控发展到全院床位统一管理的模式。全院床位统一管理，即打破床位分配到各科室的格局，床位由医院统一管理，不再分配到各科室。从床位配置管理来看，全院床位统一管理是一种高效、合理利用床位资源的方式。

### （一）医院管控床位的操作方法

床位医院统管可参考以下具体操作方式。

1. **设立统一的床位管理机构**　床位管理机构工作人员实时查看计算机系统中显示的床位信息，并与病房专人联系，对全院床位实施统一调配，确保患者的及时收治与床位的高效利用。为方便与病房沟通联系，该机构可以隶属于护理部。

2. **医疗单元（临床科室）与护理单元（病房）分离**　在管理上，护理单元不再隶属于各医疗单元，原则上每个护理单元可收治全院科室任一医疗单元的患者。

**3. 设立收治患者的基本原则**　一般以入院证开具先后顺序、病情轻重缓急以及是否为学科优先收治病种作为收治患者顺序安排的基本原则。保证急诊患者入院，病情稳定的ICU患者可优先转回普通病房，一般门诊患者实行预约入院。

### （二）医院统一管控床位需要注意的问题

医院统一管理床位能提供床位利用率，有效缓解患者住院困难，提高医疗服务质量，充分利用医院资源。但在实施医院床位统管的过程中，需要注意以下问题。

1. 原则上各专科的患者可收治于医院任意床位，但是若某一医师的患者分配在多个病区，该医师就需要在多个病区查房，不仅增加了医师移动的时间，降低了工作效率，还可能出现遗漏患者检查的情况。另外，部分专科如眼科、耳鼻喉、口腔等需要一些特殊检查设备，不可能在每个护理单元均配备完全。所以，床位安排时应该按照疾病系统分类，相对集中收治。

2. 专科医护分离后，对护理工作要求提高，护理人员可能面临需要对不同系统疾病患者进行护理的情况。因此要求护理人员扩大专业知识面，及时与医师交流，提高护理水平。

3. 医疗单元与护理单元分离后，绩效考核体系需要重建，结合出入院患者数、手术数量、平均住院日等反映医师工作量和工作效率的指标对医师综合考核；护理人员则以病房的床位使用率、床位周转次、出入院患者数等为主要绩效考核指标。

4. 医院管控床位对于信息的通畅性要求极高，首先是床位情况的实时反映，其次是科室内影响床位使用的相关情况，如医生的出差、休假等情况的及时反馈，这需要完善的信息系统和管理流程支撑。

**案例讨论**

【**案例**】西南地区某大型三甲综合医院随着不断的发展，总编制床位已达到4300张，分属42个临床专科科室，为患者提供住院治疗服务。早期施行科室、医生管床模式，全院住院患者的收治工作由临床各科室自行安排，但由于各科室采用不同的床位管理制度且自行管理床位，随着整体规模的扩大，使得床位分配存在诸多弊端，具体如下。

（1）无标准入院流程、入院手续环节繁多、患者对门诊及各环节的咨询需求高等原因，增加了患者入院的时间成本和医院服务的资源成本，在一定程度上影响并降低了患者及家属的满意度；更为严重的是，流程的混乱和模糊也导致了部分患者由于流程不清楚而未能得到及时的入院治疗。

（2）由于科室间床位信息不能共享，无法统一协调急诊入院或者患者转科，从而造成某些科室的部分床位空置，而另一些科室患者等待入院时间过长，导致整体的床位资源浪费或者患者周转过慢。

（3）各科室自主管理床位，当遇到部分医生由于个人原因，短期内不能手术或手术时间安排不过来的情况，就可能造成部分床位空置或者利用率不高，患者周转减慢。

（4）各护理单元分别安排护理人员负责本病房床位的分配、安置和签署手续，这在一定程度上造成了护理人力资源的浪费。

（5）患者及家属反复奔走于病房和入院处，造成病房环境、秩序混乱，人流增加，在一定程度影响了病房的正常医疗秩序，也加大了病房管理的难度。

为有效克服这些弊端，该院改变床位管理模式，由医院统一管床，建立入院服务中心，管理、指导全院床位分配、转科等工作。

因涉及的科室和床位较多，为了更有效地调度床位资源，入院服务中心采取"1+N"的结构模式，即建立一个入院服务中心，同时在部分特殊科室（如急诊）或者物理距离较远的科室设置若干个入院管理分站，分站工作由所在地护士长在入院服务中心指导下兼管。

除了设置合理的入院服务中心，还进一步优化收治模式，入院服务中心按患者的优先级顺序来分配床位。其中，危急重症患者的收治优先级最高，其次为特殊罕见疾病患者，再是普通患者。在分配床位时还要考虑地域和病种因素等，一般在考虑地域因素时遵从外地和区域转诊优先原则，而病种因素主要是指在分配床位时也要考虑科室学科发展。

该院启用入院服务中心后，医院床位的综合利用率、患者的满意度、患者的床位分配等方面都得到显著改善。入院服务中心统一筹划床位分配，这在一定程度上缓解了部分科室的资源紧张，为缓解急诊积压、患者入院难等问题发挥了积极作用。同时，入院服务中心的设置使得病床安排职能从各临床科室分离出来，入院服务中心可以根据临床科室季节性忙闲不均进行跨科调节，集中管理患者入院，达到床位利用的最大化。如春节期间，将患者很少的胃肠外科病床借给患者特别多的消化内科，将患者很少的胸外科病床借给呼吸科，在干部老年科出现空床较多时协调普通患者入住该科等。

【讨论】医院实施统一管理床位模式需要满足哪些前提条件？

## 本章小结

　　本章介绍了医院床位资源配置与调度的基础知识，包括医院床位资源配置与调度的涵义与意义、床位评价的相关指标、床位配置与调度的原则和方法，以及不同的床位管理模式等。医院床位资源影响着医院整体资源的配置，只有科学合理地对医院床位资源进行配置和调度，才能有助于社会各级医疗机构高效利用医疗资源，保障医院的社会效益和经济效益，提高人民群众对住院需求的可及性，一定程度上降低患者经济负担，最终实现解决社会问题、提升医院发展和满足患者需求三者之间的协调统一。

（程永忠　刘万利　刘航江）

# 第五篇

## 医院绩效考核评价与薪酬管理

*Part5*

# 第十六章 医院绩效考核评价方法

学习目标

1. 掌握 医院绩效考核评价的概念。
2. 熟悉 医院绩效考核的定义；医院绩效考核的体系设计；医院绩效考核的常用方法。
3. 了解 医院绩效考核的指标设计；医院绩效考核评价的最新发展。

## 第一节 医院绩效考核评价的基本概念

### 一、绩效和医院绩效

1. **绩效** 对绩效内涵的探讨是开展绩效管理和绩效考核的基础。绩效（performance）概念最早在工商企业中使用。英语中的绩效是一个相对宽泛的名词，原意为"履行（implementation）""执行（execution）""表现（manifestation）""行为（behavior）""完成（accomplishment）"等，现在也可以引申为"性能（capability）""成绩（success）""成就（achievement）""成果（production）"等。

相关文献对绩效概念的认识不尽相同，主要可分为3种：一是结果观，认为绩效是在特定时间范围内完成某种任务或达到某个目标，因此，绩效评价的主要内容是产出和结果；二是行为观，认为绩效是执行或完成一项活动、任务或职能的行为或过程，是员工所控制的与组织目标有关的行为，因此，绩效评价的主要内容是行为和态度；三是综合观，认为绩效是工作的过程及其达到的结果，因此，绩效评价的主要内容包括行为和结果。

20世纪90年代起，绩效逐渐从个人层面发展为不同层次的绩效。由于绩效是一个多维建构，测量的因素不同，其结果也会不同，因此，绩效表现为多种层次。广为接受的观点是，绩效可分为组织、团队、个人3个层次，虽然三个层面绩效的管理对象不同，分别为整个组织、组织中的团队或部门、组织中的个人，但三者又密切联系，构成了有机整体，个人、团队的绩效目标要与组织整体绩效目标相一致，组织绩效水平取决于组织中团队、个人的绩效水平。

2. **医院绩效**　美国医疗机构联合评鉴委员会对医疗机构绩效的定义是：个人、群体或组织执行某种程序或步骤，以增加所预期结果的能力。国际上一般认为医院绩效包括四个维度：技术效率、配置效率、质量和公平性。由于医院具有公益性、服务性、经营性等多重特征，要按照在医疗服务体系中的功能定位发挥医疗服务和健康提升的作用。正确理解医院绩效需把握以下几点：医院绩效既包括医疗服务本身，也包括医疗服务的健康产出；医院绩效综合了医疗服务的效果、效率、效能、经济性、技术水平、服务质量等概念的各种基本要素，是一个复合概念；医院绩效可以通过一系列指标和标准的衡量来体现，概括起来就是质量、安全、服务、效果4个方面的指标。

我国公立医院受到多方面的管理，医院绩效的内涵取决于医院，患者、行政管理部门、医院管理者等各主要利益相关者的要求。患者期望医院能够提供价廉质优量多的医疗服务。行政管理部门期望医院能够提升医疗资源使用效率，持续深化推进改革，不断满足人民健康需求，提升人民健康水平。医院管理者期望医院能够安全而有效地运营，巩固和提升学科地位，获得可持续发展。我国关于医院绩效的研究主要从以上角度定义医院绩效的内涵，认为医院绩效是社会效益和经济效益的综合，核心指标包括医疗质量、医疗成本、医疗费用、服务效率和医院发展等方面。医院绩效也可从结果和行为两方面来看，结果是指医院管理活动中能够记录的工作业绩，包括医疗服务的数量和质量、医疗费用、科研成果、医学教育培训等；行为是指医院职工的医疗、科研、教学、管理等活动的能力与表现等，包括工作效率、服务满意度等。

## 二、绩效管理和绩效考核

1. **绩效管理**　绩效管理是指组织及其管理者在组织的使命、核心价值观的指引下，为达成愿景和战略目标而进行的绩效计划、绩效监控、绩效评价以及绩效反馈的循环过程，其目的是确保组织成员的工作行为和工作结果与组织期望的目标保持一致，通过持续提升个人、部门以及组织的绩效水平，最终实现组织的战略目标。

医院绩效管理是基于医院战略目标，为改善组织或个人工作行为、提高预期工作成果开展的一系列管理活动。医院绩效管理系统能够将员工具体的工作活动与医院的战略目标联系起来，通过从战略目标出发，建立科学规范的绩效评价指标体系，把组织、团队和个人的绩效紧密地联系在一起，在引导个人、团队绩效提高的同时促进医院整体绩效的提升，确保医院战略目标的实现。

医院绩效管理的主要步骤包括绩效计划、辅导实施、考核评价、绩效反馈和结果应用5个环节。绩效计划是指在新的绩效周期开始前，管理者和员工根据战略规划和年度计划，通过绩效面谈，共同确定组织、部门和个人的绩效目标，形成年度目标责任的过程。辅导实施是指在绩效管理实施过程中，管理者与下属通过持续的绩效沟通和数据分析，对员工的行为及绩效目标的实施情况进行监控，并提供必要的指导和支持的过程。考核评价是根据绩效目标和绩效评价标准，对团体或个人一定周期内的绩效水平进行评价和考核，并形成考核结果的过程，绩效考核是绩效管理过程中的核心环节，也是技术性最强的一个环节。绩效反馈是在绩效评价结束后，管理者通过书面或面谈等方式，将评价结果反馈给被考核对象，并共同分析绩效问题及原因，制订绩效、改善计划的过程。结果应用是指将绩效评价结果用于奖金分配、评优评先、职称晋升、岗位聘任、职工培训、资源配置等方面，以强化激励机制，更好地促进绩效改善。有效的医院绩效管理应具备五个基本要素，即组织战略的清晰性、目标的挑战性及可衡量性、保证目标实现的高效组织结构、有效的绩效沟通、绩效评价与反馈机制及恰当的绩效结果应用。

医院绩效管理的主要功能包括：导向功能，通过将各方面关键指标纳入绩效管理体系，引导团队和个人都为实现医院整体目标而努力；监测功能，通过实时跟踪绩效指标，及时反映医院各方面运营情况；诊断功能，通过定期监控绩效计划的执行情况，及时发现组织中存在的问题和偏差；激励功能，将绩效评价结果应用于奖金分配、岗位聘任等各方面，能够发挥有效的激励约束作用；资源配置功能，绩效评价的结果和绩效指标的比较有利于帮助医院优化人力、床位、设备等各类资源配置。

**2. 绩效考核** 绩效考核，经常被称为绩效评价、绩效评估、绩效考评等，是绩效管理的核心环节，是运用一定的评价方法、量化指标及评价标准，对组织为实现其职能所确定绩效目标的实现程度，以及为实现这一目标所安排预算的执行结果进行的综合性评价。

绩效考核最早起源于英国文官制度，旨在解决依据资历与任职年限晋级带来的冗员充斥、效率低下等问题。19世纪50年代起，英国进行文官制度改革，开始建立注重个人表现、观察个人才能的考核制度，并依据考核结果实施聘任与奖励。考核制度的实行，极大提高了英国文官的工作积极性，明显提升了政府行政管理的效能，也为其他国家提供了榜样与经验。1887年美国也建立起了文官考核制度，文官的任用、加薪与晋级都要以工作考核为依据。随后，绩效考核方法被一些企业借鉴，开始通过考核客观评价员工实效,并将考核结果作为奖惩、培训、职务升降与任免的依据。

医院绩效考核是根据医院绩效目标协议书所约定的评价周期和评价标准,由医院绩效管理主管部门选定的评价主体,采用有效的评价方法,对医院的科室、组织及个人的绩效目标完成情况进行评价的过程。医院绩效管理是落实医院发展战略的工具,是医院推进改革发展各项工作的抓手,考核结果为人才选拔、岗位聘任及薪酬分配提供依据。绩效考核按层次可分为对医院整体绩效的考核、医院内部对各科室(部门)、医疗单元等的考核和对员工个人的考核。

医院绩效考核是医院管理的重要内容,其作用主要体现在以下几个方面:一是通过科学有序的考核评价推动医院战略目标实现,绩效考核指标体系是医院战略目标的阶段性、具体化和量化的表达,能够让每个被考核对象明确自身职责定位和具体目标,通过实施考核,管理部门也能够明确团队工作过程及结果、个人工作能力及成效,通过发挥绩效考核的引导和激励作用,助力医院绩效目标的实现。二是通过充分开发数据资源提升医院的管理和决策水平。科学的绩效考核离不开关键指标的量化评价和运营数据的深入分析,有利于提升管理的科学化和精细化,也能够为薪酬分配、人员招聘、床位配置、设备购置、服务流程优化、收支预算编制等提供量化依据。

案例讨论

【**案例**】上海申康医院发展中心(以下简称"申康中心")是上海为实施"管办分开、政事分开、政资分开"改革设立的市级公立医疗机构资产投资、管理、运营的责任主体和政府办医的责任主体。为履行好两个责任主体的职责,申康中心从2006年起逐步构建了包含机构绩效、人员绩效、病种绩效等不同层次的绩效管理体系。

1. 机构绩效 实施年度院长绩效考核。

自2006年起,在课题研究的基础上,在国内率先实施以公益性为核心的市级公立医院院长绩效考核,每年评估33家三级医院院长的管理业绩。考核指标体系由定量指标和定性指标构成:定量考核通过客观量化的方式评价医院运营绩效,从社会满意、管理有效、资产运营、发展持续、职工满意等五个维度选取23个指标,设置不同权重,满分100分;定性考核则综合评价政府指令性任务完成情况、平安医院建设、办院方向、医改任务等因素,出现重大问题的,直接给予院长考核降级等处理。考虑各类医院的差异，在考核中综合性医院评价以同类医院横向比较为主，专科医院评价以自身纵向比较为主，中医医院考核中医特色指标。考核结果作为院长年度绩效奖惩、选拔任用、评优评先和医院工资总额预算核定的重要依据，从而建立起对医院院长强有力的激励和约束机制。

2. 人员绩效　组织实施医院内部绩效考核与分配制度改革。

自2012年起，以"坚持公益性、保持高效率、调动积极性、发展可持续"为目标，以"两切断、一转变、八要素"为核心，组织实施医院内部绩效考核与分配制度改革。"两切断"是指，切断科室经济收入与医务人员收入之间的关系，切断医务人员收入与药品、检验检查、耗材收入之间的关系；"一转变"是指，彻底摒除以科室收支结余为基数的分配模式；"八要素"是指，根据医生、医技、护士等人员岗位特点，将工作量、服务质量、工作难易度、患者满意度、费用控制、成本控制、医德医风、临床科研教学等八个要素纳入绩效考核，考核分配向临床一线、关键岗位、业务骨干、疑难重症诊治等倾斜，形成"总量调控、结构优化、多劳多得、优绩优酬"的分配新模式。

3. 病种绩效　积极开展三级医院诊疗难度评价。

自2013年起，以鼓励医院诊治疑难杂症和急危重症、引导和推动医院落实三级医院功能定位为目标，开展临床诊疗难度评价。内容包括：①开展基于DRGs的病种难度评价，综合分析各市级医院的病种组数、病种难度系数（CMI）、高难度病种例数及比例等，通过风险校正剔除病种结构对住院均次费用、平均住院天数等指标的影响，更科学合理地反映绩效指标的真实情况。②开展基于手术分级的手术难度评价，制订了符合上海三级医院临床实际的手术分级目录，分析市级医院住院手术总例数、各级手术例数、三四级手术例数合计及其占比等指标，作为病种难度的补充，鼓励开展高难度手术。③开展代表性病种绩效分析，选取重大手术、恶性肿瘤手术、微创介入、急诊急救等不同类别的病种，综合分析病种的服务能力、资源消耗、服务效率和质量管理，从病种维度反映医院临床绩效管理情况，引导医院互相学习借鉴，不断提升管理专业化、精细化、规范化水平。

【讨论】医院绩效评价和企业等其他组织相比有哪些不同？医院不同层级、不同维度的绩效评价有哪些区别和联系？不同维度的绩效评价内容可以选择哪些具体指标？

## 第二节　医院绩效考核评价的体系设计

### 一、绩效考核目标

为有效实施绩效考核，必须首先明确医院的绩效目标，并将其分解到各部门、各岗位，形成绩效目标体系。医院的绩效目标体系由医院、科室和岗位等不同层次的目标构成，下一层级的目标要为上一层级的目标服务。构建绩效目标体系，实质上就是将目标细化为清晰、可操作的任务，把目标责任落实到每个具体的岗位和个人。

科学合理地进行目标分解是构建绩效目标体系的关键，目标分解的主要步骤如下。

1. 根据医院发展战略确定医院总体目标，并明确年度工作目标。

2. 分析政策、经济、科技等环境因素，确定各项工作目标的优先顺序。

3. 根据部门职责和资源禀赋，由管理者和部门共同讨论确定各部门的关键任务和目标。

4. 部门内部沟通确定每个员工的任务和目标。

5. 公布绩效目标体系，建立目标跟踪的管理办法。

制订目标时，应依循"SMART"原则，即要明确（specific）、可衡量（measurable）、有共识（agreed）、实际可行（realistic），以及有时间限制（timed），以确保目标能够有效执行。

### 二、绩效考核主体

绩效考核的主体是指对评价对象做出考核评价的实施者。在确定评价主体时，要确保评价主体与评价目标相匹配，即根据所要衡量的绩效目标以及具体的评价指标来选择评价主体。根据这一原则，评价主体应及时、准确地掌握信息，对被评价者的绩效目标、工作行为以及产出结果有专业、清晰地了解，才能确保评价结果的科学、合理和准确。按照考核评价主体的不同，绩效考核可分为外部考核评价和内部考核评价。

外部考核评价是指医院以外的主体对医院整体或某一方面的绩效实施的考核和评价，其中最主要的是管理部门考核和第三方评价。管理部门考核是指政府、办医机构等管理部门为履行管理职责，跟踪评价医院绩效水平和重点工作推进情况，对医院开展的考核和评价，可以由管理部门自行组织实施，也可以委托第三方实施，我国最具代表性的政府医院评价是全国三级和二级公立医院绩效考核。第三方评价在国外医院评价中普遍采用，较具有代表性的包括美国医疗机构评审联合委员会（JCAHO）、德国医疗透明管理制度与标准委员会（KTQ）、英国保柏集团（BUPA）、澳大利亚卫生服务标准委员会（ACHS）、日本医院机能评价研究会等机构开展的医院评价。第三方评价普遍具有较好的专业性和独立性，而且越来越强调考核评价的量化基础，可选择特定维度（如科研、专科等）进行评价，有利于形成完善的社会监督机制。

内部考核指医院内的管理机构或科室管理者对科室、医疗组或个人开展的绩效考核和评价。内部绩效考核的实施部门既包括专门负责绩效管理的部门，也包括承担绩效管理工作的职能部门。从考核主体与被考核对象的关系看，包括上级评价、下级评价和同级评价，其中上级评价主要来自被考核者的直接领导和分管领导，下级评价主要来自被考核对象的直接下属，同级评价主要来自有业务联系和合作关系的同级别其他部门。内部考核是外部考核评价在医院内部管理中的延伸，也是医院实现战略目标的抓手，医院通过对不同岗位、不同职级医务人员实行分级分类考核，能够将政府、举办主体对医院的绩效考核落实到科室和医务人员的医疗行为中，能够有效推动医院绩效目标的实现。

### 三、绩效考核内容

绩效考核的内容可以包括结果和过程两个方面。结果考核关注科室和个人工作目标的达成情况，包括产出的数量、质量和效果等。在医院层面设立的评价指标通过明晰医院的使命、核心价值观、愿景、战略以及明确医院的阶段性工作任务来设计完成；科室的绩效评价指标主要根据部门的职责以及承接或分解医院的战略目标来制订；员工个人绩效的评价指标则可以根据员工的岗位职责以及承接或分解部门的绩效目标来确定。过程考核关注科室或个人工作的方法和步骤，包括行为的规范、效率及工作态度等，具体内容根据考核对象的工作职责和绩效目标确定。

在实施中，结果考核和过程考核往往会结合使用，具体内容会根据考核对象设置。例如，针对不同的发展阶段设置不同的考核内容，处于高速发展阶段的组织多偏重结果考核，处于稳定期的企业多偏重过程考核；组织内部对不同的层级进行考核时，对层级较高的考核对象多偏重结果考核，对层级较低的考核对象多偏重过程考核。绩效考核的内容最终会表现为一系列具体的绩效指标，通过绩效指标反映绩效现状及其与预期目标间的差异，以便对员工绩效进行科学评估和信息反馈。

### 四、绩效考核实施

绩效考核的实施过程包括绩效界定、绩效衡量、结果评定和应用、绩效反馈4个方面。绩效界定是确定考核的项目，并将项目明确为具体的指标和标准。绩效衡量是日常对被考核者的绩效进行记录和衡量的过程，通过定期或实时的数据监测，比较被考核者的实际绩效与绩效目标的差距。结果评定和应用是指基于绩效衡量情况评定考核结果，并将结果应用于货币性激励或非货币性激励。绩效反馈是考核者与被考核者之间进行交流的重要过程，一方面考核者要将考核结果反馈给被考核者，另一方面可听取被考核者的问题困难和意见建议。

在考核实施的过程中，绩效沟通要贯穿始终。通过沟通，在考核前期能够使考核者和被考核者共同参与确定目标，在考核过程中有利于让考核者及时发现问题、做出调整，在考核后能够促进绩效在下一周期的进一步改善。充分沟通还有利于保持工作的灵活性，在外界环境的快速变动中，及时做出调整。

# 第三节　医院绩效考核评价常用方法

## 一、目标管理法

目标管理（management by objectives，MBO）由美国管理大师彼得·德鲁克（Peter F.Drucker）于1954年在其名著《管理的实践》（*The Practice of Management*）中提出。德鲁克发现，现代管理者在评估绩效时，并不是评判其对公司的贡献，而是依据其个人专业水准的高下，这不符合新技术对专业人员密切合作的要求，因此，德鲁克提出了目标管理框架："从'大老板'到工厂领班或高级职员，每位管理者都需要有明确的目标，这些目标需要指出其所管辖单位应该达成的绩效，说明这些单位应该做出哪些贡献，才能帮助其他单位达成其目标。与此同时，目标还应指出管理者期望其他单位做哪些贡献，以帮助其实现自身目标……而这些目标应当总是源于企业的整体目标。"

目标管理是以目标为导向，以人为中心，以成果为标准，而使组织和个人取得最佳业绩的现代管理方法。目标管理旨在从组织全局出发，在一定时期内，为组织各层面从上至下制订切实可行的目标，并且各层级人员必须在规定时间内完成其目标。有效实施目标管理，有利于提高组织和个人的绩效水平，改进组织的职能分工与作业流程，调动各部门的积极性，激发员工的主动性和创造性，促进组织内部沟通并加深员工对组织发展方向的理解。

目标管理法的优点主要包括：目标明确后，可进行适当的授权，实现从管理者管理到员工自我管理的转变；对易于分解和度量的目标会起到很好的促进作用；有助于优化完善组织体系及职责分工；有利于调动员工的主动性、积极性；能够促进管理者和员工之间的沟通和交流。主要不足包括：强调容易量化的目标和短期目标，个人目标分解困难；实施过程中修改目标的成本较高，目标商定可能增加管理成本；有时奖惩不一定都能和目标成果相配合，很难保证公正性。

目标管理法最早由美国通用电气公司使用，并取得了令人瞩目的成效。之后在美国、日本等多个国家和地区得到了广泛的应用。在医院绩效考核中，目标管理法也是最早使用的方法之一。基于该方法，将考核目标的实现程度作为绩效考核的核心内容，使管理目标与绩效考核紧密结合，从而更加客观、准确地反映医院的工作成效。在实际使用中，目标管理多用于易于量化比较的临床业务部门考核，通过年度目标责任书约定绩效目标，年底据以考核。

## 二、目标与关键成果法

在传统目标管理的基础上，1987—1998年间任英特尔（Intel）公司CEO的安迪·格鲁夫对模型做了一些修改，提出了关键结果（key results）的概念，并把它附加到有限数量的目标（objective）上，其中，目标是指驱动组织朝期望方向前进的定性追求，关键结果是用于衡量指定目标达成情况的定量描述。之后，约翰·杜尔（John Doerr）把目标与关键成果法（objective and key results，OKR）引入到了谷歌，并取得了巨大成功，2013年之后，OKR逐步被硅谷知名企业应用，并逐渐风靡全球。

OKR是一套严密的思考框架和持续的纪律要求，旨在确保员工紧密协作，把精力聚焦在能促进组织成长的、可衡量的贡献上。严密的思考框架，是指对绩效结果的追踪不应只限于数据，而要深入思考数据背后的问题，帮助组织找到未来的突破口；持续的记录要求，是指要以较短的周期刷新OKR，仔细确认结果达成情况；确保员工紧密协作，是指最大化组织内员工的协作程度，OKR要经过充分沟通确定，其内容和达成情况要向所有成员公开；精力聚焦，是指用OKR来识别最关键的业务目标；做出可衡量的贡献，是指关键结果应该是定量的，能够被准确衡量的。

OKR的主要优点包括：易于理解，员工的接受度和使用意愿强，当OKR在公司运行得很好时，就像每个人都流利地掌握了一门新语言一样；节奏更快，快速应对变化的能力强，尤其是在外界环境频繁变化时，这一优点更为凸显；更加聚焦，把优势资源集中在最重要的事情上；更加公开，高度透明促进跨部门间的横向一致性；更多参与，通过自下而上和自上而下融合的方式确定目标，强化个人对OKR的话语权，从而促进沟通、提升敬业度。

### 三、关键绩效指标法

关键绩效指标法（key performance indicator，KPI）是把企业战略目标分解为可操作的工作目标，将少量关键指标作为绩效考核标准的方法。KPI方法的核心思想是意大利经济学家帕累托发现的"二八原理"，即80%的工作任务是由20%的关键行为完成的。因此，必须抓住20%的关键行为，将其作为关键绩效指标进行分析和衡量，这样就能抓住业绩评价的重心。

KPI的主要优点包括：将日常活动与关键成功因素密切关联，KPI的整合和控制，有利于战略目标的实现；对关键事件的行为观察客观、准确，对未来行为能够产生一定的预测效果；有助于组织形成以目标为导向的经营思想；策略性地分解指标，有利于提升组织与个人利益的相容性。主要缺点包括：偏重容易量化的指标，但会忽略不易量化但十分重要的指标；关键绩效指标的选择和界定较难，具有较高的技术要求；过分依赖KPI，可能导致考核过于机械化，也可能导致被考核者的短期行为。

KPI考核法在医院各个层面的绩效考核中都得到了广泛的应用。国务院办公厅《关于建立现代医院管理制度的指导意见》（国办发〔2017〕67号）也从指标设置的角度对医院建立健全绩效考核体系提出了具体要求，包括：围绕办院方向、社会效益、医疗服务、经济管理、人才培养培训、可持续发展等方面，突出岗位职责履行、工作量、服务质量、行为规范、医疗质量安全、医疗费用控制、医德医风和患者满意度等指标。

### 四、平衡计分卡

平衡计分卡（balanced score card，BSC）是罗伯特·卡普兰（Robert Kaplan）和大卫·诺顿（David Norton）1992年在《哈佛商业评论》上发表的"平衡计分卡——驱动绩效的度量"中提出的。作为一种绩效管理体系，平衡计分卡经历了逐步丰富完善的过程，其核心内容包括3个方面：一是平衡计分卡（1992—1993），针对传统的财务评价指标只关注过去的绩效结果、忽视绩效的过程与未来的问题，卡普兰等提出要从财务、客户、内部流程、员工学习与成长四个方面平衡地设计指标体系，合理地评估绩效。二是战略地图（strategy map）（1993—2001），通过战略地图对评价指标进行识别与过滤，保证战略可描述、绩效可评价。三是战略中心型组织（strategy focused organization），其特点是，让战略成为组织管理的中心议题，能让全体员工理解并为之努力，组织内的任何资源和行动都可以围绕战略协同起来，通过平衡计分卡帮助组织在业务单元、服务部门和员工个人之间建立新的联系。

平衡计分卡的主要优点包括：构建了促进组织各方面平衡发展的理论框架，将短期与长期价值、结果与过程评价、滞后与领先指标相融合。提供了将组织战略转化为具体目标和行动的有效方法，为战略实施提供有效路径，促进信息传递，提高管理效率；推动了整个组织的行动一致服务于战略目标，能够有效地将组织的战略转化为各层级的行动，带动组织和员工的学习成长和核心能力的培养。不足之处包括：平衡计分卡的有效实施需要一定的前提条件，要求组织已经确立了一致认同的战略，而且具有较高的管理水平；指标体系的建立难度大，因指标数量较多，指标间的因果关系很难做到真实、明确，指标权重的分配也比较困难；部分过程性的指标不易量化。

平衡计分卡最早应用于生产型企业，并获得了巨大的成功，而后逐步延伸到政府和非营利组织中。20世纪90年代末期开始，医疗组织也越来越多地引入了平衡计分卡。目前，美国、新加坡、中国台湾等地的大量医疗组织都采用了平衡计分卡的管理体系，该方法在我国大陆地区公立医院中也得到了广泛的应用。

## 五、360°绩效考核法

360°绩效考核法，又称"360°反馈"或"全方位考核法"，是指由被考评者的上级、同级、下级、客户以及本人对被考核者进行全方位的评价，考评内容包括员工的任务绩效、管理绩效、态度能力等多个方面。360°考核注重实施考核结果反馈，通过为被考核者提供多角度的反馈，以促进其改善行为、提高绩效。

360°考核的主要优点包括：打破了由上级考核下属的传统考核制度，是员工参与管理的有效方式，有利于提高员工的积极性和满意度；提供多维度的考核视角，考核获得的信息更全面；考核内容不局限在考核期内的绩效结果指标，防止被考核者短视行为；提供较为全面的反馈信息，有助于被考核者多方面能力的提升。主要缺点包括：定性评价比重较大，受主观因素影响较大；时间、经济成本较高，在某些组织中不便操作；评价者多为利益相关者，可能会从个人利益出发，评价难以完全客观公正。

360°考核最早被英特尔公司提出和应用，20世纪80年代之后迅速被许多企业引入。由于考核的全面性，在我国各类事业单位包括公立医院也有很多应用，一般来说，该方法运用于医院内部绩效考核时主要适用于难以量化与比较的职能科室、服务部门等。

## 六、卓越绩效模式

卓越绩效管理是组织绩效管理的代表模式之一，源自20世纪80年代美国建立的波多里奇国家质量奖评审标准，其内容是许多世界级企业成功经验的总结。卓越绩效管理的核心价值观共有十一条，包括：远见卓识的领导、顾客驱动的卓越、组织和个人的学习能力、重视员工和合作伙伴、快速反应和灵活性、关注未来、促进创新的管理、基于事实的管理、社会责任、关注结果和创造价值、系统的视野。这些核心价值体现在卓越绩效评价的七个大类的要求中，分别为领导、战略、以客户为中心、测量分析和知识管理、以员工为本、以运营为关注焦点、结果，这些都作为组织全体员工，尤其是高层管理人员的理念和行为准则。

卓越绩效管理的主要优点包括：强调以结果为导向，重视为组织创造价值；将管理目标升级为卓越目标，强调持续改进，特别鼓励创新；强调专家和团队的广泛参与，强调信息共享，促进建设环境友好型组织。不足之处包括：该体系适用于组织评价，不能直接用于个人评价；评价成本高、要求高，从申请、现场访问、评审到反馈的过程需要投入大量精力。卓越绩效管理目前在70多个国家和地区得到了应用，该模式对于帮助医院认识自身核心竞争力和持续发展能力、发现需要改进的空间具有一定的启示作用。

# 第四节　医院绩效考核评价指标设计

## 一、考核指标的选择

考核指标是绩效考核体系的核心内容。绩效指标的选择有多种方法，在实际运用中，往往综合采取多种方法。

### 1. 指标收集

（1）文献分析法：收集和研究既往文献资料，收集各类指标、内涵、属性及适用范围。文献的范围包括：有关档案资料、公开出版的书籍刊物、管理部门的各类文件、新闻报道等。

（2）头脑风暴法：组织业内专家召开专题会议，针对明确的问题由专家自由地提出尽可能多的方案和指标。专家在集体讨论的过程中会相互启发，产生一系列的新观念，有助于开发新方法、新指标。

（3）战略目标分解法：从组织目标出发确定组织的绩效指标，再将组织的指标自上而下地依次分解到各个部门、各个岗位，再将年度目标分解到日常。

（4）鱼骨图法：是一种发现问题根本原因的分析方法，用类似鱼骨的图形，将问题标在鱼头外，在鱼骨上延伸出鱼刺，列出产生问题的各种可能的原因，基于问题和原因分析，确定评价指标，推动问题改善。

### 2. 指标遴选

（1）聚类分析法：用于将同一维度的多个指标凝练为少量指标。在指标分类的基础上，从每一类具有相近性质的多个指标中选择典型指标，以精简指标数量，减少评价指标间的重复信息。

（2）主成分分析法：用于挑选最具代表性的指标。从众多的相关指标中，选取数量较少且相互独立的指标，并保留大部分信息的方法。

（3）变异系数法：用于挑选具有适当敏感性的指标。基于指标数据进行统计分析，通常挑选介于变异系数最小与最大之间的指标作为评价指标。

## 二、指标权重

某一指标的权重是指该指标在整体评价中的相对重要程度，是对各方面考核指标重要程度的定量分配，权重越高的指标其重要性也越高，相应考核的引导性也越强。指标体系建立后，就需要为每个指标设置权重，形成和指标体系相对应的权重体系。设置权重的方法主要有主观赋权法和客观赋权法两种。

**1. 主观赋权法**　包括主观经验法和专家调研法。主观经验法是指考核者凭借以往的经验为指标赋权，要求考核者对考核对象非常熟悉，一般需要多个专业部门联合参与，专家调研法是指通过专家意见形成指标权重，在汇总分析不同专家的权重时，还可以采用灰色定权法、模糊定权法和层次分析法等。

**2. 客观赋权法**　是从实际数据出发，根据指标的数据分布、相关性等进行权重调整，主要方法有因子分析法、相关系数法、熵权法等，此外，TOPSIS法、秩和比法等也可以将多个指标的数据整合为一个可比较的评价结果。

在考核体系中，也会根据管理需要纳入不设权重的指标，即非权重指标。非权重指标一般考核重要事项，包括否决指标、奖励指标等。

## 三、考核周期

考核周期，就是指开展绩效考核的期限，周期越短则考核的频率越高。不同的考核对象和考核指标适用于不同的考核周期。目前常用的考核周期有月度考核、季度考核、半年考核、年度考核和聘期考核等。考核周期的选择一般会考虑指标属性、考核对象特点、考核效果和管理成本等因素。

实施考核时，要在每个考核周期对考核目标的完成情况进行评价，常用的方法有等同法、拆分法和累积法。

**1. 等同法**　就是把每个考核周期视为等同，对每个周期的指标进行独立的考核，该方法适用于考核周期和业绩周期一致的情况。

2. **拆分法** 就是对每个考核周期进行个性化考核，每个周期的考核目标按照当期的考核目标分别设置，该方法适用于按照业绩周期的明确节点划分考核周期的情况。

3. **累积法** 就是把若干个考核周期的指标累积在一起进行考核，该方法能够防止考核对象在不同考核周期之间人为调节指标，适用于将业务周期分为若干个等同的考核周期的情况。

## 四、评价方法

1. **比较法** 比较法是将评价对象进行相互比较评价其相对水平，进而得出评价结果的方法，按照具体比较方式又可分为排序法、配对比较法、标准比较法、强制分布法。

（1）排序法：是将被考核者的绩效指标从高到低进行排序，排序高的则获得较优的考核结果。该方法适用于工作量、工作效率等量化指标。

（2）配对比较法：是将每个被考核者与其他被考核者进行逐一比较，每次比较都得到"高绩效者"和"低绩效者"，然后统计每个被考核者获得"高绩效者"的次数，次数较多的即获得更高的考核分数。该方法适用于被考核者数量有限的情况。

（3）标准比较法：是将每个被考核者与事先选定的标准对象进行比较，进而评价绩效结果的方法。该方法标准明确，有利于提高本考核者的积极性，操作的难点在于标准对象的选择。

（4）强制分布法：是按照正态分布，将被考核者按考核指标分配到固定数量的优秀、一般、较差的结果中，评价结果为优秀、较差的被考核者数量较少，评价结果为一般的被考核者数量较多。该方法常与末位淘汰制配合使用，具有较强的竞争和激励作用。

2. **量表法** 量表法是对被考核者在各个绩效指标上的实际表现进行判断和评分，再通过特定量表得出绩效总分的评价方法。量表法基于被考核者自身的表现得出评价结果，而不依赖其他被考核者的表现，相对更加客观，考核结果能够在不同类别的考核对象间比较。但量表设计技术要求高，专业性强，方案设计过程更为复杂。

3. **描述法** 描述法是用书面方式描述考核对象的各方面绩效，可作为绩效沟通、反馈的重要素材。描述法中最常用的方法是关键事件描述法，该方法是观察、书面记录考核对象有关工作成败的关键事件，对这些书面记录进行整理和分析，最终形成考核结果。其中，关键事件是指对部门乃至整个组织的绩效产生重要的积极或消极影响的事实。关键事件描述法通常不会单独使用，而是作为比较法、量表法等方法的补充。

### 五、公立医院绩效考核常用指标

**1. 岗位工作量和工作难度**　岗位工作量是绩效考核的核心指标，因医疗服务的知识投入多、技术难度大、风险程度高，对医疗服务工作量的评价一直是医院内部绩效考核的重点和难点，建立健全科学的岗位工作量测算方法是提升医院绩效管理科学化、专业化、精细化水平的必然要求。近年应用较多的医疗服务工作量评价方法主要有疾病诊断相关分组（DRGs）和以资源投入为基础的相对价值比率（RBRVS）。

（1）疾病诊断相关分组（diagnosis related groups，DRGs）是基于Case-mix分组理念的一种病例组合方式，在20世纪70年代由耶鲁大学研究推出。DRGs是一个把患者病情和医疗资源消耗相统一的病例分类系统，以疾病首要诊断与医疗处置为分类核心，根据患者年龄、性别、住院天数、临床诊断、病症、手术、疾病严重程度，合并症与并发症转归等因素对患者进行分组，使同一DRG代码的病种在临床性质与医疗资源的耗用上接近。以DRGs分组为基础，可以对医疗服务进行客观的评价，进而为预付费制度（prospective payment system，PPS）奠定基础。DRGs一经推出，便被美国老人医疗保险（medicare）所采用，此后被加拿大、德国、澳大利亚、法国、匈牙利等国家纷纷效仿，作为医疗支付或资源配置的基础。

在最初实施DRGs时，由于分组未考虑疾病的危重度而导致医院收治病例的治疗费用超过了医保所应支付的费用。因此，在DRGs的发展中逐渐把疾病危重度纳入考虑因素，通过重新认定伴随症，并且给每个伴随症一个严重度等级（通常分为4个或5个严重度等级），来更好地反映疾病严重程度。在具体实施中，各国采用的方法存在差异，如美国、澳大利亚等国主要是依据疾病并发症与合并症的严重程度来度量疾病的严重程度，同时辅以年龄、新生儿体重、昏迷时间、是否死亡等因素，其中并发症与合并症的严重程度是主要依据。改进后的DRGs主要包括耶鲁大学的RDRGs（refined DRGs）、纽约的AP-DRGs（all-patient DRGs）、APR-DRGs（all-patient refined DRGs）、澳大利亚的AR-DRGs（Australian refined DRGs）等。其中，AR-DRGs基于年龄、复杂性、合并症水平和患者临床复杂程度，将病例从相邻DRGs组（即基本组）分入一个DRGs的最终分组，其中，临床复杂程度被定义为："衡量患者并发症和合并症的累计效应"，通过一套测算公式得出。由于不同国家、地区之间的诊疗手段、资源利用模式、医疗服务组织方式不同，一个DRGs无法普遍适用于各个国家和地区，因此，各国DRGs的研发均经历了本土化的过程。

随着DRGs在国外的研究和应用日趋成熟，近年来国内也加强了对DRGs的研究。20世纪80年代末，我国引进DRGs的概念之后，北京、天津、上海、四川等省（市）

陆续开展了DRGs付费的研究，并在医院改革方面尝试应用DRGs付费。2018年3月国家医疗保障局成立，2019年10月印发《关于印发疾病诊断相关分组（DRG）付费国家试点技术规范和分组方案的通知》（医保办发〔2019〕36号），正式公布了《国家医疗保障DRG分组与付费技术规范》和《国家医疗保障DRG（CHS-DRG）分组方案》两个技术标准，明确了国家医疗保障疾病诊断相关分组（China Healthcare Security Diagnosis Related Groups，CHS-DRG）是全国医疗保障部门开展DRG付费工作的统一标准，包括26个主要诊断大类（major diagnosis category，MDC），376个核心疾病诊断相关分组（adjusted diagnosis related groups，ADRG）。2021年，全国30个城市开展DRG付费试点已全部进入模拟运行。在此背景下，全国公立医院积极在内部管理、尤其是绩效管理中应用DRGs方法，将医疗服务进行科学有效的细分，从而实现了对医疗工作量及相关绩效指标更为科学的评价。

（2）以资源投入为基础的相对价值比率（resource-based relative value seale，RBRVS），是由哈佛大学公共卫生学院教授萧庆伦博士领衔的课题组于20世纪80年代研发的一套医生服务薪酬支付系统。

RBRVS的基本思想是通过比较医生在医疗服务中投入的各类资源要素成本的高低来计算每项服务的相对价值，即确定全部服务项目的相对价值比率（relative valuce seale，RVS），然后基于服务量和服务费用预算，计算RVS的货币转换系数，将每项服务RVS与转换系数相乘即可得出该项服务的薪酬价格。RBRVS将医生提供医疗服务所需投入的资源分为三个方面：一是医师的工作总量（total work，TW），包括工作时间和劳动强度，其中劳动强度又包括3个层次，即脑力消耗及临床判断，技术技能及体力消耗，承担风险的压力；二是开业成本（practice expense，PE），包括医师的职业责任保险（professional liability insurance，PLI），开业成本的测量主要以历史数据为基础，以普通外科为标准测算每一专业的业务成本相对指数；三是分期摊销医师所受专科培训的机会成本，机会成本测算同样以历史数据为基础，以普通外科为标准测算出每一专业的培训机会成本分摊相对指数。自1992年1月起，RBRVS被美国医疗保健财务管理局用于美国部分地区老年医疗保险对医生的支付。

我国很多医院借鉴RBRVS方法，结合本院实际情况开发了本地化的医生服务相对价值体系，多用于手术及各类治疗、医技检验检查项目等方面。设置比率的基本原则包括：必须是医师亲自操作的项目，药品和材料完全排除；技术、责任及风险要求高的项目相对比率也高，反之则低；以监督、指导等辅助为主的项目比率相对较低；花费时间多的医疗项目相对比率高，反之则低；使用设备价值昂贵、对设备依赖度高的项目相对比率低。

**2. 医疗质量**　医疗质量是医院管理的核心内容，是绩效考核的必备要素。根据我国《医疗质量管理办法》（中华人民共和国国家卫生和计划生育委员会令第10号），医疗质量是指在现有医疗技术水平及能力、条件下，医疗机构及其医务人员在临床诊断及治疗过程中，按照职业道德及诊疗规范要求，给予患者医疗照顾的程度。《美国医疗机构评审国际联合认证委员会医院评审标准》（2008年）将医疗质量表述为，面向个人或人群并与当前专业知识相一致的医疗服务，增加理想健康结果的可能程度。

医疗质量具有几个方面的属性：一是专业性，医疗质量是在一定专业分工基础上制定的专门要求或标准，对非专业人员有较高的壁垒。二是有效性，医疗服务要达到有效治愈疾病的目的，因此，如果治疗效果未达成，无论服务其他方面达到何种程度，对患者来说也没有更高的价值。三是不确定性，医疗技术无法治愈所有的疾病，此外，很多疾病的发生、发展和转归还会受到社会、环境、心理等各种因素的影响，所以，降低医疗的不确定性也被视为一种提高质量的表现。因为有不确定性的存在，不同主题对医疗质量的看法往往很难达成一致。

医疗质量的测量内容包括结构、过程和结果三个层面。结构面主要指医疗服务供给者对医疗服务资源的安排，例如，医护比、床护比等，结构决定了医疗服务质量的条件，也是使医疗服务质量提升的保障。过程面主要指发生在医疗服务提供者和患者之间预先安排（或临时安排）的活动结构，如临床路径执行情况，测量医疗质量的过程面需要明确界定测量的开始和结束节点。结果面是患者因接受了医疗照护获得的目前或未来身体健康状态的改变，健康状况包含生理、心理、功能和社会的健康状况，如治愈率、好转率、并发症发生率等，医疗质量结果面内容可包括效益、效率和效果等方面。

医疗质量指标内涵丰富，在构建绩效考核指标体系时可以按管理需要选择和设置。从测量方法上，可分为定性指标和定量指标。其中，定量评价以其效度及敏感度高、客观性强以及操作简便等成为医疗质量评价的主要方法。从评价内容上，可分为诊断质量指标和治疗质量指标，前者如门诊与出院诊断符合率、入院与出院诊断符合率等，后者如治愈率、好转率、病死率等。从结构–过程–结果框架出发，也可分为基础质量指标、环节质量指标、终末质量指标。

**3. 患者满意度**　患者满意度是患者对医疗服务的认知、态度及情绪反应，其中，服务内容涉及医疗服务的结构、过程和结果，态度和情绪反应取决于患者对医疗服务的"期望"与"感知"。患者满意度来源于服务接受者对期望和感知的比较结果，期望来自于服务接受者在疾病治疗及预防保健等方面的要求及对结果的预期，感知来自于服务接受者对医疗服务过程和结果的综合评价。

患者满意度的影响因素主要包括四个方面：一是患者一般人口学特征，如性别、年龄、收入、健康状况等；二是与医院相关的因素，如医疗环境、医疗设施、医院等级、医院名声等；三是与医疗服务过程相关的因素，如医生态度、医生技术水平、看病花费、医患沟通交流、候诊时间等；四是与社会相关的因素，如社会环境、舆论导向等。

患者满意度的评价方法主要包括问卷调查、现场调查和电话回访等形式。问卷调查指收集患者填写的满意度评价量表，从而获得满意度评价结果及问题建议的方式，可从门诊、住院等不同类别患者的期望出发分别设计量表。现场调查是由医院工作人员主动和患者进行面对面交流，了解患者入院后的真实感受以及医院服务中存在的问题，该方法要求工作人员具有良好的表达能力和沟通技巧，通过面对面的交流，增加了医院人性化服务的内涵，缩短了医院与患者之间的距离，可获得更高的满意度，但缺点是调研的人力成本较高。电话回访主要用于对已经出院的患者进行满意度调查，通过该方法采集到的反馈信息往往更为客观，很多医院会安排专门的人员对每位出院患者在其出院一定时间内进行电话随访，问候了解病情恢复情况，做必要的健康指导，并进行满意度调查。

## 第五节　医院绩效考核评价的最新发展

公立医院要持续满足人民日益增长的健康服务需求，要持续深化改革，提升自身，立足我国开启全面建设社会主义现代化国家新征程的重要历史时刻，医院绩效评价也不断面临新要求，迎来新发展。

### 一、我国医院考核和评价体系不断丰富拓展

近年来，管理部门对医院绩效考核要求逐步深化完善。2015年5月，国务院办公厅《关于城市公立医院综合改革试点的指导意见》（国办发〔2015〕38号）中提出，要建立以公益性为导向的考核评价机制，绩效评价指标体系要突出功能定位、职责履行、费用控制、运行绩效、财务管理、成本控制和社会满意度等考核指标。2015年底，国家卫计委等四部委联合发布《关于加强公立医疗卫生机构绩效评价的指导意见》（国卫人发〔2015〕94号），提出了公立医院等四类公立医疗卫生机构的绩效评价指标体系。2017年，国务院办公厅《关于建立现代医院管理制度的指导意见》（国办发〔2017〕67号）再次强调，定期组织公立医院绩效考核以及院长年度和任期目标责任考核，考核结果与财政补助、医保支付、绩效工资总量以及院长薪酬、任免、奖惩等挂钩。2019年1月，国务院办公厅《关于加强三级公立医院绩效考核工作的意见》（国办发〔2019〕4号）和《关于启动2019年全国三级公立医院绩效考核有关工作的通知》（国卫办医函

〔2019〕371号）发布，首次在全国范围建立了统一的绩效考核指标体系、标准化支撑体系和绩效考核信息系统，自2019年开始，我国第一次在国家层面以统一的指标体系，全面实施对全国2800余家三级公立医院的绩效考核。

与此同时，随着数据透明度的提高和信息化的发展，第三方绩效评价也逐步发展，其以独立性、专业性为主要特点，多从行业或患者的角度出发，是管理部门绩效评价的重要补充，其开展有利于形成完善的社会监督机制（表16-1）。

**表16-1　国内部分第三方医院评价体系**

| 名称 | 中国最佳医院及最佳专科声誉排行榜 | 中国医院科技影响力评价 | 中国最佳临床学科评估排行榜 |
|---|---|---|---|
| 负责机构 | 复旦大学医院管理研究所 | 中国医学科学院医学信息研究所 | 北京大学 |
| 首次发布 | 2009年 | 2014年 | 2015年 |
| 参评范围 | 包括军队医院和民营医院的所有医院 | 全国1662家三级医院（2018年） | 全国近400家医院（不包括军队医院） |
| 内容 | 专科声誉（权重80%）科研学术水平（权重20%） | 科技投入（权重32%）科技产出（权重30%）学术影响（权重38%） | 医疗能力、医疗质量、医疗绩效、学科声誉四个方面 |
| 方法 | 根据专家排名得出声誉分值，根据量化值得出科研学术分值，综合两者评出"中国最佳医院及最佳专科声誉排行榜" | 对"临床医学"下的二级类目以及"内科学"和"外科学"下的三级类目共29个学科进行科技影响力的评价 | 评估范围包括妇产科、儿科、耳鼻喉科、眼科、口腔科、肿瘤科等19个临床学科 |
| 数据基础 | 专家声誉调查；Web of Science数据库以及科技部网站 | 各类科研数据 | 全国近400家医院2006—2014年的4800万余条真实可用的临床病案数据 |

## 二、公立医院高质量发展对医院绩效评价提出新导向

高质量发展是"十四五"乃至更长时期我国经济社会发展的主题，也是下一阶段公立医院改革发展的方向。2021年，国务院办公厅印发《关于推动公立医院高质量发展的意见》（国办发〔2021〕18号），肯定了公立医院改革发展取得的重大阶段性成效，以及为持续改善基本医疗卫生服务公平性、可及性、防控新型冠状病毒肺炎等重大疫情、保障人民群众生命安全和身体健康发挥的重要作用，同时也要求公立医院，"坚持以人民健康为中心""以建立健全现代医院管理制度为目标，强化体系创新、技术创新、模式创新、管理创新""公立医院发展方式从规模扩张转向提质增效，运行模式从粗放管理转向精细化管理，资源配置从注重物质要素转向更加注重人才技术要素，为

更好提供优质高效医疗卫生服务、防范化解重大疫情和突发公共卫生风险、建设健康中国提供有力支撑"。

按照文件要求，公立医院高质量发展的具体内容包括构建公立医院高质量发展新体系、引领公立医院高质量发展新趋势、提升公立医院高质量发展新效能、激活公立医院高质量发展新动力、建设公立医院高质量发展新文化、坚持和加强党对公立医院的全面领导等内容，这些方面将成为下一步公立医院改革发展的核心要求，将成为下一阶段公立医院绩效考核和评价的重要导向，高质量发展将融入医院"十四五"乃至更长时间的发展战略，成为医院内部绩效管理的重要目标。

### 三、医疗保障制度改革为医院绩效管理提出新要求

深化医疗保障制度改革是深化医改的重要内容，是减轻群众就医负担、增进民生福祉、维护社会和谐稳定的重大制度安排，对于规范医疗服务行为、控制医疗费用不合理增长、保障参保人员权益方面具有重要的基础性作用，是引导医疗资源合理配置的重要杠杆。医保改革的内容涉及多个方面，其中DRGs等医保制度改革和带量采购、完善医疗服务价格形成机制等医药服务供给侧改革，对公立医院医疗服务的影响尤为显著，医院要根据改革政策相应调整内部管理方式和措施。

随着医疗保障制度改革的逐步深化，医疗保障局等管理部门对医疗机构的管理要求更加细化，绩效考核的内容更加丰富，对医院内部绩效管理的要求也不断提高。2016年，国务院发布《"十三五"深化医药卫生体制改革规划》（国发〔2016〕78号），指出要"建立高效运行的全民医疗保障制度"，国家选择部分地区开展按疾病诊断相关分组付费试点，鼓励各地积极完善按病种、按人头、按床日等多种付费方式。2020年，中共中央、国务院发布《关于深化医疗保障制度改革的意见》，进一步明确要求"建立管用高效的医保支付机制"，要求"科学制定总额预算，与医疗质量、协议履行绩效考核结果相挂钩"，同时要求"协同推进医药服务供给侧改革"，通过"加强医疗机构内部专业化、精细化管理，分类完善科学合理的考核评价体系，将考核结果与医保基金支付挂钩。改革现行的科室和个人核算方式，完善激励相容、灵活高效、符合医疗行业特点的人事薪酬制度，健全绩效考核分配制度"，促进医疗服务能力提升。

### 四、积极适应深化公立医院薪酬制度改革新要求

随着医改的持续深入推进，公立医院薪酬制度改革步伐加快。完善绩效考核机制是深化薪酬制度改革的必然要求。2021年，人力资源社会保障部等五部门印发《关于深化公立医院薪酬制度改革的指导意见》（人社部发〔2021〕52号），明确要求落实"两

个允许"要求，实施以增加知识价值为导向的分配政策，强化公立医院公益属性，合理确定公立医院薪酬水平，完善公立医院薪酬水平决定机制，要求公立医院逐步建立主要体现岗位职责的薪酬体系，实行以岗定责、以岗定薪、责薪相适、考核兑现。同时，健全以公益性为导向的考核评价机制，考核结果与公立医院薪酬总量挂钩。

下一步，随着高质量发展要求的深化落实和医保支付制度及公立医院薪酬制度改革的持续深化，公立医院绩效管理专业化、精细化、规范化的程度将持续提升。

## 本章小结

绩效考核评价是体现管理导向、落实战略规划的重要抓手。厘清医院绩效考核评价的概念对从事医院管理相关研究和实务工作都非常重要。本章主要讲述了医院绩效考核评价的体系构建、常用方法、指标设计及最新发展等内容，能够帮助读者建立对医院绩效考核评价的整体概念，了解构建医院绩效考核评价体系的一般过程和常用方法。

（郭永瑾　许　岩）

# 第十七章　医院绩效考核评价体系设计和有效运行

## 学习目标

1. 掌握　绩效分析的概念和步骤。
2. 熟悉　绩效分析的主要方法。
3. 了解　绩效评价信息化的实施。

　　绩效考核评价要持续有效运行，需要扎实的绩效数据作为基础，新一轮科技革命为医院充分挖掘数据价值、提升管理效能提供了丰富的资源。5G、人工智能、大数据、物联网等信息技术在健康领域应用的广度和深度持续拓展，要求医院主动对接新兴技术、创新诊疗模式、管理模式和运行模式，提升发展能级。从绩效管理的角度，医院应该充分开发和利用数据，积极利用信息化手段，分析和监测医院运行状况，以迅速适应外部形势变化，及时响应最新改革要求，助力医院高质量发展。

---

### 案例讨论

**【案例】** 医联工程——上海申康医院发展中心

　　为缓解"看病难、看病贵"的问题，推进上海市数字化医院建设，实现市级医院之间的临床信息共享，从2005年底开始，上海申康医院发展中心开始酝酿实施"医联工程"项目（市级医院临床信息共享系统）。2006年10月启动了项目的建设工作，2008年底系统基本建成，2011年系统覆盖上海市34家市级医院，2012年覆盖38家市级医院，实现了"共享、共建、共赢"的建设目标。医联信息平台通过信息技术的创新应用和数据共享，一方面实现医院间信息互通、业务协同，服务临床、方便患者，另一方面助力医院管理的专业化、精细化、规范化发展。

1. 以患者价值为核心，服务临床诊疗。医联平台提供临床信息的院际共享和远程访问，医生可以通过平台调阅就诊患者的历史就诊信息和在其他医疗机构的检验、检查报告，患者可以通过PC端和手机APP访问医联云平台，预约就诊、一站式付费、在线查看检验检查报告等，并可以实时查看就诊医院和科室当前的就诊和候诊情况，实现了减少重复检验检查、方便患者就医、合理控制医药费用、提高医疗质量的建设初衷。

2. 以助力科技创新为重点，服务临床科研。医联平台分类汇总市级医院病例的临床信息，医生在权限范围内可以查询同类患者信息，为开展多中心、大样本临床研究提供了支撑。基于医联大数据开展的临床科研成果应用于临床诊疗，最终让患者受益。

3. 以辅助决策为目标，服务绩效管理。在医联平台实时数据的基础上，申康医院发展中心建立了绩效管理信息系统，实现对市级医院业务运行及有关绩效指标的监测、分析和可视化展示。一是监测业务行为，包括大处方、重复住院、药品（抗生素）及高值耗材应用等；二是分析绩效表现，包括历年业务量、医疗费用、均次费用和人力、床位效率等绩效指标，并可追溯到每个科室、每个医生、每个病人；三是呈现业务结构，包括诊疗难度、学科特色、病种分布等。申康医院发展中心直接运用医联平台数据作为院长绩效考核的依据，既确保考核用数据真实、准确、精细，也推动医院积极运用实时数据监测、比对、分析业务运行，优化内部管理。

【讨论】医院有哪些数据，在绩效管理中有哪些用途？信息化在医院临床业务中有哪些用途，在医院管理中有哪些用途？医疗数据的使用应注意哪些问题？

# 第一节  绩效分析制度的建立与运行

## 一、绩效分析的相关概念

1. **基础数据及其分类**  绩效分析的基础是数据。数据是数字化的证据或依据，是对客观事物及其发生、发展的数字化记录。数据可分为不同的类型，不同类型的数据其用途和分析方式也不同。

从存在方式来看，数据可分为结构化数据和非结构化数据。结构化数据也称为行数据，即存储在数据库中，可以用二维表结构来逻辑表达和实现的数据；非结构化数据与结构化数据相对，是不便于用数据库二维逻辑表来表现的数据，包括文本、图像等多种格式。

从描述对象来看，数据可分为截面数据和时间序列数据。截面数据是特定时点的数据，用于静态反映描述对象在某个时点上的状态；时间序列数据是描述对象在不同时间节点的动态变化或差异。

从度量层次来看，数据可分为定类数据、定序数据、定距数据和定比数据。定类数据是用于对所描述对象按某种特征进行分类，如性别；定序数据用于对所描述对象按某种特征进行排序，即在定类数据的基础上增加了顺序，如满意度分为满意、一般、不满意；定距数据用于对所描述对象按某种特征进行排序和测距，如温度、时间；定比数据是在定距数据的基础上，具有一个自然确定的非任意的零点，如路程的长短。

2. 绩效分析　绩效分析是数据分析的一种。数据分析是将零散杂乱的数据进行分析处理，提炼出结构化的、有价值的信息，再针对研究问题得出规范化、可使用的知识的过程。数据分析的目标就是要用统计分析、机器学习、数据挖掘的各种方法来发现和解决运行发展中的各种问题。

绩效分析则是围绕绩效管理目标，使用适当的技术方法对收集的数据进行处理，挖掘数据中有价值的信息并进行整合、提炼，得出方便用户理解、展现客观规律、能够辅助决策的结论的过程。绩效分析是客观和主观的结合，从数据到信息的过程是客观的，主要取决于数据本身，从信息到知识的过程具有一定的主观性，需要分析者对研究问题、业务流程有深入的理解和思考。

3. 绩效分析的类型　按照分析目标和主要统计方法，可将绩效分析分为描述性分析、探索性分析、推断性分析。描述性分析的重点在于描述数据的统计特征，包括均值、中位数、极差、方差、分布等，可以用统计表或直方图、饼图等统计图展示；探索性分析的重点在于探索和发现数据中蕴含的内在规律，以及数据之间的联系或差异及背后的原因，该方法旨在基于数据发现问题并提供改善建议，在绩效分析中应用较多；推断性分析旨在通过样本数据推断总体特征，有时无法或没有必要对研究对象的特征进行逐一测量，就通过适当的抽样方法抽取部分个体作为样本，然后根据获得的样本数据对所研究的总体特征进行推断。

## 二、绩效分析的基本步骤

1. 明确目标　绩效分析的目标是解决绩效管理中的现实问题，提出正确的问题是成功开展分析的第一步。分析问题可能来自业务运行和绩效管理需要，也可能来自对数据本身的理解。确定分析问题的同时，应明确分析利益相关者，确保分析得出的结论和建议能够得到落实。因此，在确定问题的阶段就应该征求管理者的意见，也可以引入多部门团队共同参与，从不同的视角充分论证，最终聚焦为明确的问题。基于分析问题，结合业务和管理实践，可以确定3~5个子问题或关键指标，以此为框架开展分析。

**2. 数据收集**　数据是绩效分析的基础，广泛收集数据是开展高水平分析的必要步骤。按收集数据的渠道，可分为内部数据和外部数据。内部数据指从组织内部获取的数据，包括各类业务数据库、财务报表、人员信息、物资和资产管理数据等，内部数据能够体现组织内部特定业务的特征和属性，可以根据分析问题的需要进行个性化的统计和处理，是分析数据的主要来源。外部数据是从组织以外收集的数据，包括管理部门、行业组织或第三方机构提供的统计数据和公报、行业分析、市场调研数据等，也包括通过公开出版物收集的各类数据，外部数据收集的难度相对更大，而且常常难以直接满足具体的分析需要，但通过合理整合后的外部数据能为数据分析提供重要的背景和参照。随着互联网的发展，外部数据渠道越来越多元，网络爬虫等技术的发展也为获取充足的外部数据提供了更大的可行性。

**3. 数据质控**　数据质量是指数据资源的固有特征满足使用需求的程度，数量的质量直接决定了分析的成败。数据质量的评估标准包括以下几个方面。

（1）完整性：指计划采集数据与实际采集数据之间的差异，即数据是否存在缺失或遗漏情况，数据存在缺失值会造成分析结果的偏差，要通过合适的技术手段加以处理。

（2）准确性：指观测到的数据值和真实值之间的差距，信息系统的建设架构、信息的日常维护、数据的采集方法等都会影响数据的准确性。

（3）规范性：即数据是否是按统一格式存储的结构化数据，数据规范性越高则越方便分析和使用。

（4）可靠性：指对同一对象进行重复测量时所得到观测数据的接近程度，在实际工作中，会遇到不同渠道获取的同一指标数据差异显著，则说明数据的可靠性较差，需要夯实数据后再进行分析。

（5）及时性：指从业务活动发生到数据记录结果生成所需要的时间，数据及时是支撑组织迅速反映和有效管理的重要基础，信息化手段有助于提高数据处理的速度和效率。

对数据进行质控的过程，也是理解数据的过程。基于对数据质量的把握，围绕分析目标，可以用适当的方法进行数据清洗，并进行初步的汇总统计、排序筛选等处理，常用的处理软件包括Excel、Python、R、SAS、SPSS等，为后续深入分析做好准备。

**4. 建模和评估**　数据模型是一组由符号、文本等组成的集合，是现实世界的抽象，用以精简而准确地表达信息。基础数据往往复杂、多样、动态，有效的数据建模能够帮助分析者简化繁复零散的信息。数据模型有多种表现形式，最常见的形式就是电子表格。模型的形式多样，但都具有三个共同特征：第一，模型是实际问题的简化，建模过程要剥离不必要的细节，抽象现实世界中的因素；第二，模型都是形式化的，要给出精确的定义；第三，模型都有其适用范围，也就是说任何具体的模型都只在特定的条件下成立。

模型建立不是一蹴而就，需要经过一个较长的过程，要用实际数据不断地测试和验证，通过不断的迭代优化，取得最优的结果。在实际分析中，常会借用现有的模型，根据实际应用场景调整优化后，用于数据分析和模拟。

5. **报告结果**　报告分析结果是向管理者或其他利益相关者表达分析发现、研究结论和改善方案建议的过程。表达形式可以是口头表达或书面表达，展示方式可以是文字、报表或更为先进的可视化工具。

表述方式对分析结果的传达及后续政策落实的效果具有重要影响，因此，结果表达要目的明确、结构清晰、结论精炼有价值。在结论准确基础之上，结合对业务的深刻理解，提出政策建议，供管理者在决策中参考。

## 三、绩效分析的常用方法

1. **对比分析**　对比分析法也称为比较分析法，是指通过比较指标值与基准值之间的差异，分析研究对象特定属性的方法。该方法主要用于不同主体相同指标的比较，可以对规模大小、水平高低、速度快慢等做出判断和评价。

对比分析法有多种不同的比较方式。按照比较的指标，可分为绝对比较法和相对比较法。绝对比较法就是将绝对数进行比较，如出院人数，相对比较法就是用相对数进行对比，如四级手术比例。按照比较的标准，可分为横向比较、纵向比较、计划比较和标准值比较。横向比较是在同一时点上对不同对象进行比较，纵向比较是对同一对象在不同时点上进行比较，计划比较是将实际值与计划值进行比较，标准值比较是将实际值与基于实证研究得到的经验值或标准值进行比较。

对比分析法是绩效分析中最常用的方法，既可以比较不同主体的单个属性，从而判断其优势或问题，也可以比较不同主体的多个属性，并做出综合评价或选择决策。

2. **预测分析**　预测分析是一种统计或数据挖掘解决方案，包含可在结构化和非结构化数据中使用以推测未来结果的算法和技术，可用于预测、优化、模拟，更重要的用途是为规划决策提供参考。

预测分析总体上可以分为两种：一是时间序列分析，即根据指标值的变化与时间依存关系进行预测，具体方法包括移动平均法、指数平滑法、ARIMA 法等；二是回归分析，即根据指标之间相互影响的因果关系进行预测，具体方法包括线性回归、决策树模型等。

预测分析最重要的作用是为未来的行动提供指引，但由于开展预测分析的难度较大且易发生偏差，该方法在实务工作中使用较少。

## 第二节 医院绩效考核评价的数据基础及信息化实现

### 一、医院主要信息系统简介

医院现有的信息系统是绩效管理的重要支撑，为绩效考核和绩效分析提供数据基础，在建设绩效评价及管理支持信息系统前，需要先了解现有信息系统的基本情况。根据国家卫生健康委员会2018年发布的《全国医院信息化建设标准与规范（试行）》，医院信息系统的业务应用主要包括便民服务、医疗服务、医疗管理、医疗协同、运营管理、后勤管理、科研管理、教学管理、人力资源管理等方面。通过各类业务活动和管理活动产生的数据都可以作为绩效管理的数据基础。

1. **医院信息系统** 医院信息系统（hospital information system，HIS）是医院最早广泛应用的信息系统。狭义的HIS主要指医生工作站、护士工作站等临床应用系统，广义的HIS是指利用电子计算机和通讯设备，为医院所属各部门提供患者诊疗信息和行政管理信息的收集、存储、处理、提取和数据交换的能力，并满足所有授权用户的功能需求的信息网络平台。HIS包括基础设施和业务应用系统，其中，基础设施包括网络架构、核心数据库服务器、存储、机房等，业务应用包括便民服务、医疗服务、医疗管理、医疗协同、运营管理、后勤管理、科研管理、教学管理、人力资源管理等多个方面。

2. **医院管理信息系统** 医院管理信息系统（hospital management information system，HMIS）是指利用计算机软硬件技术、网络通信技术等现代化手段，对医院及其所属各部门的人流、物流、财流进行综合管理，对在医疗活动各阶段产生的数据进行采集、储存、处理、提取、传输、汇总、加工生成各种信息，从而为医院的整体运行提供全面的、自动化的管理及各种服务的信息系统。其核心目标是实现医院管理信息化，促进医院资源的合理配置，提升医院管理效能和决策水平。

3. **临床信息系统** 临床信息系统（clinical information system，CIS）是指为门诊、急诊、住院、医技、药事等各类医疗过程管理提供支持的信息系统，其主要用户是一线医务人员，主要目标是支持医院医护人员的临床活动，收集和处理患者的临床医疗信息，丰富和积累临床医学知识，并提供临床咨询、辅助诊疗、辅助临床决策，提高医护人员的工作效率，为患者提供更多、更快、更好的服务。

**4. 电子病历系统** 电子病历系统（electronic medical record，EMR）是由临床医生应用医生工作站整合各相关信息系统提供的患者信息，并依据国家相关标准与规范编辑形成的电子医疗文档。电子病历系统是医生工作站的核心，同时医生工作站又通过规范的接口程序与医院信息平台的其他相关工作站和护士工作站、入/出院管理系统、医技管理系统等互联互通，最终完成电子病历相关信息的整合。电子病历能够提供以患者为中心的、完整的、终身的、多维度的、多媒体临床诊疗信息记录，包含文本、符号、图表、图形、影像等多种载体形式的信息。

## 二、医院绩效考核评价的信息化

**1. 绩效考核评价信息化建设的目标** 绩效考核评价信息系统的开发建设要从用户需求出发，其潜在用户包括医院管理者、绩效考核评价实施者和被考核对象等，不同用户从各自角度对系统有不同的需求。

从医院管理者角度，需求主要包括医院战略发展和运营管理。战略发展需求是科学制定医院发展战略，并通过绩效管理引导每个部门和员工共同落实，这要求信息系统能提供医院在医教研各方面工作的进展情况，跟进年度工作计划和规划目标的完成情况，反映不同部门、中层干部及核心骨干的绩效考核情况等。医院运营管理是在日常运行中不断促进医院各类资源优化配置，要求信息系统提供各类关键指标的静态统计报表，并能实时更新、动态监测、安全预警，为运营管理决策提供数据支持。

从绩效考核评价实施者角度，需求主要包括绩效管理实施和关键指标监测。绩效管理实施需求包括及时准确采集数据、绩效考核模型维护、考核结果审核和反馈、绩效结果应用等，鉴于绩效考核的多元性及分配数据的敏感性，权限控制要安全、可靠、灵活。关键指标监测需求包括绩效数据分析、监测及展示等，绩效数据来源广泛，而且要根据管理需要及时调整，对系统的灵活性和可拓展性要求较高。

从被考核者（主要是业务部门）角度，需求主要包括绩效考核结果查询、科室绩效管理等。绩效考核结果查询需求是指在每个考核期末能够查询本部门、本人的考核结果反馈，并能对绩效指标做一定分析比较。科室绩效管理需求是指业务部门负责人需要密切跟进部门和员工绩效目标的完成情况，并对部门内的员工实施绩效考核。

**2. 信息系统的开发方法**　按照开发过程的不同，信息系统的开发有两种典型的方法，即生命周期法和原型法。

（1）生命周期法：是指系统开发从任务的提出开始，全过程要经过初步调研、可行性分析、详细调研、系统设计、系统实施和系统运行维护等不同阶段。系统开发任务的提出主要是初步确定系统开发的目标、要求、内容、方式、时间等；初步调研是指系统开发人员接受任务后要开展系统的初步调查，概括地了解相关信息系统现状和业务部门的总体需求；可行性分析是指在系统调研的基础上，对系统开发的必要性和技术、经济等方面的可行性进行分析，出具可信性报告；详细调研是进入实质性开发的第一步，全面掌握现行信息系统的详细情况，以及组织机构、管理职能、业务流程以及信息处理流程等；系统设计是在充分调研的基础上，确定系统的目标，建立系统的逻辑模型和物理模型，建立一个可交付用户使用的系统；系统实施和运行维护是指信息系统开始实际运行，涉及用户培训、新旧系统转换等工作，并在系统实际运行后进行修正错误、扩展功能和适应新变化等系统维护工作。

（2）原型法：是指在获得用户基本需求的基础上，以一个原始模型为基础，让用户通过试用等方式了解原型的功能概况和使用效果，并提出改进意见，开发人员根据用户需求反复修改完善，直到用户满意为止。原型法需要经过确定初步需求、设计原型、试用和评价原型、修改和完善原型等过程，相比生命周期法，原型法投入的人力物力较少，开发周期也较短。

**3. 信息系统的主要功能**　绩效考核和评价信息系统的功能模块，应包括数据仓库、数据采集和整合、数据分析、业务模型、BI展示等内容。

（1）数据仓库：从医院内部的各类业务及管理数据库获取用于支持绩效管理的相关数据，经过清洗、转换构建数据仓库，支持联机分析处理。

（2）数据采集和整合：支持门诊、住院、医技、手术等业务信息的实时采集，根据卫生统计规范及院内外相关管理要求确保数据口径的标准化和规范化；按照绩效管理要求实现医院各类信息的跨系统共享和处理，能够通过患者、科室、医生等主索引关联整合信息。

（3）数据分析处理：对关键绩效指标的数据进行分析处理，有异常值报警功能，提醒绩效管理人员发现问题，支持医院和科室管理人员管理决策。

（4）绩效管理业务模型：建立医院绩效管理业务流模型，支持绩效计划、实施、考核、反馈等功能。

（5）BI展示：支持集成化展示、界面展示管理决策支持相关的信息，支持可交互的可视化界面展现信息，形式可包括信息仪表盘、直方图、箱图、饼图、雷达图等。

## 本章小结

　　数据的及时准确是确保绩效考核评价客观有效的重要基础，绩效分析是围绕绩效目标对数据进行的处理与分析，是发现问题、评价和改善绩效指标的必要途径。本章主要阐述了绩效分析的基本步骤和常用方法，并简要介绍了信息化手段支持绩效考核评价的主要实现方式。

（郭永瑾　许　岩）

# 第十八章 医院绩效薪酬概述

## 第一节 医院绩效薪酬的概念

### 一、医院薪酬的概念

医院薪酬是医院对员工为医院创造价值所付出的脑体劳动和体力劳动而支付的报酬。一般可以分为经济性薪酬和非经济性薪酬两类，经济性薪酬包括基本工资、绩效奖金、津贴补贴、年度奖励、保险福利、持股、利润分享以及带薪休假等；非经济性薪酬包括工作环境、工作氛围、个人发展机会、能力提升和职业安全等（图18-1）。

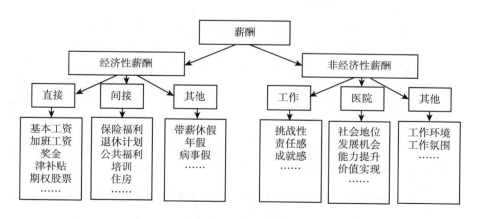

图18-1 薪酬结构图

医院管理者通过制订和调整员工的薪酬形式、薪酬结构、薪酬水平和薪酬标准等内容，确保医院在劳动力市场上的竞争性，吸引和稳定优秀人才，同时通过公平合理的薪酬分配制度激发员工的积极性和创造性，使医院和员工形成利益共同体，给医院带来良好的社会效益和经济效益，促进医院发展。

## 二、医院薪酬的类型

国内外采用较多的医院薪酬类型包括按服务项目支付、按人头支付、固定工资制。按服务项目支付薪酬是根据具体的服务项目类型和数量向医师或相关服务提供者支付报酬；按人头支付薪酬是根据诊治患者的数量支付相应的报酬；固定工资制是对受雇于某一医疗机构或健康计划的员工支付固定报酬，不考虑其提供的服务。

表18-1　国内外采用较多的医院薪酬的类型

| 类型 | 中国 | 美国 | 英国 | 德国 | 日本 |
|---|---|---|---|---|---|
| 薪酬制度 | 医师：以"按服务项目支付""按人头支付"、固定工资制并存的混合式体系<br>其他员工：固定工资制+奖金 | 医师：以"按服务项目支付"为主、其他支付方式并存的混合式体系<br>护理人员：固定工资制，包括年薪制和时薪制 | 所有员工，均采用固定工资制 | 所有员工，均采用固定工资制 | 医师：固定工资制，工资水平与个人工作表现无关，而是取决于员工的年龄、在本院的工作年限、学历高低等因素<br>其他卫生专业人员：固定工资+奖金 |
| 津补贴 | 加班费、夜间工作差别补贴（针对护理人员） | 随叫随到候诊补贴、午后/夜间工作差别补贴（针对护理人员） | 加班费、交通补贴、随叫随到候诊补贴等 | 加班费、交通补贴、随叫随到候诊补贴等 | 加班费、交通补贴、随叫随到候诊补贴等 |
| 特色薪酬制度 | 年终奖金 | 入职奖金、留职奖金（针对医师） | 雇佣和附加保持金，根据医疗服务市场中医生的供求关系设置 | 临床科室主任可与医院协商获得特殊补贴 | 根据工作特点设立了多种人性化的工作补贴与生活补贴。工作补贴：医师补贴、急救补贴、特别工作补贴、特殊工作补贴、派遣补贴、乘直升机抢救补贴等；生活补贴：抚养补贴、住房补贴、两地分居补贴和地区补贴等 |

然而在医院薪酬管理的发展中逐渐发现，按服务项目支付薪酬，可能诱导医师通过过度医疗或不合理使用医疗服务项目等行为增加自身收入，并且导致医疗费用持续上涨，对医疗服务有效性及初级医疗保健产生不利影响；按人头支付薪酬不能体现对

不同疾病严重程度的患者所付出的劳动差异；固定工资制不利于有效激励员工的积极性，影响医院服务效率。因此，国外开始积极探索和实践多种新的医院薪酬制度，例如绩效薪酬、按治疗事件支付薪酬和责任性医疗组织，本书主要介绍绩效薪酬。

### 三、医院绩效薪酬的概念

医院绩效薪酬是指结合医院运行发展的合理预期和医院战略绩效的总体要求，根据医院员工的劳动强度、技术含量、责任大小以及所需要承担的风险程度，以劳动业绩为主要考核依据的薪酬核算。

医院绩效薪酬是一种随工作绩效变动的薪酬，将绩效考核结果与薪酬制度进行挂钩，既是对绩效考核的应用，也是医院薪酬方案的一个重要组成部分，通过奖励实现医院绩效标准的员工，或者激励员工完成某些医院设定好的绩效目标，既能充分发挥薪酬激励作用，又能起到绩效管理的作用。

### 四、国内外医院绩效薪酬的制度

#### （一）国外医院绩效薪酬制度

目前国外积极探索和实践医院绩效薪酬制度的主要国家有美国、英国、法国、巴西、澳大利亚、新西兰和韩国等，其中比较具有代表性的是美国、英国和法国。

1. **美国医院绩效薪酬制度**　医院质量激励示范项目（hospital quality incentive demonstration，HQID）。其考核涉及五大临床领域：服务的协同性、服务有效性与人群健康、患者安全、患者体验和过度使用与效率评价，包含34个绩效评价指标。激励方式为奖励与处罚并重，考核对象的绩效得分必须达到最低的绩效标准，才能获得相应的绩效支付奖励，否则需要承担相应的惩罚。

2. **英国医院绩效薪酬制度**　针对全科医生实行质量和结果框架（quality and outcomes framework，QOF）的绩效薪酬制度。其绩效评价基于临床实践、服务数量和质量、公共卫生和患者体验4个方面，覆盖临床和公共卫生两个领域，合计81个绩效评价指标，并且每年会适当进行调整，全科医生进行考核达标后则可获得额外的奖励收入。

3. **法国医院绩效薪酬制度**　针对全科医生实行改善医疗行动计划（CAPI）。全科医生与当地医疗保险部门自愿进行签约，根据服务人群的规模确定支付标准，并根据国家公共卫生服务指标的达标或进步情况进行绩效奖励，其绩效评价指标体系涉及两个领域：全科诊所组织和管理、行医水平和服务质量，合计29个指标。

综合概括美、英、法等国的医院绩效薪酬制度，主要具有以下特点。

（1）在绩效考核的内容上，重点关注和评价医疗服务质量。

（2）在绩效指标的选择上，注重考核指标的可测量性和可获得性。

（3）在绩效目标的设计上，大部分指标都设置了门槛值，考核对象需要达到一定的标准之上才能获得绩效奖励。

（4）拥有较完善的功能、强大的信息系统支撑，便于提取绩效考核所需要的数据。

（5）绩效薪酬制度并非为其医院最主要的薪酬制度，在总体薪酬构成中所占的比例较小。美国依然以按服务项目支付薪酬为主，英国QOF框架下的绩效薪酬占全科医生薪酬的20%，法国CAPI中绩效薪酬仅占全科医生薪酬的8%。

### （二）国内医院绩效薪酬制度

国内医院的薪酬制度从原来的职务等级工资制、结构工资制、专业技术职务等级工资制，发展到现在开始推行岗位绩效工资制，采取固定工资与绩效奖金相结合的方法，常用的绩效薪酬模式包括以下几种。

1. **基于岗位职级系数的绩效薪酬模式**　结合岗位、职务、职称等因素设定不同级别并配置相应系数，各个级别间设置一定差距，按系数进行绩效薪酬核算。该模式操作比较简单，能够实现同岗同筹，也有利于医院进行成本控制，但该模式下医院员工的绩效薪酬增加与职级晋升直接挂钩，若晋升无望时没有其他机会可获得绩效薪酬的较大幅度提升，影响员工工作积极性，甚至出现消极怠工或离职，并且岗位职级的稳定性导致员工的绩效薪酬也相对稳定，不能反映同岗同级员工之间实际付出的劳动价值的差异，无法充分发挥薪酬激励作用。

2. **仅基于工作量的绩效薪酬模式**　仅仅根据医院员工的实际工作量作为考核依据，例如按照门诊人次、住院人次、手术人次进行绩效薪酬考评，该模式能体现对多劳多得的激励，但无法体现医疗服务项目中的一些差异，如按手术人次进行绩效薪酬考评，无法体现不同手术级别、手术风险和手术难易程度的差异，较为粗放。

3. **基于收支结余的综合绩效薪酬模式**　根据医院整体经营情况，以不同科室的收支结余能力为主要参考，将核算后的结余部分结合科室增收节支、服务数量和服务质量等效率指标综合评估，即可获得科室当月的绩效薪酬额度。由于一定的历史原因，该模式在国内医院的绩效薪酬考评中占主要方式，但随着医疗卫生体制的不断深化改革，以收支结余为主要参考的绩效薪酬考评模式不再符合现代医院发展的规律和要求，越来越暴露出其在理论上存在的缺陷和实践上存在的问题。

（1）不符合卫生经济学的客观规律：医疗行业具有自身的特殊性，不同科室的功能定位和病种结构差异较大，在治疗疾病的过程中使用医疗辅助设备的机会也差异较大，以收支结余作为主要参考指标，则会导致使用医疗辅助设备多、处置治疗收入高的科室，因为收入高，"结余"就相对更多，从而获得的绩效薪酬越多，然而这部分科室并不一定就是劳动价值最高的科室。

（2）受医疗服务价格影响：医疗服务区别于一般商品，除了具有商品性，还具有福利性，医疗服务的价格不是通过市场供需调节自发形成，而是由政府相关部门根据国民经济的发展水平和地区居民的承受能力等因素综合考虑制订，因此医疗服务的价格一般低于医疗服务价值，且不同医疗服务的价格差异不能代表其价值差异，用基于医疗服务价格的收入来考评体现医疗服务价值的绩效薪酬，存在先天性不合理。

（3）成本分摊可能存在不合理：在对院内科室进行设备折旧、房屋折旧、水电费、管理费等间接成本的分摊时，由于分摊的模糊性，可能存在分摊不合理的情况，影响结余结果。

（4）可能诱导过度医疗：收支结余结果直接关系到个人薪酬多少，可能诱导医务人员出于趋利动机而产生过度医疗行为，导致医疗费用不合理增长，患者就医负担加重。

（5）制约医院医疗服务能力建设：在开展新技术新项目、购买新设备时，科室考虑到相应的成本，可开展可不开展的项目可能就选择不开展，可买可不买的设备可能就选择不买，影响科室提升医疗技术的积极性，制约医院医疗服务能力建设。

4. 基于知识价值和业绩导向的岗位绩效薪酬制度 随着我国经济体制的逐渐完善和医药卫生体制的深化改革，薪酬管理的重要性愈发突显，各地开始探索实践以知识和绩效为主导的薪酬制度改革。于是在国外绩效薪酬制度的基础上，结合我国本土化发展，借鉴企业相关绩效薪酬理论和方法，不断优化改革目前绩效薪酬考核相对粗放、绩效考核与薪酬体系的关联性不强、绩效考核大多还是考虑工作量与业务收入等指标、对医疗服务质量和患者安全与满意度考核不足的问题，形成能更好体现医院员工劳动价值，体现多劳多得、优绩优得的科学合理的绩效薪酬制度。基于知识价值和业绩导向的岗位绩效薪酬制度已逐渐成为医院绩效薪酬设计的主流。

## 第二节 医院绩效薪酬方案的工具与方法

### 一、常用的岗位价值评估工具

#### （一）配对比较法

配对比较法是一种定性的岗位价值评估方法，将所有需要评估的岗位放到一起，进行两两之间的配对比较，若一个岗位的价值高于另一个岗位则可加一分，以此类推，把所有岗位与其他岗位依此进行对比，计算每个岗位所得分数后从高到低进行排序，继而划定各个岗位的具体等级。配对比较法属于岗位价值评估的定性类方法中较为细致的方法，注重岗位的自有价值，并通过岗位间的逐一对比确定岗位的相对价值，但该方法仍然存在定性类方法共通的具有较大主观性的问题，并且评估过程较复杂，适用于岗位间差别较大、岗位数量较少的情况。

### （二）海氏评价系统

海氏评价系统是一种因素评分法，它将岗位划分为知识技能水平、解决问题的能力、承担职务的责任3个维度，每个维度再分解出不同的因素，其中知识技能水平维度包括专业知识技能、管理技巧和人际关系技巧3个因素；解决问题的能力维度包括思维环境和思维难度两个因素；承担职务的责任维度包括行动的自由度、职务责任和职务对结果的作用3个因素，由此共同构成三维度八因素的岗位价值评价系统。对每个岗位的3个维度分别确定权重，对8个因素进行赋值并确定各自的评分标准，将8个因素的评分结果乘以权重，最终得到该岗位的评分总分，对每个岗位的总分进行排序，可以得到各岗位的价值排序。海氏评价系统的三维度八因素具有较高的代表性，可以系统、多维度得体现专业技术型岗位的特点，能较为客观得对每个岗位进行评价，同时也能反映不同部门、不同岗位间相对价值的差异。

### （三）美世职位评估体系

美世职位评估体系是一种集点打分制方法，它将岗位价值分为影响、沟通、创新和知识这四个对职位大小有决定性作用的关键维度，每个维度包括2~3个因素，影响维度包括该职位在组织内部的影响层次、规模、贡献大小；沟通维度包括该职位的沟通情景和沟通性质；创新维度包括该职位的创新能力和职位的复杂性；知识维度包括该职位的知识水平要求、应用深度和团队角色。每个因素有不同级别和对应的权重分，使用该方法进行岗位评估时，只需在每个因素选择适当的级别，即可获得对应的分值，将所有分值相加即可获得该岗位的总分。该方法评估过程简单，易于理解和推广，是一种适用于所有层级的综合性评估体系。

## 二、绩效薪酬方案设计的方法

绩效薪酬方案设计的方法一般有以下几个步骤。

第一步：梳理工作岗位。从医院整体发展需要出发，基于工作流程的顺畅和工作效率的提高，梳理目前的工作岗位。分析不同岗位之间划分的合理性：工作职责是否清晰，各个岗位间的工作联系是否清晰、合理。工作分析的结果是形成岗位清单和各个岗位的工作说明书。

第二步：进行岗位价值评估。选择某种岗位价值评估工具，并组织医院内部专家和外部专家逐个对岗位进行评价，这个过程如果医院自身认为力量不够时可以考虑请外部专家进行培训和指导。

第三步：岗位分类与分级列等。首先，对岗位进行横向的职系分类；然后，根据评价结果按照一定的分数段进行纵向的岗位分级；最后考虑不同岗位级别的重叠幅度。分级时应当考虑两个平衡：不同职系间岗位的平衡和同类职系岗位的平衡。不同职系和级别的岗位薪酬水平不同。

第四步：设定薪酬水平。根据上一步的岗位分等列级的结果，对不同级别的岗位设定薪酬水平。薪酬水平的设定要考虑医院薪酬策略和外部薪酬水平，以保证医院薪酬的外部竞争性和公平性，以保障医院薪酬的吸引力和控制医院重点岗位员工的流失。

第五步：确定薪酬结构。以设定的岗位薪酬水平为该岗位的薪酬总额，根据不同职系岗位性质确定薪酬结构构成，包括确定固定部分与绩效浮动部分比例以及工龄工资各种补贴等其他工资构成部分。一般来讲，级别越高的浮动比例越大，岗位对工作结果影响越大的岗位浮动比例越大。

第六步：进行薪酬测算。基于各个岗位确定的薪酬水平和各岗位员工的人数，对薪酬总额进行测算；针对岗位某些员工的薪酬总额和增减水平进行测算，做到既照顾公平又不能出现较大幅度的偏差。

第七步：对薪酬定级与调整等做出规定。从制度上规定员工工资开始入级和今后岗位调整规则。薪酬调整包括医院总体自然调整、岗位变动调整和绩效调整。在岗位绩效薪酬中应该对个人薪酬调整和绩效考评的关系做出规定。此外，还有对薪酬发放的时间、发放形式作出适合医院情况的规定，如是否采取年薪制等。

## 第三节　医院绩效薪酬方案的设计

医院属于知识和技术密集型单位，与社会其他职业相比，准入条件较严苛，对专业知识掌握程度要求较高，人才培养周期较长，工作内容存在突发性、不稳定性和高风险性等特点。对公立医院而言，还要坚持公益性导向，除了经济效益还需要平衡社会效益。具体到院内，存在医师、技师、护理、管理、后勤、科研、教学等不同职系，各个职系的岗位职责、技术的复杂程度、承担的风险大小、工作量的多少等均有不同，同时在各个职系中又有高级、中级、初级等不同职称。因此，在进行医院绩效薪酬方案设计时，既要向劳动强度大、责任风险高、技术含量高的临床一线岗位、技术岗位、关键岗位和重要管理岗位倾斜，又要考虑到不同职系和不同等级的人员的岗位特点，制定能体现其自身价值的考核标准和考核办法。根据"按劳分配、效率优先、兼顾公平、富有激励"的医改要求，构建以工作量为基础、以质量效率为重点、以综合评价为手段，体现多劳多得、优绩优酬并合理拉开各职系各等级间的收入差距的绩效薪酬方案。医院绩效薪酬激励机制建立的目的是以医院发展目标为导向，通过一岗一薪、岗变薪变、"一级一薪，定期升级"的绩效薪酬战略，充分发挥员工的工作积极性与潜在的能力，提高医院的整体绩效水平和竞争力，更好地实现医院的发展战略目标。

## 一、医院绩效薪酬方案设计的基础

### （一）岗位价值评估

岗位价值评估通过对院内各个职系、各个岗位进行考察、分析和调查，系统定量比较不同岗位的责任能力资格条件、努力程度、风险大小和工作环境等特性，评估各岗位的相对重要性和价值地位，以确定不同岗位对于医院的"相对价值"。将岗位价值评估的结果转化为薪酬等级并确定合理的薪酬水平，既是同工同筹和按劳分配的重要体现，也是确保医院的薪酬在市场中具有竞争性，吸引医院发展所需的高素质人才，避免医院优秀人才流失，增加医院对人才的凝聚性。

### （二）薪酬水平策略

薪酬水平策略主要是通过外部薪酬调查来制定医院相对于当地市场薪酬行情以及竞争对手薪酬水平。医院可以选择的薪酬水平策略如下。

**1. 市场领先策略**　采用这种薪酬策略的医院，薪酬水平在同行业的竞争对手中是处于领先地位的。领先薪酬策略一般基于以下几点考虑：医疗服务市场处于扩张期，有很多的市场机会和成长空间，对高素质人才需求迫切；医院自身处于高速成长期，薪酬的支付能力比较强；在同行业的市场中处于领导地位等。

**2. 市场跟随策略**　采用这种策略的医院，一般都建立或找准了自己的标杆医院，其医疗服务与管理模式都向自己的标杆医院看齐，同样薪酬水平跟标杆医院差不多即可。

**3. 成本导向策略**　成本导向策略也叫落后薪酬水平策略，即医院在制定薪酬水平策略时不考虑市场和竞争对手的薪酬水平，只考虑尽可能地节约医院运营、服务和管理的成本，这种医院的薪酬水平一般比较低。采用这种薪酬水平的医院一般实行的是成本领先战略。

**4. 混合薪酬策略** 指在医院中针对不同的部门、不同的岗位、不同的人才，采用不同的薪酬策略。比如对于医院核心与关键性人才和岗位的策略采用市场领先薪酬策略，而对一般的人才、普通的岗位采用非领先的薪酬水平策略。

### （三）科学合理的绩效考核体系

医院绩效薪酬以绩效考核结果为度量，以绩定酬，反映相同岗位对于医院不同的价值。通过制订科学合理的绩效考核体系，设置完善的绩效考核指标，对医院员工的工作情况进行有效的评价，明确绩效薪酬分配的具体内容，从而准确体现薪酬的激励作用，达到绩效管理目标。绩效考核体系制订后，考核指标并非一成不变的，而是随着医院战略发生变化、工作重点发生变化、组织结构发生变化、工作流程发生变化、岗位发生变化、新业务开展等进行相应的调整，如增加、删减或修订考核指标的名称、考核指标的定义、考核标准、考核频率、数据来源等。

## 二、医院绩效薪酬方案设计的基本原则

### （一）公平性原则

公平性原则是进行绩效薪酬方案设计时需要遵循的首要准则，包括外部公平性、内部公平性和个体公平性。外部公平性体现在医院自身的绩效薪酬水平与外界相同层级医院类似岗位相比能够体现公平性；内部公平性体现在医院内的员工在差异化的岗位职责、工作内容、所需技能和工作环境中能够得到公平的对待，合理反映不同岗位之间绩效的相对价值差异；个体公平性体现在对于医院内相同岗位的员工，在工作内容相同、工作绩效和对医院的贡献没有明显差异时，所获得的绩效薪酬不应有明显的差距，若存在员工个人的技能、资历、工作绩效及贡献的差异，也能得到公平的差异性体现。

### （二）激励性原则

激励性原则的核心内容是讨论如何通过薪酬杠杆激励员工，提高工作热情和工作效率，以取得更好的工作成绩。激励理论作为薪酬管理理论的基础，是建立科学完善的薪酬制度的前提和保障。

**1. 需求层次理论** 需要层次理论的代表，美国行为科学家马斯洛认为，人的需要从低到高分为五个层次即生理需要、安全需要、社会需要、尊重需要和自我实现需要。其中生理需要和安全需要处于最低层，社会需要、尊重需要处于中间，而处于最高层的是自我实现的需要，是人的终极需要。人的行为在受到需要和欲望的影响与驱动时，只有尚未满足的需要才能影响其行为，已满足的需要很难起到激励作用；主导需要决

定着人的行为，在主导需要被满足后，人的需要便会向更高层次发展；人的低级需要被满足后，曾经为满足这些需要所提出的措施，便不再具有激励作用。人的高级需要越是能得到满足，就越能产生令人满意的激励效果。

2. **期望理论** 期望理论是美国心理学家弗鲁姆提出的，该理论指出激励力是期望、关联性以及效价的函数。其中，期望是员工对自己通过一定的努力完成既定工作任务可能性的自我判断，它所揭示的是个人努力与绩效之间的关系；关联性是员工对于达到既定绩效水平之后是否能够得到组织报酬所具有的信心，它反映了绩效与奖励的关系；效价是员工对于获得的报酬对个人需求的满足程度的判断，它反映了奖励与个人需求之间的关系。很显然，只有当个人感到上述三种关系比较紧密时，才会有较高的激励力。期望理论认为，一种行为倾向的强度取决于个体对这种行为可能带来的结果的期望强度以及这种行为对结果的吸引力。

3. **双因素理论** 美国心理学家赫茨伯格在需要层次理论基础上发展并建立起双因素理论。双因素理论认为对员工行为产生主要影响作用的有两种因素：激励因素和保健因素。其中，保健因素是对员工的不满意产生影响的主要因素，对医院而言，是指医院政策、行政管理、监督、与主管的关系、工作条件、与下级的关系、地位安全等方面的因素。激励因素是指能对员工的满意产生影响的主要因素，如工作富有成就感、挑战性、职业生涯的发展和成长等。保健因素不足必然导致员工不满意，但是保健因素再多也不会为员工带来更多的满意，所起的作用是维持性的。只有足够的激励因素才能让员工感到满意，从而激励绩效的产生。

绩效薪酬是基于激励理论具有激励作用的报酬，因此在设计医院绩效薪酬方案时，要充分体现绩效薪酬的激励性。对符合医院发展需求的有益的行为进行正向激励，通过提高绩效酬金的奖励方式促进此类行为的持续发展，对阻碍医院发展的行为进行负向激励，通过扣减绩效酬金的惩罚方式减少此类负面行为。正向激励能吸引医院员工更好地参与医院工作，接受度往往较好，单纯的负向激励虽然能鞭策绩效较低的医院员工提高绩效，但在实施过程中可能会遭遇一定的阻力。在绩效薪酬方案设计中应将正向激励和负向激励相结合，根据医院当前发展阶段及发展重点，动态调整正向激励和负向激励在绩效薪酬中所占的权重，例如在医院某个重点项目的初始发展阶段，为更好地鼓励员工参与其中并充分发挥主观能动性，采用较多的正向激励、较少或没有负向激励的效果往往更好；而对于某些进入稳定运行阶段的项目或是有指令性要求的项目，可以通过逐渐增加负向激励的权重从而更好得达到提高绩效的效果。

（三）合理性原则

过高或者过低的绩效薪酬都会对医院员工的工作积极性产生影响，从而影响医院整体绩效。过低的绩效薪酬无法充分体现医院员工的劳动价值，导致员工工作效率下降甚至造成人才的流失；过高的绩效薪酬会降低绩效薪酬激励作用的边际效应，同时增加医院的人力成本负担。因此，在设计绩效薪酬方案时应具有合理性，保持在相对合理的范围内。

## 三、医院绩效薪酬的支付形式

1. 根据作用对象不同，可以分为个人绩效薪酬和集体绩效薪酬。

（1）个人绩效薪酬是根据员工个人的工作绩效完成情况给予劳动回报，表现形式主要有计时工资、计件工资、个人绩效的短期奖励、个人绩效的长期奖励。其优点在于可以有效激励员工个人的工作积极性、创造性和主动性，提升个体业绩水平的同时达到医院整体的绩效目标；其缺点在于可能导致员工过于重视个体利益并陷入不良竞争，忽视团体的整体利益，影响整个团队的团结性。

（2）集体绩效薪酬以团队整体的绩效情况作为考核依据，并且将绩效薪酬奖励兑现给团队，由团队二次分配到个体。员工与团队收益共享、风险共担，是支持团队合作的激励模式，适用于考核者无法客观准确衡量员工个体的绩效，或尤其需要良好的团队合作以保障团队任务完成的情况。其优点在于能有效增强团队凝聚力，缺点在于可能引起团队内部分员工消极懈怠、个体绩效下降，从而影响团队整体绩效。

2. 根据评估周期长短，可以分为短期绩效薪酬（每月或每季度）、中期绩效薪酬（每年）和长期绩效薪酬（多年）。

3. 根据考核对象层级不同，可以分为管理层绩效薪酬和非管理层绩效薪酬。

4. 根据评估方式不同，可以分为基于过程的绩效薪酬和基于结果的绩效薪酬。

5. 根据回报形式的不同，可以分为薪资增长、奖金激励和股权分红等模式。

在进行绩效薪酬方案设计时，并非采用单一的绩效薪酬支付形式，往往是根据业务工作特点将多种支付形式相结合。

## 四、医院薪酬的构成与绩效薪酬的配置比例

薪酬构成主要是指医院总体薪酬所包含的固定薪和变动薪所占的比例。固定薪和变动薪各自在总薪酬的占比是薪酬设计中很关键的问题，一般而言，供医院选择的薪酬构成策略有以下几种模式。

1. **高弹性薪酬模式**　这是一种激励性很强的薪酬模式，绩效薪酬是薪酬结构的主要组成部分，基本薪酬等处于非常次要的地位，所占的比例非常低（甚至为零）。即薪酬中固定部分比例比较低，而浮动部分比例比较高。这种薪酬模式，员工能获得多少

薪酬完全依赖于工作绩效的好坏。当员工的绩效非常优秀时，薪酬则非常高，而当绩效非常差时，薪酬则非常低，甚至为零。

2. **高稳定薪酬模式** 这是一种稳定性很强的薪酬模式，基本薪酬是薪酬结构的主要组成部分，绩效薪酬等处于非常次要的地位，所占的比例非常低（甚至为零）。即薪酬中固定部分比例比较高，而浮动部分比例比较少。这种薪酬模式，员工的收入非常稳定，几乎不用努力就能获得全额的薪酬。

3. **调和型薪酬模式** 这是一种既有激励性又有稳定性的薪酬模式，绩效薪酬和基本薪酬各占一定的比例。当两者比例不断调和和变化时，这种薪酬模式可以演变为以激励为主的模式，也可以演变为以稳定为主的薪酬模式。

绩效薪酬是医院薪酬制度的重要组成部分，绩效薪酬在整体薪酬中所占的比例会显著影响医院员工对薪酬的态度。绩效薪酬的占比越大，对薪酬激励强度的关注就越多，也就是提升员工对绩效薪酬的感知度，从而达到激励员工工作积极性、提高员工对薪酬的满意度的效果，但绩效薪酬的占比不是越高越好，过高的绩效薪酬占比可导致固定薪酬比例较低，容易造成人员不稳定。绩效薪酬在整体薪酬中的占比并非固定不变，而是动态的，随着医院不同发展阶段做相应调整，例如在医院发展刚起步的初创期，应以固定薪酬为主，减少或不考虑绩效薪酬的占比，随着医院进一步发展，再逐渐增加绩效薪酬的占比，以激励医院绩效不断提高，直至医院发展进入稳定期/衰退期，应再次降低绩效薪酬在薪酬中的占比（图18-2）。

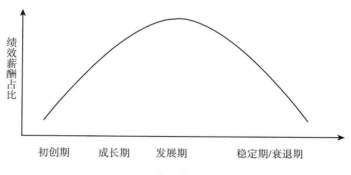

**图18-2 绩效薪酬构成战略**

绩效薪酬所占比例的配置包括切分法和配比法两种方法。切分法是根据岗位评价结果和外界相同层级医院薪酬水平，确定不同岗位的整体薪酬水平，再针对不同岗位的重要性和贡献程度对固定薪酬和绩效薪酬的占比进行切分；配比法是根据岗位评价结果和外界同层级医院薪酬水平，确定各个岗位的固定薪酬水平，一般将其定位于医疗行业薪酬水平的相对低位，再在此基础上适当上浮一定比例，使总体薪酬水平处于医疗行业薪酬水平的中高位，从而确定绩效薪酬的占比。

### 五、医院绩效薪酬的分配方式

医院绩效薪酬的分配一般包括两种方式：一种是医院将绩效薪酬根据个人/医疗组的绩效情况直接一级分配到个人/医疗组；另一种是医院将绩效薪酬先一级分配至各个科室，再由各个科室对个人/医疗组的绩效进行考核，将科室的绩效薪酬总额重新划分后进行二级分配。

院科二级分配可以体现科室对绩效薪酬分配的自主权，但二级分配过程是否公平公正，直接关系医院员工对医院整体绩效薪酬方案的评价与认可，在实践中经常出现科室二级分配原则与医院一级分配原则不相符的情况，严重者甚至完全背离医院绩效薪酬方案的总体原则，阻碍全院绩效薪酬考核分配工作的顺利进行。

因此，在进行绩效薪酬方案设计时，对于医院能直接考核到个人/医疗组的业务绩效，尽量选择一级分配方式直接分配到个人/医疗组，对不能直接考核到个人/医疗组的业务绩效，要确保院科二级分配的公平性和公正性，如加强对医院总体绩效薪酬制度的沟通、宣传和辅导，在医院绩效薪酬方案的总体原则下制定各个科室的二级分配原则；成立科室绩效薪酬管理小组，针对科室二级分配情况定期或不定期开展讨论和自查，同时接收科室全体员工对绩效薪酬分配的合理意见和建议，进行上传下达；成立医院绩效薪酬审计小组，定期对各个科室的绩效导向是否落地、绩效薪酬二级分配方案是否合理和绩效薪酬实际分配结果进行审计核查。

## 本章小结

根据"深化公立医院薪酬制度改革的指导意见"精神，实施以增加知识价值为导向的分配政策，逐步建立基于岗位价值和业绩导向的绩效薪酬制度，实行以岗定责、以岗定薪、责薪相适、考核兑现。如何建立与医院发展战略相匹配的绩效薪酬是医院薪酬制度改革的核心，本章主要讲解了医院绩效薪酬的内涵及发展趋势，重点讲解了设计的思路及路径。

（李为民　王　军　徐　姁）

# 第十九章 分系列医院绩效薪酬体系设计

## 第一节　医师系列绩效薪酬体系设计

### 一、医师的定义及类别

（一）医师的定义

由于医疗的不确定性，在执行医疗行为的过程中，患者的生命有高度的不确定风险，为了保护人民健康，规范意识执业行为，保障医师和公众的合法权益，推进健康中国建设，由中华人民共和国第十三届全国人民代表大会常务委员会第三十次会议于2021年8月20日通过《中华人民共和国医师法》，自2022年3月1日起施行。《中华人民共和国医师法》明确规定，医师是指依法取得医师资格，经注册在医疗卫生机构中执业的专业医务人员，包括执业医师和执业助理医师。

（二）医师的类别

根据医师法分类，执业医师分为临床医师、中医医师、口腔医师、公共卫生医师四大类。本节主要讨论临床医师的绩效薪酬制度。

根据临床医师工作特点和模式的不同，可分为手术医师、非手术医师、医技医师。在设计其绩效薪酬制度时应根据不同类别临床医师的工作模式差异量身定制契合其职业生涯发展的绩效薪酬制度。

## 二、医师绩效薪酬制度的内涵及作用

### （一）医师绩效薪酬制度的内涵

医师绩效薪酬从广义来看分为内在绩效和外在绩效。内在绩效是指医师工作本身获得的满足感。外在绩效薪酬包括3个部分：直接的工资薪金、间接绩效以及非经济因素的绩效奖励。直接的工资薪金通常由医师的岗位价值和绩效评估来确定；间接绩效体现在医师的社会地位提升，如各种协会任职和荣誉；非经济因素的绩效奖励包括各类保险、带薪年假、病事假、带薪进修及学习等。

医师绩效薪酬从狭义来看主要是医院通过对医师工作的绩效评价所给予的薪酬奖励，也是对医师工作质量和效率表现最直接的酬劳，是医师时间付出的等价交换。

### （二）医师绩效薪酬制度的重要性

人力资源薪酬管理研究表明，薪酬在医师心目中的重要性平均为第三名，将近有27%的研究指出薪酬的重要性名列第一名。多数的学者认为薪酬制度在提升工作绩效方面最具显著效果，远高于目标设定、工作丰富化、参与管理等其他激励措施。

合理的绩效薪酬制度能激励医师不断学习、研究、发展、提升专业水平，给病患最佳治疗，提高质量和效率，达成工作目标。合理的绩效薪酬制度也能通过激励使医师获得成就感，比如对医师在专业医学杂志上发布高质量学术论文的奖励，能够满足医师学术上的成就感，提高医师的行业影响力。

医师的绩效薪酬制度需要和医师的职业晋升制度相结合，建立合理通畅的医师晋升制度，使每一位医师都有循序渐进的晋升目标，并且实现岗变薪变。

科学的医师绩效薪酬制度能引导医师在医院战略目标指导下，结合医师职业生涯规划，实现个人价值，引导学科发展。

对于医师这种高度专业人员的绩效薪酬制度的设计，其核心是在于创造医师认同医院文化、专业持续发展的空间，鼓励其创新并营造能让其终身学习及合理薪酬的环境。医师的培养需要漫长的学习和训练以及经验积累的过程。医学技术的发展一日千里，在快速变迁的社会环境中，通过医师绩效考核和薪酬设计，引导医师社会责任、价值观与医学伦理的统一。医师是医院生产力的源泉，医师绩效薪酬制度是医院最重要的薪酬制度。

### 三、医师绩效薪酬制度设计的原则

#### （一）公平性原则

在医师职系绩效薪酬设计时，根据公平理论，要处理好四个公平性原则。

1. **外部公平**　外部公平反映医师现有绩效薪酬水平与完成其他医院同类工作所获得的绩效薪酬水平进行比较后所产生的对公平的满意程度，即医院的薪酬竞争力。外部公平体现了岗位的市场价值。

2. **内部公平**　是指在医院内部依照医师所从事工作的相对价值来支付报酬，这就要对医师所做的工作进行客观评价。内部公平关注的是医院内部不同工作之间的薪酬比较问题，包括不同职系间的比较和相同职系内不同工作价值及完成质量与效率的比较。医师的内部公平感首先产生于其本人投入与回报的评估，从时间上来看，医师习惯于将自己现在的工作努力与所得回报同过去自己的努力程度与所得回报相比，如果"回报／投入"比率在过去基础上有所增加时，即产生公平感，否则就会不满意。此外，医师还会将自己的"回报／投入"比率与医院内部工作岗位、性质相同或虽然有所不同但能力相当的其他人相比，如果自己的等同于他人或高于他人，就会产生公平感和满意感，否则也会不满意。

3. **个体公平**　即对医师个人不同付出和贡献所获得的同比绩效薪酬能让医师产生公平感。

4. **制度公平**　即在组织内通过科学的绩效评估来体现薪酬分配。

#### （二）激励性原则

1. 根据需求层次理论，在医师薪酬制度设计时，医师个人当下最紧要的需求就是激励个人行为的最有效因素，可以通过不同形式的薪酬设计，满足不同发展阶段医师的需求，探讨满足医师的高层次需求以达到更大激励的目的。

2. 根据期望理论，在医师薪酬设计中，如果医院提供的薪酬激励越能满足医师个人目标的需求，就越具有激励作用，因此，薪酬设计应根据医师的需求设计薪酬结构和薪酬项目，为医师设定适当的绩效目标，使医师通过努力能够达到相应的目标，并将绩效考核与月薪酬挂钩，在医师达到一定的绩效目标后，能够得到与之相应的薪酬，这样才能有效激励医师，实现医院的绩效战略目标。

3. 双因素理论对医师绩效薪酬制度的设计具有重要的借鉴意义，在医师薪酬制度设计中应根据实际情况来确定保健因素与激励因素，并以此为基础来制定激励措施和薪酬制度。

## 四、医师绩效薪酬策略的研究

### (一)薪酬水平策略

根据薪酬水平策略,对于医院而言,学科发展和医疗质量是医院的生存之本,而决定医院学科发展水平以及质量和效率的关键性职系是医师职系,所以,对于医师用市场领先薪酬策略有利于体现其专业价值及留住人才。

虽然经济诱因不是医师在医院工作的唯一原因,但是对于医师而言,满意的薪酬制度是其选择医院工作不可或缺的必要条件。因此,提供合理且市场领先的绩效薪酬,评估医师成长的机会成本,保障医师的薪酬需求,才能让医师在经济上无忧,从而尽心尽力地去照顾病患,提供最高品质的医疗服务。

### (二)薪酬构成策略

不同类型的医师具有不同的工作模式和特点,在设计医师薪酬构成时也需要量身定制其薪酬构成模式(表19-1)。

**表19-1 医师不同薪酬构成的比较**

| | 变动薪占比高 | 固定薪占比高 |
|---|---|---|
| 优点 | 责任划分清楚,赏罚分明<br>较能发挥个人的潜能与空间<br>以个人能力及对医院的贡献程度来评估薪酬高低<br>为配合医院发展的需要,培养合适的人才,注重学科发展 | 较注重年资与岗位<br>人员流动率低,对医院较有向心力<br>培养人才、工作轮调,个人学习的机会多<br>依年资与岗位给薪,较能够吸引医师久留 |
| 缺点 | 适者生存,不适者立刻被淘汰<br>造成同事之间要争求绩效,彼此竞争<br>易产生个人英雄式的表现<br>保障因素低,如医师患病薪酬会大幅下降 | 缺乏内部竞争性,人员安于现状,造成新的平均主义<br>对卓越有能力者,难以体现贡献,甚至受到排挤<br>薪酬未能与个人绩效结合,对医院资源的分配造成浪费 |

## 五、医师绩效薪酬制度与医院管理文化的关系

医师薪酬制度也会因为医院管理文化不同而有所差异(表19-2)。

根据员工管理文化,医师属于自主型员工,在医院高速发展阶段,可以采取变动薪酬为主的绩效薪酬制度。

表19-2　医院管理文化与薪酬制度的关系

| 项目 | 对员工管理文化的分类 | | |
| --- | --- | --- | --- |
| | 自主型 | 压迫型 | 应付型 |
| 特质 | 对工作投入，具有热情 | 有某个因素驱使员工工作 | 没有工作热情，只是为了生存 |
| 管理方法 | 给予自主性的发展空间 | 在自主性发展空间和权威管理二者之间取得妥协 | 以权威来管理 |
| 工作绩效的衡量 | 重视结果 | 重视结果和过程 | 重视过程 |
| 薪酬的给予 | 几乎以完全变动薪的方式来设计 | 部分固定薪，部分变动薪 | 几乎以完全固定薪的方式来给予 |

## 案例讨论

【案例】中国台湾地区医师费制度

（一）医师费制度在台湾地区的发展背景

最早的医师费（private physician fee，PPF）引进财团法人马偕医院。

医师费制度解决了待遇不公的问题，也改善了医师在外开业、兼差、向病患收取红包的情形，更增加了医师的绩效激励作用，医师的收入也相对增加。

为了提高公立医院医师的待遇、台湾省市立医院以奖励金办法求取合理的医师薪资制度。

（二）医师费制度的定义与内容

医师费（physician fee，PF）指主治医师在提供每项医疗服务时，如门诊、住院、开刀、检查等，医院以一定金额或比率分配的方式给予的相应医师薪酬（表19-3）。

（三）医师费的收入分配原则与方式

1. 医师各项所得分配比率依各项服务不同性质而定，其原则如下。

（1）危险性及困难度高者，其分配比率高，如手术。

（2）量少者，分配比率高，如EMG；量多者，分配比率低，如ECG。

（3）只负监督责任，而非亲自操作者，其分配比率最低，如检查。

（4）花费时间多者，分配比率高，如血管影像诊断；花费时间少者，分配比率低，如胸部影像诊断。

（5）使用设备贵，人员多者，分配比率低；使用设备便宜，人员少者，分配比率高。

2. 收入分配方式有四种。

方法Ⅰ：各科或个别医师按PF制分配。

方法Ⅱ：分科独立经营制度。

【总变入×K％＝科所得】或

【科收入×M％＝科主治医师总所得】

方法Ⅲ：统包制。

【（总收入−总成本）×K％＝科所得】或

【（科直接收入−科直接支出）×M％＝科主治医师总所得】

方法Ⅳ：部门绩效制（分类管理制）。

【（医务收入−直接及间接成本）×K％＝科医师总所得】

### 表19-3　医师费制度方式以及优缺点比较

| 类型 | 原则 | 方法 | 优点 | 缺点 | 实施科室 |
| --- | --- | --- | --- | --- | --- |
| 医师费（PF）制 | 论件计酬 | 按每项处置项目设定不同之分配率<br>1. 定额分配：诊察费等<br>2. 定率分配：检查费等 | 1. 医师所得与其提供之技术力成正比<br>2. 刺激医师提高营收 | 1. 医疗质量受影响<br>2. 较少考量医院的成本 | 外科系 |
| 分科经营制 | 以科别营收为所得计算基准 | 1. 按科营收提成一定百分比为医师所得<br>2. 科内重分配至医师个人<br>【科收入×K％＝科医师总所得】 | 1. 符合团队精神，有助内部自我管理<br>2. 科负责人将承受较大之营运压力，有助该科发展<br>3. 所得核算较易，争议性问题较少 | 刺激医师提高营收的诱因较小 | 急诊 |
| 统包制 | 以科别直接收支为所得核算基准 | 1. 按科直接收入及直接支出之剩余，提成一定百分比为科医师所得<br>2. 科内重分配至医师个人，直接收入与直接支出项目由科、院方议定<br>【（直接收入−直接支出）×K％＝科医师总所得】 | 1. 符合团队精神，有助内部自我管理<br>2. 科负责人将承受较大的营运压力，有助于该科发展<br>3. 支出与科所得相关，较重视成本的控制 | 1. 刺激医师提高营收的诱因较小<br>2. 行政管理成本较高 | 牙科 |

| 类型 | 原则 | 方法 | 优点 | 缺点 | 实施科室 |
|------|------|------|------|------|----------|
| 部门绩效（分类管理）制 | 以科毛利为计算奖金基准 | 1. 科医务收入减去各项直接、间接成本所得毛利为科医师所得 2. 科内重分配至医师个人【（医务收入－直接及间接成本）×K％＝科医师总所得】 | 1. 符合团队精神，有助内部自我管理 2. 科负责人将承受较大的营运压力，有助该科发展 3. 支出与科所得相关，较重视成本的控制 | 1. 刺激医师提高营收的诱因较小 2. 行政管理成本较高 | 内科系 |

【讨论】中国台湾地区医师费制度运用了哪些薪酬设计的原则和策略，是如何运用的？医师费制度的SWOT分析是什么？内地医院能借鉴台湾地区的医师费制度吗？为什么？

### 六、医师绩效薪酬制度的设计

#### （一）构建医师人力资源管理体系

#### 1. 医师人力资源管理特点

（1）知识的独占性：根据经济学的理论，凡是具有知识独占性的产品或服务，其价格通常无法完全通过市场机制的有效运行来达到价量的供需平衡；反之，产品或服务的价格荣誉受到供应者操控，医师这项行业依据法律规定，是涉及人民生命安全的工作，须具有医师执业资格才能执业，正是具有这种知识独占的性质。独占性使医师的薪酬水平在大多数国家处于较高水平。

（2）高投入性：一个临床医师，需要经过至少5年的医学类本科教育，毕业进行为期3年的住院医师规范化培训后，再依据各专科培训标准与要求进行2~4年的专科医师规范化培训，才能成为具有良好的医疗保健通识素养，扎实的专业素质能力、基本的专科特长和相应科研教学能力的临床医师。培训以参加本专科的临床实践能力培训为主，同时接受相关科室的轮转培训和有关临床科研与教学训练。从经济学的角度，医师成长的时间成本很高，而医师的供给弹性较小，每年只有固定的医师数量投入医疗服务行业。另外，在实习和住院医师培训期间，其身心所受的压力在社会各行业中名列前茅，因此，医师为了补偿其医学教育与训练的机会成本，期望执业后能获得较高薪酬水平，即高投入性。因此，对医师的绩效薪酬设计应保障医师获得相应的投入回报。

（3）创造需求性：医疗行业中，医师和患者之间的信息并不对等，患者缺乏充分的医学知识。医师在对患者进行诊疗的过程中，医师具有相对的权威性，患者的诊疗需求往往可以由医师主导，这就可能造成医疗服务的"诱导需求"，也是医疗费用高速增长的原因之一。医师的绩效薪酬设计需避免"诱导需求"，回归医疗本质。

（4）责任工作的回报性：从医师工作特点来看，医师是具有高度责任性和高度使命感的工作。为了持续更新与掌握世界最先进的医疗技术，提供患者最佳的医疗诊治，医师更需要不断地研究、学习，继续教育成本在社会行业中也处于高位。因此，这种责任工作需寻求薪酬的回报性。

### 2. 医师职业生涯发展

（1）医师的教育训练：医师是终身教育的职业。医师工作的临床医疗、临床教学、临床研究三个方面紧密联系，缺一不可，否则医学教育就缺乏完整性。在医师绩效薪酬设计中需要平衡医师医、教、研三者间的关系，引导医师的职业发展。

（2）医师的成长：实习医师、住院医师、主治医师、医疗组长，是医院临床工作中最主要的角色，也是一般医师的成长路径。医师在不同的成长阶段有不同的责任和权力，也应该匹配不同的薪酬。

### 3. 医师岗位级别设置

（1）我国公立医院收入分配制度改革，要求在公立医院要求建立岗位绩效工资薪酬制度，使员工的收入与其岗位职责、工作表现和工作业绩相联系，推行"重知识、尊重人才"，鼓励创新创造，要采用多种分配形式和分配方法，进一步向高层次人才倾斜。

（2）医师作为医院高层次专业技术人才，是医院最重要的人力资本，如何建立体现医师岗位职责和知识价值的薪酬体系，是医院薪酬改革的关键点。通过建立适合医师发展的人员岗位级别设置，根据医师职业生涯规划，结合医师工作的绩效评估，设置相应医师岗位和级别。

**案例讨论**

**【案例】**

表19-4　某大型医教研综合发展的三级甲等医院的医师职业生涯设计

| 职称 | 任职年限 | 层级 | 岗位 | 绩效指标体系 |
|------|---------|------|------|------------|
| 主任医师、教授 | >9年 | 1级 | 指导教授 | 学科发展指标与科研、教学 |
| | 6~9年 | 2级 | | |
| | 3~6年 | 3级 | 医疗组长 | 负荷、质量、成本、卫生经济学指标与科研、教学 |
| | <3年 | 4级 | | |

| 职称 | 任职年限 | 层级 | 岗位 | 绩效指标体系 |
|---|---|---|---|---|
| 副主任医师、副教授 | >9年 | 5级 | — | — |
| | 6~9年 | 6级 | | |
| | 3~6年 | 7级 | | |
| | <3年 | 8级 | | |
| 主治医师、讲师 | >3年 | 9级 | 助手 | 学习成长指标 |
| | <3年 | 10级 | | |
| 医师 | >3年 | 11级 | | |
| | <3年 | 12级 | | |

【讨论】该医院医师职业生涯设计的思路是什么？发展战略和发展阶段不同的医院医师职业生涯设计是否有区别？有哪些区别？为什么？

### （二）医师绩效薪酬制度设计思路

1. **绩效薪酬水平确定** 2012年全国公立医院支出构成中，人员支出占比29%，随着医疗服务需求的快速释放，到2020年全国公立医院人员支出已经占到了37.4%（发达国家公立医院的人力成本通常达到60%以上），绩效薪酬占人力成本支出占比基本上达到70%以上，其中医师的人力成本支出占人员支出30%左右，而医师的绩效薪酬占医师人力成本支出占比基本达到70%以上。

在医师绩效薪酬制度设计中，以医院发展为目标，依据历史数据作为人力支出预算管理基础，根据市场领先薪酬策略，结合医师人力资源和职业生涯规划合理确定医师绩效薪酬总额。

2. **绩效薪酬构成设计**

$$医师绩效薪酬＝岗位固定薪酬＋绩效变动薪酬$$

根据医师绩效薪酬构成策略，结合医师职业生涯设计，不同层级医师对医院的贡献、绩效考核的目标以及自身知识价值积累不一样，其绩效薪酬构成不一样，从低级别医师成长到高级别医师其绩效薪酬构成变化趋势：高稳定薪酬模式→高弹性薪酬模式→调和型薪酬模式→高稳定薪酬模式。

3. **绩效考核指标与绩效薪酬**

岗位薪酬：体现医师个人知识积累、学科贡献、历史贡献、学习成长成本等指标体系，以岗位层级价值系数体现，层级不同，薪酬不同。

$$岗位薪酬＝岗位层级价值系数×岗位薪酬标准$$

绩效薪酬：体现医师工作效率、难度（CMI、RBRVS）、质量、医疗安全、服务满意度等指标体系，以单项奖励计算，贡献不同，薪酬不同。

$$绩效薪酬＝\sum[工作量×RBRVS（CMI）系数×分配标准]×$$
$$（质量、安全、服务满意度）考核系数$$

**4. 绩效薪酬的分配方式** 根据公平性和激励性理论，结合医师的职业特点，医师绩效薪酬的分配一般采用一级分配到个人/医疗组。

**（三）医师绩效薪酬制度设计举例**

某大型三级甲等医院有3346张床，工作人员6700人，为了实现医院学科发展战略，启动了人事制度分配制度改革。从2007—2012年，花了5年的时间，建立了基于岗位管理的新型人事制度，完成了不同类别、不同系列、不同层级人员的薪酬分配体系。当然，从做好绩效来说，开源节流非常关键，而医生就是开源的关键。医院要发展，医院的质量要做上去，医生是关键。所以，医生是整个医院业务发展的火车头，怎样通过绩效制度鼓励医生愿意多做、愿意做好，这是医疗质量安全以及医院发展、学科发展的关键所在。

第一步，做好人事管理。因为是教学医院，临床医师在完成医疗工作的同时要做研究，也有教学怎么办？所以按照五分之四或者全职，做教学就是属于教学系列，属医疗就属于医疗系列。

第二步，建立分层、分级的体系。根据贡献的不同分为三层：一是核心层，是学术学科发展的决定力量。中间决定质量和效益的叫骨干层。最后一层是基本层，不决定质量和效益，包括所有的规培的学员、员工。基本层占比高，但规律很简单，核心层人少，规律也简单，最复杂的就是骨干层，细分为若干级岗位。医生分了12级，按照职称和任职年限划分，设置了岗位制度，体现了医疗和教学整体情况，每一级都有非常明确的任职资格、准入条件、职责以及量化的考核标准。

第三步，对每一级设置岗位。12级医生，每个科一级、二级、三级的岗位设置，需要医院根据前三年的业务情况以及今后五年的规划，结合现有人力的年龄和职称情况进行科学设岗，最重要的是做好人力资源的中长期发展规划，医院要做5年每个科的人力资源的发展规划。通过5年的发展规划，来确定这个科到底需要不同层次的人员是多少。

第四步，制订岗位说明书。这是整个人事改革当中的关键。岗位管理除了准入条件职责以外，最重要的是考核标准，这个标准一定要量化。

第五步，构建基于医疗组长负责制的岗位管理。医院在2007年启动了医师的医疗组长负责制的改革，建立了医疗组长负责制的管理架构。所有的资源按照医疗组来配置，所有的质量指标、效率指标、费用指标全部按照医疗组、按照医生个人进行考核，并通过授权管理对做得不好的组长，可以终止授权，这个终止可能是整个岗位的终止，不能当组长，也可能是分项，比如大型手术不能做，三线抗菌药品不能用。

在人力资源配置方面，每个组至少有一个组长，然后会配备副组长，配备副组长不是每个组都配，会根据情况。然后是住院医师，住院医师由规培的住院医师进入临床的研究生和进修生来担任，当然每个组根据床位多少，会有配置的标准。

在医疗资源配置方面，建立医生资源、床位资源、手术间资源和医技平台资源的协同配置规则。8~10床设立一个医疗组长（外科），同时确保两个手术日，内科12~15床设立一个医疗组长，慢病科15~20床设立一个医疗组长，保证资源利用率的同时支撑医疗业务发展的需求。

第六步，医师绩效薪酬制度改革。完成人事改革以后，医院启动了医师绩效分配的改革，这一次改革医院引入了体现医疗质量和安全非常重要的、一些国际上公认的方法和指标。比如外科引入了以资源为基础的相对价值比率（resourse-based relative value scale，RBRVS），内科引入了疾病诊断相关分组（DRGs）里面体现疾病严重度的CMI。

---

### 知识链接

基于资源消耗的外科医师绩效改革RBRVS。美国哈佛医院于1979年，研究怎么衡量一个医生作每一个服务项目投入的资源、风险和贡献。所以，通过长达6年的研究，最后提出了这样一个模型，从总的劳动、专科执业成本、专科培训机会成本认定医生的劳动价值。当然，总劳动是最重要的，每一个项目的总劳动包括服务前中后，从时间、脑力劳动、体力劳动，当然从承受的压力来判断。时间好测量，而强度较难测量，所以为了测定强度，发动了美国医师学会所有的医生们一起来做这个工作，采用比例尺度法，客观地评价。到1992年1月1日，正式作为美国专科医师的付费标准。

## 第二节 技师系列绩效薪酬体系设计

### 一、技师的定义及特点

#### （一）技师的定义

根据《医疗机构从业人员的行为规范》，技师是指医疗机构内除医师和护士以外的其他从事医疗辅助服务的卫生技术专业人员，包括核医学科、放射科、超声科、心功能科、检验科、康复科、病理科、药剂科、营养科等各种医疗辅助检查科室以及部分临床医疗科室下设的检查治疗室的技师，部分技术从业人员需要获得国家行政许可方能上岗，如执业药剂师、康复治疗师、放射物理师等，技师系列具有专业从业人员范围广泛的特点。

#### （二）技师的岗位特点

技师系列内根据工作职责的不同也设置了不同的岗位，具有不同的岗位要求和价值，同一个科室的技师，按照工作内容、职责的不同也存在不同的岗位设置，比如药剂科设有调剂药师、临床药师和配制药师，放射科设有检查技师和介入技师，放疗科设有物理师和治疗技师等。

1. **不同技师岗位对劳务技术的要求各有不同** 技师岗位种类繁多，工作性质和特点差别较大，对设备耗材的需求和对劳务技术的要求各有不同。有的技师专业如实验医学科的部分岗位，需要依靠大量设备和试剂来开展工作，且设备有日趋自动化的趋势，未来对人力的需求会进一步降低。有的技师专业主要依靠人力开展，例如康复技师、病理技师和药剂师等岗位。但随着医疗技术的发展，现况也可能改变，如自动发药机的出现，可部分替代目前调剂药师的工作。有的技师专业对大型设备和人力都同等依赖，例如放射影像技师和放疗技师等。

2. **技师岗位的质效直接影响临床诊疗过程的质效** 技师岗位直接参与诊断或治疗的过程，对临床诊疗的质效至关重要，如出现问题会形成诊疗流程和质量的瓶颈，延长确诊时间和平均住院日，甚至造成医疗差错，影响患者的就诊体验和满意度。

3. **技师岗位应重视团队的协作与产出** 与医师相比，技师岗位的成长周期和知识技术能力要求相对要低一些。医师在考核中更重视其个体的效率和产出，医院也逐步在强化面向医疗组的一级考核。而技师岗位的考核往往更重视团队的整体协作和产出情况，体现医技平台对诊疗的支撑作用，因此对于技师岗位，医院通常实行院科二级考核模式。

因此，在构建技师的绩效考核和薪酬体系时，应充分考虑技师的岗位特点，合理规划技师的职业生涯发展，合理体现技师岗位的劳务技术价值，合理反映医院的运营和质量管理要求，支撑医技业务的可持续高质量发展。

## 二、技师职业生涯设计

在构建技师系列的绩效薪酬制度时，应注重与其岗位和职业生涯发展阶段相契合。技师的职业生涯应合理设置晋升级别和条件，一般包含职称、年资和临床、教学、科研等综合性业绩评价要求（表19-5）。根据不同医院的级别定位、发展要求和人力结构合理设置各级别晋升条件，理想情况下各级别人员数量分布应呈正三角形。

表19-5 某大型医教研综合发展的三级甲等医院的技师职业生涯设计

| 岗位 | 级别 | 准入条件 |
| --- | --- | --- |
| 正高级技师主管 | 1级（必备全部条件） | 1. 任正高级专业技术职务10年及以上<br>2. 在本学科有较大国际或国内影响力，临床技能业绩特别突出且担任技术组长7年及以上；任专委会全国常委<br>3. 博士/硕士生导师<br>4. 省学术技术带头人 |
| | 2级（必备全部条件） | 1. 任正高级专业技术职务8年及以上<br>2. 担任技术组长5年及以上<br>3. 省级专委会副主委及以上<br>4. 省卫生行政部门技术带头人及以上<br>5. 硕士生导师 |
| | 3级 | 任正高级专业技术职务，未聘为1级、2级岗位 |
| 副高级技师长 | 4级（必备全部条件） | 1. 任副高级专业技术职务10年及以上<br>2. 在本专业技能操作方面达到地区领先水平；任技术组长3年及以上；任省级学委会委员及以上<br>3. 省学术技术带头人后备人选、省卫生行政部门技术带头人后备人选<br>4. 硕士生导师 |
| | 5级 | 1. 任副高级专业技术职务5年及以上<br>2. 任技术组长1~2年<br>3. 市级学会委员及以上 |
| | 6级 | 任副高级专业技术职务，未聘为4级、5级 |

续　表

| 岗位 | 级别 | 准入条件 |
|---|---|---|
| 中级技师 | 7级 | 任中级专业技术职务5年及以上，医疗工作业绩突出，担任特殊岗位 |
| | 8级 | 任中级专业技术职务3年及以上 |
| | 9级 | 任中级专业技术职务，未聘为7级、8级岗位 |
| 初级技术员 | 10级 | 任初级专业技术职务5年及以上 |
| | 11级 | 任初级专业技术职务3年及以上 |
| | 12级 | 任初级专业技术职务，未聘为10级、11级岗位 |

### 三、技师绩效考核设计

#### （一）考核指标的确定

目前国内医院对技师的考核指标主要涉及以下几个方面。

（1）负荷效率维度：项目工作量或项目RBRVS系数。一般技师类岗位会开展多个项目，不同项目的耗时、强度和技术难度均有差异，故一些医院用更精细化的衡量尺度RBRVS系数来衡量工作负荷。

（2）财务成本维度：收入、药品材料占比等。

（3）质量安全维度：不良事件上报率、医疗纠纷和差错发生率、危急值管理、患者投诉率、患者满意度、院感考核等。

（4）员工成长和学科发展维度：员工学历职称提升、参与培训和继续教育情况。临床方面包括重点技术或新技术开展项次、专科排名等；科研方面包括发表论文、申请课题、获得专利、科技奖励等；教学方面包括本科、研究生、进修生、规培生教学开展数量和质量考核等。

技师岗位的考核指标选择与医院所处的发展阶段、战略目标、绩效分配模式、考核周期等多因素相关。在医院发展初期和管理基础薄弱的阶段，医院多采取成本核算下的收支结余考核分配模式，以财务维度的收入、支出KPI考核为主。收支结余考核模式管理成本较低，能有效控制科室成本支出。但在目前国内医疗定价体系下，医技科室收支结余率普遍高于临床类科室，往往导致技师薪酬水平高于责任风险更大、知识技术能力要求更高的医师职系，且财务导向的绩效考核模式缺乏对工作质量、医疗风险与技术含量的考核，不利于医院的高质量协调发展。

随着医院规范化、精细化管理的需求和学科建设发展的需要，特别是对于大型三级公立医院，目前多采取分职系、基于岗位价值和目标的KPI考核模式，不再局限于财务维度的考核，而是建立了以工作负荷为主，涵盖成本控制、质量安全、学科发展等多维度的综合性考核体系。此外，不同维度的考核侧重点也与考核周期有关，比如月度一般更侧重于即时性要求较强的负荷和质量考核，年度一般倾向于进行医、教、研、管的综合性考核，对成果周期较长的教学、科研等工作的考核更适宜。

### （二）考核指标的目标制订

确定了技师岗位的考核指标后，需制订相应的考核目标并对照目标评价现行工作，其中工作负荷维度的评价是关键点。工作负荷的评价需要测定医技项目的标准工作时间，根据标准工作时间估算岗位饱和工作量，再通过与实际作业量的比对，判定实际工作负荷的饱和程度。项目标准工作时间是按照行业规范在人员熟练的情况下按照标准操作规程完成该项操作的时间。岗位饱和工作量是指在额定工作时间（每周40小时）以内，岗位按照项目标准工作时间作业所能完成的工作量。岗位工作负荷饱和度=岗位实际工作量/岗位饱和工作量。

## 四、技师绩效薪酬体系设计

### （一）绩效薪酬水平定位

在饱和工作量下基于岗位价值，对技师岗位的薪酬进行合理匹配定位，要兼顾医院内外的公平性和激励性。与医疗行业的同级别医院相比薪酬水平不可差别过大，否则容易造成人员的流失。与医院内其他职系相比薪酬水平差距应合理，否则容易引发公平性问题；技师职系内部的不同岗位之间，由于岗位职责和价值的不同，在薪酬水平上也应体现出合理差距，否则缺乏公平性和激励性。在合理定位岗位薪酬水平的前提下，根据评估的实际工作负荷饱和度，可测算出岗位实际薪酬水平。

### （二）绩效薪酬结构

目前国内技师岗位的绩效薪酬结构大多为固定薪酬加变动薪酬模式，固定薪酬部分一般与个人级别或职称年限等挂钩，变动薪酬部分一般与绩效考核结果挂钩。通常情况下技师岗位的变动薪酬部分应占比较大，但实际两者的占比与医院所处的发展阶段、战略目标和科室具体的发展需求紧密相关。如果医院和科室处于业务规模扩张的阶段，变动薪酬部分可设计较多，体现薪酬的激励性；如果医院处于业务稳定或注重学科建设的阶段，则固定薪酬部分可设计较多，体现薪酬的保障性和岗位价值。

## 五、技师绩效薪酬方案设计

### （一）绩效薪酬方案设计思路

#### 1. 绩效薪酬构成设计

技师绩效薪酬＝岗位固定薪酬＋绩效变动薪酬

根据技师绩效薪酬构成策略结合职业生涯设计，不同层级技能对医院的贡献、临床的支撑以及自身成长不一样，其绩效薪酬构成不一样，从低级别技术员成长到高级别技师主管，其绩效薪酬构成变化趋势：高弹性薪酬模式→调和型薪酬模式→高稳定薪酬模式。

#### 2. 绩效考核指标与绩效薪酬

岗位薪酬：体现技师历史贡献、个人成长、学科贡献等指标体系，以岗位层级价值系数体现，层级不同薪酬不同。

岗位薪酬＝岗位层级价值系数×岗位薪酬标准

绩效薪酬：体现团队工作效率、难度（CMI、RBRVS）、质量、成本管控、服务满意度等指标体系，以团队绩效计算，由团队二次分配到个人。

$$团队绩效薪酬总额＝（\textstyle\sum 工作量×RBRVS系数×分配标准）×$$
$$（质量、安全、服务满意度）考核系数\pm 成本管控绩效$$

### （二）绩效薪酬方案设计举例

某医院实验医学科下设临检血液、生化、微生物、分子、免疫5个实验室。科室月考核分配改革了原来的收减支模式，按KPI对每个实验室进行考核，主要KPI包括当月的工作量（检验项目数和标本数）和试剂耗材成本率，考核占比分别为80%和20%。但在实施一段时间后出现了一些问题：一是工作量考核指标过于粗放，单纯的数量考核无法反映出不同项目之间的操作时间、人力消耗和技术难度差异。设备自动化程度较高的检验项目的工作量容易增长且人力投入较小。因此，如生化实验室这种设备自动化程度较高的实验室的员工薪酬水平高于其他实验室。二是前期科室改革收减支核算模式时，以历史工作量和分配作为测算标准，并未进行实验室间薪酬的调平配齐，导致收支结余率最低的临检血液实验室的人均薪酬低于其他实验室，但人员负荷却相当。三是开展新项目以及参与临床的MDT诊疗模式会耗费大量的时间和精力，但无法在现有考核KPI中合理体现，因此，科室参与积极性较低，无法满足临床科室的相关需求，不利于学科的发展。针对以上问题，医院启动了实验医学科RBRVS绩效考核模式改革，主要措施包括：

1. 制订实验医学科所有检验项目的RBRVS系数，替代粗放的工作量考核指标。RBRVS系数的制定在参考美国版本的基础上进行本土化调整，主要调整方向为对人力消耗较大的项目增加系数，包括需进行人工前处理和镜检的项目、需出具临床诊断性和解释性报告的项目和涉及危急值管理的项目，目的是充分体现医务人员的劳务技术价值。赋值规则以表19-6为例。

表19-6　部分检验项目RBRVS系数赋值

| 检验类别 | 项目名称 | 基本系数 | 调整项 | 最终系数 |
|---|---|---|---|---|
| 微生物 | 涂片查真菌 | 0.21 | 人工前处理+2，人工镜检+2 | 4.21 |
| 临检血液 | 尿红细胞形态 | 0.13 | 人工镜检+2 | 2.13 |
| 生化 | 血糖 | 0.15 | 涉危急值管理+10% | 0.165 |
| 分子 | HLA-B*1502基因检测 | 12.60 | 临床解释性报告（III级）+4.24，前处理及核酸提取+0.5 | 17.34 |
| 免疫 | 抗心磷脂抗体（ACA） | 0.97 | 无 | 0.97 |

2. 根据历史工作量结合岗位负荷饱和度评估，对各实验室薪酬水平进行调平配齐后再测算每RBRVS系数分配额。

3. 新增项目参照已开展项目的系数规则进行RBRVS赋值，同时制定针对性激励政策，即两年内新项目的RBRVS系数在原赋值基础上额外增加50%。

4. 评估各实验室参与临床MDT诊疗模式的现有工作量和耗时，以及预期增加量，评估需增加的岗位数，给予实验室副高级别以上人员同等薪酬水平的加岗补贴。

# 第三节　护理系列绩效薪酬体系设计

## 一、护理职系的定义

根据《医疗机构从业人员的行为规范》，护理职系是指经执业注册取得护士执业证书，并依法在医疗机构从事临床护理工作的一类人员，其专业技术职称分为护师和护士两类。

## 二、护理职系绩效薪酬战略

围绕医院战略目标设计的护理职系绩效薪酬制度才是适应生产力发展的好制度。护理职系绩效薪酬制度的目标应与组织的目标、战略和文化配合，提高工作效率、降低运营成本、符合相关法规。

## 三、护理职系绩效薪酬设计的原则

### （一）薪酬内部公平性原则

同工不同酬的弊端使在临床第一线的聘用护理人员工作缺乏积极性，护理队伍不稳定，对医院的医疗质量有着潜在的隐患，因此，内部公平性原则是护理职系绩效薪酬设计的目标之一。

### （二）薪酬外部竞争性原则

根据医院自身定位和优势，确定护理人员薪酬水平，以保证薪酬的外部竞争性，在本地区同类医院中薪酬处于较高水平以留住人才，吸引人才。

### （三）以工作量、质量为中心原则

护理职系绩效薪酬设计，要强化综合绩效考核，突出服务质量、数量和职业道德，力求从根本上解决原科室收支结余核算的绩效酬金分配体系以及科室二级分配存在的弊端，护理职系绩效薪酬制度以科学的激励约束机制为保障，建立以技能、职责、质效为基础的绩效薪酬制度，按岗取酬、按工作量取酬、按服务质量和工作绩效取酬。

### （四）绩效考核可量化原则

护理人员绩效考评就是对各级护理人员工作中的成绩和不足进行系统调查、分析、描述的过程。护理人员绩效评价需要获得的信息包括被评价人员在工作中取得了哪些成果；取得这些成果的组织成本投入是多少；以及取得这些成果为组织的经济效益和社会效益带来多大影响。换而言之，就是考核和评价护理人员工作的效果、效率、效益。

医院的护理职系绩效薪酬制度对护理成本进行效益分析对护理工作量进行评估，设计了成本管理酬金模块和绩效酬金模块。成本管理酬金是比较单个或多个护理方案与其他干预所消耗的全部资源成本价值和由此产生的结果值的一种方法。而绩效酬金模块是通过对工作量、效果、效率和效益来评估的。

护理职系绩效薪酬评价坚持了绩效评价理论的SMART基本原则，即评价标准基于工作的原则（可测量）、评价标准公开化原则（客观性）、评价标准化原则、评价激励原则和评价结果公开化原则（持续性），保证了绩效评价的有效实施。

护理职系绩效薪酬制度是医院整体薪酬制度的重要组成部分，对今后护理队伍及护理学科的发展至关重要。为了从根本上解决原来院科两级分配中的弊端，加强医院护理管理力度，激励护理人员工作热情，护理职系绩效薪酬制度要符合护理工作特点，护理职系绩效薪酬制度改革旨在建立以护理单元为主体的同工同酬的绩效薪酬考核机制。

### （五）与护理人员自身特点相结合的激励性原则

护理工作具有24小时不间断的团队工作性质。护理工作模式是以整体护理为主。整体护理是指：护理人员在进行护理活动时，要以人的功能为整体，提供包括生理、心理、社会、精神、文化等方面的全面照护和帮助。因此夜班酬金是护理人员薪酬设计的重点。

如何明确各护理单元在常规情况下夜班岗位数的设置，护理主管部门应组织护士长进行内部调查，填写"护士夜班基数调查表"，根据调查结果，并通过测算实际夜班工作量，在保障护理质量和医疗安全的情况下，制定了医院各岗位级别护理人员每月应完成的基本夜班数（表19-7）。实施对护理夜班相关规定及制度的改革，以期促进护理排班科学化、合理化及人性化，激励护理人员特别是高年资护理人员主动承担夜班工作，保证及提高夜班护理工作质量。夜班酬金的设计应遵循24小时连续性，合理安排各班次人力衔接以及满足需求的原则，保持各班工作量均衡，高年资带动低年资护理人员，结构合理，保证医疗安全和护理质量。

表19-7　夜班数量设计

| 职称 | 级别 | 规定夜班数量 |
|---|---|---|
| 副高 | 护理3级 | 0 |
| 副高 | 护理4级 | 1 |
| 副高 | 护理5级 | 1 |
| 中级 | 护理6级 | 2 |
| 中级 | 护理7级 | 3 |
| 中级 | 护理8级 | 3 |

续　表

| 职称 | 级别 | 规定夜班数量 |
|------|------|------------|
| 中级 | 护理9级 | 3 |
| 初级 | 护理10级 | 4 |
| 初级 | 护理11级 | 6 |
| 初级 | 护理12级 | 6 |
| 初级以下 | 护理13级 | 8 |
| 初级以下 | 护理14级 | 8 |
| 初级以下 | 护理15级 | 8 |
| 初级以下 | 护理16级 | 8 |
| 初级以下 | 护理17级 | 8 |
| 初级以下 | 护理18级 | 8 |
| 初级以下 | 护理19级 | 8 |
| 初级以下 | 护理20级 | 8 |

　　夜班酬金制度的最初设计中，夜班费的测算方式有两种：第一种为按岗位级别制定全院一致的夜班费标准；另一种考虑不同护理单元病种、负荷、风险、责任等的差异，不同护理单元夜班费标准不同，及岗位级别相同在不同护理单元夜班费标准不同，这样相对更能公平的体现劳动差异。第一种方式简单易算，但公平性不足，第二种更能体现工作量，调动积极性。因此，建议医院采用第二种方式，体现夜班薪酬制度的"两个三角原则"，即一个倒三角：年资高的护理人员规定需承担的夜班数量相对较少；一个正三角：年资高的护理人员每个夜班的所得酬金相对较高，以体现高年资护理人员的价值。夜班数量根据岗位级别确定，未达者罚，以罚奖超。这样，护理人员承担夜班的积极性明显增加，排班压力减小，体现了公平性原则，保证了护理人员的工作热情和夜班护理质量，提升了患者满意度。

### （六）历史与未来相结合原则

　　实施护理人员薪酬分配"总额控制，结构调整"的原则。医护分开是护理人员薪酬制度改革的重要措施。即护理人员的酬金按职系从原科室中分离出来后统一实施分配。要保障护理人员团队的酬金不变，所以实施"总额控制，结构调整"的原则，目的是调平配齐，减少差距，同工同酬，注重绩效。

　　在方案设计及测算过程中，应慎重考虑绩效酬金发放的历史水平，注意各护理单元、各层级护理人员等测算水平与历史水平的差异；清理出测算后绩效酬金增长、降低及持平的各护理单元数、变化水平及护理人员数及变化水平，以及在总体中的比例，尽量使从历史高水平降低的金额及人数比例不要过大，以稳定人心，构建和谐的工作氛围；若设置方案中从高降低的金额及人员比例过大，建议医院考虑适当的补贴，使历史水平中绩效酬金低的能得以合理的提高，同时又不至于对历史水平中绩效酬金高的影响过大。

### （七）符合新医改和政策要求的原则

新医改医疗付费制的改变对医院运营挑战巨大，目标是让更大范围的老百姓享有质优价廉的医疗服务。面对新医改，医院必须转变角色定位，主动参与和积极应对，促进自身发展。护理人员工作状态的好坏直接关系到医院的效率、质量和服务，要充分调动临床一线护理人员的工作主动性和积极性，获得病患满意度的提升，科学公平的护理薪酬制度必不可少。护理人员薪酬制度的设计和实施正是医院人事分配制度改革的重点，也是人事分配制度改革能否成功的试金石，更是医院发展和深化公立医院薪酬制度改革的指导意见精神的重中之重。

## 四、护理职系绩效薪酬制度设计

### （一）护理职系绩效薪酬制度设计工作流程

医院护理职系薪酬制度设计与实施的过程，就是一个PDCA的循环过程。通过对设计与实施的PDCA循环控制，保证了方案的有效实施。设计小组定期对设计方案进行开会讨论，按照PDCA的原则逐一分析问题、解决问题，并将问题的解决方案以会议纪要的形式保留下来，作为长效机制建立的基础。设计过程划分为4个阶段：准备阶段、实施阶段、考评阶段、应用阶段。只有在每一个循环结束后，能够进入到更高层面持续良性循环的薪酬制度才可适应医院长远发展的需要。

### （二）护理职系绩效薪酬制度设计目标

护理职系绩效薪酬制度设计的重点是确定管理目标和建立科学、合理的考核体系，目标的规划应立足以下几个方面。

根据薪酬管理的相关理论，应以医院战略目标为基础建立薪酬体系。通常医院的发展规划涉及全局的组织战略规划、组织结构规划、全面质量管理制度、成本管控度、考核体系与制度、绩效薪酬制度的建设等诸多方面，基层组织的拓展应该与医院的发展步调协调。例如医疗资源分配就需要从全局的立场出发，每一个部门作为组织个体，如果单纯考虑自身的发展进度，制订过高的绩效目标，势必增加医院的整体负担。同理，对工作质量的考核标准也应当适度，兼顾医院的社会和经济效益需要，让薪酬制度成为协助医院达成长期战略目标的有效手段。

在设定绩效目标的来源时，应根据医院的总体战略目标，围绕护理业务重点、目标和KPI（关键业绩指标），制订护理工作目标计划，然后将护理目标层层分解到各护理单元，也就是将部门的绩效目标分解为每位员工的绩效考核目标，从而促进每个员工按照医院要求的方向去努力，使医院的战略目标真正落实。因此，护理薪酬制度中为使公平、公正性原则贯穿绩效管理过程的始终，应制订设计的目标计划、实施方案、时间进度、标准、成本费用、考评方法等最佳方案，并纳入计划实施考核。选取了易于量化的KPI，如平均住院日、实际占用床日等作为考核指标，引导医院缩短平均住院日，提高效率。

鉴于每个医院实际情况的不同，在进行绩效薪酬设计和绩效管理工作时切忌照抄照搬，否则很容易遇到绩效管理的适用性问题，而如果能选择出达成绩效目标的正确路径，那么这一问题的影响就会很轻微或不复存在。绩效设计的基本路径，如图19-1所示。

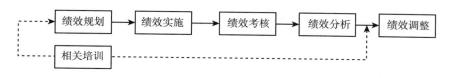

**图19-1 绩效设计的基本路径**

方案实施后，绩效的后效评估非常关键，主要表现在以下几个方面：确定绩效指标的科学、合理程度、员工对考核定位的认识是否明确、考核结果的客观反映程度、考核周期的设置是否合理、考核的动态性表现如何、考核的公平性能否充分体现、绩效考核与薪酬体系的结合是否紧密。护理绩效考核遵循信息真实性、可行性、对比择优、集体决策的原则，保证实施的有效性、公平性、公正性。

**（三）重建组织结构，明确责权利**

医院组织结构和生产力模式决定了护理职系绩效薪酬制度设计。若医院倡导的以疾病系统划分的临床组织机构，打破了原有传统按内外科划分的体系（如神经内科和神经外科都属于神经系统的疾病，病房的划分就按神经系统来设置，由于工作量的增加，单独增设一个综合护理单元，用来收治综合的神经系统患者，由神经外科和神经内科医生共同诊治），使护理人员从科室中分离出来，回归到护理的本质，根据护理团队协作工作的特点，划分为若干个护理单元，按护理单元完成的工作量、工作质量等实施单独的绩效考核。

根据医院的组织结构，绩效薪酬制度实施后的护理人员，其管理和考核由各护理单元护士长承担，科室主任不再对一般护士行使管理职责，各护理单元护士长作为科室管理小组成员，协助科主任完成工作。对护士长的考核由护理部承担，避免了护士长自己考核自己，制度难以实施和保证公平的问题。护理主管部门统一尺度和政策，有利于护士长及时发现自己在护理管理中存在的问题，以期改进工作；加强了护理部对护理团队的管理职能，由原对护理人员实行的矩阵制（科室主任承担行政管理、护理部承担业务管理）变为直线职能制（护理部同时承担行政及业务管理），有利于责权利的统一、管理和考核力度以及医院政策的落实，奖罚分明。

根据按卫健委规定，医院护理体系实行院长领导下的护理部主任负责制。病床数>500张床的单位设专职护理部主任1名，副主任2名；100张床或设有3个护理单元以上的科室、任务繁重的急诊科、门诊部、手术室设科护士长。病房护理管理实行护士长负责制。按照规划，医院实行护理部主任、科护士长、护士长三级管理体系。

## （四）护理人员岗位分析与评价

**1. 护理人员岗位分析**　医院护理人力资源配置是医疗卫生保健机构为满足社会对护理服务的需要，科学分配护理人力，使人员与护理服务活动合理匹配的过程。护理人员配置管理的主要作用是对护理人力的有效组合，侧重于对人力资源潜力高层次的开发和利用。

医院护理人员配置受很多因素影响，如我国各级卫生行政主管部门的相关政策；病患对护理服务的需求；各护理单元承担床位数量的大小、护理人员的素质等。按国家规定，床位数与从事临床护理的人员数的比例最低要求是1∶0.4，按照这个比例，全国多数公立医院护理人力资源明显不足。

护理人力资源面临健康服务需求的增加，护理人员承担了超负荷的工作量，怎样调动护理人员的积极性，留下优秀的护理人才，提高护理工作的质效，是满足病患需求的重要保证。

医院进行护理薪酬制度设计成功的前提是护理人员的科学配置，在科学配置过程中，始终坚持人力资源管理的最终目的是提高组织质效，使各护理单元人员在数量、年资、级别、床护比等方面相对平衡，有利于护理队伍的梯队建设和职业生涯规划，体现在以下几个方面。

首先，对各病房护理单元的工作量、工作负荷、病种的测算，护理主管部门对护理人员数量进行了科学配置。其次，对护理人力资源的合理排列与组合规则会根据工作负荷的变化及时调配，这也是降低人员成本、提高效率的途径；另外，护理单元团体协作工作的特点，直接受到护理人员结构的影响，所以取得良好组织效应的关键是人力资源的优化配置。因此，医院护理主管部门对各护理单元人员的结构进行调研，根据专业结构、置身结构、年龄结构、职称结构等调平配齐，形成一个个合理的整体护理单元，使护理人员能级对应，优势互补。最后，由于护理人员的素质对护理单元的工作有直接影响，护理主管部门在分析个人特点如性格、气质、专业技术水平、工作经验等基础上，尽量使个人特点与具体岗位相结合，有效利用护理人力资源。正是通过对护理人员的科学配置，医院可以实现对护理人力的有效组合，新的护理人员薪酬制度的设计才有了良好基础和实施平台。

2. **护理人员岗位评价与价值评估** 医院的护理人员薪酬制度设计是建立在人事岗位制度改革基础之上的。首先对护理人员进行了工作岗位分析，这是确定薪酬的基础。医院结合医院服务目标，对医院护理服务范围和护理工作项目进行分析，确定岗位职能和所需人员技能，在此基础上制定护理岗位说明书。人事岗位制度的改革，使全院的护理人员通过工作岗位分析设定了岗位层级，通过竞聘确认了按年资和职称划分的12级岗位级别（表19-8）。这种宽带岗位设置，考虑了护理人员的人员结构和职业生涯规划，在各职级引入宽带薪酬制度的理念时，有利于岗位交流和职位轮换，以提升整体工作绩效，并推进薪酬标准市场化，员工在较低的职称结构里也可以获得较高的薪酬。

表19-8　某医院护理人员岗位级别设置设计

| 级别 | 护士 | 护师 | 主管护师 | 副主任护师 | 主任护师 |
|------|------|------|----------|------------|----------|
| 1 | | | | | * |
| 2 | | | | | * |
| 3 | | | | * | * |
| 4 | | | | * | * |
| 5 | | | * | * | |
| 6 | | | * | * | |
| 7 | | * | * | | |
| 8 | | * | * | | |
| 9 | * | * | | | |
| 10 | * | * | | | |
| 11 | * | * | | | |
| 12 | 护士初始* | | | | |

在工作岗位分析的基础上，又进行了岗位价值评价，这是通过比较医院内护理职位的相对重要性，确定每一个具体岗位的价值，从而得出职位等级，为下一步进行薪酬调查提供统一的职位评估标准。通过岗位价值评价，确定了同一岗位级别在不同护

理单元的价值，目的是体现不同护理单元的医疗风险、劳动强度、护理负荷等。在明确了岗位级别和科室类别后，根据岗位级别系数和科室类别系数，就确定了每个护理人员的薪酬系数（图19-2）。

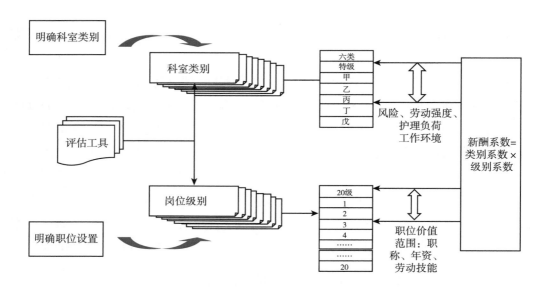

图19-2　基于价值评估的护理薪酬系数

3. **护理人员职业生涯规划**　职业生涯指一个人遵循一定的道路，去实现选定的职业目标。职业生涯规划也是组织与个人相互选择的过程。护理人员的职业生涯是指护理人员从事护理工作，去实现护理专业领域内的行为历程。对于护理人员的职业规划，管理者通过护理职业路径的设计，为护理人员提供自我认知和成长的管理方案，核心是个人职业目标与组织提供的机会的配合。护理管理者通过合理的引导，使护理人员的职业生涯与护理岗位的需要结合起来，实现双赢。

护理人员的成长模式和职业生涯规划包括自我评估、护理职业生涯机会评估、护理职业发展路径选择、个人职业生涯目标设置、计划与实施、评估与调整等。为了引导护理人员找到适合自己的职业发展路径。薪酬制度的设计力求公平，不偏向于任何一种模式，给每一种发展提供同样的薪酬保证，但同时突出不同的工作规律和特点，因此，在护理薪酬制度设计中，充分考虑护理人员的职业生涯规划和职业路径，对每一个护理人员来说，成长模式不仅限于"护士–护理组长–护士长"这种传统职务模式，还有"护士–护师–专科护师–临床护理专家"这种专业技术模式；另外，由于是教学医院，还存在"护士–护理教学老师–护理教学组长–护理教育专家"这种教学模式。多样化的职业生涯规划，使护理人员看得到前途，护理工作变得更加有意义。无论选择怎样的模式，都会有相适应的薪酬制度支撑，有利于吸引优秀护理人才，发挥每个人的特长，提高整个护理队伍的素质。改革后的护理薪酬呈现重叠式上升结构（图19-3）。

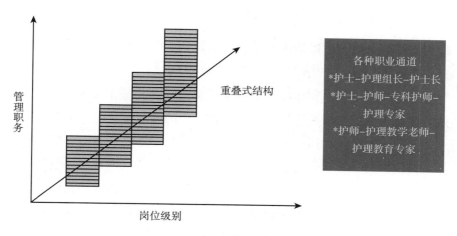

图19-3 护理职业生涯规划与薪酬的关系

### （五）护理职系绩效薪酬设计的策略选择

在薪酬结构的设计中，基本采用了结构酬金制这种按照不同岗位、不同技能、不同绩效而确定劳动报酬的原理，重新组合成既有刚性，又有弹性的一种薪酬分配制度。实施它的目的是体现工资的保障与激励功能，激发员工的潜在能量，以创造最佳的效益。结构酬金一般由基本工资、岗位酬金、技能酬金、职务酬金和绩效酬金等组成。

护理人员的绩效薪酬制度即由基本工资、夜班酬金、质量和成本酬金、绩效酬金、职务酬金等组成。其中基本工资为固定薪酬，无论是否为正式人员，统一按照国家标准发放；夜班酬金为半固定酬金，只要完成基本夜班数量，即可获得，超出或不足会奖励或扣罚；质量和成本酬金、绩效酬金是浮动薪酬，具有明确的针对性和激励性，真正体现按贡献分配的原则。

护理人员绩效薪酬制度的设计是按照人力资源管理中薪酬制度的原理进行的，以保障制度设计科学有效。

**1. 护理人员薪酬调查** 相关薪酬调查表明，影响医务人员薪酬水平的因素主要是职称、学历和工龄。随着学历、工龄和职称的上升，薪酬呈上升趋势。

护理人员的薪酬水平满意度较低，薪酬制度的改革迫在眉睫。

**2. 护理人员薪酬分析** 在进行绩效薪酬设计前，需要对医院的各职系薪酬水平做统计和分析，从薪酬水平的三个公正（内部公平、外部公平、自我公平）的角度了解造成现有薪酬体系中的主要问题以及造成问题的原因，与同地区同类医院的薪酬水平作了对比，与全国行业市场水平作了对比，做出医院的薪酬水平定位。基于调查和评估，对护理薪酬的薪酬水平作定位，既要保证一定的市场竞争力，又要坚持公平性，不能吃大锅饭、养懒人，同时保持激励性。

### （六）护理职系绩效薪酬考核设计

护理人员绩效考核设计以体现质量、效率与公平，最大程度调动护理人员工作能动性，提高劳动生产率，实现医院发展目标为核心。

**1. 绩效薪酬考核职责与内容**　护理人员绩效考核以护理单元为主体，主要分为护士长绩效考核及普通护士绩效考核两大类。护士长的绩效考核主要由护理主管部门负责进行，普通护士的绩效考核由护理主管部门提供指导意见，各护理单元护士长分别进行具体考核，护理主管部门监督审核考核结果。薪酬考核内容主要包括：护理单元工作负荷等级、护理专业岗位层级、管理岗位系数、护理工作效率指标、护理工作质量指标、可控成本指标、承担夜班数量等，根据对历史数据的分析及试算，确定基本系数：基本系数=护理单元工作负荷等级系数×护理专业岗位层级系数

**2. 护理单元工作负荷等级**　护理单元工作负荷等级的确认由护理主管部门组织进行统一的审核明确，并根据实际工作需要进行动态调整，同岗同一标准。护理单元护理工作负荷等级可以分为五级（如特级、甲、乙、丙、丁）或以上，并设置相应的等级系数；工作负荷根据各护理单元人均急诊入院人次、实际占用床日、抢救人次、输液、加药、监护人次等进行评估。

### （七）护理职系绩效薪酬结构设计

护理职系绩效薪酬结构的设计思路是根据护理人员团队工作的特点，划分为岗位酬金模块、夜班薪酬模块、工作量绩效薪酬模块、质量考核薪酬模块、成本管理薪酬模块、护士长管理岗位绩效考核薪酬模块和特殊防护绩效。

**1. 岗位酬金模块**　护理人员岗位绩效酬金的设计参考学历、年资、职称、工作职责等因素。

**2. 夜班薪酬模块**　由护理主管部门定出每一级护理人员每月应承担的夜班数，其数量与岗位级别挂钩。岗位级别越高，值夜班数量应越少，每个夜班的酬金越高；反之，岗位级别越低，值夜班数量应越多，每个夜班的酬金相对较低。即岗位级别与夜班数量呈倒三角、与酬金呈正三角状态。护理工作质量指标及承担夜班数情况：各护理单元护理工作质量考核及夜班安排考核由护理主管部门负责完成，并每月按时将详细数据提供给医院，护理工作质量具体考核内容及标准由护理主管部门制订；各层级护理人员每月夜班数量的具体要求由护理主管部门制订相关规定，护理主管部门每月考核各护理单元夜班安排的合理性及是否符合基本要求，并进行相应考核，根据护理主管部门要求的各层级护理人员基本夜班数，计算不同工作负荷等级护理单元及各护

理岗位层级夜班补助标准，并每年定期进行调整，以指导护士长对其护理单元内护理人员的考核。护理质量考核、夜班数考核、以及各种病事假的扣发等扣减金额，全额交由护理主管部门掌握，护理主管部门再根据实际工作量、人员安排、任务完成情况等分配到各护理单元或科室。

**3. 工作量绩效薪酬模块** 以历史月均工作量为总基数，以历史月均人均工作量即劳动生产率为基准，确定工作量绩效分配方案，随工作量和劳动生产率的增减，护理人员工作量绩效酬金总额增减趋势一致。护理单元人均护理负荷的变化是工作量绩效酬金增减的依据。护理工作效率指标的筛选宜简单、易获取。主要的指标为：实际使用床日数、出院者平均住院日、出院患者人数等，以及对护理单元工作量的考核，将这些指标按一定权重进行考核。

**4. 质量考核薪酬模块** 护理质量考核与医疗质量考核结合成科室质量考核评分，作为科室质量考核绩效酬金分配的核算指标（表19-9）。护理人员的质量考核绩效酬金同时受医疗质量考核的影响，尤其是受医师个人医疗行为的影响，如病历等级、平均住院日长短等，且质量考核各科室间差异度较小，难以体现质量差异。质量管理在医疗工作中是重点，因此，在医护绩效分配分开核算的同时，对护理单元单独进行护理质量考核和设计质量考核绩效酬金，更有利于护理人员责权利的统一。护理质量考核绩效酬金模块占护理人员绩效酬金的比例由护理主管部门根据护理工作的管理重点和要求确定。力求体现质量差异、奖罚分明、实施总额控制、结构调整的原则，奖励金额的来源是质量考核绩效酬金扣款部分。

表19-9 某医院护理质量考核表

| 科室 | 技术操作 | 夜查房 | 危重 | 合计分 |
|------|----------|--------|------|--------|
| 心内科 | | | | |
| 消化内科 | | | | |
| 呼吸内科 | | | | |
| 血液科 | | | | |
| …… | | | | |

**5. 成本管理薪酬模块** 医院工作量及收入的增加，并不意味着医院收益的增加，相同工作量及收入情况下，成本是医院效益的决定性因素，因此，成本管理是医院管理的核心，其中护理职系在医院成本管理中起着非常重要的作用。为实施成本考核，由医院物资配送部门每月提供各护理单元及科室配送报表，作为成本考核的依据。与工作量有关的消耗性材料是考核重点：计价材料、高值耗材与收入挂钩，确保收回应

收费用；非计价材料在同类科室间比较，根据管理优劣与绩效分配挂钩。成本考核的结果与护士长岗位任职挂钩。各护理单元可控成本指标的确定根据历史数据测算后明确，原则上按是否满足基本要求进行考核后给予相应的奖励或扣减，不按考核系数的方式归入总体考核系数中。

**6. 护士长管理岗位绩效考核薪酬模块** 承担该岗位职责的人员根据管理的跨度、难度、负荷、质量等进行分配（表19-10）。

表19-10 某医院护士长职务酬金考核表

| 姓名 | 护理管理考核 | | | | 负荷率考核 | | | | | 成本控制考核 | | 考核总分 |
| --- | --- | --- | --- | --- | --- | --- | --- | --- | --- | --- | --- | --- |
| | 管理创新 | 工作绩效 | 教学 | 质控 | 人均入院 | 人均床日数 | 人均监护费 | 人均治疗费 | 实际床护比 | 不计价材料 | 计价材料 | |

**7. 特殊防护绩效** 部分工作性质较特殊的护理单元，如传染病房、精神科精神障碍病房、核医学病房、放射检查室等，给予特殊防护绩效。

（八）护理职系绩效薪酬发放设计

护理人员绩效酬金的发放以护理单元为单位，各护理单元的效率、质量及成本控制等指标下发各护士长参考，由护士长完成对各护士的具体考核，护理主管部门监督考核结果，护士长的考核由护理主管部门完成。

# 第四节　行政后勤系列绩效薪酬体系设计

## 一、行政后勤概述

### （一）行政后勤的定义

行政后勤即传统意义上的医院职能保障部门，是医院行政领导下的参谋、规则制定和服务支撑保障机构，承担医院的组织管理和服务保障工作。职能保障部门的作用发挥制约着管理保障系统功能的性质和水平，限制着管理保障系统功能的范围和大小。

### （二）行政后勤的特点

行政后勤管理和服务保障职能要求，行政后勤员工具有"知识型集约"和"技能型集约"的特点并交替存在，是医疗行为的服务部门，围绕医疗决策的主体"临床"开展外延工作。

## 二、行政后勤绩效薪酬特点

医院行政后勤系列岗位的任职资格、技术要素、风险责任都与其他系列（医师、技师、护理、科研）有较大不同，应针对行政后勤系列岗位的特点设计绩效薪酬制度，发挥薪酬的激励作用，有效调动行政后勤员工积极性，提升管理保障系统功能的水平和作用。

### （一）以体现岗位价值，承担责任风险为导向

由于行政后勤部门岗位不同，参与临床管理服务保障工作的深浅有差异，承担的责任、风险也有较大不同，在设计薪酬体系时必须以体现岗位价值、承担责任风险为导向，应向高风险、责任大的岗位和部门倾斜。

### （二）考核指标不利于量化

行政后勤岗位，有的较好量化岗位内容，但更多是在多因素和不确定的环境下发挥个人的知识、技能，创造性完成工作，如医保政策研究岗位，干部保健岗位，医患纠纷岗位等。鉴于此，绩效方案在设定时应充分了解岗位特性，理解岗位压力，通过横向纵向比对、全面评估，应用能调动员工积极性的考核配套方案。

### （三）绩效薪酬结构多样化

应全面考虑能体现行政后勤岗位价值的各种因素，在薪酬构上合理多样化，其薪酬结构如：技术等级薪酬（主要以技术职称、履职年限和工龄为依据）、责任薪酬（主要以承担的责任和风险为依据，需配套的评价指标量化考核）、业绩薪酬（主要综合考虑工作量的大小、工作效率与质量、员工满意度）、项目薪酬（比如承担改造项目、施行重大基建项目）等。

### 三、行政后勤绩效薪酬设计流程

行政后勤部门的薪酬体系要得到全面实施和有序运作，关键是整个绩效薪酬设计合理并得到员工的普遍认可。因此，医院管理者需按照一定流程全面系统地进行绩效薪酬体系设计。具体来讲，应按照以下工作程序进行。

第一步：明确行政后勤绩效预算及薪酬定位。

第二步：梳理和规范职能部门组织结构和分配单元。

第三步：开展定岗定员工作，对行政后勤的各级各类人员进行核定和系统规划。

第四步：规划行政后勤的各级各类人员的职业生涯。

第五步：开展工作分析和岗位价值评价，核定岗位价值系数。

第六步：制订绩效薪酬方案。

第七步：制订薪酬发放的评估和监控机制。

第八步：绩效反馈和结果分析。

通过如上的反馈和循环PDCA过程，行政后勤的绩效薪酬管理就会处在一种与医院发展相适应的动态管理过程中，其最大的好处是保持了医院行政后勤绩效薪酬制度的活力并能与医院整体的发展战略相互适应。

### 四、行政后勤绩效薪酬方案设计

#### （一）行政后勤绩效预算及薪酬定位

医院薪酬的发放水平取决于医院的经营管理能力和投资者的支持力度，按照以收定支的原则，医院管理者首先要对可投入的人员总费用进行规划与预算，然后才能据此确定薪酬的结构和水平。而行政后勤职系的薪酬规划，需要在医院整体薪酬预算情况的基础上进行。

医院管理人员主要服务于临床和医技科室，其贡献的评价主要是整个医院的业务发展和运营效果。一线业务人员的薪酬待遇从某种程度上反映了医院整体的业务发展和运营效果，那么职能部门人员的薪酬定位就应该以一线业务人员的薪酬水平为重要依据。

根据医院临床各职系分级分层管理的绩效结果，采用横向纵向对比法，如同级别不同系列对比，同岗位不同级别对比，分别讨论确定临床与行政管理岗位、与行政普通岗位、与后勤专业技术人员岗位的绩效差异程度，或者绩效倍数。这一步骤是确定行政后勤职系绩效体系构建的开端和基础。

　　同时，开展薪酬调查了解其他同级别、同地区兄弟医院行政后勤人员的薪酬水平，也是绩效定位的重要参考。可以通过查阅公开的报告与数据，向医院管理咨询公司或专业的数据调查公司获得，通过向医院的人力资源管理人员了解，向医院相应的员工了解，也可以向本院应聘人员了解等。

### （二）行政后勤部门组织结构梳理和规范

　　行政后勤部门人员岗位的设置，由管理的组织构架决定，并制约着对应的功能和范围大小。行政后勤作为一个体系，由各个核算和分配单元构成。医院为员工支付薪酬，必然要对其贡献价值进行评价，而这种评价首先是基于他所在经营单元的。因此，无论是从做好预算的角度，还是从做好贡献价值评价的角度，都需要合理划定医院各个核算和分配单元。

　　在新筹建医院或者流程改造时，行政后勤体系同样可能发生组织架构调整和核算单元改变。比如运营管理部是近十年新兴的管理部门，与医院运营相关的管理功能都可能归口其中，如原来属于人力资源部的人力评估，归属医务部、护理部的床位资源配置，归属质控部的手术室管理等，都因为医院管理对资源利用的更高要求，需要整合归口到运营管理部。

　　行政后勤部门可根据部门、工作职能相同的小组，划分不同的核算单元。现阶段大部分医疗机构采用的都是按照部门科室核算，也可以根据项目小组核算，或由科室考核岗位部分，由参与项目组考核绩效部分，多种形式组合。原有组织结构的岗位内容有交叉的，可以通过改革梳理并重新分配。

### （三）行政后勤部门人员定岗定员

　　定岗定员规划主要是根据医院管理的规模与功能（具体主要看医院等级病床规模、是否为医学院附属医院或教学医院等），结合医院战略发展要求，对未来管理技术人员需求和供给进行预测，确保员工的数量和质量能与医院发展要求相适应，最终实现人员总量与医院规模相适应，个人能力与岗位任职资格及有关条件要求相适应。因此，在行政后勤部门组织构架、考核单元确立后，需要开展定岗定员工作。

　　定岗定员的目的是合理设置各级岗位和人员，此过程是确定组织内部完成各项职责的人员配备。当一个岗位被确定之后，就会有人数和人员资质的要求产生。资质有欠缺，不能与岗位匹配的，人力资源或部门项目小组有提高员工能力的责任和义务。

通过定岗定员，可以评价职能部门员工的工作负荷程度和标准工作量，从而对薪酬的合理程度进行判断。因此，定岗定员是薪酬分配的一项基础性工作和最基本的工作（图19-4）。

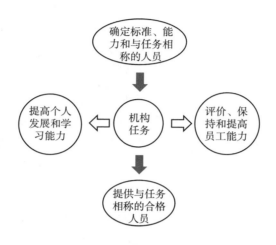

图19-4　定岗定员关系图

**1. 行政后勤设岗原则**　行政后勤岗位主要把握以下几点设岗原则。

（1）功能需要原则：医疗、教学、科研、预防保健是现代医院的主要功能。满足医院功能的需要，是编制岗位的主要依据。因此，应区别医院的不同等级和任务、不同的专业、不同的功能、不同的条件，从功能和任务的实际需要出发确定医院的人员岗位数量。

（2）因事设岗原则：因事设岗是在管理服务保障业务流程优化的基础上因事设岗，是岗位设计最基本的原则。设置岗位要按照医院行政后勤各部门的职责范围划定岗位，不应因人设岗，岗位和人应是设置和配置的关系，使"事事有人做"，而非"人人找事做"。

（3）精简高效原则：又叫最低职位数量原则，是指医院应根据其目标或任务科学地确定岗位数，应充分考虑人力成本，以最少的投入获得最高的效率。如果岗位数量过多，就会造成职位虚设、机构臃肿、人浮于事，从而增加运行成本；相反，如果人员编制过少，则会造成职能不全、人力不足，从而影响医院整体任务的完成或整体目标的实现。因此，客观要求在进行岗位数量规划时，做到组织结构优化，配置合理，并使个体的潜能和创造力能充分发挥。

（4）责权对应原则：即在组织中各个岗位拥有的权力应当与其承担的责任相对等。将医院工作的特定技术水平要求与员工的专业技能有机结合起来，"将合适的人安排在合适的岗位"，充分发挥每位员工的专业技术特长，同时赋予本岗位而非承担岗位的人员，应有的决策权、建议权、组织权等，使岗位能动权力与岗位要求相对应，做到人才、岗位、责权三者统一，调动员工积极性。

（5）系统性原则：医院是系统组织，其目标或任务要由众多人员的具体工作相互配合、协调一致才能完成。因此，每个人的具体岗位设置都要遵从系统性原则，要从总体上以及机构之间、职位之间的联系来分析确定，做到合理配置，包括合理的层次结构、合理的年龄结构、合理的知识结构。

（6）动态发展原则：医院人力资源编制应该根据医院发展、学科建设、工作效率、经营管理水平等因时因地制宜，实施动态管理，以满足医院发展的客观要求。

**2. 行政后勤定岗定员的前期准备**

（1）组织结构环境分析：本步骤主要任务是通过分析医院内、外部环境，确定医院是否有必要进行行政后勤科室的调整和重新设计。

（2）组织调研：对职能部门的专业设置情况进行调研，职能交叉或职责不清的进行详细梳理，根据有关的政策和医院实际情况以及医院领导者的变革意向确定组织结构的设计形式。充分考虑计划期内的目标业务量和各类人员的工作效率以及其他一些相关因素，为定员定岗的实施打好基础。

**3. 行政后勤定岗定员方法**

（1）编制岗位说明书：医院组织架构完善后，或医院明确各职能科室的分工后，由各科室撰写职责说明书，交由分管领导和人力资源部审核修订。明确清晰的岗位内容，是定岗工作的第一步。

在编制职责说明书时一般需注意职责的边界，即所有职能科室职责相加等于医院各项职能分工，各科室之间的职责相对独立。也就是说，各职能科室各自独立的职责相加等于医院所有的职责分工，不能出现职责无人负责，也不能出现职责交叉重叠。

（2）定岗定员的影响因素：在明确工作内容的基础上，人力资源的核定还需注意供给预测、供给平衡方面问题，同时也要考虑因内部流动引起的人员需求变动，如晋升、辞职、调动、退休、解聘、休假、培训等。

### （四）行政后勤各级各类人员的职业生涯规划

职业生涯规划（career planning）也叫"职业生涯设计"，是指个人职业奋斗目标与组织事业发展目标相结合，并为实现这一目标做出行之有效的安排的一个完整的职业规划。

职业生涯规划是绩效薪酬设计最核心的环节，由职业定位（晋升通道）、目标设定（工作质效）和通道设计（晋级条件）三个要素构成（表19-11）。

表 19-11　行政后勤技术系列岗级设计

| 级别 | 准入条件 | 工作质效要求 |
|---|---|---|
| 专业技术一级岗（必备） | 1.任正高级专业技术职务15年及以上<br>2.本专业工作时间20年 | 1.无学术道德、师德不良记录。无医德、医疗、教学事故，无二级及以上缺陷<br>2.每年的工作量达到医院规定的岗位工作量<br>3.考评期内平均每年以第一作者或通讯作者在核心或统计源及以上期刊发表论文至少1篇以上 |
| 专业技术二级岗（必备） | 1.任正高级专业技术职务9年及以上<br>2.本专业工作时间15年 | |
| 专业技术三级岗（必备） | 1.任正高级专业技术职务3年及以上<br>2.本专业工作时间10年 | |
| 专业技术四级岗（必备） | 任正高级专业技术职务未聘为1级、2级、3级岗位，或任副高级专业技术职务9年及以上且本专业工作时间15年 | 1.无学术道德、师德不良记录。无医德、医疗、教学事故，无二级及以上缺陷<br>2.每年的工作量达到医院规定的岗位工作量<br>3.考评期内以第一作者或通讯作者在核心或统计源及以上期刊发表论文2篇及以上 |
| 专业技术五级岗（必备） | 1.任副高级专业技术职务6年及以上<br>2.本专业工作时间10年 | |
| 专业技术六级岗（必备） | 1.任副高级专业技术职务3年及以上<br>2.本专业工作时间5年 | |
| 专业技术七级岗（必备） | 任副高级专业技术职务未聘为4级、5级、6级岗位，或任中级专业技术职务9年及以上 | 1.无学术道德、师德不良记录。无医德、医疗、教学事故，无二级及以上缺陷<br>2.每年的工作量达到医院规定的岗位工作量<br>3.考评期内以第一作者在核心或统计源及以上期刊至少发表论文1篇及以上 |
| 专业技术八级岗 | 任中级专业技术职务6年及以上 | |
| 专业技术九级岗 | 任中级专业技术职务，未聘为7级、8级岗位 | |
| 专业技术十级岗 | 任初级专业技术职务6年及以上 | 1.无学术道德、师德不良记录。无医德、医疗、教学事故，无二级及以上缺陷<br>2.每年的工作量达到医院规定的岗位工作量 |
| 专业技术十一级岗 | 任初级专业技术职务3年及以上 | |
| 专业技术十二级岗 | 未聘为10级、11级岗位 | |

## （五）工作分析、岗位价值评估和岗位级别核定

基于职业生涯设计的岗位工作分析和岗位价值评估是指根据岗位中所包含的知识技能、决策参与、督导责任、沟通协调和任职资格等因素来决定各种工作之间的相对价值，以此来确定各类岗位薪酬分配额度的排序。岗位价值评估一般会应用相应的工具进行评估，对于专业技术岗位尤其是重要的关键岗位或核心人才也可通过市场薪酬行情确定薪酬排序。

职能部门的岗位价值评估是绩效薪酬定位的难点，主要根据岗位内容的难度及承担责任风险差异来核定人员岗位级别价值系数。

核定原则：

（1）以岗位内容为基础。

（2）岗位职业生涯的构建是级别核定的最终目标。

（3）以职业生涯年限为区间。

### （六）绩效薪酬构成设计

行政后勤绩效薪酬构成设计思路是根据行政后勤岗位特点与员工职业生涯发展相结合，一般采用高稳定薪酬模式。

$$绩效薪酬=岗位薪酬+绩效薪酬$$

岗位薪酬：体现行政后勤员工个人岗位价值、个人历史贡献等指标体系，以岗位层级价值系数体现，层级不同薪酬不同，占总绩效薪酬比例较大。

$$岗位薪酬=岗位层级价值系数\times岗位薪酬标准\times绩效考核系数$$

绩效薪酬：体现团队改革性工作、临时突发任务、服务改进等指标体系，以团队绩效计算，由团队二次分配到个人，占总绩效薪酬比例较小。

$$团队绩效薪酬总额=\sum（改革、应急性项目）\times分配标准\times绩效考核系数$$

### （七）绩效薪酬发放的评估和监控机制

根据医院战略，当期主要管理目标和对薪酬发放原则，医院应对考核单元的二级分配给予指导意见。对医院管理的重要方向、绩效激励的重点岗位、绩效考核的要点给予管理要求。各部门科室等考核单元应根据指导意见，自行拟定二级分配方案，二级分配方案应提交人力资源部或绩效管理部门审核存档。

绩效薪酬发放后，人力资源管理部或绩效管理部门，应根据医院绩效分配指导意见和科室二级分配方案，评估部门科室或核算单元发放过程和发放结果的合理性、公平性。

### （八）绩效反馈和绩效结果分析

1. **行政后勤的绩效总额和结构是否匹配薪酬预算**　医院薪酬发放的结果应实时反馈，如发生结构变化和结果偏差应及时做出调整，主要参考以下几个关键指标。

（1）薪酬总额占医疗收入和医院总成本的比例。

（2）医疗人员、护理人员、技术人员、药剂人员、管理人员以及后勤人员的薪酬额度分别占薪酬总额的比例，其中行政后勤人员占比是否与规划一致。

（3）绩效薪酬预算完成比例。

2. **薪酬对比分析**　不同职系同级别、同职系同级别、不同职系不同级别、同岗位不同级别的员工收入结果，均应进行两两对比和综合对比，解析内部薪酬收入差距原因，如收入结果和管理目标出现重大偏差，则需要进行根因分析并对方案进行调整。

3. **引导下一步薪酬调整**　绩效调整和薪酬改革符合PDCA循环的特点，结合医院发展时期的不同，人员岗位的差异，运行流程的变动，需要持续不断地出台新的绩效体系和薪酬方案，而绩效收入的结果会成为下一步薪酬调整的重要参考。同时，应每年度常规进行薪酬分析，并对比相同岗位在国际国内市场的差异程度，对进一步绩效改革提供依据。

# 第五节　科研系列绩效薪酬体系设计

## 一、科研职系定义及特点

### （一）科研职系的定义

一般是指在医疗机构内以疾病病理、诊断、治疗活动等特定主题进行科学研究为主要工作内容的一类人员即科研人员，该类人员是医疗机构学科建设和创新的动力和核心竞争力的源泉，也是医疗机构重要的战略资源之一。

### （二）科研职系的特点

（1）脑力劳动为主，具备自主创新能力，专业知识掌握程度高，可替代性较低。

（2）培养周期长，需接受较长时间的专业知识学习和研究技能培训，学习成长成本高。

（3）研究工作过程不易控制，难以评价衡量，研究产出难以预期，成果短期难以呈现，失败风险较大，投入产出难以评价，成本管理难度较大。

（4）追求自我价值的实现意愿强烈，关注自身价值的认可和提升，自主管理意愿强烈，不愿受过多约束，管理难度和成本较高。

## 二、科研职系绩效薪酬制度的重要性及现状

### （一）科研职系薪酬制度的重要性

科研人员的工作目标和结果对医疗机构的学科建设和创新具有核心的作用，是人力资源中的稀缺资源，在医疗行业人力市场上具有很强的竞争力，也是激烈争夺的目标，医疗机构的薪酬激励体系对于高水平科研人员引进并留住、激励创新人才的成长、创新发挥着重要的作用。

### （二）科研职系薪酬制度的现状

**1. 从国际视野的角度看**　医疗机构科研人员的薪酬制度目前以两类为主：一是以英、美医院为代表的协议工资制，其实质是研究人员个人价值市场化的薪酬制度；二是

以德、法医院为代表的类公务员薪酬制度，其核心是政府购买科研人员价值的薪酬制度。

**2. 目前国内医疗机构科研人员的薪酬制度**　在借鉴国外经验的基础上，国内医疗机构最常见的薪酬制度有工资制、协议工资制、年薪制三类薪酬制度，各自的优缺点见表19-12。

表19-12　不同薪酬制度的优缺点

| 项目 | 支付依据 | 优点 | 不足 | 运营 |
|---|---|---|---|---|
| 工资制 | 基于岗位价值评估 | 以岗位为主，内部公平性较好 | 外部竞争性不足，不利于吸引高水平科研人员 | 绩效考核运用低，运营成本较低 |
| 协议工资制 | 基于个人市场价值 | 以市场价值为主，外部竞争性较好 | 内部公平性不足，不利于团队协作 | 绩效考核运用低，运营成本较高 |
| 年薪制 | 基于岗位和业绩 | 以业绩为主，内外结合较好 | 以短期激励为主，长期激励不足 | 绩效考核运用高，运营成本较高 |

基本可以看出单一的薪酬制度都存在着一定的不足，需要各医疗机构探索较为适合自身科研人员发展的复合型薪酬体系，同时随着政府鼓励医疗机构探索完善技术要素和创新成果参与分配机制，对医疗机构科研、绩、效、考核表现出三个发展趋势：第一，更加注重与市场接轨；第二，更加重视科技成果价值，科技评价导向转向"学术价值＋社会贡献"，更加强调科研成果对社会经济和社会发展的贡献；第三，研究成果的影响力成为其关键指标，并转化激励机制，刺激科研人员向市场转移研究成果，扩展政府、医疗机构科技投入的经济价值回报，实现技术要素的自由流动。因此"成本＋价值"绩效薪酬制度是近年来各国也包括中国医疗机构积极探索的一种绩效薪酬模式。

"成本＋价值"绩效薪酬制度的本质实际上是一种"年薪制＋项目制"的组合，用以激发科研人员的积极性，提高科研资源的运营效率，并以此为杠杆实现对科研人员的优胜劣汰。

### 三、科研职系绩效薪酬制度设计的原则

#### （一）绩效薪酬设计战略

医疗机构在建立基于绩效的科研职系薪酬制度的过程中，要考虑如何通过薪酬体系的利益动力机制，更好地为医疗机构的战略目标服务，实现医疗机构长、中、短期绩效管理的平衡发展；通过薪酬体系的设计，实现对医疗机构战略的引导和对科研人员行为的驱动，促使科研人员的行为围绕着医疗机构关键的成功因素进行，并与医疗机构整体绩效达成一致，更好推动医疗机构战略和学科发展的实现。

**【案例】**

表19-13　某地区三家三甲医院科研职系绩效薪酬战略

| 医疗机构（三甲） | 战略与愿景 | 运营战略 | 绩效考核 | 绩效薪酬战略 |
|---|---|---|---|---|
| 甲 | 以学科建设为主，建设高水平研究型医院 | 以学科建设带动运营效益 | 科研指标权重大 | 科研薪酬激励度高 |
| 乙 | 以临床为主，学科建设并重 | 以运营效益为主兼顾学科发展 | 科研指标权重一般 | 科研薪酬激励度一般 |
| 丙 | 以临床医疗为主，鼓励学科建设 | 以运营效益为主 | 科研指标权重小 | 科研薪酬激励度小 |

**【讨论】**医疗机构的发展战略和环境不一致，科研人员绩效薪酬是否有效？

### （二）绩效薪酬设计基础

科研人员的职业生涯发展是科研职系绩效薪酬设计的基础，包含事业发展和个人成长两个维度，体现形式为岗位与岗级。首先要横向做好科研职系岗位规划如科研助理岗、科研PI岗、高级PI岗、首席PI岗等；然后根据评价结果按照一定的分数段进行纵向的岗位分级；最后考虑不同岗位级别的重叠幅度（图19-5）。

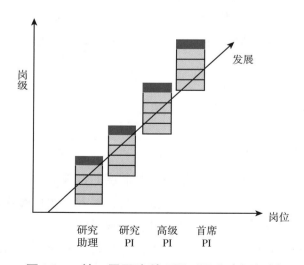

图19-5　某三甲医院科研职系职业生涯规划

通过岗位与岗级体系设计，使科研人员明确自己的职业发展和上升途径，也更好地清晰知道各个岗位的价值标准和方向，引导科研人员朝更高的专业职级层次发展，从而建立了科研人员职业发展的上升通道。

### （三）绩效薪酬设计方法

最常用的方法就是带宽薪酬，即与工作岗位紧密相连，每个岗位对应的薪酬等级可以设定一个薪酬范围，针对同一个岗位，根据科研人员的历史贡献和具备能力不同有一定的薪酬差异的范围。带宽薪酬打破了传统薪酬结构所维护的等级制度和等级对应的固定岗位薪资，明确了同一岗位不同绩效结果而导致的薪酬差异，有利于高绩效的科研人员能取得对应岗位等级中较高的薪酬，体现岗位贡献和个人成长的融合，也体现薪酬设计的公平性；最关键的是，它能够引导员工将注意力从有限的职位晋升或薪酬等级的晋升转移到个人发展和能力的提升方面；给予了绩效优秀者比较大的薪酬上升空间，也体现了薪酬的激励性原则。

## 案例讨论

### 【案例】

表19-14 某三甲医院科研职系绩效薪酬设计表

| 岗位 | 层级 | 绩效考核 | 岗位价值 |
|---|---|---|---|
| 首席PI | 研究1级 | 学科建设、人才培养、课题、基金、高质量研究成果、学术道德等 | 薪酬水平高 |
| 高级PI | 研究2级 | | |
| | 研究3级 | | |
| | 研究4级 | | |
| 研究PI | 研究5级 | | 薪酬水平略高 |
| | 研究6级 | | |
| | 研究7级 | | |
| | 研究8级 | | |
| 研究助理 | 研究9级 | 学习成长、学术道德等 | 薪酬水平略低 |
| | 研究10级 | | |
| | 研究11级 | | |
| | 研究12级 | | 固定薪酬 |

【讨论】该绩效薪酬设计应考虑哪些因素？激励作用如何？

## 四、科研职系绩效薪酬制度方案设计

### （一）绩效薪酬水平设计

医疗机构科研职系的绩效薪酬水平设计作用是科研人员的价值货币化，主要由两个方面决定：一是内部岗位价值，二是外部薪酬水平，最终是由医疗机构的绩效薪酬战略和运营效益决定，形成科研职系年度绩效薪酬预算总额。

1. **内部岗位价值**  首先，基于绩效薪酬战略，对岗位进行横向的职系分类；然后，根据评价结果按照一定的分数段进行纵向的岗位分级；最后，考虑不同岗位级别的重叠幅度。分级时应当考虑两个平衡：不同职系间岗位的平衡和同类职系岗位的平衡，不同职系和级别的岗位，薪酬水平不同，根据上一步的岗位分等列级的结果，对不同级别的岗位来设定薪酬水平。内部岗位价值重点解决内部公平性，营造鼓励创新的氛围，实现医院的发展战略，提升学科发展的目标（表19-15）。

表19-15　某三甲医院基于创建研究型医院的科研职系岗位绩效薪酬设计表

| 岗位 | 层级 | 职称 | 任职年限 | 绩效考核 | 岗位价值 |
|---|---|---|---|---|---|
| 首席PI | 研究1级 | 教授 | >9年 | 学科建设、人才培养、课题、基金、高质量研究成果、学术道德等 | 最高 |
| 高级PI | 研究2级 | 教授 | 6~9年 | | 略高于同级医师职系 |
| 高级PI | 研究3级 | 教授 | 3~6年 | | 略高于同级医师职系 |
| 高级PI | 研究4级 | 教授 | <3年 | | 略高于同级医师职系 |
| 研究PI | 研究5级 | 副教授 | >9年 | | 与同级医师职系持平 |
| 研究PI | 研究6级 | 副教授 | 6~9年 | | 与同级医师职系持平 |
| 研究PI | 研究7级 | 副教授 | 3~6年 | | 与同级医师职系持平 |
| 研究PI | 研究8级 | 副教授 | <3年 | | 与同级医师职系持平 |
| 研究助理 | 研究9级 | 讲师 | >3年 | | 低于同级医师职系 |
| 研究助理 | 研究10级 | 讲师 | <3年 | | 低于同级医师职系 |
| 研究助理 | 研究11级 | 讲师 | >3年 | | 低于同级医师职系 |
| 研究助理 | 研究12级 | 博士后 | <3年 | 学习成长 | 低 |

2. **外部薪酬水平**  基于医疗机构的发展战略和运营效益决定。医疗机构不同的发展战略对于科研职系外部绩效薪酬水平影响巨大。对于以学科建设为主、建设高水平研究型医院为战略的医院，研究人员对于实现医院战略至关重要，一般会采取市场领先策略，医院运营情况影响不大，研究人员的薪酬水平较高，绩效薪酬对于吸引和保

留优秀的研究人员作用增强；对于以临床为主、学科建设并重为战略的医院，研究人员对于实现医院战略的重要性降低，医院运营情况将决定是否采取市场领先或低于市场策略，研究人员的薪酬水平不确定性增加，绩效薪酬对于吸引和保留优秀的研究人员的作用减少；对于以临床医疗为主、鼓励学科建设为战略的医院，运营将是医院的核心要务，研究人员对于实现医院战略重要性大幅降低，一般不会采取领先市场策略，研究人员的薪酬水平相对较低，绩效薪酬对于吸引和保留优秀的研究人员的作用相对较低（表19-16）。

表19-16 某地区三家三甲医院科研职系绩效薪酬设计战略

| 医疗机构（三甲） | 战略与愿景 | 运营战略 | 运营对绩效薪酬的作用 | 外部薪酬战略 |
|---|---|---|---|---|
| 甲 | 以学科建设为主，建设高水平研究型医院 | 以学科建设带动运营效益 | 不重要 | 市场领先策略 |
| 乙 | 以临床为主，学科建设并重 | 以运营效益为主兼顾学科发展 | 重要 | 市场策略不确定 |
| 丙 | 以临床医疗为主，鼓励学科建设 | 以运营效益为主 | 非常重要 | 领先市场策略可能性低 |

绩效薪酬水平的设定要考虑医疗机构内部岗位价值和外部薪酬水平，以保证医疗机构薪酬的外部竞争性和内部公平性，从而保障医疗机构薪酬对科研人才的吸引力和控制科研人才的流失，充分发挥绩效薪酬的作用。

（二）绩效薪酬结构设计

科研职系"成本+价值"绩效薪酬即"年薪制+项目制"。

绩效薪酬=岗位绩效薪酬+项目绩效薪酬

**1. 岗位绩效薪酬** "成本"部分为岗位绩效薪酬，是对医疗机构科研人员历史自身的知识积累和累计贡献的体现，其结构为工资津贴、福利、岗位绩效。

岗位绩效薪酬=工资津贴+福利+岗位绩效=年薪制

（1）工资津贴：即政策性工资，以研究人员自身工龄和职称为基础，由地区工资政策决定。

（2）福利：是基于地区政策性项目，由医疗机构整体运营效益决定。

（3）岗位绩效：是基于研究人员岗位和岗级，主要体现历史贡献和学习成长的价值；年岗位绩效由研究人员当年科研绩效考核结果的价值体现，薪酬水平由医疗机构当年绩效薪酬预算和年度运营效益决定。

$$岗位绩效 = 月岗位绩效 + 年岗位绩效$$

其权重组合不一样对科研人员的激励作用也不一样（表19-17）。

表19-17　岗位绩效设计组合

| 岗位绩效组合 | 月岗位绩效 | 年岗位绩效 |
| --- | --- | --- |
| 组合一 | 权重大 | 权重小 |
| 组合二 | 权重对半 | 权重一样 |
| 组合三 | 权重小 | 权重大 |

岗位绩效三个组合各自激励的目标不一样，各有优势与不足。组合一对科研人员的历史贡献积累和学习成长体现较好，有利于科研人员潜心研究和提高研究质量，不必为绩效去追求短期效益，更符合科学研究的目的，不足在于积累到一定的贡献后，失去继续研究的动力；组合三对科研人员的历史贡献积累和学习成长体现不足，不利于科研人员潜心研究和提高研究质量，优点在于高绩效、高回报，有利于提高科研产出，但容易造成追求短期效益；组合二对科研人员的历史贡献积累和学习成长与当年科研业绩产出均衡体现，既体现历史贡献也激励科研产出，但过于均衡也会不利于科研人员产出高质量的成果。

2. **项目绩效薪酬**　即"价值"部分则是科研人员科技成果对社会贡献的价值体现，是一种一次性货币奖励与长期绩效的组合式绩效薪酬，以"学术价值+社会贡献"为主要的绩效考核导向，其结构为成果奖励、专利转化与科技成果入股等以长期激励机制为主。

$$项目绩效 = 成果奖励 + 专利转化 + 股权$$

项目绩效薪酬是技术要素和创新成果参与分配机制的一种绩效薪酬制度，是科研人员研究成果对当前社会实际经济贡献和水平的价值体现。

（三）绩效薪酬调整制度

绩效薪酬调整制度是医疗机构绩效薪酬制度发挥作用的重要一环，从制度上规定对科研人员绩效薪酬从定岗定级开始和今后岗级调整规则，通过绩效薪酬调整制度保障对科研人员的激励导向性、有效性和及时性，从而保障医疗机构目标实现。

绩效薪酬调整包括医疗机构根据总体运营效益进行自然调整、岗位变动调整和岗级变动调整带来的绩效薪酬调整。自然调整是确保科研人员整体薪酬水平与医疗机构运营情况、绩效考核和人力资源战略匹配，薪酬水平高低由年度科研职系绩效薪酬预算决定；岗位变动调整是对科研人员岗位变动所带来的岗位绩效薪酬水平调整，通过岗变薪变激励科研人员努力提升自身水平，是医疗机构人力资源战略实现的重要保障；岗级变动调整是对科研人员个人职业生涯发展的价值体现，以对科研人员的绩效考核为基础，实现岗不变薪也能变。

绩效薪酬自然调整是保障科研人员薪酬水平与医疗机构发展保持同步，岗位变动调整和岗级变动调整则是在绩效薪酬制度下，鼓励科研人员自主实现自我价值的重要制度。

## 本章小结

本章讲解了医院医师、护理、技师、科研、行政后勤各系列绩效薪酬设计的基础知识和方法，并结合深化公立医院薪酬制度改革的指导意见精神，探索了建立基于岗位价值和业绩导向的绩效薪酬制度设计思路，为不同层级的医院管理者提供了一个绩效薪酬设计思路。

（李为民　王　军　文黎敏　宋文洁　刘　盈）

# 第六篇
## 医院运营管理新进展

*Part 6*

第二十章　医院运营管理新进展

# 第二十章 医院运营管理新进展

学习目标

1. 掌握 物联网、自动识别技术、区块链、智能预测模型的概念；多院区医院和医联体的概念、功能定位；互联网医院的概念。
2. 熟悉 物联网、自动识别技术在医院运营管理中的应用；多院区医院和医联体的管理模式；互联网医院的现有模式。
3. 了解 物联网与智慧医院的关系；自动识别技术的类型；区块链和智能预测模型的应用；多院区医院、医联体的发展中的难点与突破；互联网医院的应用、风险控制与法律问题；应急状态下双轨制运营经验及探索。

## 第一节 新技术在医院运营管理中的应用

### 一、物联网

（一）物联网的概念

物联网的概念起初源于Auto-ID中心提出的RFID系统，通过RFID技术把信息传感设备联接到互联网，实现智能化监测和管理。

（二）物联网在医院运营管理中的应用

近年来，我国的物资管理正由传统的高度依赖人工的管理模式逐步向信息化管理模式转变和倾斜。在当今信息时代背景下，新兴技术日新月异，这些技术在医疗行业的应用也日益凸显，对医院资产安全、环境安全及后勤服务益处颇多。

1. 医用耗材

（1）建立供应链协同平台：这是一个囊括医疗供应商、各级代理等实名制采供协作平台。以医院物资管理部门为主导，通过线上统一管理供应商的方法，如与医院签订合同的供应商，要求其上传相关资质证件及合同；审核产品时需提供图文对照；医院根据医疗物资的库存情况列出所需物品进行一键下单处理，平台根据合同签订情况自动将货品分类下单到供应商，并以信息的方式提醒送货；物资耗材的应付款和发票进行全流程跟踪管理；供应商根据市场趋势变化，对物资进行调价申请，医院对此严格审核其调价理由和相关证明，保障价格合规性。根据以上系统要点，实现供应商信息电子化，降低医院与供应商沟通成本及运营成本。

（2）建设医用耗材信息化智能管理平台：此平台涉及院内物资基础信息维护、物资采购、库房库存、临床科室物资、耗材与HIS收费、高值耗材和普通低值耗材以及普通不计费耗材管理等模块。

1）院内物资基础信息维护：供应商审核通过的合同信息，自动生成医院内部管理所需的基础数据库，院内物资管理在此基础上对物资进行分类、统一编码，形成院内统一物资数据信息，同时兼容HIS、财务及医保编码，实现院内编码统一。

2）物资采购：实行全程信息化管理，从科室提交需求、生成采购计划、下单采购订单确认到入库的完整流程管理。

3）库房库存：优化中心库房管理，实现对中心库房的物资出、入库，移库，转科，报废，盘存等业务规范化管理，使物资从采购到入库各环节均在系统上呈现，做到账账相符、账实相符。

4）临床科室物资：科室可库存查询、耗材领用，智能汇总缺货物资，一键申请，如有退库，仓库直接与科室对接。

5）耗材与HIS收费：与HIS系统对接，实现高值耗材的使用与HIS计费实时对接，实现各临床科室二级库房的消耗，收费一体化管理。

6）高值耗材：系统为高值耗材提供唯一编码，结合条形码扫码或射频智能柜RFID码自动识别，可实现一物一码管理，精确识别每个耗材的详细信息，智能提醒缺货，及时补货。

7）普通低值耗材：系统为低值耗材统一编码，各科室在库房中进行拿取，在物资系统进行消耗登记，结合HIS计费信息，统计消耗数量与系统记录比对，实现低值耗材的溯源管理。

8）普通不计费耗材：采用传统的以领代耗模式管理，临床科室、二级库房科根据各自的需求在在线库房申领物资，系统自动将审核后的单子推送中心库房汇总。

2. 医疗设备 传统的技术架构下的资产管理系统效率较低，智能化程序简单，无法实现资产的全过程动态监管，嵌入物联网设备管理应用体系势在必行，以期实现业务流程的全面优化、自动监控、服务管理智能化。

（1）维护保修：实行物联网的设备动态管理，这是一种巨大革新，相比人工接报修，物联网报修通过网络传输，永久记录，无需人工记录，关键在于系统自动生成维修月报及年报表。申请方和维保方均可通过APP直接了解设备维修的最新动态，方便申请方掌握第一手资料，同时对维保方起接单提示作用。

（2）资产盘点：由于医疗设备的种类繁多、数量较大、使用频率高，每隔段时间需盘点1次，通常1个月1次，为节省时间和解放人力，可运用射频识别技术化无线网络为核心识别移动目标，监控重点对象，实现医疗设备智能化识别、定位、跟踪、回溯和监控。可实现定时定位，根据实时传输数据分析设备当前位置、离开原地址的时间、有效进入现地址的时间，此功能在设备紧急调配时起到关键作用。

（3）效益分析：基于物联网模式下医疗设备的效益分析目前处于探索阶段，构建医院医疗设备成本–效益评估，利用物联网技术开发后台数据提取程序，自动获得HIS/LIS/PACS系统中的设备使用状态、收费信息和诊疗效果，并结合维修支出、人力成本、资源消耗等，利用大数据技术，通过信息化方式计算分析出设备运行状况及成本效益情况，以此作为院领导决策科室申购设备的参考依据。

### （三）物联网与智慧医院的关系

智慧医院主要依附于互联网，而物联网技术是把电子、通信、计算机三大领域的技术融合起来，在互联网的基础上实现物物相连，即物联网与智慧医院是深度融合关系。物联网对于智慧医院而言，其本身就是一个非常大的资源信息库，有效应用物联网技术能够对医疗信息实施整合，使医疗信息科学合理的形成一个整体，以此保证医疗体系能够更好地为人民服务。

基于物联网支撑下的智慧医院已成为今后发展的方向，基于医院数据中心建立决策支持系统，涵盖绩效指标，通过在移动端提供及时、有效的数据指标，医院各级管理者可全面掌握门诊、住院、医技、药品和耗材情况，经过数据挖掘，实现医院总体运营智能化分析，帮助管理者准确把握医院运行状况，辅助管理决策；建立医院资源规划（hospital resource planning，HRP）综合运营管理系统，实现物资申领、采购出入库到盘点对账等可追溯的统一物流管理；全面推行移动办公应用，运用微信企业号应用，随时随地利用碎片时间收发邮件消息，审批公文，查看日程公告等，提高办公效率。

在医院人财物综合管理方面，实现整体流程及资源配置的优化。耗材通过供应链协同平台及信息化智能管理平台集中采购，通过HRP综合运营管理系统形成全院覆盖多业务的运营数据汇入数据中心，实现数据标准化综合利用、业务联动、检测效验、全程追溯、数据准确的全面分析，实现运营管理由粗放型转变为全程追溯精细化。

## 二、自动识别技术

### （一）自动识别技术的概念

自动识别技术是应用一定的识别装置，通过被识别物品和识别装置之间的接近活动，自动地获取被识别物品的相关信息，并提供给后台的计算机处理系统来完成相关后续处理的一种技术。即将数据自动采集，对信息自动识别，并自动输入计算机，使得人类得以对大量数据信息进行及时、准确的处理。

### （二）自动识别技术的类型

**1. 条码识别技术** 一维条码是由平行排列的宽窄不同的线条和间隔组成的二进制编码。这些线条和间隔根据预定的模式进行排列并且表达相应记号系统的数据项。宽窄不同的线条和间隔的排列次序可以解释成数字或者字母。可以通过光学扫描对一维条码进行阅读，即根据黑色线条和白色间隔对激光的不同反射来识别。

**2. 生物识别技术**

（1）声音识别：是一种非接触的识别技术，用户可以很自然地接受。其高效可靠的应用于软件开发。

（2）人脸识别：特指利用分析比较人脸视觉特征信息进行身份鉴别的计算机技术。如人脸追踪侦测，自动调整影像放大，夜间红外侦测等应用。

（3）指纹：是指人的手指末端正面皮肤上凸凹不平产生的纹线。纹线有规律的排列形成不同的纹型。其具有终身不变性、唯一性和方便性等特点。

**3. 图像识别技术** 图像识别，是利用计算机对图像进行处理、分析和理解，以识别各种不同模式的目标和对象的技术。

**4. 磁卡识别技术** 磁卡是一种磁记录介质卡片，由高强度、高耐温的塑料或纸质涂覆塑料制成，能防潮、耐磨且有一定的柔韧性，携带方便、使用较为稳定可靠。

**5. IC卡识别技术** IC卡即集成电路卡，是继磁卡之后出现的又一种信息载体。IC卡通过卡里的集成电路存储信息，采用射频技术与支持IC卡的读卡器进行通讯。

**6. 光学字符识别技术** 光学字符识别（optical character recognition，OCR）技术是针对印刷体字符（比如一本纸质的书），采用光学的方式将文档资料转换成为原始资料黑白点阵的图像文件，再通过识别软件将图像中的文字转换成文本格式，以便文字处理软件进一步编辑加工的系统技术。

**7. 射频识别技术** 射频识别（radio frequency identification，RFID）技术是目前最重要的自动识别技术，通过无线电波进行数据传递的自动识别技术，是一种非接触式的自动识别技术。它通过射频信号自动识别目标对象并获取相关数据，识别工作无需人工干预，可工作于各种恶劣环境。具有无接触、抗干扰能力强、可同时识别多个物品等优点。

### （三）自动识别技术在医院运营管理中的应用

**1. 新冠疫情时期条码技术在物资供应链的应用** 突发的新冠疫情考验着医疗救治水平的同时，也考验着医院运营管理系统，关系到医疗救援物资是否能第一时间运送到受灾区。面对种类繁多、质量标准不一、分类处理困难等问题，条码技术如雪中送炭。

条码所包含的信息能够准确描述商品在整个物流过程中的信息，借助自动识别技术和POS系统，条码技术显现出输入速度快、准确度高和可靠性强等特点，为信息流和实物流同步融合提供了有力支持。条码技术在应用于以下两个方面。

（1）物料管理：物料管理复杂，比如中西药品、一次性医用品如口罩、防护服等，为了便于管理，物料的进、销、存都用条码进行标记，通过信息系统可查看其运作进度，可在物料编码条码中录入物料的数量、价格、产地、质地、售出地等信息，做到有迹可循。

（2）物资仓库管理：物资仓库管理涉及入库、库内、出库、配送运输、跟踪服务环节。出入库均进行扫码验收和信息录入；库内按仓库区域、条形码类型进行分类管理；配送运输定位送货员，跟踪货物的路径，以免发生丢失的情况；条码将整个管理过程形成一个跟踪链条。确保医疗物资的安全。

现代化医院精细化运营的核心就是打造全流程融合的供应链一体化管理模式，通过标准化、规范化、协同化、数据化的有效融合，提高医疗器械采购、管理效率，实现医院精益化发展。

**2. 射频识别技术在医院运营管理中的应用** 射频识别（radio frequency indentification，RFID）技术是一种非接触式自动识别技术，它利用空间电磁感应或电磁传播进行通信，在通信链路内根据时序关系实现能量传递及数据传输，从而实现目标的鉴别与跟踪。目前应用最广泛的是无源型被动型电子标签，具有体积小、重量轻、成本低、使用寿命长和信号干扰小等优点。

（1）病理切片：病理切片基数大，每天新增量也大，在其管理和借阅方面，较多病理科存在管理手工化、信息化技术使用率低的问题。归档方面，现有切片数量、分类及位置不能及时掌握，分类整理及查找耗时较长；借阅使用方面，手工登记及填报的方式有效性低，信息技术的变更不能及时获得，可能会出现切片借出登记不及时和归还不全的情况，导致病历资料丢失；统计研究方面，各病种切片及不同染色切片的统计、分析、整理主要依赖人工的经验。

可考虑采用无源型被动型电子标签，在RFID电子标签USER区写入病理切片基本信息并打印，将携带信息及唯一编码的标签粘贴在切片指定位置上。相较于传统的条码标签，RFID电子标签读取距离更远，还可同时读取多个标签，这对于病理切片的出入库及借阅更为准确、方便、快捷。而且RFID电子标签具有储存及写入信息功能，可追加记录，有助于病理切片按照关键词分类查找和整理（表20-1）。

表20-1 RFID电子标签与传统条码标签比较

| 项目 | RFID电子标签 | 条码标签 |
|------|------------|---------|
| 扫描角度 | 不需要 | 需要 |
| 重复利用 | 可以 | 不可以 |
| 使用寿命 | 10年以上 | 数年 |
| 写入功能 | 内容可更新 | 不可更新 |
| 动态更新 | 是 | 否 |
| 受污损影响 | 否 | 是 |

（2）特殊病患与医护人员及医院职工：特殊病患是指具有精神和认知障碍的患者及特殊传染病患者。在物联网智慧医疗领域应用中，每个患者附戴含有射频芯片的有源腕带，通过RFID技术对患者进行自动监控管理。特殊病患管控系统通过物联网、RFID技术的应用，以电子标签为识别码，WIFI、蓝牙为传输手段，以定位引擎算法为核心，达到人员实时定位和管理的目的。

特殊病患佩戴的防拆RFID手环，作为唯一标识进行追踪定位和门禁管理。

具备不易破损、数据可靠、使用周期长、无需充电、使用便捷等特点。安装在特殊病患身上用于系统识别其活动范围，当患者超出了系统事先设定的范围后，首先向所在病区发出报警提醒信息，并将报警信息传送给消控中心。当消控中心获得警报后，安保人员与病区工作人员联动，结合管控系统，第一时间找到特殊病患确切位置。

医护人员佩戴的RFID工作卡，具有一键报警SOS呼救功能，在危险情况下启用，可实现危险预警及考勤辅助功能。

对于职工携带的电子标签，可以在门禁通过过程中即可完成智能考勤功能，前提是职工的相关信息自动录入系统数据库，并可根据实际工作需要调取相应的记录，同时避免陌生人闯入办公区，以确保行政人员安全。

医院自动监控识别的建立，优化了工作流程及更好地保障医院对特殊病人的管控，防止产生纠纷，通过采用管控系统，实现指定区域内及周边人物的全程动态监控，减轻管理人员工作强度，使得医院治理能力现代化跨上新的一个台阶。

### 三、区块链

#### （一）区块链的前景

区块链技术是一种彻底改变商业业务乃至机构运行方式的重大突破性技术。它不仅是一种单一的信息技术，而且是一种依托现有技术的创新组合，可以实现很多新的技术功能影响社会管理功能。

区块链技术具有去中心化、公开性、防篡改、集体共同维护等特性，区块链的应用已经引起了世界的关注，随着其技术的不断成熟，其价值也逐渐被证明和发现，目前应用领域已扩大到各个方面，如医疗健康、科学文化等。对于医院来讲，分析区块链技术的特点，将医院运营管理信息化、智能化和区块链技术相结合，可以作为医院运营管理发展的技术创新点，可有效地降低医院日常管理的运行成本，使医疗资源合理公平分配，提高医疗安全和质量，提高医院管理的效率和效益，对现代医院运营管理具有实际的创新意义。

#### （二）区块链在医院运营中的实际应用

**1. 区块链技术可用于医院物资、样本的信息跟踪**　一方面，在采购药物、设备、耗材过程中，其相关信息、物流、参数已加入区块链条目中，根据区块链可以实现产品的信息追原可以安全质量可以得到保证，甚至一些植入性的医疗器械（如起搏器）也能追踪提醒患者该器械的使用情况。另一方面，区块链技术有助于物资库存管理，通过该技术可以实时掌握物资使用情况，实现采购到使用的直接供应，不需要仓储甚至有望达到零库存。

另外，区块链技术也可用医院各样本的跟踪，通过扫描编码或传感器，录入区块链，并标上样本所处的检验环节以及其他数据，避免样本遗漏或延迟、提醒工作人员及时提取报告，加快工作效率，还保证安全性。另外，在临床实验描述中创造加密标识符，并将它们登记在区块链中，无法被篡改以符合理想结果，保证临床试验真实性。

**2. 区块链技术可用于医疗信息资源公平分配**　区块链的应用使得相关医疗信息不可篡改，让大家获得"数据民主"，能够更加公平获取医院信息资源，例如门诊的在线预约。患者对专家门诊号源一目了然，可以充分参与到整个预约的过程中，正常情况下后天不可更改介入号源，整个过程患者被授权，个人权益得到更大程度地保护，当然，多次爽约也会受到系统警告。专家的加号行为也变得更加透明，已不是单方面的行为，甚至需要当日所有患者的共同"决策"，是否同意加号。

同样，区块链应用于医院其他信息资源的共享和获取上，患者可以通过区块链获得更多的参与权，能够更加切实地保护自身利益，真正的做到公平公正，有利于资源的合理分配，让优质的医疗资源真正用到实处。另外，区块链技术还能更加规范地推动医保经费的使用。

**3. 区块链技术保证医疗数据的安全与不可篡改**　区块链应用于医疗数据的安全与使用记录不可篡改，意味着医护人员输入的患者就诊信息的时间和空间的唯一性，既不能事后修改、补充，又不能在其他环节修改、补充，这种医疗数据的不可篡改应用到病历管理中，让病历长期保存更具安全性，同时每一次病历的使用、调阅都会有效显示相关数据，这些数据可以长期得以保存对医疗质量的提升具有裨益。

## 四、智能预测模型

### （一）概念背景

随着大数据的广泛应用，人们希望对其进行更高层次的分析，以便更好地利用数据。在循证分析方法基础上，建立智能预测模型，通过大数据挖掘预测未来趋势，做出前瞻性的决策，对未来医院管理有重要参考价值。通过自动在大数据库里寻找预测性信息，迅速由数据本身得出结论，较典型的例子如市场预测问题，使用过去有关促销的数据来寻找未来投资中回报最大的项目，此功能还包括预报破产及认定对特定事件最可能作出反应的群体。智能预测模型技术除了运用于医疗行业，还可以应用在零售业、直销和行销界、制造业、财务金融保险、通讯等。

医疗服务的智能预测模型主要通过调用各种信息资源和分析工具，从海量的医疗数据中提炼出有价值的信息，对信息自动识别、过滤和系统提炼，从而在合适的时间，使用合适的方式将正确有用的预测提供给用户。随着卫生信息化程度的逐渐提高，医院智能预测技术也必然成为趋势，商业智能、数据挖掘、医院管理决策系统、循证医学、临床决策系统等都是智能预测技术的表现。

### （二）智能预测模型在医院运营中的应用

大数据智能预测模型，对医院运营起到很大作用，主要由以下三个方面。

**1. 人力资源管理及预测**　人力资源是医院管理的重要部分，通过人力资源智能预测模型，对全院工作人员的数据进行整理、规范，通过分析各科室的工作量和学科发展情况，进行人员的组织和调配，自动预测未来医院人力最佳分布和配置，给医院人力资源的决策提供客观有用的支撑。

**2. 绩效管理及预测**　通过对医院综合业务统计和整理，形成有用的绩效指标，医院绩效管理包括投入产出分析、成本控制、效益分析等方面的绩效指标，如门急诊人次、出院人次、手术量等医疗工作效率指标，门急诊/住院患者次均费用、门诊/住院收入占比等经济效益指标，院内感染率、确诊率等工作质量指标。通过绩效智能预测管理模型的建设与应用，可为医院提供大量与疾病诊疗、时间节点、患者信息等的海量明晰化数据，并通过智能化分析，获得客观的绩效评价和有意义的预测趋势，提高了医院的绩效管理水平。

**3. 医疗物资管理及预测** 医院的物资管理是对物资进行计划、采购、保管、供应、维修等组织管理工作，是现代化医院管理的重要内容，其管理体现在供应计划管理、物资采购管理、分类管理、仓库管理等。通过医院物资智能预测管理系统，根据医院内各项诊疗的物资使用情况（如药品、耗材、设备等），进行自动化使用跟踪和综合性分析，获得实际动用情况、预测未来需求趋势，保证医院各项工作的顺利开展。

### （三）展望

现代医院管理正由粗放式向精细化管理转变，由经验式向循证化管理转变。为了满足现代化医院管理的需求，需要按照管理决策需求的主题，建立基于大数据且高效服务于管理决策应用的资源预测体系，通过医院信息系统采集、分析，搭建客观正确的资源决策预测体系，这也是未来医院运营管理的重要实践探索。

## 第二节　多院区医院运营管理

### 一、多院区医院的概念及功能定位

#### （一）多院区医院的概念

多院区医院，即"一院多区"医院，是指具有一个独立法人资格，有统一的财务管理，在同一家医院名称之下，由两个或两个以上地理位置分散的院区所组成的医院。

#### （二）多院区医院的功能定位

建设多院区医院的首要任务是布局和规划，而布局和规划的重中之重，应聚焦如何最大程度优化卫生资源配置，从而产生最佳的功能与效益。因此，在规划时应将此院区功能定位纳入其中，重点考察包括辐射地区经济发展水平、医疗卫生状况和需求、院区所辐射的医疗卫生服务人群和同区域内已有或规划的医疗机构分布等因素，合理进行区域统筹。

多院区发展，有助于功能的快速调整。大型公立医院的公益性质，决定了其功能定位除了为群众提供安全、有效、方便、价廉的医疗卫生服务以外，还需承担公共卫生及突发卫生事件等任务。作为国家公共卫生应急管理体系建设中极为重要的一环，大型公立医院多院区的布局与发展，有助于医院功能的快速转换，调整各个院区的定位，及时有效地应对如重大疫情等突发公共卫生事件的发展变化，提升医疗服务体系应对重大公共卫生事件能力。

## 二、多院区医院的管理模式

近年来，随着我国经济快速发展、城乡一体化进程的推进，城市人口不断增加，带来了区域卫生服务需求的增加，特别是优质卫生服务需求的增加。在这一背景下，我国许多公立医院呈现出一院多区的发展态势。根据其组建方式与管理模式的不同，一院多区医院基本可以分为松散型、紧密型、混合型三种类型，院区常以"核心医院名称+分院/院区/分部"命名。

### （一）松散型

松散型一院多区是在核心医院的统一管理下，分院区作为一个或多个相对独立的医院，有各自独立的体系和独立的经营。通常是通过托管、联合等方式运营，各院区有自己的独立法定代表人。每个院区有各自的一整套管理体系，上至职能科室，下到医技临床科室等，具有相对独立性。由核心医院向其他院区输出品牌、管理、技术，并向各院区收取管理费，各院区靠核心医院的品牌优势占领医疗市场。这种类型的医院优势是各院区享有较大的自主权，学科特色有利于发挥。不足之处是易造成医疗资源的浪费，有些重大的综合性科研项目难以胜任。

### （二）紧密型

1. **总体概述**　紧密型一院多区由核心院区统一管理，分院区作为其下属医院，医院领导层负责制订发展规划，统筹学科建设、人权、财权、管理权、绩效工资、分配权统一；各院区是中间管理层，负责医疗质量管理和后勤服务的基本运作；各科室是执行实施层，主要负责实施临床诊疗服务工作。通常是通过新建院区、扩建、改建或者兼并其他医院而形成，具有"同一法人，同一财务，同一管理"的特点，并以一个院区为核心，向其他医院提供人力、财力和技术的支持。这种模式的优势是三级管理职责分明，统筹集中与分散管理相结合，有助于知识创新和多学科建设；其不足之处是偏远地域院区，信息传递不畅，管理上存在困难，容易造成科室之间相互协作不到位、效率不高等问题。

**2. 关键因素** 紧密型一院多区强调与核心院区同质化管理，包括医疗质量、人力资源、同质服务、绩效考核、财务管理、信息技术、文化理念等方面，形成优势互补、共同发展的态势，从而保障分院区运营管理顺利进行。

（1）医疗质量：在标准化建设上，统一各院区质量标准，以同样的规则、同样的网络平台，确保多院区之间的医疗质量标准统一化。在服务模式上，统一各院区挂号、诊疗、检查、收费、取药等服务流程；在设备配置上，统一各院区设备投入，确保检查设备质量同质。

（2）人力资源：针对多院区的管理，为降低人力成本，有效整合人力资源，所有医疗技术人员均由主院区统一安排招聘和培训，并由主院区选派定岗或者定期轮岗。根据各个院区的实际情况，考虑到医疗市场、工作量、成本和收益之间的差异性，对分院区采取适度的倾斜政策，制订相关的绩效奖励措施。在建设初期，采取对于主动要求和服从分配到分院区工作的员工给予一定的补贴等措施，以提高分院区职工的工作积极性。人力资源的统一管理和调配，有利于多院区人、财、物有形资源的调配、共享，也有利于医院文化和医院核心价值观等无形资产的扩展。比如华中科技大学同济医学院附属同济医院光谷院区就是采用的一体化人力资源管理。

（3）同质服务：同质服务是具有同种健康问题和健康需求的患者，在同一医疗机构内的任何一个部门都有权利得到相同质量的医疗服务。

（4）绩效考核：为了体现新院区一体化管理，缩小多院区在绩效薪酬方面的差距，医院应积极探索建立科学的管理人员岗位评价体系和激励机制，实现一人多岗所匹配的绩效评价，通过改革绩效考核方案充分发挥绩效激励的杠杆作用。多院区实行统一的绩效考核，在科室内部由科主任负责二次分配。鉴于前期的运行发展，医院可给予新院区在一定时期内的扶持政策，对率先开展一体化的科室，从绩效考核上给予激励。为确保新院区有序高效运转，可运用院区补贴、晋升晋级、人才培养等政策，有效调动员工在新院区的工作积极性。

（5）财务管理：针对多院区医院成本控制难度较大，可参照集团化企业财务管理模式，实施"三位一体资金管控体系"，主要从以下3个方面着手。

1）搭建资金统一管理平台：建立一体化模式的财务信息管理软件，比如由人事变动到劳资变动的人力资源系统、采购流程的管理系统、药品库存监控系统、核心医院-各院区-科室三个层次收入成本的自动采集系统等，从而做到对医院的财务信息集中管理和传递共享。

2）强化资金的预算管理手段：将各院区的资金预算控制权归集到核心院区，建立统一的采购、配发制度，凭借多院区规模优势提高议价能力，降低药品、耗材、医疗器械的购买成本。

3）建立预算管理的考核机制：将预算管理纳入各院区综合目标指标进行考核，并与各级管理者绩效挂钩。

（6）信息技术：一体化的信息集成平台和系统是保证多院区一体化管理的重要条件。多个院区之间的信息系统统一开发与应用，设计完善的系统结构和功能框架，实现不同院区间信息的互联互通、数据同步，提升信息的共享程度。各个院区的医疗信息都能在信息平台中查询，OA系统的建立会使院区之间的信息沟通顺畅。一体化的信息平台和系统规避了各院区之间的信息孤岛问题，节省了医疗以及相关人员的工作时间，降低了医疗资源的浪费，同时也保证了医务人员和患者信息系统服务水平的一致性。对于管理者而言，能对各个院区的运行状况进行实时掌控和监测，并及时干预。

（7）文化理念：文化建设是一院多区医院协同发展的根本和标志，由于各院区所处地理位置、历史沿革不同，不同院区可能存在不同的物质、精神、行为及制度文化，各院区文化的冲突会降低医院运行管理效能，因此医院文化的整合尤为重要，也是一院多区同质化管理的必要因素。

## 案例讨论

**【案例】**"某大型公立医院W院区"——一院多区同质化管理典范

某大型公立医院W院区是2008年"5·12"汶川大地震后，经卫生部批准建设，以躯体和心理康复为主的专科医院，于2013年5月13日建成投入使用。一期建筑面积6.42万平方米，设有门诊、住院、体检等业务。其运营管理措施集中在以下几点。

1. 学科定位与规划　通过借鉴国内外知名专科医院及分院学科规划模式与特点，结合医院5~10年战略部署，统筹考虑多院区学科发展总体布局及资源的有效利用，且充分尊重各学科发展意愿，形成了W院区大专科、小综合的学科定位与运营模式，即以康复、肺癌为主的大专科，并配置相对独立且风险系数较小的运动医学、日间外科手术等形成小综合学科群，使手术间资源得到充分利用。门诊主要以内科性质的科室为主，并设有与康复医学紧密联系的学科，如神经内科、心脏内科、中医内科等学科。

2. 组织模式　W院区与主院区实行一体化双重管理，即一个法人、一套班子、一个系统的统一领导。采用扁平化管理模式，形成院办领导下的综合办主任负责制。下设包括医务、运营管理、医院感染（院感）、门诊、财务、后勤、信息等业务板块。综合办主任负责院区日常管理，门诊、财务、后勤采用团队作战方式，其他岗位均实行一岗一人制。各分科管理员同时接受主院区与分院区双重领导。

3. 人才体系　W院区旨在培养职业化管理人才，新进管理人员需到各业务科室学习，熟悉业务及管理流程，培养德才兼备的青年人作院区干部，充分授权，激发其潜能，使其快速成长并发挥重要作用。重视骨干群体核心价值观与职业能力培养，并加强基层员工基本技能与职业素养培训，全面提升其综合能力水平。

4. 信息系统　W院区充分应用院内数字光纤与5G通讯技术，将各业务信息化系统高度集成，与主院区保持高度一致，实现数据与业务的传递共享。

5. 运营管理　院区深植运营理念，科学管理，创新服务，精准施策。配备1名专科经营助理，在院区负责人的带领下，充分应用运营管理的方法，预测、分析、计划、补充人力及物力资源，保障各业务顺利运行及可持续发展。

【讨论】增设一家分院考虑的因素有哪些？因素的优先级是什么？

## （三）混合型

混合型一院多区是核心院区由于自身发展的需要，在本部之外建立一个或多个院区，将分院区作为部分专业学科所在地，设有专门的管理机构依照核心院区的统一部署进行管理，以适应市场竞争和满足社会需要。该模式下运行的医院是在核心医院直接领导下，进行条块管理。在分院区设置专门的管理机构对一些日常性的事务进行管理，如医疗质量、后勤保障等，其他工作则由核心医院统一部署。这种模式既拥有与核心院区同一法定代表人的院区，也包含有相对独立法人的院区。优势在于能最大限度利用有限的人力资源，便于管理；不足之处在于分院区学科构成单一，造成不同专业、不同学科的医生接触少，缺少核心院区的文化氛围，患者在就诊选择上存在障碍。

## 三、多院区医院发展中的难点与突破

随着医改不断深入，要求效率提升。根据国家卫生资源规划，未来将严格控制大型公立医院单体规模，不鼓励大规模扩张建造医院，但同时需加大优质医疗资源的辐射面，因此，建立多院区布局，促进各院区规模化、集约化、协同化发展是其关键所在。

### （一）难点

1. 内部　虽然一体化管理能使多个院区间医疗资源充分整合共享，促进协同发展，提升医院整体规模和水平，但由于一体化管理涉及多个院区学科的重新布局、责任和权利的重新界定、人员和文化的逐步融合，医疗、科研等方面的重新整合和划分，其融合难度远大于新建院区，集中体现在医疗同质化、管理一体化、文化协同化、人才布局、信息一体化等方面存在难点。

首先，各院区间的差异化，尤其是新院区建立初期各项力量均较弱，如何实现分院区与主院区医疗服务质量同质化，确保患者无论在哪个院区均能享受到高效优质的服务与质量，从而维护医院品牌形象。

其次，多院区医院管理构架建设并无固定模式，普遍存在管理架构顶层设计、集权与分权尺度把握不足、管理联动和保障机制不足等问题，一定程度上会降低管理的效率和效果，为医院发展带来风险。

最后，医院文化建设具有长期性和复杂性，不同院区的功能定位、学科分布、人员设置均有差异，不可避免存在文化冲突，造成各院区整合难度大，势必对管理同质化带来不同程度的影响。

**2. 外部**　近年来公立医院发展的外部环境发生了变化，国家鼓励国内外优质的民营资本进入医疗市场，同时鼓励医师多点执业或组建医生集团，多元办医格局初步形成，市场竞争激烈。

我国经济发达的地区，如上海，大批具有外资背景的国际一流医院及机构进驻浦东和虹桥两大医学园区。这些外资医疗机构有着灵活的运行机制、先进的经营理念、高效的管理模式、温馨的优质服务、良好的商保沟通，这正是公立医院的薄弱环节，会造成医务人员流动、客户分流的影响，势必对公立医院的发展带来新挑战。医疗机构间的竞争已从单纯的医疗服务变成综合实力和经营理念的较量。

**（二）突破**

多院区医院发展虽存在诸多难点，但并非无解，可通过以下几个方面着手努力。

**1. 质量管理**　医疗质量管理是单体医院管理的重点，而对医院集团管理是难点同时也是重点，可采用"五式一改进"管理体系，即以集团医院医疗质量与安全管理委员会为多院区医疗质量管理统一决策层的矩阵式组织体系；以管理标准、实施细则相协作的标准体系；建立SOP；智慧式管理平台；以符合PDCA螺旋式的考核反馈，在原有质量管理工具的基础上引进疾病诊断相关分组（DRGs）管理工具，不断优化医疗质量组织体系、标准体系、操作流程及信息平台，促进集团医院及各成员医院的可持续发展。

我国多院区医院质量管理体系在价值导向、社会治理、运营管理、学科协作等方面进一步发展。如通过向台湾长庚医院学习其通过集团化架构、医管分工合治和专科经营管理实现高度同质化，建立和完善现代医院管理制度和法人治理结构，提高卫生服务质量。

**2. 人才培养**　复合型人才队伍建设，是行政管理岗位设置改革的关键。建立培养体系、健全优胜劣汰的用人机制，制订管理干部轮转培训计划，为医院管理人员提供多渠道教育培训机会，造就掌握现代技能、良好人际沟通能力和创新能力的复合型医院管理人才。

3. **模式创新**　为提高管理部门的管理效能，可尝试在行政管理中导入项目管理模式，以日常管理为主，项目管理作为有效补充。在明确各部门、各岗位责权利的同时，不拘泥于传统部门划分架构，对一些有明确整体目标，需要统一谋划、综合协作的重要任务，如重大事项评审、大型活动的实施、重要文稿的起草等综合性、突发性、重大型的工作，建立临时但相对稳定的项目组，集中高效完成项目管理工作。

4. **信息引领**　高新科技快速发展的今天，运用5G、人工智能、大数据、云计算、物联网等新兴技术赋能全新的服务模式，加快实现办事过程的电子化、网络化和自动化，推动管理理念、手段、方式全面创新。整合原有的单一多系统功能，建成一套综合资源管理系统。深化互联网+对医院管理影响，通过移动办公，开展对医院运行情况实时掌握和监控。新技术的有效运用，除让主院区与分院区数据共享、互联互通外，还可让远程医疗、远程办公成为可能，也将推动多院区医院全流程、全数据的数字化转型。

5. **激励保障**　当前大多医院的激励机制主要集中在临床人员，对于行政管理岗位评价体系及激励机制正在积极探索建立，采取有效的激励机制，是增强管理执行力的关键。大胆探索行政管理架构设计和岗位设置改革，通过多角度探索促成精简高效的扁平化管理架构，高度融合岗位设置，降低管理人员费用成本，提高多院区的管理效率，促进医院管理由"粗放型"向"集约型"转变，促进医院管理的科学化、精细化和合理化。

多院区管理，有利于医院管理水平的提升。科学高效的精细化、现代化管理方法与手段，为更好地开展多院区协同管理奠定了坚实的基础。通过体制机制革新、流程再造、服务模式创新等形式，在多院区背景下不断实践的同时，也促进管理水平与效率的不断提升。

# 第三节　医联体内医院运营管理

## 一、新医改政策焦点与分级诊疗现状

随着我国医药卫生事业快速发展，新医改取得了阶段性的成果，政府卫生财政投入逐年递增，卫生资源总量持续增长；医疗卫生服务体系不断完善，覆盖城乡的医疗卫生体系已基本建成；疾病防治能力也不断提高，卫生服务能力显著增强；医疗保障覆盖人口逐步扩大，基本医疗保险体系逐渐建立，人民健康水平也显著提高。

尽管我国医药卫生事业取得长足进展，但随着经济发展喝人民生活水平提高，医药卫生事业发展水平与人民健康需求及经济社会协调发展要求不适应的矛盾也越发突出，医疗资源缺乏和分布不均衡问题，重城市轻乡村，东西部差异大，重大医院轻基层的现象一直存在，这不仅影响基层医疗机构及医务人员积极性，导致基层医疗机构人才流失严重，医疗服务效率低下，城乡医疗资源分配不均，医疗保障水平低且公平性差。医改提出了医药卫生领域效率及公平平衡问题，需加快形成多元化办医格局，各区域医疗机构共同发展。针对各区域均衡发展问题，提出了"整合医疗""协调医疗""全面医疗"等，这种医疗改革趋势形成了医联体的概念。2017年4月，国务院办公厅也发布了《关于推进医疗联合体建设和发展的指导意见》(国办发〔2017〕32号)，医联体模式掀起了大探索。

谈到医联体，通常与分级诊疗、双向转诊、患者分流等合并提出，其本质也是在医疗卫生服务体系中构建一个连续性、协同性，满足人民群众的最便捷最优的医疗卫生服务。根据国外分级诊疗的模式，医疗机构分级分工明确、首诊与转诊制度严格执行、健全的基层医疗服务体系等都是我国需学习借鉴的。我国从新一轮医改时期开始，分级诊疗体系的完善提出新要求，健全分级诊疗体系、加强全科医生培养、推进医师多点执业、让群众能够就近享受优质医疗服务，分级诊疗已经我国医疗卫生体制改革进程中的重要部分。

## 二、医联体现状和机遇挑战

### (一)医联体概念

医联体其英文为Medical Association，也有"整合医疗卫生系统"或"整合医疗组织"之意，指一家或几家大型医院为龙头，整合或联合若干所中小型医院、社区卫生服务中心、诊所等医疗卫生机构，以区域卫生规划为指导，打破传统方式，科学布局，合理分工，建立有效联动机制，为人民群众提供医疗救治、预防保健、健康咨询等一系列服务的医疗卫生组织，其构建目标是为了实现资源的优化配置、服务的安全高效和价格的公平合理，保证医疗卫生服务的持续性、公平性、高效性、可及性和安全性，避免资源的浪费和过度消耗，方便人民群众就医，从而满足人民群众日益增长的医疗卫生服务需求，提升人民群众对医疗卫生服务的满意度。医联体类型可根据连接的紧密程度分为紧密型医联体、松散型医联体和混合型医联体；从经营模式可分为契约式、托管式、合资式和融合式医联体；按照组成形式有可分为区域性医联体和垮区域型医联体。

### (二)国内外模式

医疗体模式的构建最早出现在20世纪60年代美国，截至2012年美国已构建500多家医联体，之后英国、新加坡等国家也掀起医联体发展的浪潮，构建了很多卓有成效的医联体，有效提升了医疗卫生服务水平。我国从20世纪80年代初开始构建医联体模式，我国第一个医联体模式的探索是安徽省凤阳县第二人民医院和蚌埠医学院附属医院签署帮扶协议，这是我国医联体的雏形。随后，医联体模式的热潮兴起，逐渐形成医院集团化建设、合作、托管、联合等方式构建各种形式的医联体。与此同时，国家鼓励各类医疗卫生机构共建医联体，优化医疗卫生资源、平衡区域性医疗卫生服务、提供医疗卫生服务水平。在人民群众对医疗服务的要求日益提高和我国年龄化速度加快的形势下，政府的政策推动和大量社会资本进入医疗卫生行业，医联体也成为医疗卫生服务事业的必然方向。

国外医联体模式构建较早，以美国和新加坡医联体发展模式为例进行介绍（表20-2）。

表20-2 美国和新加坡医联体发展模式

|  | 特点 | 内涵 |
|---|---|---|
| 美国医联体 | 组织架构及权利分属清晰 | 所有权、管理权、经营权界限清清晰：所有权归股东、管理权归理事会、经营权归CEO，其中管理权部分由医院董事会上交医联体董事会，医联体董事会为最高决策机构<br>因有清晰的法人结构，各医院股东不同，在不涉及资产转移的情况下能顺利组建医联体 |
|  | 连续、完整的医疗服务体系 | 横向资源带动纵向资源，从扁平向纵深拉伸，不断整合，其信息共享资源完善，双向转诊更高效快捷 |
|  | 统一规范的医疗质量标准 | 同一疾病有统一的诊疗规范，各医疗机构整体诊治水平较均衡，患者信任度基本接近 |
| 新加坡医联体 | 两大集团相互良性竞争 | 国家卫生保健集团（高级医院1家、专科医院1家、区域性医院2家、国家专科中心1家、综合诊所9家）和新加坡卫生服务集团（中央医院1家、专科医院1家、区域性医院1家、专科中心4家、综合诊所8家）通过良性竞争，提高医疗卫生服务水平，有效控制医疗费用开支 |
|  | 公立医院公司化管理理念 | 加强成本核算，提高资金使用效率，以患者为中心，全面优质、品质管理 |
|  | 清晰的组织构架和良好的运作模式 | 医疗集团设有董事会、执行总裁、运营总裁、财务总裁等，分专业负责医院运营及其他事务<br>药品采购由医药机构代办，防止腐败问题<br>集团内患者资料共享，方便分级医疗工作 |
|  | 两大集团有权制订医疗服务价格 | 为了保证医疗服务公平性，相应采取了贫困人员医疗开支救助基金、公立医院中低档次帮助提供补贴、强制医疗集团定期公开医疗卫生服务价格 |

国外医疗机构市场机制较为明显，其组织构架和权利体制与我国不同，市场竞争压力较大，加之各医疗机构水平均衡、诊疗规范统一、信息技术完善，患者根据病情自身选择临近医疗机构就医，使得转向转诊落地，有效提升医疗资源利用率，均衡区域医疗水平。

我国医联体模式的建立仍处于试点阶段，全国各地均有自身的运作模式。从2013年起，选取各大中型城市建立医联体，主要以大型公立医院的医疗质量带动基层医疗机构发展，推动分级诊疗模式共同发展提升。我国具有代表性的医联体地区有北京、上海、安徽等地区。截至2013年底，北京市共构建有6大试点医联体，其模式有紧密型也有松散型，分别有对口专科扶持、远程会诊方式、双向转诊方式、联合药物配送、信息资源共享等形式。上海医联体是"3+2+1"模式，由一所三级医院牵头，联合相应区县医疗机构、卫生服务站等，同时成立联合体理事会，主要负责总体发展规划、资源统筹、医保等相关重大事宜。另外，安徽省马鞍山市推出的医疗集团模式，对人财物的统一紧密型管理。总之，我国医联体仍处于探索阶段，通过积极探索，医联体模式将成为未来中国医疗发展的重要模式。

### （三）机遇与挑战

我国医联体模式的构建发展迅猛，到目前已取得不错的成绩，但在医联体实际运作过程中，也存在如下瓶颈。

1. **基层医疗卫生服务资源欠缺**　目前我国医疗资源区域城乡差异大，优质资源更多集中在城市中心的医院，而县乡村基层医疗卫生服务能力薄弱，基层医疗卫生资源投入不足，各医疗机构整体诊治水平不均衡，患者对基层医疗信任度较差，担心基层医疗机构延误病情，在自由就医的政策下，患者更愿意直接选择大医院，更多涌向城市中心医院。这种无序就医的现象，不仅导致基层医疗资源浪费，也占用大医院收治疑难危重患者的资源，出现医疗资源利用失衡和浪费现象。

2. **医联体内利益及协作机制不完善**　各医联体内均重视自身的效率效益，其中也必然带来利益不均衡及协调困难的情况，各医联体机构隶属关系复杂，各医疗机构之间的责任和利益诉求不用，在资源统一管理方面严重受阻，产生基层医疗机构上转积极性不高、大医院下转动力不足的问题。目前，我国医联体还没有建立完善的利益协调机制，运作中缺乏公平有效的利益分配制度，很难真正实现医联体的作用，急需建立一个横向的资源利益协调机制。

3. **医联体内信息化水平不均衡**　我国医疗信息化水平尚有不足，特别是远程医疗起步较晚，远程医疗信息系统的研发应用尚不成熟，无法实现资源共享。一方面，因各产品标准化、兼容性程度依然很差；另一方面，信息系统在技术、政策、法规、实际应用方面还需不断创新和完善。目前各医院信息化发展不均衡，省市大医院投入发展较快，而基层医疗单位发展相对滞后，没有与省市级医院信息联网，没有建设相对统一的系统平台，极大地限制了双向转诊工作。

**4. 医联体法律法规尚不完善**　目前我国医联体的组建和运行缺少相对的政策法规作为保障，给医联体的发展带来了诸多不便，也存在一定风险。

随着人民生活水平提高，县域、乡镇健康质量需求也在不断提高，同时随着我国老龄化速度加快，连续性慢病管理需求增加，公众对健康服务的需求日益增长。虽然新医改取得了阶段性的成就，但我国医疗卫生事业改革发展仍面临诸多挑战，各区域医疗卫生资源利用不合理，出现医疗资源利用失衡和浪费现象。为了切实解决医疗卫生投入持续性和人民群众对医疗卫生服务需求日益增加的矛盾，各地政府大力推动，鼓励各类医联体建设，优化医疗卫生资源配置，在此背景下，医联体的发展面临着挑战和机遇。

### 三、医联体运营模式及未来模式探索

通过医联体的构建，使得各区域医疗资源合理分配，实现医疗资源利用最大化，大医院与基层医院的医疗卫生资源互动转移中得到合理配置，实现互通有无、优势互补、资源共享的目标。而如何将医联体落地，需做到以下几点。

**1. 建立长效机制，解决资源利益分配问题，统筹协调利益与责任**　我国医联体要实际落地，首先从组织构架和资源利益分配权上得以解决。借鉴国外医联体运作模式，管理资源与利益由分离法人外的医联体董事会决策。其好处是，由于权益分解清晰，管理医联体的权益资源分配也公平合理。其中，上海医联体就是以联合体章程为共同规范的紧密型非独立法人组织，同时成立医联体理事会作为最高决策机构。但我国医疗体系与国外有所差异，医联体建设主要以公立医院为主体。通过总结成功经验，以政府牵头成立并监管医联体管理委员会，其工作职责为总体发展规划、统筹资源调配及医保相关决策，解决内部资源分配问题。并建立长效协作机制，涉及医联体整体利益时，各医院须服从管理委员会的统一协调和监管。

**2. 合理调配人力，探索医师多点执业模式**　医联体的运作可提高医疗人力资源利用率，大医院医疗水平较高的医务人员可通过基层医院坐诊、教学查房、学术讲座等形式，提升基层医院医疗技术水平；基层医院的医务人员可定期到大医院进修培训，掌握优质的医疗技术，更好地为医疗卫生事业服务。通过医联体内人员正向的流动，医联体内各医院的诊疗和学术交流，有利于各医院劣势学科的弥补和优势学科的发展；通过合理调配人力，可提高人力资源合理利用率。探索医师多点执业的模式，有利于

均衡各地医疗资源，缓解基层的医疗卫生需求，具有明确的公益性，也实现了个人与社会的双赢。

3. **医疗资源分配合理化，提高设备和空间的利用率**　通过构建医联体模式，带动基层医院业务开展，可充分利用原本使用效率低下的设备和医疗空间。大医院与基层医院合作，确定各医院定位，大医院收治疑难危重疾病患者，配套相应设备设施，而基层医院主要面向普通、慢性疾病患者和基础治疗操作，如门诊注射输液等。既解决基层医院高端设备缺乏，又避免重复申购造成资源浪费。

4. **以病例组合指数为抓手，倒逼医联体资源合理利用**　病例组合指数（CMI）是衡量疾病严重复杂程度的综合管理指标，反映医疗服务的整体技术难度。将CMI引入医院医保监控、绩效考核等，可提升医联体内资源管理的精细化水平。以CMI值为抓手，大医院须将符合条件的康复期患者下转到基层医院，将疑难重症患者转上来，与基层医生一起制订相关疾病的双转路径。医院通过CMI值考核临床科室，倒逼科室尽快周转康复期的患者下转基层医院进行延续性治疗，大医院下转患者与上转患者的比率逐渐提高，且提升基层医疗资源利用率。

5. **信息化助力医联体运营**　通过信息化建设，推动医联体内建立统一的医疗平台，搭建检验信息系统、病案信息系统、图像存储与传输系统、自动化办公系统等，利用信息化平台的医疗信息与知识共享，支撑了医联体内城市中心医院与基层医疗卫生机构分级、协同诊疗模式，通过远程会诊、远程教学、远程手术指导等技术，不仅推动基层人才培养，更高效、低成本地实现协同医疗服务，优化医疗资源合理利用，扩大优质资源辐射区域，最大限度利用有限的资源为人民群众健康保障服务，将医联体真正落到实处。

6. **同质化品牌的宣传推广**　医疗服务品牌是体现现在医院核心竞争力的重要指标，医联体除需自身提升医疗服务同质化外，还需通过各种宣传媒介，如健康宣教、健康讲座、微信公众号推广、开展公益义诊等方式，加强对医联体模式同质化医疗水平的宣传报道，让群众意识到首诊在基层机构可以享受大医院的优质医疗服务，提升基层医疗机构患者信任度。

随着经济发展迅猛，医联体模式的多元化，我国很多地区对医联体建立探索着新模式，提出了创新社会资本办医机制，其中PPP（public-private partnerships）模式也逐渐出现。截至2015年1月，全国至少已有18个省级行政区域出现了公立医院与民营医院签订长期合同形成合作办医的实践探索，引起了社会各界广泛关注。医联体模式通常为公立医院给予品牌、业务技术、人力资源支持，而社会资本提供基础设施建设及设备投入，但构建形式均有不同。该模式也是我国医联体模式建设的一种大胆尝试，当然从政策上运作空间仍具有较大争议，有大量研究表明，该模式的战略联盟不稳定性高，其实践过程也暴露诸多问题。但该模式的大胆探索，目的在于提供高质量的医疗服务，满足人民群众日益增长的医疗服务需求，提高资金使用价值，解决部分公立医院效率低下的问题，为各模式医联体内提供连接的桥梁。在政府的主体监管下，PPP医联体模式的实践已成为一种不可阻挡的潮流。

## 第四节　互联网医院运营管理

### 一、互联网医院概述

互联网医院是互联网、信息技术和医疗服务的有机结合，是"互联网+医疗"衍生的新业态，是远程医疗与传统实体医院的延伸。互联网医院以实体医院医疗资源为基础，以互联网技术为依托，为患者提供一系列从线上到线下、前端到后端的"闭环式"医疗服务，让患者更便捷地获得实体医院的医疗服务，同时优化匹配现有的医疗卫生资源。

#### （一）互联网医院的概念

互联网医院是以互联网为载体，以信息技术为手段，即通过互联网远程为患者提供导诊、预约挂号、常见病和慢性病的诊疗，并开具处方和配送药物的医疗服务平台。

#### （二）互联网医院的产生原因

互联网医院在国外并无相关研究，远程医疗、移动医疗和电子病历是国外互联网医疗发展的主要方向。而我国医疗行业亦在互联网技术影响下开始探索互联网医疗新模式。互联网医院之所以在中国产生的原因有以下三点。

1. **医疗供给短板**　我国医疗卫生资源相对短缺且配置不合理，短期内也难以解决。纵观发展中国家与发达国家每千人执业（助理）医师及医疗机构床位数，截至2020年，我国每千人执业医师数仅2.59人，仅为当时最高水平的古巴8.21人的三分之一；而床位数我国为6.46张，仅为当时最高水平的日本18.25张的近三分之一。与医疗体系相对成熟的发达国家相比，我国的卫生资源配置有显著差异。

我国人口基数大，地域、城乡间卫生资源分布不均衡，优质卫生资源集中在东部沿海地区，各地区内部卫生资源分布不均现象更为严重。我国公立医疗机构在政府投入不足的情况下趋利性价值导向凸显，数量占比不足10%的三级医院却提供了近50%的诊疗服务。

医疗资源短缺和配置不合理问题短期内难以通过增加资源的绝对增量来解决。尤其人才资源，因培养时间长，投入大，为保证培养质量，短期内难以培养大批高端人才。

**2. 原有医疗体制弊端**　初级医疗保健体系不完善，使得以此为重点的医疗卫生体制改革陷入僵局。初级医疗保健体系的建立与完善离不开全科医师、医疗保险和政府卫生投入"三个支点"的支撑。

首先，全科医师作为基层医疗服务的核心，其数量较少，据OECD数据库资料显示，2013年中国的每千人口全科医师数仅为0.11人。全科医师面临着培养与使用相脱节、地域分布失衡及患者信任度低等问题。其次，医保的经济杠杆调节作用不明显，政府对基层医疗卫生机构的投入与建设仍然不足。

**3. 新技术冲击**　新的技术革命不仅从技术角度对传统医疗模式进行改造，形成医疗资源的相对增量和供需各方价值链重构，还会潜移默化影响到社会意识形态的更新并促进治理制度转型。我国人口基数大，新技术的应用更容易产生规模效应，目前"互联网＋"成功模式为社会经济带来很大影响。近年来，我国远程医疗、移动医疗的井喷式增长，以及金融资本大量融入此领域的趋势可见，医疗行业也难逃技术革命的影响，传统医疗模式正逐渐转型。以互联网技术为主导的互联网医院有望冲破固有医疗利益格局，为深化医改探索新途径。

## 二、互联网医院运行现状

互联网医院作为一种新生业态，起步晚、发展快。在政策支持、技术驱动和资本运作的催化下，近年来，互联网医院迎来了一波建设浪潮，数量日益增多。

### （一）互联网医院现有模式

目前，移动医疗领域人气高涨，已经进入了互联网医院时代。从建设模式看，国内互联网医院包括：政府主导多方参与、根据医院需求委托企业承建、医企共建进行利益分担等类型。根据《互联网医院管理办法（试行）》第十二条命名规定的不同，互联网医院运营模式可分为以下三类。

**1. 实体医院的线上延伸（H模式）**　据《互联网医院管理办法（试行）》第十二条（一）表述："实体医疗机构独立申请互联网医院作为第二名称，应当包括'本机构名称＋互联网医院'"。这种模式是由一家实体公立医疗机构发起，通过自建互联网医疗平台或第三方提供网络平台的技术服务，将诊疗服务搬到网上，并进行药品配送。如四川大学华西医院的"华医通"，是集挂号、咨询、诊断、缴费、报告收取等系列服务为一体的手机软件，共有超过2000名医生在线上定时"坐诊"。该类互联网医院的建设、运营、管理等均由实体医院主导，互联网企业仅提供技术支持。

**2. 互联网医疗平台的线下依托（I模式）**　据《互联网医院管理办法（试行）》第十二条（三）表述："独立设置的互联网医院，名称应当包括'申请设置方识别名称+互联网医院'"。这种模式是由一家互联网企业发起，与政府合作或由政府引导审核，挂靠实体医院，集聚各地医生资源，医生在平台上以多点执业的方式提供互联网诊疗服务，执业行为原则上与其主执业机构无关。如2015年12月成立的乌镇互联网医院，把全国各地的医生患者集中到医疗平台上，为患者提供诊疗、复诊、手术预约、药品配送等服务，并通过健康云卡，实现电子病历共享。这解决了部分患者远程就医，医保结算难题，构建了新的云医疗服务体系。目前采用该模式运营的是早期已进入互联网健康领域并具有相当基础的企业，如阿里健康、好大夫及丁香园等。

**3. 实体医院与互联网医疗平台的资源融合（H+I模式）**　据《互联网医院管理办法（试行）》第十二条（二）表述："实体机构与第三方机构合作申请互联网医院作为第二名称，应当包括'本机构名称+合作方识别名称+互联网医院'"。这种模式是由一家或多家实体医院和互联网企业共同发起，互联网企业建设第三方平台，实体医院安排医生在平台上开展线上服务，并负责线下的连续性诊疗。如与"好大夫在线"签约的银川智慧互联网医院，启用了大数据监管方式，建立医生互联网考评体系，让社会参与监督互联网医院。此类互联网医院两者间签订合作协议，对互联网医院运营中的权利义务进行约定。

针对以上三种互联网医院运营模式，通过文献分析法，将从主体、业务、人员、市场、投入、收入情况这6个角度进行分析，详见表20-3所示。

表20-3　互联网医院运营模式比较表

| 事项 | 条目 | H模式 | H+I模式 | I模式 |
| --- | --- | --- | --- | --- |
| 主体 | 运营主体 | 实体医院 | 不尽明确 | 互联网企业 |
|  | 运营属性 | 非营利 | 不尽明确 | 营利 |
|  | 运营目的 | 诊疗模式拓展 | 不尽明确 | 营利 |
|  | 物理位置 | 实体医院 | 不尽明确 | 无限制 |
| 业务 | 主要业务 | 线上咨询+线下确诊+线下治疗+线上复诊 | 线上咨询+线下确诊+线下治疗+线上复诊 | 线上咨询+线上"复诊" |
| 人员 | 医务人员 | 本医院符合条件的医护人员 | 本院符合条件的医护 | 医生多点执业 |
|  | 服务时间 | 工作或非工作时间 | 工作或非工作时间 | 多为非工作时间 |
|  | 运营人员 | 本医院相关职能部门工作人员 | 实体医院相关职能部门工作人员及平台运营人员 | 企业运营人员 |

**续　表**

| 事项 | 条目 | H模式 | H+I模式 | I模式 |
|------|------|-------|---------|-------|
| 市场 | 患者 | 医院患者 | 不尽明确 | 平台患者 |
| | 合作方 | 医院患者 | 不尽明确 | 平台患者 |
| 投入 | 建设成本 | 实体医院投入 | 按照合同约定执行 | 企业投入 |
| | 运营成本 | 实体医院投入 | 按照合同约定执行 | 企业投入 |
| | 纠纷处置 | 实体医院承担 | 按照合同约定执行 | 企业承担 |
| 收入 | 来源 | 业务收入 | 不尽明确 | 业务收入及广告等非业务收入 |
| | 分配 | 实体医院独享 | 不尽明确 | 企业独享 |
| | 收费标准 | 政府定价 | 不尽明确 | 自主定价 |
| | 医疗数据归属 | 实体医院独享 | 不尽明确 | 企业独享 |

### （二）互联网医院的应用

**1. 老年高血压**　高血压是一种可对心、脑、肾等靶向器官产生严重危害的常见慢病，也是目前世界最常见的慢性疾病之一。世界医学尚未发现高血压完全治愈的手段，病人治疗需依赖于长期而规律的药物控制。因医疗水平、医疗资源及病人家庭经济负担限制，此类病人大部分治疗时间在院外，故对其院外治疗的管理十分重要。随着互联网的广泛应用，现将基于"互联网+"的医院–社区一体化慢性病管理模式运用于老年高血压病人中。

（1）选取对象：选取一段时间截点的医院住院患者，按照随机数字法分为对照和观察组，每组数量一致。

1）纳入标准：诊断要符合《高血压防治指南》相关标准；年龄要达到要求；患者参与本研究的意愿强度。

2）排除标准：自身情况不容许，比如器官功能障碍或病变、神经疾病、严重并发症及自身参与研究的意愿不强者。

（2）护理方法

1）建立"互联网+"医院–社区一体化管理小组，主要对病人的血压情况、服药情况、服药依从性进行了解，以及宣讲药物和疾病知识等。

2）一体化管理小组采用微信及微信公众号对小组成员进行相关知识的培训、交流、学习。

（3）实施步骤

1）创建关于高血压的专用微信群，患者进群并邀请所在社区的医务人员进群，定期联合社区医务人员对患者在"互联网+"医院–社区一体化模式下，进行高血压健康知识宣教、疾病药物知识普及相关健康知识管理。

2）建立相关公众号，要求入组患者及社区医师关注，医院通过公众号为患者提供典型治疗案例、相关的饮食及锻炼计划和方法。

3）定期进行互联网视频宣教及对患者所存在的问题的收集、处理。患者的问题社区医院优先处理，若无法处理，反馈给医院进一步处理。

4）医院对个别特殊的病人的特殊情况，可一对一视频咨询，答疑解惑。所有患者的干预或随访时间均为6个月。

运用以上方法和步骤，观察两组患者的血压、服药依从性、高血压知识、心理状况及生活质量，采用统计学方法进行对比，干预后观察组病人的以上情况均优于对照组，故此通过改管理模式对患者在院外治疗进行一体化管理，最终提高了患者的治疗效果，改善了患者的生活质量。

**2. 2019年新型冠状病毒肺炎疫情**　自2019新型冠状病毒肺炎（新冠肺炎）疫情发生以来，"互联网+医疗服务"得到了快速的发展，释放了临床、医技、药剂、护理等多类型医疗资源，提升了医院服务价值与能力，扩大了服务辐射范围。在抗击疫情和服务群众健康需求等方面发挥了重要作用。

同济互联网医院于2020年1月24日率先开通"云门诊""发热门诊"免费在线问诊功能，患者可与医生进行图文和视频问诊，及时满足患者就医需要。以核酸检测为例，患者线上预约，线下检查，回家查看报告，有效减少了患者在院停留时间，从而减少了交叉感染的风险。

综上，新冠肺炎疫情促使医疗行业重新审视发热患者的诊疗流。在美国，发热病人首先接受的是家庭医生初诊，家庭医生会为疑似流感患者开具如咽拭子的相关检查，这样也能极大降低发热患者与其他人间的交叉感染。我国发热门诊需要在规划设置和就诊流程上有所改变，由专业人员或者系统对发热患者进行筛查和预检分诊，将确诊和治疗前移。

**（三）互联网医院发展的优劣势**

**1. 优势**

（1）国家政策的支持：近年来，以下相关国家政策不断出台，表明国家对互联网医院的支持和信心，大力助推"互联网+"医疗健康行业迅速发展（表20-4）。

表20-4 关于互联网医院国家扶持政策

| 发文时间 | 发文机构 | 文件名 | 内容摘要 |
|---|---|---|---|
| 2018年4月 | 国务院 | 《关于促进"互联网+医疗健康"发展的意见》 | 允许依托医疗机构发展互联网医院,常见病和慢性病科通过互联网进行复诊,医生掌握病历资料后可在线开具处方 |
| 2018年7月 | 国家卫生健康委联合国家中医药管理局 | 《互联网医院管理办法(试行)》 | 规范互联网诊疗行为 |
| 2019年8月 | 国家医疗保障局 | 《关于完善"互联网+"医疗服务价格和医保支付政策的指导意见》 | 对"互联网+"医疗服务项目价格管理及医保支付提出具体要求 |
| 2020年2月 | 国家医疗保障局 | 《关于全面推广应用医保电子凭证的通知》 | 全面推广应用医保电子凭证 |

(2)市场需求空间扩大:在"健康中国"的倡导下,国民对医疗健康的意识增强,与之相应的产业增速较快,加之我国人口老年化问题严重,老年人群对医疗和健康的需求为互联网医院提供了良好的用户基础和广阔市场。

(3)非常时期的特殊影响力:新冠疫情期间,数以万计的老百姓第一次接触互联网问诊这种新型诊疗模式,平台的注册使用人数和线上问诊量呈几何倍数增长。据国家卫健委信息司的数据,2020年疫情防控期间互联网医院诊疗比去年同期增长17倍,某些第三方平台增长20多倍。这种"隔屏问诊"的方式受到青睐。

**2. 劣势** 互联网天生具有开放、互动、虚拟、透明的特征,伴随的风险显而易见,其所承载信息的真实性、安全性存在严重不确定性。而医疗是一个复杂、需要团队式协作的过程,因受限于技术和认知的因素,医疗行为同样存在不确定性。

(1)互联网的"开放性"带来监管控制风险:互联网"开放性""虚拟性"与医疗"严谨性""科学性"相融合,对现有传统医疗监管体制带来了全方位挑战。互联网医院采取"患者–平台–医生"网络化,使得患者、医生、平台、监管机构四者在空间上相互分离,传统机制难以奏效,容易形成监管"真空"。亟需创新监管制度,明确监管主体,优化监管手段,满足互联网医院规范健康发展需求。

(2)互联网的"虚拟性"带来医疗质量风险:互联网"虚拟性",确为患者就医提供了便捷,但在虚拟问诊过程中,很难去验证医务人员的真实身份和资质,也无法保证患者提供的诊疗资料真实、准确。况且患者提供的仅是片面信息,医生不了解患者既往病史和无法亲自进行检查,势必对病情诊断和处理产生影响,可能会增加误诊的风险。

(3)互联网的信息"不对称"带来医患矛盾风险:信息不对称是医疗过程中医患

矛盾的重要特征，面对网络上大量的医疗相关知识，不同患者对真伪信息辨别能力存在较大差异，有的患者会误信网络伪消息，从而质疑医生的正当诊疗行为，加之患者提供的多为主观语言描述，医生无法全面获取患者历史的诊疗资料，易导致诊疗风险和医患纠纷。

（4）互联网的"透明性"带来信息安全风险：在互联网医疗大环境下，线上线下的医疗信息要互联互通共享，在内外网数据共享的同时，相应的网络入侵和信息泄露风险在增大。对信息共享来说，患者的医疗信息变得集中，但在存储和应用中易泄露，且我国尚未出台统一的保护隐私信息的法律法规，这无疑对互联网医院的信息安全构成威胁。

（5）互联网的"多样性"带来日常运营风险：互联网医院的运营风险除了考虑项目的成本效益和安全性外，还应当考虑互联网诊疗项目和三级甲等医院（以下简称"三甲医院"）定位的角色冲突。三甲医院主要承担疑难危重病人的就诊任务，而互联网医院主要针对常见病、慢性病、多发病的复诊。任何一方诊疗量过大，都会有违对方的职能定位。

另外，互联网医院还要考虑单体医院与区域内互联网总医院的竞争风险。互联网总医院是由区域内卫生健康行政部门委托区域内某个实体医院，联合各医疗机构参与，由于其覆盖面广，吸引患者多，在竞争力上具有优势。如单体医院缺乏自身特色，那么将失去吸引市民就诊的原动力。如果单体互联网医院与互联网总医院项目趋同，那么存在重复建设的局面，此部分投资效益极低。

### 三、互联网医院健康运营发展探讨

（一）互联网医院风险管控与法律问题

**1. 风险管控**　互联网医院面临的挑战来自于其自身和外部因素，想要规范互联网医院健康发展，可以从以下三点进行管控。

（1）注重互联网医院的标准建设：互联网医院这种新兴的医疗服务模式，必须完善顶层设计，在制度标准上予以支持。除了出台相关的法律法规，还应发挥行业协会的作用，尽快制定医疗质量、业务规范及信息安全标准。比如，严格落实质量管理责任和要求；建立互联网医疗数据隐私保护制度；从准入政策、技术保障和从业人员及平台资质等方面的制度。

（2）创新互联网医疗服务闭环监管体系："互联网＋医疗"这种服务模式，既要医疗质量监管，又要保障信息安全，除了完善监管的相关立法，还可以利用信息化创新互联网医疗服务闭环监管体系进行全方位监管，将医疗的预防、诊治、康复等核心环节作为监管重中之重，做到诊疗全程留痕，确保医疗质量和安全信息可查询、可追溯。

（3）加强互联网医院信息安全建设：医疗信息的安全防护和个人隐私的保护是互联网医疗发展的基石，建议从制度建设、信息技术和运营管理来构建互联网医院信息安全保障体系：制定信息安全规范和医疗数据分级分类审查制度，对医疗数据采集、存储、应用等进行监管；在安全认证、入侵防御等方面要有防护体系，同时利用数据授权、访问控制等安全保护防止数据外泄；对互联网医院运营监管平台进行智能管控，利用电子签名、区块链进行诊疗全程留痕，从而满足多层次信息安全监管需求。

**2. 法律问题**　明确互联网医院的法律地位及其相关主体的法律关系，对于解决互联网医疗引发的法律纠纷具有重要意义。

（1）远程会诊：远程会诊是医疗机构运用计算机、互联网和通讯技术邀请其他医疗机构为本机构患者提供诊疗服务的活动。根据1999年卫生部《关于加强远程医疗会诊管理的通知》，远程会诊属于医疗行为，只能在医疗机构内进行。

对于自建型互联网医院，是传统医院借助互联网进行远程会诊，法律关系相对简单，邀请会诊的医院与被邀请会诊的医院属于医学知识的咨询关系，邀请会诊的医院与患者构成法律上的医患关系，如因远程会诊发生医疗纠纷，应由其承担责任。另两种互联网医院的法律地位更为复杂，两者作为平台而出现，法律地位一致。远程医疗服务中涉及四方主体：患者、邀请会诊的医院、被邀请会诊的医院、提供服务的平台，法律关系呈现多元化，但依然可以确定以上两种关系。实际上，仅作为远程会诊服务平台的互联网医院在法律地位上等同于居间人（中介），与借助其平台开展远程会诊服务的双方医疗机构之间属于居间合同关系。

（2）远程门诊：远程门诊是医疗机构运用信息化技术直接为患者提供诊疗服务的活动，属于医疗行为，只能在医疗机构内进行。与传统门诊只是在就诊方式上发生改变，即面对面变成视频，所以只关系到医院与患者的诊疗关系。

独立型互联网医院，初衷是为医生提供多点执业的平台，提供网上门诊的主体是签约医生，云医院仅作为第三方服务平台而存在。从法律视角看，云医院充当了签约医生的雇主，其与签约医生的关系如同传统医院的雇佣关系，那么患者与云医院之间存在医疗合同关系。简言之，远程门诊中互联网医院的法律地位要根据门诊服务提供者的身份来确定，在签约医生提供远程门诊服务时，互联网医院是医疗合同的主体；在医疗机构提供远程门诊服务时，互联网医院只是服务的第三方，与患者之间不存在法律关系。

（3）预约挂号：预约挂号是患者通过网络、电话、自助机和现场等方式约定就医的条件，以便在约定的条件下接收医疗服务的活动。其法律性质存在两种不同观点：一种观点认为预约挂号本质上成立了预约合同；另一种观点认为医院将号源向患者公开后由患者进行选择，这体现了双方订立医疗合同的意愿，应认定为本约。尽管在预约还是本约问题上存在分歧，但预约与本约均为独立的合同，对双方当事人具有约束力。

根据《合同法》规定，居间合同是有偿合同，也就是居间人有权向被服务的双方收取报酬，但根据卫生部规定，预约挂号不得向患者收取额外费用。其实，患者预约挂号是为了与医院约定未来订立医疗服务合同，其意图在于令医院负担必须与自己订立合同的义务。由始至终当事人都是患者和医院，互联网医院只是受医院委托为医院提供服务的平台，其与患者不存在法律关系。由此，预约挂号行为中，互联网医院不是居间人和医疗合同的当事人，仅是医院的受托人。对于因预约挂号发生的纠纷及产生的责任，互联网医院无须对患者负责。

（4）检查检验与健康体检：检查检验是为了临床诊断和处置的需要对人体或者取自人体的标本进行影像学、生物学等方面的观察和分析。健康体检是通过医学手段和方法对受检者进行身体检查，了解受检者健康状况，早期发现疾病线索和健康隐患。两者均属于诊疗活动，仅在符合条件的医疗机构进行。

以独立型互联网医院为例，可以直接提供检查检验和健康体检服务，届时，互联网医院与患者间成立医疗合同关系，若因上述服务引发纠纷和造成患者损害，均有互联网医院承担赔偿责任。

鉴于互联网医院法律地位和法律关系的复杂性，实践中须区分服务的类型才能分清责任。同时互联网医院对于卫生行政管理所带来的挑战不容小觑，医师多点执业、医师责任保险、医保报销等制度必须配套才能使互联网医院保持生命力，充满活力。

### （二）互联网医院健康运营发展路径

#### 1. 互联网医院建设方：完善运营管理机制

（1）以公立医院为主体的互联网医院

1）依托医联体建设，探索区域性业务协同、资源共享机制。发挥大型公立医院的区位和资源优势，探索搭建"互联网+医联体"平台。如美国妙佑（梅奥）telestroke，整合了医疗集团内不同级别的医疗机构及专科医生资源，为急性脑卒中患者提供了及时有效、线上线下一体化的诊疗服务。

2）依托高效、科研机构，探索人才培养模式的多样化。建立实训基地，为互联网医院做好人才储备；疏通人才晋升通道和提升薪酬待遇，吸引优质人才。

3）加强互联网医院线上线下医疗服务衔接，构建全周期诊疗闭环。一方面将线上挂号和问诊、线下住院治疗全流程连贯对接，合理安排医疗资源的线上线下分配，为患者提供诊前-诊中-诊后的全方位"闭环式"医疗服务。另一方面探索与医药厂商、物流公司的合作，开展医药配送服务，实现在线开方、线上审方、线下配送（或药店自取）。

（2）以独立企业设置的互联网医院

1）拓展盈利渠道：结合家庭医生服务、健康管理服务及商业保险，面向企业开展会员制模式。

2）加强管控从业群体：由于签约医师来自不同级别的医疗机构，平台应加强对其资质的审核、准入的把控及患者评价的收集，并公之于众，以便患者自行判断与选择。

3）完善平台规制

隐私保护方面：平台应详细地向使用者披露个人信息收集与使用情况。

医疗纠纷预防与处理方面：修订与签约医生的合作协议，明确不同诊疗行为中的法律责任主体；配备专职投诉管理的人员，在线和电话双线管理；网站首页增加监管机关的链接。

**2. 政府部门：完善配套政策**

（1）做好顶层设计

1）国家："人口健康信息化"是"十三五"卫生与健康规划中的重要举措，"大健康理念，以健康中国战略为统领"是"十四五"卫生与健康规划主旨，统筹考虑各互联网医院平台与医保系统、区域人口健康信息平台等的互联互通，为全民全生命周期医疗提供有力保障。

2）省市级：人力、床位、信息等资源配置规划在区域卫生规划中不可或缺。在编制区域医疗卫生服务体系里要有大型公立医院牵头整合各类资源，为"互联网+医联体"奠定基础。

（2）健全法律法规

1）国家：加快修订和出台互联网医疗服务相关方上位法。进一步完善个人健康信息在使用、披露和监管方面的法律法规，为互联网医院良性发展提供良好法律环境。

2）省市级：进一步完善互联网医疗服务项目价格管理，如2019年8月国家医疗保障局印发的《关于完善"互联网+"医疗服务价格和医保支付政策的指导意见》，提出项目准入、制定调整价格以省级管理为主。

（3）融合医保平台

1）国家层：目前互联网医院患者以异地居多，在完善异地就医医保结算政策时，考虑将异地就医患者医保报销问题纳入其中。

2）省市级：在互联网医院服务项目定价逐步规范的基础上，明确"互联网+"医疗服务医保支付政策，如线上定点医疗机构、报销范围及比例。

（4）加强监管力度

1）制定监管标准：目前出台"互联网+"医疗服务相关管理规范较少，建议结合当地"互联网+"医疗服务开展情况，制定相关的规范、标准和制度。

2）优化监管方式：线上线下监管一体化，对照《互联网医院建设基本标准》，核查已建和在建的互联网医院硬件设施标准、服务流程及诊疗结果评估标准。加快省级互联网医疗服务监管平台建设，已建好投入使用的应充分发挥其作用。参考大型公立医院的绩效考评制度，使线上诊疗质量与安全得到保障。

互联网医院想要健康运营发展，需从以上路径着手，强化运营管理。无论实体医院还是物联网医院，现今面临国内外巨大的潜在威胁，都应积极与基层医疗机构合作，深挖基层医疗服务潜力，这既是未来互联网医院的发展趋势，也是落实国家政策的具体体现。

# 第五节　应急状态下医院双轨制运营管理

## 一、医院在应急情况下的作用

应急状态主要有重大交通事故、火灾、暴袭等公共突发事件，或地震、水灾、海啸等自然灾害，或重大传染病、重大食物职业中毒等公共卫生突发事件，有些灾害是无法避免和预料的，不仅会造成重大人员伤亡，还会带来巨大的经济损失。医院作为人民群众健康的强有力支撑，应达到应急救援资源的最优配置，使资源最大化利用，提高应急救援工作的效率和水平。在此紧迫状态下，医院医疗资源的合理配置，使运转效率提升、资源调配科学通畅、应急决策机制完善、后勤保障充分，不仅保障应急状态下医疗救援顺利进行，还需合理安排资源保证医院正常运营，有效避免医疗资源的浪费，尽可能地满足社会对医疗服务的普通需求，实现医疗救治双轨制。

由于重大应急状态时间紧急，无法预估严重程度，如汶川地震、新冠疫情等，也极大考验医院救援能力和正常运行。很多医院面对这种大型应急状态时手足无措，无法以最优的方案应对，主要包括医疗物资存储不足、供应链不通畅、医疗救援人力不足、就医流程问题、医疗资源分布不均、后勤保障跟不上等，在此应急状态下，不仅对医疗救援造成阻碍，还造成医院资源的极大浪费，导致无法正常运作，造成极大亏损。

## 二、应急状态下医院双轨制运营模式

重大应急事件的医疗救治能力直接影响着百姓切身利益与社会和谐，其引发的危机处置与对策是对医院运营的一大考验。一方面，因防控措施和救助需要，导致正常的医疗项目受限甚至无法开展，就医量和业务收入急速骤降，医院的效能产出与经济运营陷入极大困境；另一方面，因防止医院感染风险，增大了医院资源成本的投入，若没能有效合理的分配利用，会导致大量医疗资源浪费。在此特殊背景下，应急的规划、资源的利用、人员的定位、信息的支撑，将直接影响医院能否顺利度过特殊时期。面对多次重大应急事件，我国各大医院也受住了考验，为医院今后的建设和发展提供了重要的应急管理和运营管理经验。在重大应急状态下，医院如何做到双轨制运营，还需从以下几方面入手。

### （一）物资方面

医疗物资是医院顺利在应急状态下实施救治的最基础条件，应急医疗物资是指大规模突发事件发生后，所需要的进行紧急医治的医疗物资。医疗物资种类很多，囊括的范围很广，主要包括医疗药品、医疗器材、医疗设备、消毒用品、后勤保障物资等，其特点是所需物资量大、时间紧迫、种类多样。按应急医疗物资需求的诱因分类，可以分为自然灾害类、事故灾害类、公共卫生事故类、社会安全事故类。在应急状态下，医疗物资会出现断崖式资源短缺，医疗物资是实施救治的基础，不仅应急患者得不到及时救治，并且也不能满足普通患者的医疗服务需求。如何合理调度物资，保持供应链通畅，满足应急患者与普通患者医疗需求，对医院是极大的考验。

在物资储备方面，为了院内物资运输方便，节约各区域取送物资时间，可设置各大类二级库房（如手术室专用库房）。考虑医院空间局限，在物资储备方面并非库存越多越好，在应急状态下，保证物资供应链通畅才是重点。医院需制定应急供应链战略体系，实现供应链协同机制，保证医疗物资采购和配送的顺畅（图20-1）。在物资分配方面，需积极分析捕捉应急事项中的资源配置实证与表象依据，快速制订应急物资管理办法。可建立层次分析模型，解出各类应急物资的权重，建立物资的分配体系，为物资调度提供可靠参考。在物资捐赠方面，需完善应急捐赠物资管理流程，提升资源使用效能。物资捐赠是突发应急事件的重要补给部分，各界热心捐赠医院的物资，其类型也是繁杂不一。在应急状态下，需24小时专人专线对接，需将捐赠物资精准分类归口、依据应急救治需求合理安排、并及时配送到救治一线。

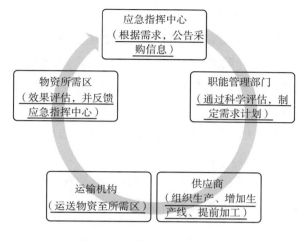

图20-1　供应链协同机制

## （二）空间布局方面

应急状态下，医院的空间布局应有所改变，在现有的空间上，根据应急诱因不同，各区域布局也不同。如特大自然灾害，大批伤员会紧急运送至医院，院前的通道和一手接应的场地需充分考虑空间布局。要保证入口畅通无阻，应急伤员与普通患者的入口通道分流；一手接应场地一般为医院急诊区域，应急状态下，还需给急诊区域留出足够空间，并且优化急诊区域的布局，在满足应急患者的同时，制定接收普通急诊病人的流线。

而针对特殊的公共卫生应急事件，医院的空间布局不仅局限于如何方便医护人员、患者，还需满足医院感染管理相关规定。如重大疫情期间，合理的规划布局可提升医院高效运作，以平战结合为主旨，普通病房可迅速转化为疫情救治病房，区域布局紧扣"三区两通道"（清洁区、污染区、半污染区，医务人员通道和患者通道），内部布局满足入口接待区、病房区域、医护工作区、穿脱系数区、治疗区、重症观察区、安保人员区、物资存放区等。医院需提前做好应急预案，做到提前准备、快速介入、提高成效。一方面，待建的公共卫生医院或传染专业病房，需提前从设计上考虑"普通病房快速转化疫情救治病房"的设计模式；另一方面，运营管理部门需重新梳理已有传染病房的空间情况，以"弹性空间"的设计理念，合理规划空间布局，有助于适应平战状态下，不同收治规模、病种结构下，医院功能定位的高效转换，在实际运用中可快速的、有条不紊地分批次开放疫情救治病房，做好医院感染管理工作，同时管理好特殊疫情患者、普通传染病患者，使公共卫生应急救治空间与普通疾病救治空间均得以最优利用。

## （三）各功能区域的资源优化、流程优化

面对大型应急事件，医院出现应急区域资源短缺、非紧急危重区域空闲的情况，医院需整体统筹，重新规划分配各区域的医疗资源；而院内各部门的流程均可能改变，而流程优化可使应急期间工作简化，便于医务人员快速了解和掌握情况，也为患者提供更安全更便捷的流线。

1. 门诊 门诊流量较大，患者来源复杂，其主要目的是就诊、开药、检查等。在应急状态下，一般应急患者都以急诊入口，而门诊基本仍为普通患者。

以重大疫情期间为例，从门诊流线上，首先，需做好流线规划，不仅满足医院感染管理规定，还需考虑医护人员和患者的流线方便通畅，减少不必要路程；其次，做好标识导向，指引患者按正确流线前行。从就医方式上，因疫情期间做好隔离防护工作，患者尽量足不出户，可以利用线上门诊模式进行门诊开药和检查，具体流程，如图20-2所示。

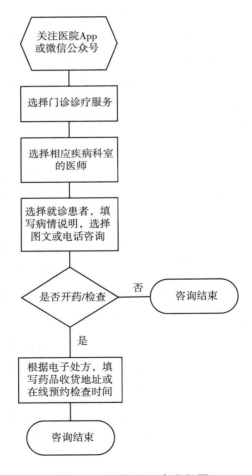

图20-2 互联网门诊流程图

2. **住院病房** 应急状态下，特别疫情期间，直接影响各医院住院患者的收治。首先，在满足医院感染管理的前提下，做好应急住院患者和普通住院患者的流线通畅，为应急患者设置单独病房（如隔离病房、创伤病房等）外，普通病房需照常收治患者。因特殊时期，可能出现病房收治患者人数不均衡的情况，导致床位使用率异常。为了床位更好的利用，避免医护人力浪费，医院需整合各护理单元资源，按疾病种类，统筹管理。

对于危重、紧急、治疗有严格时间限制的疾病，如呼吸衰竭患者、肿瘤手术患者、放化疗患者、急诊患者等。在医院能满足相应医疗救治的前提下，这部分患者基本不受应急情况影响，做好相应措施，该部分病房仍可照常运作。

而对于诊疗急迫性不高的疾病，在应急状态下，特别是特大疫情期间，患者量会大大减少，导致病床闲置，甚至因无患者关闭整个病区。目前，很多大型三甲医院都已建立医院统一管理床位的机制，对全院床位实施统一调配，而护理单元不再隶属于各临床科室，原则上每个护理单元可收治全院所有疾病患者。此时，"医疗单元与护理单元分离模式"的优势体现了出来，应急状态时，可根据疾病种类迅速重组护理单元，在原"第X护理单元"名称不变的情况下，增加相应必备设备，对相近疾病的患者进行整合，作为综合护理单元集中收治，腾空对应病房，作为应急病房使用，如疫情隔离病房、疫情缓冲病房、地震伤员病房、创伤治疗病房等。不仅应急患者得到救治，也保证了普通病房正常运作，有效利用医疗资源，规范医疗秩序，提高医院效益，避免资源的浪费。

3. **手术室** 应急状态下，手术室主要针对突发自然灾害、重大交通事故、火灾、重大食物中毒等情况。应急事件发生后，主要由手麻中心为手术调度排程的枢纽，负责手术相关的部门（如急诊科、各外科科室、中央运输、消毒供应中心、设备物资部、血库、实验医学科、ICU等）协调工作，统一安排手术空间、人力、医疗资源。首先，需全力以赴救治应急事件患者，24小时开放所有手术间，保证足够的手术资源救治患者，以地震患者收治手术流程为例（图20-3）。与此同时，运营管理部门需实时跟踪手术间使用情况，通过实际的调研情况和科学的评估方法（如NSGA-II算法），正确预测应急患者高峰时期所需的手术资源，在保证满足应急患者救治情况下，逐渐对普通择期患者开放手术。在对应急患者一定倾斜的前提下，又对普通患者进行手术治疗，有效避免医疗资源的浪费，实现了医院医疗救治双轨制。

4. **医技** 在应急状态下，需分开应急和普通患者检验检查流线，首先保证应急患者检验检查。另外，运营管理部门调研评估各机器应急期间最高峰的使用情况，通过科学的评估方法，优化技平台的资源分布和预约检查流程，在优先满足应急患者的情况下，同时供给普通患者。

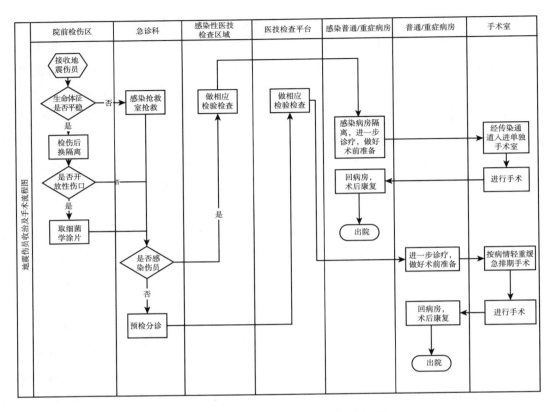

**图 20-3 地震伤员收治及手术流程图**

（1）化验检查类：将应急患者与普通患者从区域上分流，可设置不同窗口进行。另外，新冠战役中也给了我们提示，必须考虑实验室生物安全的问题。可考虑建立封闭式的检验区域，组建单独的应急检验团队，成立应急检验培训体系。在平时，该团队可专为急诊患者检验服务；在战时，该团队仅供疫情患者检验。这种模式的探索，既保证了实验室的生物安全问题，又满足了普通患者检验需求。组建该团队，需保证急诊患者的检验工作量饱和为前提，避免人力、设备、空间的浪费，比较适合大型三甲医院。

（2）影像检查类：在应急状态下，也可以利用网络信息技术，通过"医技平台预约系统"，实现患者自主预约，不仅方便患者，而且减少预约前台人力成本，提高运行效率。以某大型三甲医院为例：医技检查流程主要分为开单–缴费–预约–检查–报告5个时间点，过程执行分散于门诊、收费窗口、预约前台、检查科室等医院人流量最为密集区域，预约窗口分散各楼层，导致患者在医院存在过多无效逗留时间。在特殊情况下，退改预约时间患者较多，为了提高运行效率，急需将检查预约业务流程优化。首先，通过机器学习法确定需求类别，基于数学规划建模进行科学分类，再基于排队理论搭建检查队列模型，得出最优调度比例。在检查系统的服务状态和患者到达更新，动态地决策患者在双向队列中的调度。该功能通过设置预约规则引擎，为患者推荐跨院区、跨科室最快时间或最佳检查路径。

### （四）信息化方面

网络信息技术是应急状态下医院正常运行的有力支撑，通过信息技术，可推动医院双轨制运营，主要表现在以下几个方面。

1. 利用远程医学中心，线上协作，达到最佳医疗技术和资源支援。利用网络远程系统，医生可突破时间与空间的限制，随时随地掌握应急患者病情信息，在时间紧迫或受区域限制的情况下，实现对患者的远程监护和指导。通过远程医疗诊治方式，不仅为基层医院提供帮助、也实现各医院线上协作的MDT模式。通过远程医学中心平台，可降低医疗成本，减少医师来回奔波，为应急患者提供及时、准确、高效的最佳治疗手段。

2. 以信息技术为基础，对目前业务流程和方式进行优化，如以上提到的"医技平台预约系统"。通过医院App接连医院各信息系统平台，利用"互联网+"模式，实现患者在线问诊、取药、自主开单、缴费、检查预约等。利用线上资源，为患者提供更安全更方便的路径，以此提升应急状态下医院运作效率。

3. 利用手机碎片化时间，实现互联网门诊。在应急状态下，医生可使用碎片化时间，通过手机App，接受患者线上问诊。利用不起眼的碎片化时间，积小成多，可大大提升医院门诊整体业务量。

4. 利用物联网技术，掌握设备情况，随时为应急状态准备。随着物联网技术迅速发展，该技术在应急状态下也提供了良好的设备管理作用，可实时掌握设备所在地、动用率、损耗情况等。根据反馈信息，设计运送路线，以最短时间运送至需要的科室；实时监控各设备动用率，对使用不好的设备重新分配至需要的地方；通过设备损耗情况，提前准备待报废设备，避免设备断链现象。

## 本章小结

本章介绍了物联网、自动识别技术、区块链和智能预测模型的医院运营管理的新技术，以新技术为抓手将医院管理粗放式向精细化管理转变。利用多院区、医联体、互联网医院等热点运营管理模式，通过新模式不断提高医疗资源使用率和促进医院管理水平。最后，针对应急状态下，医院各部门如何双轨制运营管理提出经验和建议。

（李为民　程永忠　杨　翠　范一丁　张梅龄）

# *References*
# 参考文献

［1］程永忠.从垂直管理到合纵连横［M］.北京：人民卫生出版社，2013.

［2］崔艳红.基于SDCA循环的档案数字化流程标准化管理［J］.卷宗，2020，010（005）：87.

［3］段永刚.全面质量管理［M］.4版.北京：中国科学技术出版社，2018.

［4］高晶晶，李荣博，宋世卿.影响临床路径管理入径率因素分析［J］.养生保健指南，2019，000（050）：186.

［5］宫鹏，马宜明.公立医院一院多区一体化管理体制及运行机制实践探讨［J］.中国卫生标准管理，2020，11（10）：10-12.

［6］龚智峰，谭敬礼.抓医疗质量环节管理，促进医疗规范化建设［J］.中国卫生质量管理，2006，（006）：34-35.

［7］桂克全.解密华西［M］.北京：光明日报出版社，2014.

［8］国务院办公厅.国务院办公厅关于加强三级公立医院绩效考核工作的意见［Z］.2019.

［9］黄超，孔东池，程书栋，等.国内外对标准定义和类型的比较和思考［J］.中国卫生标准管理，2020，011（007）：1-3.

［10］李为民.现代医院管理——理论、方法与实践［M］.北京：人民卫生出版社，2019.

［11］刘维军.大数据分析下的导向型企业考核激励机制设计［J］.现代电子技术，2020，（08）：8-11.

［12］刘宇.美国医院管理：从文化、组织、工具三维视角看美国人如何管医院［M］.北京：光明日报出版社，2016.

［13］乔治.C.索普.理论后勤学：战争准备的科学［M］.张焱，译.北京：解放军出版社，2005.

［14］趣味科技.京东亮出"王炸"：家电一站式服务带来三大颠覆［R/OL］.（2018-03-22）.WWW.xueqiu.com.

［15］薛晓林，陈建平.中国医院协会医院管理指南［M］.北京：人民卫生出版社，

2016.

［16］杨少杰.组织结构演变：解码组织变革底层逻辑［M］.北京：中国法制出版社，
2020.

［17］杨薇娜，王扣柱，马学东，等.基于PDCA循环的社区卫生服务企业标准研制
［J］.2020，16：2007-2011.

［18］张丹.DRG/DIP付费下公立医院绩效管理的实践与探讨［J］.财会学习，2021，
（8）：2.

［19］张伟.从开源到节流——华西医院后勤管理创新［M］.北京：人民卫生出版社，
2012.

［20］周莉，吴琴琴，廖邦华，等.互联网医院运行现状与发展思路［J］.中国医院管理，
2019，39（11）：58-60.

［21］Adam Smith. The Wealth of Nations［J］. London：Harriman House，2019：1776.

［22］Arrow K.J. Uncertainty and the Welfare Economics of Medical Care［J］. The
American Economic Review，1963，53（5），941-973.

［23］Benkarim A.，Imbeau D. Organizational Commitment and Lean Sustainability：
Literature Review and Directions for Future Research［J］. Sustainability，2021，
13，3357.

［24］Bjerke MB，Renger R. Being Smart about Writing SMART Objectives［J］. Eval
Program Plann，2017，61：125-127.

［25］Calton R，de Haan K，Dewachter K，et al. Value Agenda for Heart Failure in
Ontario：Application of the Porter Model［J］. Healthc Manage Forum，2017，30（6）：
278-282.

［26］Dai D，Wang S，Ma Y. Performance Evaluation of Automotive Product Development
Team Members Based on a PLM System：A Case Study of M Automotive Products
Company［J］. PLOS ONE，2021，16（8）：e0255300.

［27］D. Sobya，S. Jeyabalan，"Enhancement of Production Rate and Flexibility in an
Assembly Line by Execution of Various Lean Techniques–A Case Study"［J］.
International Journal of Engineering Research in Africa，2020，51：15.

［28］E. R. Zúñiga，M. U. Moris and A. Syberfeldt，"Integrating Simulation–based
Optimization，Lean，and the Concepts of Industry 4.0"［J］.Winter Simulation
Conference（WSC），2017：3828-3839.

［29］Fiorillo A.，Sorrentino A.，Scala A.，et al. "Improving Performance of the
Hospitalization Process by Applying the Principles of Lean Thinking"［J］.The TQM

Journal, 2021, 33（7）: 253-271.

[30] F. Lestari, R. Rayendra, O. Harasakito, et al. "Lean Hospital to Reduce Waste Using Waste Relationship Matrix" [J]. International Congress of Advanced Technology and Engineering（ICOTEN）, 2021: 1-6.

[31] Guilherme LT, Matteo R, Federica C, et al. A Comparison on Industry 4.0 and Lean Production Between Manufacturers from Emerging and Developed Economies [J]. Total Quality Management & Business Excellence, 2021, 32（11-12）: 1249-1270.

[32] Hall R. Handbook of Healthcare System Scheduling [M]. Springer, 2012.

[33] Horváth, Consultants P M. Operative Planning, Budgeting and Forecasting [J]. World Scientific Book Chapters, 2020.

[34] Hulshof P.J.H, N. Kortbeek, R.J. Boucherie, et al. Taxonomic Classification of Planning Decisions in Health Care: a Structured Review of the State of the Art in OR/MS [J]. Health Systems. 2012, 1: 129-175.

[35] Jacob Vorstman, Stephen W Scherer.What a Finding of Gene Copy Number Variation Can Add to the Diagnosis of Developmental Neuropsychiatric Disorders [J]. Current Opinion in Genetics & Development, 2021, 68: 18-25.

[36] Jingui Xie, Weifen Zhuang, Marcus Ang, et al. Analytics for Hospital Resource Planning–Two Case Studies [J]. Production and Operations Management, 2021, 30（6）, 1863-1885.

[37] Kunle OF, Egharevba HO, Ahmadu PO. Standardization of Herbal Medicines: a Review [J].Int J Biodivers Conserv, 2012, 4: 101-112.

[38] McLaughlin D.B., J.M. Hays. Healthcare Operations Management [M]. Health Administration Press, 2008.

[39] Valdez MM, Liwanag M, Mount C, et al. Utilizing Lean Six Sigma Methodology to Improve the Authored Works Command Approval Process at Naval Medical Center San Diego [J].Mil Med, 2018, 183（9-10）: e405-e410.